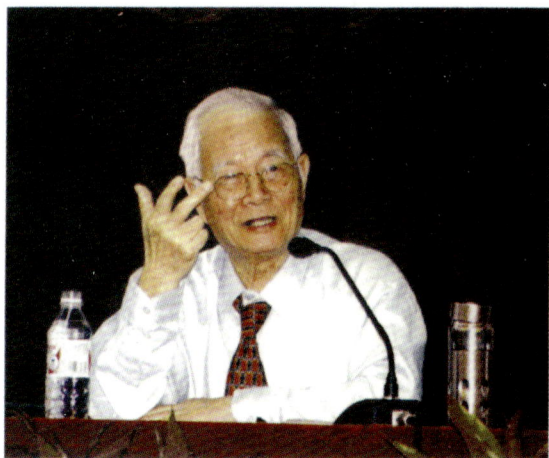

◀ 邓铁涛教授在讲话

2003 年，邓铁涛教授获中华中医药学会颁发的中医药抗击非典特殊贡献奖，在颁奖典礼上与朱良春教授（左）、吕玉波院长（右）合影 ▶

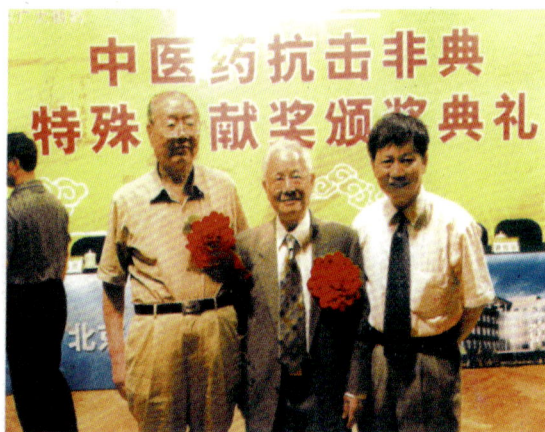

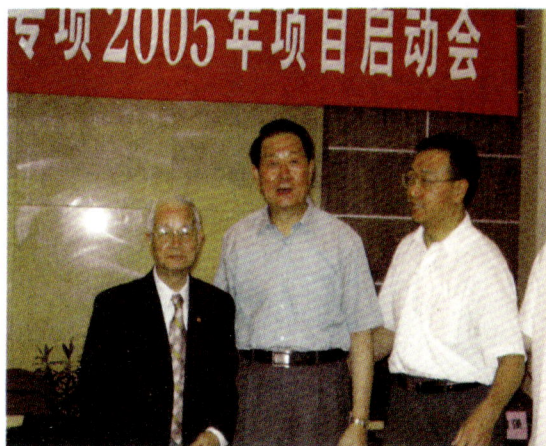

◀ 2005 年邓铁涛教授被聘为国家 973 项目首席科学家，与科技部程津培副部长（中）在项目启动会上合影

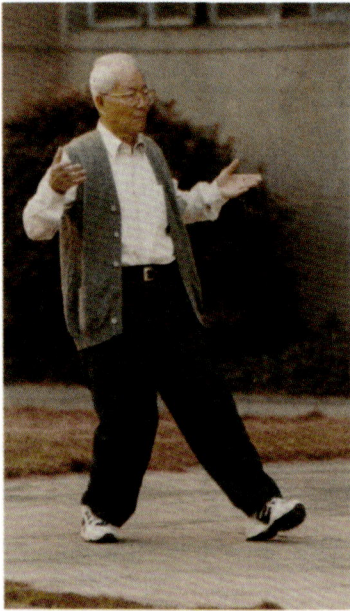

邓铁涛教授晨练

邓铁涛教授墨宝：21世纪是中华文化的世纪，是中医腾飞的世纪

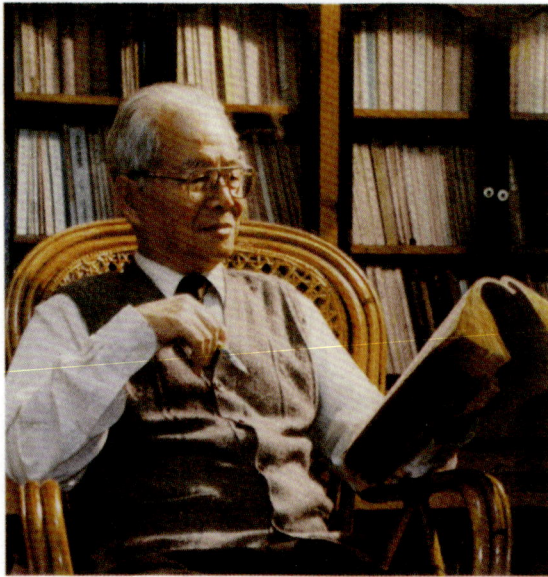

邓铁涛教授在书房

国医大师临床经验实录

国医大师
邓铁涛

主编 刘小斌 郑洪

主审◎邓铁涛

中国健康传媒集团
中国医药科技出版社

内 容 提 要

　　国医大师邓铁涛教授学验俱丰，著述宏赡，对中医理论与学术富有建树，并且以"铁手挽狂涛"的弘毅之志，积极为中医药事业鼓与呼，在社会上有广泛的影响。为使人们更好地了解邓铁涛教授的医学思想与临床经验，本书从其广博的论著中，选择了较有代表性的内容，加以适当的组织，使理论与实践、学说与案例更好地结合。言论尽量保持原貌，辅以学生、同道的研究进展，力求从医道、医理和医术等各方面反映邓铁涛教授的思想精髓。

图书在版编目（CIP）数据

　　国医大师邓铁涛/刘小斌，郑洪主编. —北京：中国医药科技出版社，2011.1

　　（国医大师临床经验实录/吴少祯主编）

　　ISBN 978 - 7 - 5067 - 4842 - 1

　　Ⅰ.①国… Ⅱ.①刘… ②郑… Ⅲ.①中医学临床 - 经验 - 中国 - 现代 Ⅳ.①R249.7

　　中国版本图书馆 CIP 数据核字（2010）第 216136 号

美术编辑　陈君杞
版式设计　郭小平

出版　中国医药科技出版社
地址　北京市海淀区文慧园北路甲 22 号
邮编　100082
电话　发行：010 - 62227427　邮购：010 - 62236938
网址　www. cmstp. com
规格　710 × 1020mm $^1/_{16}$
印张　25 $^3/_4$
字数　323 千字
版次　2011 年 1 月第 1 版
印次　2024 年 6 月第 3 次印刷
印刷　河北环京美印刷有限公司
经销　全国各地新华书店
书号　ISBN 978 - 7 - 5067 - 4842 - 1
定价　**69.00 元**

国医大师临床经验实录

编 委 会

出版者的话
CHUBANZHEDEHUA

2009 年 4 月由卫生部、国家中医药管理局、人力资源和社会保障部联合评选产生了我国首届 30 位"国医大师"。这是新中国成立以来，中国政府部门第一次在全国范围内评选出的国家级中医大师，这是中医发展历史上的重要里程碑。

中医是门实践科学，有其自身的发展规律，中医学术的传承历史上多数表现为师徒口授心传。国医大师是当代名老中医的杰出代表，是优秀中医药学术的泰斗级人物，体现着当前中医学术和临床发展的最高水平，他们的学术思想和临证经验是中医药学宝库的宝贵财富，深入挖掘、抢救、整理他们的经验精华，就显得尤为急迫。

为此，我社紧密配合国家中医药事业的发展目标，精心策划推出一套《国医大师临床经验实录》系列丛书，全面总结集成各位大师的临床经验和学术成果。每位国医大师的经验单独成册，旨在使各位国医大师的经验心得能够广播于世，使后学者们能够充分学习汲取前贤们的经验精华，使中医发扬光大，后继有人。

本丛书的编写宗旨为突出临床和实用性，力争使阅读者能够学有所获、学有所宗、用能效验。本丛书正文主要包括七大部分：学术思想、方药心得、验案撷英、薪火相传、医话随谈、成才之路和年谱。因各位大师擅长的领域不同，研究的方向有异，每位大师著作的正文结构会略有不同。

——学术思想部分主要包括大师学术思想的理论来源、个人临证的特殊认识和总结、擅长病种的医理阐释和治学理念等。

——方药心得部分主要包括用药心法、成方心悟、经方传真、自拟方等内容。集中反映大师的临床用药经验和心得体会。"医生不精于药，难以成良医"，希望读者通过本部分内容学习大师的临床用药处方思路，触类旁通，举一反三。

——验案撷英部分主要收录各位大师擅长的病种案例，每一案例下设案例和按语两部分，围绕案例集中阐述该类病证的证治特点、大师自己的辨证心法和要点、医理阐释和独特认识。内容不求面面俱到，只求突出大师个人特点，简洁精炼，突出重点。

——薪火相传部分主要收录大师给学生讲课、各种中医交流会、研修班的讲稿整理。对讲稿的要求：内容精彩实用、对临床具有指导意义，确切反映其学术思想。

——医话随谈部分是不拘体裁的医学随笔，主要探讨中医药学术问题，涉及范围很广，重在抒发己见。

——成才之路部分主要包括大师学习中医、应用中医的全部历程，重点突出大师学习中医的方法和体会，旨在使后学者沿着前辈走过的路，少走弯路，直步中医的最高殿堂。

——年谱则按照时间顺序，记录大师经历的重大事件。

本丛书的撰写者或为大师本人，或为大师学术经验的继承人。希望丛书的出版对推动中医事业的继承和发展、弘扬民族医学和文化，做出一定的贡献。

中国医药科技出版社
2011 年 7 月

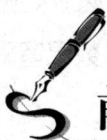

前言

2009 年，国家人力资源和社会保障部、卫生部和国家中医药管理局联合评选首届"国医大师"，邓铁涛教授名列其中。

在数十年的中医生涯里，邓铁涛可谓学验俱丰，著述宏赡，在中医理论、学术和临床等方面都富有建树。他还以"铁手挽狂涛"的弘毅之志，积极为中医药事业鼓与呼，产生了广泛的影响。入选国医大师，邓铁涛确属实至名归。

为使人们更好地了解邓铁涛教授的医学思想与临床经验，我们编选了本书。当然，本书无法全部包容邓铁涛教授的广博成就，只能选择有代表性的内容。本书首先编选邓铁涛教授理论学术方面的成就，如五脏相关学说、脾胃学说、气血痰瘀学说和对重症肌无力的论治等，都是邓老大半生专注于斯的成果，亦是理解和学习其他内容的纲领。其次，选编邓铁涛教授的方药和医案，可供更具体地研究他的临床思路和处方用药风格。而邓铁涛教授不同时期有关中医药特色、内涵和发展等内容的论述，在学术界和社会一直有重要影响，我们将这些讲稿和言论收入"薪火相传"和"医话"两章之中，当然"医话"部分还包括邓铁涛有关学习中医和应用中医的部分重要文章。

总体上，本书的编选原则是在力求全面反映邓铁涛学术面貌的基础上，适当加以组织，使理论与实践、学说与案例更好地结合。因此，本书前三章编者作了一定的加工，在邓铁涛教授原有论述的基础上，辅以学生、同道的研究进展，以体现出邓铁涛教授一向强调的"学我者必须超过我"思想。而在讲稿和医话部分，因很多文章已经流传广远，一些带有鲜明"铁涛风格"的名词，如"泡沫中医"之针砭时弊，"铁杆中医"之振奋人心等，都久为人们所熟悉，无需特别注释，所以这些部分悉数保留邓铁涛教授原文。

最后所附的邓铁涛教授生平大事记，客观记述了邓老数十年的成长、治学和临证经历，可供读者作"知人论世"之参照。

编 者

2010 年 5 月

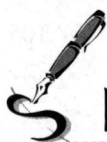

目录

学术探讨 —————————————————————— **1－108**

一、五脏相关学说 / 1
  （一）中医五行学说的辩证法因素 / 2
  （二）再论中医五行学说的辨证法因素 / 4
  （三）略论五脏相关取代五行学说 / 10
  （四）中医五脏相关学说概述——从五行到五脏相关 / 15

二、脾胃学说研究 / 25
  （一）略论脾胃学说 / 25
  （二）李东垣的脾胃学说及其在临床上的应用 / 28
  （三）甘温除大热 / 36
  （四）李东垣的科研成果、方法与启示 / 39
  （五）李东垣学说的临证体会 / 41
  （六）补脾与免疫功能的关系 / 43

三、气血痰瘀治法的理论探讨 / 45
  （一）清代王清任在临床医学上的贡献 / 46
  （二）祛瘀法及其应用 / 52
  （三）痰瘀相关理论指导治疗冠心病经验 / 57
  （四）高血压病辨证论治的体会 / 61
  （五）调脾护心法防治冠心病的临床研究 / 65

四、重症肌无力论治与研究 / 74
  （一）重症肌无力的辨证论治 / 74
  （二）重症肌无力危象中西医结合抢救 26 例报告 / 79

（三）强肌健力饮（胶囊）治疗重症肌无力的理论、临床与药理 ／88

（四）重症肌无力中西医诊疗与调养问题答疑 ／99

（五）重症肌无力饮食验方介绍 ／105

方药心得

109 – 158

一、用药心法 ／109

（一）黄芪 ／109

（二）甘草 ／114

（三）血余炭 ／115

（四）砂糖外敷 ／116

（五）酸枣仁 ／118

（六）番石榴叶 ／120

（七）童子尿 ／121

（八）广东草药 ／121

二、成方心悟 ／123

（一）玉屏风散 ／123

（二）六味地黄丸 ／124

（三）甘麦大枣汤 ／127

（四）大黄牡丹皮汤治肠痈 ／131

三、自拟方 ／133

（一）邓氏温胆汤 ／133

（二）强肌健力饮 ／134

（三）珍凤汤 ／136

（四）五灵止痛散 ／137

（五）加味选奇汤 ／142

（六）暖心方 ／143

（七）养心方 ／144

（八）冠心方 ／145

（九）高血压病系列方 / 146

（十）健脑方 / 148

（十一）邓氏咳嗽方 / 149

（十二）胆蛔汤与驱蛔法 / 150

（十三）逐瘀通腑灌肠液 / 152

（十四）浴足方 / 153

（十五）拂痛外洗方 / 154

（十六）慢肝六味饮 / 155

（十七）软肝煎 / 156

（十八）肝舒胶囊 / 157

验案撷英　　　　　　　　　　　　　　　　　　159 – 236

一、重症肌无力 / 159

二、肌萎缩侧索硬化症 / 166

三、硬皮病 / 169

四、乙型脑炎 / 171

五、急症 / 174

六、风湿性心脏病 / 186

七、心功能衰竭 / 190

八、哮喘 / 194

九、慢性胃炎 / 196

十、消化性溃疡 / 200

十一、慢性肝炎 / 202

十二、肝硬化 / 208

十三、胆结石 / 212

十四、慢性肾炎 / 215

十五、泌尿系感染 / 218

十六、头痛 / 220

十七、斑秃 / 223

十八、杂证　　　　　　　　　　　　　　　　　　/ 226

薪火相传　　　　　　　　　　　　　　　　　237 – 285

一、学我者必须超过我　　　　　　　　　　　　　/ 237
二、中医与未来医学　　　　　　　　　　　　　　/ 238
三、岭南　　　　　　　　　　　　　　　　　　　/ 241
四、关于中医近代史研究的几个问题　　　　　　　/ 244
五、充血性心力衰竭的辨证论治　　　　　　　　　/ 248
六、心主神明论的科学性　　　　　　　　　　　　/ 252
七、论中医论治非典型肺炎　　　　　　　　　　　/ 255
八、胃痛与消化性溃疡的辨证论治　　　　　　　　/ 264
九、为中医药之发展架设高速公路　　　　　　　　/ 269
十、试论吴鞠通病原说的科学性　　　　　　　　　/ 281

医话医论　　　　　　　　　　　　　　　　　286 – 383

一、正确认识中医　　　　　　　　　　　　　　　/ 286
　（一）中医之前途　　　　　　　　　　　　　　/ 286
　（二）人类不能没有中医　　　　　　　　　　　/ 291
　（三）中医药必须深化改革　　　　　　　　　　/ 293
　（四）再论中医药必须深化改革——我的担忧及几点意见　/ 297
　（五）中医院的改革与发展路在何方　　　　　　/ 304
　（六）万里云天万里路　　　　　　　　　　　　/ 306
　（七）中西医结合的方向　　　　　　　　　　　/ 311
　（八）中药发展之思考　　　　　　　　　　　　/ 315
二、铁杆中医之路　　　　　　　　　　　　　　　/ 318
　（一）怎样正确认识中医　　　　　　　　　　　/ 318
　（二）读书杂谈　　　　　　　　　　　　　　　/ 326

（三）读什么书 / 330

（四）中医成才之道 / 332

（五）非医攻博的教育问题 / 336

（六）培养一批"铁杆中医"——邓铁涛教授谈中医教育 / 340

（七）广州中医药大学 2009 年第四批全国老中医药专家学术经验
继承工作继承人攻读临床医学（中医师承）专业学位开班
仪式上的录像讲话 / 344

三、医理医术漫谈 / 346

（一）论辨证论治 / 346

（二）再谈辨证论治 / 349

（三）灯火醮疗法 / 351

（四）点舌 / 353

（五）止血 / 355

（六）碎石、排石与溶石 / 356

（七）论剂型 / 358

（八）对抗生素的思考 / 359

（九）不孕 / 362

（十）小儿 / 363

（十一）咳嗽 / 366

（十二）咽喉 / 368

（十三）血证 / 369

（十四）说汗 / 371

（十五）尿闭 / 373

（十六）尿频 / 374

（十七）肝硬化腹水 / 376

（十八）肺结核之治 / 378

（十九）岭南医学 / 380

年谱 384 - 397

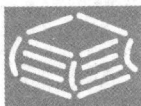

学术探讨

邓铁涛教授对中医学术在继承之中多有发扬。其中五脏相关学说、脾胃学说、气血痰瘀学说以及重症肌无力的论治，都在理论和临床两方面有深刻的体会和重要的阐发。本章力图较全面和深入地集中论述邓铁涛教授对这几方面的见解。除此之外，邓铁涛教授关于外感病证的寒温统一论，对中医诊断学、中医内科学、中医医史文献学等学科，也都有重要见解，限于篇幅未能集中展现，部分思想反映在医案撷英和医话医论等篇章中。

一、五脏相关学说

邓铁涛教授对中医五行学说有深入的思考。早在20世纪五六十年代他就提出，五行在中医理论中最主要的意义是说明五脏相关，中医应用五行具有灵活的辩证法精神，不同于哲学上五行的机械生克。1962年11月16日邓铁涛在《光明日报》发表"中医五行学说的辩证法因素"，阐述了这一论点。对于五脏相关的形式，他在1975年发表的《再论中医五行学说的辩证因素》中作了具体说明，指出五脏相关不局限于五行生克的形式，认为中医理论要与循环机械的五行论区分，可以考虑不一定仍用金木水火土的名字，可直接用五脏来命名，第一次提出了"五脏相关学说"的概念。1988年，邓铁涛发表《略论五脏相关学说代替五行学说》的重要文章，再次强调："中医五行学说来源于哲学但不同于哲学"，"中医五行学说没有停留在《内经》时代"，中医五行学说应更名为"五脏相关学说"，以更符合实际应用情况。

五脏相关学说是邓铁涛教授在保持中医特色基础上实现理论现代化的一种思考，在实践中它也发挥了指导临床的作用。2005年，国家科技部"973"计划中医理论基础研究专项启动，邓铁涛担任专项首席科学家，

"中医五脏相关理论继承与创新研究"列为子课题。课题组对这一重要理论问题的研究已取得了较好的成果。

(一) 中医五行学说的辩证法因素

中医的五行学说，主要落实于脏象学说。脏象学说是中医用以阐明人体和外界联系，人体内部整体联系的生理、病理机制，以及预防和治疗原则的基本理论之一。五行和脏腑的联系如表1－1。

表1－1　五行与脏腑的联系

五行	木	火	土	金	水
脏	肝	心	脾	肺	肾
腑	胆	小肠	胃	大肠	膀胱

脏腑配五行这一抽象概念，是经过无数医疗实践而提炼出来的。把人体的功能归纳为五大系统（五脏），内外环境都与这五大系统联系起来，生理、病理、诊断、治疗、预防等方面，都可概括于五者之中，而在实践中起到指导作用。

现简单举几个例子：

（1）病人患心慌、失眠，兼见口渴、烦躁、大便不通或口舌生疮等症，诊其面色红、舌尖红、脉数。这是心火过盛所致，治疗方法宜清心火。

（2）患者头痛、头晕、面红目赤、脉弦有力，这是肝木过盛所致，治疗方法宜平肝木。如舌赤苔黄、脉弦数有力、易怒，甚或吐血，则又是肝木旺盛的再进一步——木火俱盛，治疗方法宜泻肝火。

一提出清心火、平肝木、泻肝火等治疗方法，中医便有一套方剂和药物，再根据有无兼症而加减处方。因此，中医运用五行学说进行治疗，是依据朴素的辩证法的。

这里谈谈五行生克问题。"生"含有资生、助生的意义，"克"含有克制、制约的意义。五行相生，不单纯是木生火、火生土、土生金、金生水、水生木。五行相克也不单纯是木克土、土克水、水克火、火克金、金克木。五行相生相克，都是在相生中同时又寓有相克的关系，在相克中又寓有相生的关系，这两个条件是正常现象所必须具备的。如果五行只有相生而没有相克，则不能维持正常的平衡；如果只有相克而没有相生，则万物无从化生。所以，"生"和"克"不能机械地截然分开而固定起来。明代名医张景岳说过："造化之机，不可无生，亦不可无制。无生则发育无由，无制则亢而为害。"必须生中有制，制中有生，才能运行不息，相反相成。例如：木克土，土生金，金克木；火克金，金生水，水克火；土克水，水生木，木克土；金克木，木生火，火克金；水克火，火生土，土克水。五行的任何一行都有生我、我生、克我、我克四方面的关系，因而构成互相依存、互相制约的正常关系。当这一关系失去平衡，有某一环节出了偏差，便发生疾病，如上述心火或肝木过盛之类。

相生和相克，还有常和变之分。

（1）相生 中医术语说是母子关系，水生木，则肾为母，肝为子，一般来说母子是相资生的关系。但有时也会出现子盗母气或母病及子。例如肝火过盛会伤及肾水，肾水不足会不能涵木。

（2）有相乘也有相侮 所谓"乘"即乘袭，有"相克"太过的意思；所谓"侮"即欺侮，有"反克"的意思。正如《内经·五运行大论》所说"气有余，则制己所胜而侮所不胜；其不及，则己所不胜侮而乘之，己所胜轻而侮之。"例如：水本克火，但火气有余，则水不能对火加以正常制约；火气太过便克金更甚（制己所胜），还反过来侮水（侮己所不胜）；如火气不足，则水来乘之（己所不胜侮而乘之），金来侮之（己所胜轻而侮之）。具体的例子如患者心火过盛，往往能伤肺咳血，伤及肾阴（津液）。治疗方法除了清热泻火之外，往往要兼养津液。

五脏（五行）在疾病发生学中，各脏生克还有其特点，并不雷同。现将肝脾两脏的病机举例说明如下：

（1）肝病 ①由于肝木阳亢，进一步则可化火、化风；②由于肝木旺，因而凌及脾土；反过来脾气壅结，肝木反受土侮；③由于肾阴不足，肾水不能涵木，而致肝病；④因心营不足，血不能养肝，致肝阴不足；⑤木旺生火，火烁肺金也可以肺金邪实乘木而致肝气被郁。

（2）脾病 ①由于脾土虚，可以导致肺金弱；②由于脾虚而土不能制水，反过来肾水泛滥而上凌脾土；③由于心阳虚衰，火不生土，因而脾阳虚；④由于脾气不疏，而肝木之气郁结，反过来木气郁结，则横逆而克土。这就说明了肝病和脾病的关系。

临床上肝多太过而少不足，肝的不足，都是由于肾心不足所致。所以古人有"肝虚无补法"的话，就是说肝虚主要不在补肝而在补肾补心。临床上脾常不足，本来脾和肝的关系，还应加入脾虚肝侮一条。从生克关系来看，肝乘、侮于别脏为多；脾则相反，受侮、受乘于别脏为多。所以中医学中具体五脏的生克和抽象五行的生克是不同的。

从治疗学上看五行生克关系，还有其妙用。《难经》就有泻南方补北方的说法。《难经》说；"经言：东方实西方虚，泻南方补北方。"一个肝木盛实、肺金虚衰的患者，应该如何论治？可以有三个方案：①平肝补肺；②平肝补脾（脾土为肺金之母）；③泻心火补肾水。根据《难经》的意见，以第三个方案为最好，不论针灸或用药都可以用这个办法。此后中医便进一步根据阴阳五行的道理而有"隔一隔二"的治疗方法。例如有的中医在治疗有空洞的肺结核患者时，就想到应用"培土生金"的办法，重用补脾的药物，产生了效果，这就是隔一之治。

中医五行学说，经过几千年的医疗实践，不断深化从而提高了认识疾病，防治疾病的能力。例如无黄疸型传染性肝炎，中医过去是没有这个病名的，现在认识了这种病，并且在治疗上有了一定的效果。根据中医理论，这种病的病机，多属肝郁脾虚，在治疗原则上，一般用舒肝补脾为主，使肝木舒畅而脾土旺盛。如果病兼湿痰、瘀血、气郁，则兼治之，兼肾虚则兼补肾。虽然中医对本病病机的看法还不一致，但是在五行肝和脾的理论指导下，在治疗上治肝者不能不顾脾，治脾者不能不顾肝，这些基本原则还是相同的。在预防方面，由于我们认为本病和脾土有关，"饮食不节则伤脾，劳倦过度则伤脾，忧思过度亦伤脾"，因此，预防本病应当注意饮食和劳逸结合，不可忧虑，因为脾胃健旺便不受"邪"的侵袭（邪是外来致病物质的总称）。

由此可见，中医的五行生克并不是简单的循环论和机械论，而是遵循朴素的辩证法的。

（二）再论中医五行学说的辩证法因素

中医的五行学说，不能等同于古代哲学上的五行学说，后世中医的五行学说，也不完全等同于秦汉以前医学的五行学说。要用发展的观点看待这一问题，这是必须明确的。

中医的五行生克，不应简单地把它视为循环论、机械论。它包含着许多朴素的辩证法思想，它所概括的生克制化关系，实质是脏腑组织器官之间、人与环境之间、体内各个调节系统促进和抑制之间的关系。五行学说指导临床治疗的过程，实质是使人体遭到破坏的内稳态恢复正常的过程。因此，这一学说值得我们好好研究和发扬。至于名字是否仍用金、木、水、火、土，则可以考虑。邓老认为宜用肝、心、脾、肺、肾称之，或改名为"五脏相关学说"，更为恰当。这样就有别于古代之五行，可以减少人们的误解。

从秦汉至今，五行学说的内容是十分丰富的。现就五脏相互关系在病机上的变化作简单举例。

1. 肝病与他脏的关系

（1）肝木乘脾　症见胁痛，脘腹痛，呕吐，泄泻等。

（2）木火刑金　症见咳血，咯血，胸病，易怒，潮热等。

（3）肝不藏血致心血虚　症见心悸，心慌，易惊，头晕，失眠等。

（4）木盛火炽（肝木过盛致心火炽盛）　症见出血，易怒，头痛剧烈或发狂等。

（5）肝虚及肾（肝肾阴虚）　症见头晕目干，腰膝瘘软，咽干喉痛，盗汗，男子梦遗，女子月经不调等。

从上述可见：金本克木，但临床上则多见木火刑金之证，较少见金乘木之证。肝木乘脾土所见为实证，土壅木郁（详见"脾病与他脏的关系"），亦见实证，肝虚之证多及于肾，见图1-1。

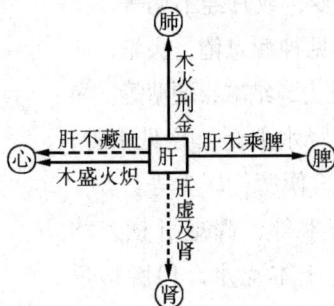

图1-1　肝病与他脏的关系

2. 心病与他脏的关系

（1）火旺烁金　症见心烦，口舌生疮，咳嗽，痰血等。

（2）血不养肝　症见心悸，失眠，目视欠明，头晕，头痛，肢麻，筋掣痛等。

（3）火不主土　症见畏寒肢冷，心悸，心慌，气怯声低，纳减，怠倦，便溏，浮肿，溺短少等。

（4）心肾不交　症见失眠，盗汗，遗精，夜多小便等。

（5）引动相火下损肾阴　症见虚烦不寐，潮热盗汗，腰酸痛，梦遗等。

从上述可见，心主火，肾主水，肾水本克心火，但两者的关系却可因心火

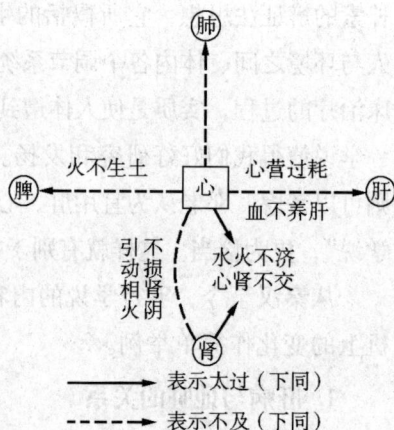

图 1-2　心病与他脏的关系

引动肝火而损及肾阴。水与火宜交不宜分，即所谓"阴平阳秘，精神乃治"，反映着水与火二脏矛盾的统一方面，而不是克制方面。若心火虚衰，又往往与命门火衰并见，显示水火二脏阴阳互根的重要性。见图 1-2。

3. 脾病与他脏的关系

（1）脾虚肺弱　症见气怯声低，动则气短，善太息，困倦，纳减等。肺易受邪，可使肺病日久不愈，咳喘无力，痰多稀白。

（2）土壅木郁　症见胀滞不适，纳呆，头晕，易怒，肿满等。

（3）脾虚肝横　症见食少，脘腹痛，吞酸，吐酸，易怒，多恶梦，或月经不调等。

（4）心脾两虚　症见神疲怠倦，头晕，心悸，失眠，健忘，四肢乏力，纳减，便溏等。

（5）虚不能制水，肾水上泛　症见水肿，畏寒，肢冷，腰腹冷痛，便溏，尿少等。

从上述可见，土壅木郁，脾虚肝横，均可引致肝气横逆之证；土本克水，但脾虚反可致肾水上泛。脾病引致心肺病者，以虚证为多。见图1-3。

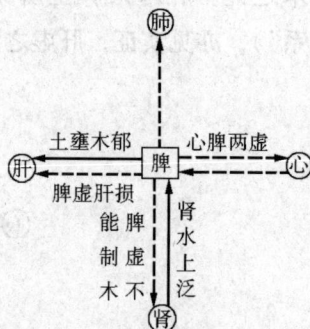

图 1-3　脾病与他脏的关系

4. 肺与他脏的关系

（1）逆传心包　是卫分病仍在，未传气分，已见神昏谵语的证候。

（2）肺虚及脾引致痰水凌心　症见气喘，气短，甚至不得卧，心悸，心慌，痰多，咳嗽。这样的病人易受外邪，甚则发热，气喘，心悸。

（3）肺虚气不化精而化水，可致肾水泛滥，而成水肿之证。它的病机与"脾虚不能制水"相同。

从上述可见，火本克金，但肺虚引致脾虚，使痰水凌心，心反受累；肺本为肾之母，但肺虚及脾，脾不制水，而使肾水泛滥，或成水肿；金本克木，但金虚不能平木，肝火易动，则症见肺虚肝盛。见图1－4。

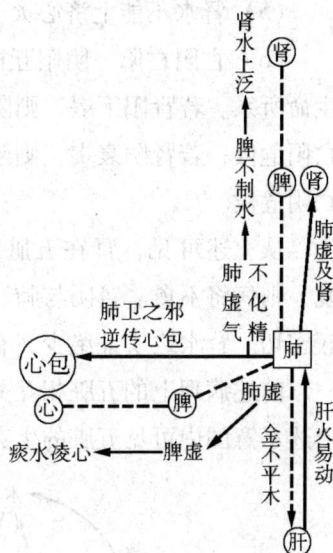

5. 肾病与他脏的关系

（1）肾为先天之本　病重、病久必及肾，伤害元阴元阳，性命生死，关系重大，故特分开以示意。

（2）肺肾阴虚　症见颧赤唇红，咳嗽咽干，虚烦不眠，潮热盗汗，腰背酸痛，阳兴梦遗，小便短，大便秘结等。

（3）肾阴虚，肝阳亢　症见头晕，头痛，目眩，耳鸣，失眠，烦躁易怒，腰酸，头重脚轻等。

（4）肾阳虚常引致脾阳亦虚，而出现脾肾两虚　症见精神不振，面垢少华，面目或四肢浮肿，怠惰嗜卧，纳减便溏，小便清长，腰酸痛，阳痿，滑精等。命门火衰脾阳不振，

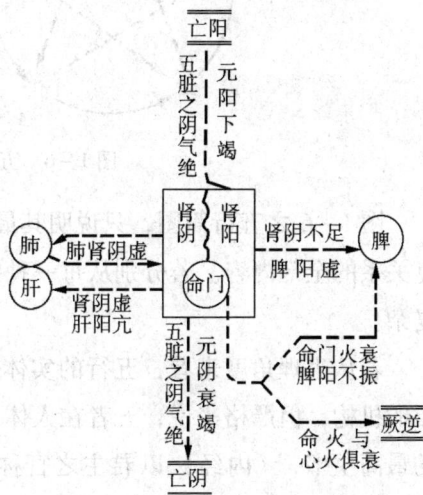

图1－4　肺脏与他脏的关系

图1－5　肾病与他脏的关系

则虚寒之证更严重。命门火衰与心火虚衰并见，则症见脉微欲绝，四肢厥冷之厥逆。

（5）肾水不能上济心火　症见虚烦不眠，口舌生疮，小便短黄等。

（6）亡阴亡阳　阴阳互根，肾阴肾阳为人身之元阴元阳，与心脏同为生命所系。若肾阳下竭，则阴无所守，五脏之阳气亦绝，症见大汗淋漓等亡阳危候；若肾阴衰竭，则阳无所附，五脏之阴气亦绝，症见汗出如油等亡阴危候。

从上述可见，肾在五脏中，其作用实不亚于心脏。先天之本不能恢复，则病将不愈。肾阴与肺、肝之病比较密切，肾阳命门则与心、脾之病较密切。肾水之实证绝少，有之则多属于膀胱。

前述病理上的五脏相互关系，只简单地举一些例子，并不全面，但就上述示意图中可见五脏的生克制化，亦各有特点，并不雷同。

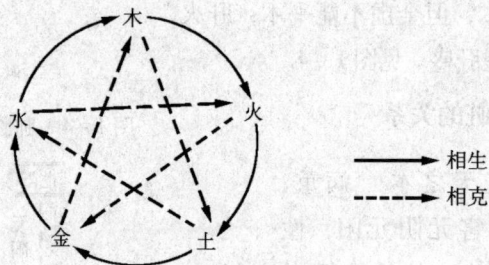

图1-6　五行生克简图

图1-6之五行简图，只说明其最简单的关系，它并不代表中医五脏生克关系的全部内容。若分别从每一种病来看，五脏之间的相互关系就更为复杂。

若从生理角度来看，五行的实体——五脏是人体的五大系统，都是重要的机构，但严格来说，五者在人体中的作用是不同的。例如，心是人身的最高主宰，《内经》以君主之官称之。若从心主神明及心主血脉来看，中医的"心"，实际包括西医学的循环系统和神经系统，或者说是神经系统的高级部分——大脑皮层。它主宰一切，故有"主不明则十二官危"之说。诊断上则强调诊神，所谓"得神者昌，失神者亡"。神藏于心，所谓神就是心脏功能的反映。又如肾有"先天之本"之称，凡残顽痼疾或病久、病重，先天之本必受损害。温病派有"保得一分阴，则留得一分命"之说，清热养阴为治温病的两大法门。所谓阴与津，其源均在于肾。又如脾为后天之本，汉代张仲景有"四季脾旺不受邪"之论，凡抗御病邪与扶正固本，无不依赖于恢复脾的健旺之气。《难经》所论虚损之病，后世医家一再强调"过脾则不治"、"过胃则不治"，经实践检验乃确当之论。后天之本一失，还靠什么存活呢？

明代李中梓的"肾为先天之本，脾为后天之本"这两大论点，是总结明代以前脏腑学说的精辟之论。

肺为娇脏，"温邪上受，首先犯肺"，最易受外邪所侵。肺为"相辅之官，治节出焉"。它协助心主血脉与神明，故比之于心，处于次要地位，但又是最能影响心的一脏。

肝为刚脏，既易乘脾，又易侮肺，体阴而用阳，病实多而病虚少。肝阴虚，论治之关键在肾，肝对肾的依赖最为密切。

五脏是人体内平衡的调节系统，而五脏本身又是不平衡的，也正因为不平衡，才有赖于生克与制化。

五行学说除了脏腑相关外，还有五脏与四肢百骸的相互关系以及与自然界的相互关系。如肝开窍于目，木旺于春之类，都有辩证法因素的。试举一病例以见一斑。邓老曾治一老人，患中心性视网膜炎（久治未愈），诊其面色少华，舌有裂纹，苔有斑剥，脉细尺弱，诊为肝肾阴虚，处方用杞菊地黄汤加龟板、鳖甲，服药数月至春而愈。嘱患者交秋应继续处方服药，患者不信，秋末冬初眼病复发，辨证仍属肝肾阴虚，照前方服数月愈。翌年夏末患者即来复诊，虽眼病未见复发，仍予前方改为丸剂，服药至冬末春初。第三年秋又续服丸药。第四年后未再服药，至今六年未见复发。邓老是根据肝开窍于目，木旺于春，金旺于秋，金克木，燥气伤阴等生克之理来推断的。

总之，五行（脏）生克之理，只有在辨证论治具体运用之时，才能领会其丰富的辩证法内容。

曾有人说，所谓五行生克之说，在运用上，只有培土生金、扶土抑木、壮水制火……几个治则能用得上，故在教学上不讲，学生也同样能用中医的理法方药治病。若由此引申至解放前因中医教育不为国民党政府承认，有些人只背熟《汤头歌诀》或其他一两本入门书，同样可以当医生，并且也能治好一些病，那么现在办中医教育也是多余的了。

当然，五行学说，由于历史条件的限制，它只能是有朴素的辩证法思想，不能等同于马列主义的唯物辩证法。虽然它随着历史的发展而有所发展，但仍有很大的局限性。如五行的统属亦有其牵强附会之处。五行只从客观的整体上，从辨证论治上运用得比较多，而对人体微观结构却无所知，对具体细致的相互关系观察得很粗糙，同时，也十分缺乏实验研究的资料。但是，可以说中医的五行学说是有价值的，它是中医的精华部分之一。

中医的五行学说值得从源头开始来一次全面深入的研究，通过临床实践与实验研究，发扬这一学说，使之发生质的变化，进一步为人类健康事业服务。

（三）略论五脏相关取代五行学说

中医正在走出中国面向世界，中医不是古代医学，目前正向现代化进军。中医理论有其独特之先进性，非一时所能统揭其奥秘，故中医之发展必然成为未来医学的重要组成部分。

中医学之发展，必须与时代各种最先进的自然科学与社会科学相结合，已为历史所证实，如先秦医学之发展，正由于与当时最先进的社会科学与自然科学相结合，故其所取得之成就，一直影响中医学之发展达2000多年而不衰。在与多学科相结合的同时，必须首先把原有的宝藏来一次大整理，使中医的理论更加系统化、规范化。这方面的工作是一项奠基性工作，其本身也是一项科研工作，这也就是运用传统的方法进行科学研究。

"阴阳五行学说"一直是中医理论的核心之一，但"五行学说"在古代哲学史上唯心论者运用得较多，只有中医学之五行学说，一直与医学之唯物辩证法结合得最紧。我国学术界对此了解甚少，因此一直怀疑中医理论的科学性，日本的汉方医就不信中医的五行学说。"五行学说"是否科学，解放以来几经争论。1962年邓铁涛写成《中医五行学说的辩证法因素》一文，发表于《光明日报》11月16日"哲学"版第367期，乃因该版曾有批判中医"五行学说"之文章。"文革"时期又形成批判"五行学说"之高潮。但"文革"后五行学说仍然作为中医基础理论之重要组成都分被写入教材。20世纪六七十年代，邓铁涛曾提出过"五行学说"其实就是"五脏相关学说"，本着理顺中医理论之旨，对这一问题再加以讨论。

1. 中医"五行学说"来源于哲学，但不同于哲学

假哲理以言医道，乃中医学术特点之一。由于寓哲于医，因而使得一些中医基本理论带有哲学的色彩，义理玄妙，难以为现代读者所接受，这正是我们必须把原有的中医宝藏来一次大整理，使其理论更加系统化、规范化、现代化的原因之一。以中医"五行学说"而言，它来源于先秦哲学，但实质上又不同于哲学。原始的"五行学说"是我国祖先通过平治水土的生产活动，对自然现象、性质以及人和自然的关系进行初步观察、总结而产生的。早在殷商时期（公元前1066年前），人们便认识到金、木、水、火、土"五材"之用，如《尚书·大传》云："水火者，百姓之所饮食也；金木者，百姓之所兴作也；土者，万物之所资生也，此五者是为人用。"在《尚书·洪范》中还有"鲧湮洪水，汩陈其五材"之记载，且对五行之内容作了阐述："五行：一曰水，二曰火，三曰木，四曰金，五曰土。水曰润下，火曰炎上，木曰曲直，金曰从革，土爰稼穑。润下作咸，炎上作苦，曲直作酸，从革作辛，稼穑作甘。"并以五行之生克乘侮来说明其相互关系。可见，原始之"五行学说"乃关于"金木水火土"五种物质元素及其相互关系的哲学，含有朴素的辩证法思想。这一古朴的哲学被古代唯心论者所利用，成为占卜朝代兴亡、推算命运凶吉之工具，因而带上循环机械论的迷信色彩，在社会上影响颇大，故一般人即视"五行学说"为非科学的唯心的东西。然而，古代医家把"五行学说"应用于医学，却赋与它唯物的辩证的内容。古代医学用"五行学说"对人体的脏腑组织、生理病理现象以及人与人类生活有关的自然界事物作了广泛的联系和研究，将人体归纳为以五脏为中心的五个生理病理系统，同时，把自然界的五方、五时、五气、五味等与人体的五脏、六腑、五体、五官、五志、五声等联系起来，以五行的生克乘侮规律来说明五脏之间正常的协调关系以及这种关系被破坏后的相互影响。从形式上看，中医"五行学说"与古代哲学的"五行学说"是相同的，但是在内容上，却有着质的不同。可以说，在中医学中，五行只不过是五脏以及五脏为中心的组织器官之间、人与环境之间相互促进、相互制约关系的代名词而已。故早在20世纪

70年代，邓铁涛在《再论五行学说的辩证法因素》一文中就明确提出："中医的五行生克，不应简单地把它视为循环论、机械论。它包含着许多朴素的辩证法思想，它所概括的生克制化关系，实质是脏腑器官之间、人与环境之间、体内各个调节系统促进和抑制之间的关系。五行学说指导临床治疗的过程，实质是使人体遭到破坏的内稳态恢复正常的过程。因此，这一学说值得我们好好研究和发扬。至于名字是否仍用金、木、水、火、土，则可考虑。直用肝、心、脾、肺、肾称之，或改名为'五脏相关学说'更为恰当，这样就有别于古代之五行，可以减少人们的误解。"时隔10余年，邓铁涛认为当时的意见仍是正确的。今天，中医现代化的呼声更高了，人们何不及早剥去中医"五行学说"的哲学外衣，还其"五脏相关学说"科学内核之实呢？

2.中医"五行学说"没有停留在《内经》时代

科学是不断发展的，中医"五行学说"也是如此。自从《内经》将"五行学说"引入中医学，成为中医基本理论的一部分以后，随着历史的发展，中医"五行学说"并没有停留在《内经》时代，其内容不断地发展、充实，今天已处于从量变到质变的飞跃前夕。

第一，逐渐认识到五行的中心实体是五脏。在《内经》时代，常可见到以五行代表五脏的有关论述，如《难经》云："东方实、西方虚，补南方、泻北方。"即以五行之方位代替肝肺心肾之叙述。直至汉代，张仲景已较习惯直呼五脏之名，以脏腑经络论疾病。金代易水张洁古之《脏腑标本寒热虚实用药式》，以脏腑阐明病机和用药，则已不同于五行之束缚。明代医家楼全善《医学纲目》云："昼读夜思，废餐忘寝者，三十余载，始悟千变万化之病态，皆不异乎阴阳五行之病态……五脏也，六腑也，十二经也……皆一五行也。"说明后世医家已认识到：五行、五脏，乃异名同物耳。

第二，认识到五行生克制化规律亦有局限性，逐渐以脏腑病机来补充五行生克制化原有规律之不足，以指导辨证和治疗。《难经·七十七难》云："见肝之病，则知肝当传之与脾，故先实其脾气。"即以五行生克乘侮规律来阐述疾病传变和确定预防性治疗措施。后世医家通过临床实践观察到：病之传与不传，不单取决于五行之生克制化，也取决于脏腑之机能状态，即五脏虚则传，壮则不传。故仲景在《金匮》中补充说："见肝之病，知肝传脾，当先实脾，四季脾旺不受邪，即勿补之。"可见当时已认识到五行生克制化规律亦存在机械刻板的局限性，临证时还要注意根据具体病情辨证论治。尽管由于五行生克制化规律在指导临床治疗时有重要意义，后世医家仍不断地研究，加以充实。如民国时期的广州儿科医家杨鹤龄，根据五行生克制化提倡"隔一隔二之治法"，但仍强调"临机应变，纯熟活用，神而明之，存乎其人"，足见其具有辩证法观点。

第三，提出了"调五脏即所以治脾胃，治脾胃即所以安五脏"的论点。明代著名医家张景岳，不仅精岐黄，而且通易理，学验俱丰。他认为："五脏中皆有脾气，而脾胃中亦有五脏之气"，指出"善治脾者，能调五脏即所以治脾胃也，能治脾胃使食进胃强，即所以安五脏也。"虽然张氏未明确提出五脏之相关关系，但已从脾胃论治的角度触及这一问题。这表明，后世医家已不再囿于五行之名及其生克制化，而突出五脏之实，强调其相互联系，而相互联系之观点，也正是"五行学说"的精髓所在。

上述表明：中医"五行学说"是逐渐发展的，并没有停留在《内经》时代的认识水平，随着对"五行学说"认识的深化，后世医家已认识到"五行学说"的精髓是强调脏腑之间的相互联系，即相互促进、相互制约的关系。遗憾的是，后世医家尽管认识到五行的中心实体是五脏，认识到五行生克制化规律中亦有局限性，但是他们并未能超出五行理论框架的束缚，因而只能对中医"五行学说"作些阐述诠释，在内容上充实和发展，而未能从形式上有所突破，实现内容和形式的统一，使名与实更相符，而这正是今天我们所要完成的责任。

综上所述，中医"五行学说"既有其科学的辩证的一面，又存在名实不符、内容与形式不统一的缺陷和具体内容上的某些局限性。早在战国时期荀卿就提出"制名以指实"（见《正名》），中医"五行学说"由于名实不符，容易被人视为与阴阳五行家邹衍所提倡的"五德始终"相同的唯心的东西，引起误解。现在，该是为中医"五行学说"正名的时候了。

所谓"五脏相关学说"，就是指在人体大系统中，心、肝、脾、肺、肾及其相应的六腑、四肢、皮毛、筋、脉、肉、五官七窍等组织器官分别组成五个脏腑系统，在生理情况下，本脏腑系统内部、脏腑系统与脏腑系统之间、脏腑系统与人体大系统之间、脏腑系统与自然界、社会之间，存在着横向、纵向和交叉的多维联系，相互促进与制约，以发挥不同的功能，协调机体的正常活动；在病理情况下，五脏系统又相互影响；简而言之曰——五脏相关。

邓老之所以提出要为中医"五行学说"正名，把中医"五行学说"改为"五脏相关学说"，主要基于下述理由：

首先邓老认为，开展中医传统研究，应着重继承中医的理论精华，提取其中的科学内核，再经一番加工和提高，使之成为源于该理论、又高于该理论的学说，即立足继承，着眼提高。如上所述，中医"五行学说"的理论精华、科学内核在于揭示了五脏及其他器官组织之间以及人与环境之间的相互促进、相互制约的复杂联系。"五脏相关学说"继承了中医"五行学说"的精华，提取出其科学内核——相互联系的辩证法思想，又赋与它现代系统论的内容，这样将有利于体现中医的系统观，有利于避免中医"五行学说"中存在的机械刻板的局限性，有利于指导临床灵活地辨证论治。可以说，"五脏相关学说"是中医"五脏学说"的继承和提高。

其次，把中医"五行学说"改为"五脏相关学说"，解决了中医"五行学说"名实不符，内容与形式不统一的矛盾，避免了前述提及的无端误解，使中医理论更易于为现代读者所理解和掌握。

事实上，近数十年来，邓铁涛一直在用"五脏相关学说"指导临床实践，对于杂病之辨证论治尤其如此。例如邓老对冠心病的辨证论治，认为该病乃本虚标实之证，本虚为正虚，标实为痰与瘀，由于心气不足、心阴亏损，导致气血运行不畅，痰浊瘀血内闭，而引起一系列症状。气虚、阴虚、痰浊、瘀血构成了冠心病病机的四个主要环节，其病机与肝肾脾胃亦有关，尤与脾胃较密切。因而制定了益气健脾、化痰通瘀的治疗原则，经多年的临床实践证明，效果满意。其他如对重症肌无力、慢性肝炎等病的治疗，也莫不以"五脏相关学说"为指导，而取得比较满意的疗效。

综上所述，用"五脏相关学说"以取代"五行学说"是可行的。这不是推翻"五行学说"而是立足于发展"五行学说"。

历史在前进，中医在发展。中医要飞跃地发展，必须在理论上有所突破，但往往需经历一个由量变到质变的过程，"五脏相关学说"的提出，只图在中医理论体系由量变到质变过程中起一点触酶的作用，意在抛砖引玉，引起共鸣。

（四）中医五脏相关学说概述——从五行到五脏相关

谈中医离不开五行，谈中国传统文化也离不开五行。

在人类的知识演化进程中，先秦时期伟大的思想家们创造了五行学说，先人们藉五行来归类万物，规划世界，为文化的积累提供了一个基本的阶梯。

关于五行学说的起源，学术界作过很多的研究。从理论上来看，五行学说的要义有二，一是以"五"为基准的分类归纳法，并从具体事物中抽象出"金、木、水、火、土"五类为代表；二是五"类"之间的关系律，主要是相生和相克，反映了事物间"利"与"害"两种基本关系。

经常有人会将五行学说与时代相近的西方古代四元素说相比较。四元素说探究事物的构成，从中可以看出以后西方注重分析、还原论的学术走向；而五行学说虽然也有构成的内容，但更出色的是以性归类的概念和对"关系"的把握，它为中国思想带来比类析物、重视宏观和协调的学术传统。世间事物无穷，归类则可限定，因此四元素说已随着物质科技的发展而消逝，而五行学说到今天还有值得借鉴的地方。

中国传统医学在理论形成的初期，曾深深得益于五行学说，从而为人体内部、人体与外界环境建立了一种以五行为中介的体系。囊括自然方面的空间、时间、星辰、数字、气候、颜色、声音、味道、气味，人类生存必须食用的粮食、蔬菜、果品、牲畜……但整个重心在于人体脏器、肢体、五官等结构，还有人的情绪、发出的声音、排出的液体，以及疾病的症状分类等等。这种体系，将自然、社会与人体整合于一体，并通过"类"之间的五行关系模式相互作用，成为中医整体观念的重要组成部分。

不过，五行学说作为一种思想体系尽管相当完整，甚至可以用数学关系来表达，但是并不完美。因为从思想领域到应用领域，在公式体系与实际事物之间，差别极大，并非照搬即可以致用。其难点有二：一是事物配五行的法则是否惟一？二是五行生克关系模式过于简单。它不足以全面反映复杂事物的复杂联系。中医学在应用五行学说时一直在不断地进行调整。

中医作为应用科学，早期运用了五行学说来整理实践经验，将经验上升为理论。但是医学实践与五行理论预设之间在当时就已经出现了差异。例如以脏为生命的功能主体，根据"脏者、藏精气而不泻，故满而不能实；腑者、传化物而不藏，故实而不能满"的定义，腹腔内正好有五个脏器，因此很自然地可与五行相配。而就在具体相配方式出现了争议。

　　五脏配五行，在古代的祭礼中已经出现。《吕氏春秋》记载古时祭祀，以春配脾，夏配肺，秋配肝，冬配肾，在夏秋之间则配心。这一配法与现在中医所用的不同，但它是按照相应的配属公式得出的。在五行学说形成过程中，四方、四季与五行配属都是比较早定形的，是五行体系中带有逻辑起点意义的基本范畴。其配属关系如表 1－2。

表 1－2　五行与五季、五方的联系

	木	火	土	金	水
五季	春	夏	长夏	秋	冬
五方（方向）	东	南	中	西	北
五方（方位）	左	上	中	右	下

　　其中方位与方向的相配，是先秦时作图的习惯，以南为上，以北为下，相应地左为东，右为西。

　　根据这一表格，将五脏在人体中的解剖位置(上下左右)相对照，于是有：

　　肝位右→西→秋→金

　　脾位左→东→春→木

　　心居中→中→长夏→土

　　肾位下→北→冬→水

　　肺位上→南→夏→火

　　这就是《吕氏春秋》等书记载的五行五脏配法。而现在中医所用的肝木、心火、脾土、肺金、肾水配法，在汉代才出现。这种配法的逻辑反而没有那么明晰，通常认为，它是根据五行之"性"而来。《尚书》说："水曰润下，火曰炎上，木曰曲直，金曰从革，土爰稼穑。"中医将五脏的功能与五行的各自特性相对应，从而找到配合点，形成了新配法。

　　五行与五脏的配法不同，成为汉代古文经学与今文经学两派争论的焦点之一。而正如经学大师郑玄所说的，后一配法是中医所必需遵循的法则，否则临床不能取效。清代经学家惠栋也说这是医家独创的配法。当然顾颉刚先生曾考证，将心配土改为心配火是王莽为篡位而对"五德始终说"进行的改造。即便如此，对其他各行的配属也是一个创新。医学家为什么要放弃现成的、直观的、以位置为依据的配法不用？一个合理的解释就是这个配法不能很好地反映五脏的功能。这可以说是中医对五行配属法则的突破，或者说是灵活应用。

　　相生相克是五行学说表达各行之间利害关系的抽象模式。它们在"五材"的角度中容易理解，如金克木，木生火等，但类推于其它配属时，就有必要对具体定义生和克的内涵。如东汉王充曾质疑说："水胜火，鼠何不逐马？金胜木，鸡何不啄兔？"（《论衡·物势篇》）有人认为，五行相生相克应该主要理解为体现各行的协同作用，他说："欲为之用，故令相贼害。贼害，相成也。故天用五行之气生万物，人用万物作万事。不能相制，不能相使；不相贼害，不成为用。金不贼木，木不成用；火不烁金，金不成器。故诸物相贼相利。"（《论衡·物势篇》）这种理解虽然也被王充批评，但现在看来在很多情况下是合理的。

　　中医最早的经典《黄帝内经》以五脏相配五行，其相生相克就不存在王充所说"一人之身，胸怀五藏，自相贼也"之类的疑问。例如相生，《素问·阴阳应象大论》说："心生血，血生脾……肾生骨髓，髓生肝……"所以五脏相生不是心脏生出脾脏，而是指五脏之间的气血精髓等的濡养关系；相克如《素问·宝命全形论》说："木得金而伐，火得水而灭，土得木而达，金得火而缺，水得土而绝。万物尽然，不可胜竭。"主要是指病理状态下，各脏之间相助以恢复常态的作用。正如清代医家黄元御在《四圣心源》所说："其相生相克，皆以气而不以质也，成质则不能生克矣。"所以，五脏相生相克主要是从五脏精气和功能的角度，阐明彼此之间相互长养又相互制约的道理。这与当时社会政治中以"五德始终"的生克来说明王朝取代与更替的有明显不同。这又是根据中医具体内容，来丰富五行学说内涵的体现。

　　由此可见，中医学在一开始运用五行学说之时，已经作了合理的诠释和调整。而在其后的发展中，更在具体应用上增添了不少内容。

　　例如，归纳总结了乘侮、胜复理论。

　　《素问》中的《天元纪大论》、《五运行大论》、《六微旨大论》、《气交变大论》、《五常政大论》、《六元正纪大论》和《至真要大论》七篇大论，阐述了运气学说的原理。其中，归纳出时令之气有"亢"（又称"太过"或"有余"）和"不及"两种情况。时令均与五行相配，这样就为哲学上抽象、静态的"行"注入了动态、量化的因素。《素问·六节脏象论》说："未至而至，此谓太过，则薄所不胜，而乘所胜也……至而不至，此谓不及，则所胜妄行，而所生受病，所不胜薄之也……"《素问·五运行大论》说："气有余，则制己所胜而侮所不胜；其不及，则己所不胜侮而乘之，己所胜轻而侮之。"五行乘侮的命名，就由此来。乘有"乘胜"之义，指太过的情况下对所胜的克伐；侮则指本来受克的一方由于量的增多，反过来欺凌所克。这样就使五行的相克成为一个复杂的动态结构。

胜复理论也叫亢害承制理论。胜即相胜，复即报复。意谓如某运气化强盛，克伐太过（即相乘），会招致被克者之子起而克制它，以报母仇，便为复，也叫子复母仇。如金运太过，过乘木气（相胜），木郁而生火，火能克金，即为复。胜复的一般规律是，凡先有胜，后必有所报复。这可以说是对动态五行结构局部平衡维持的分析。

太过、不及等概念可与疾病的寒热、虚实等状态相对应，因此乘侮、胜复等理论使五行学说在医学上的解释能力大为增强。晋唐至宋代的中医理论一直较广泛地应用这种具有医学特色的五行学说。那同时也是传统文化中的命相学广为流行的时期，命相学对五行也有繁复的应用，如根据五行与四时相应形成一套五行休囚、长生墓绝理论等，这些机械的法则，对中医学影响不大。因此可以说中医的五行学说是与命相学中的五行，其内涵与走向都是不同的。

金元医家的争鸣及明清医学理论的创新，是中医学术的又一次大发展。这一时期中医脏腑学说日益成熟和深化，对各脏的功能有新的阐发，为认识脏与脏的关系提供了更多的角度。适应这些发展，中医五行学说又发生了变化，出现了例如五行互藏、五行颠倒等新理论。

五行互藏由明代张景岳提出，意谓五行之中，每一行兼具其他行的属性，其思想的源头可以上溯至《内经》。《素问·阴阳别论》说："凡阳有五，五五二十五阳。"张景岳则指出："五脏之气无不相渗，故五脏中皆有神气，皆有肺气，皆有胃气，皆有肝气，皆有肾气，……各有互相倚伏之妙。"（《景岳全书》卷三十八）指出生理上五脏功能相互影响，难以截然区分。明代医家赵献可也从病理上提出五行之中各有五行，如说："以火言之，有水中之火、有土中之火，有金中之火，有木中之火。"（《医贯·论五行各有五》）具体而言，五行中心属火，但随着医学临床的深化，人们知道火不独与心有关，还有"肾中相火"、"脾土中火"、"肝火内炽"和"肺金气虚，火乘虚而现"等不同情况，说明火可见于各脏。其他各行、各脏也可作相似的类推。所以五行互藏的提出，一定程度上弥补了五行与五脏单一固定配属，不能全面反映各脏功能的缺陷。

五行颠倒，最早源于道教的丹道之术。道教认为修道能逆转五行生克之序，超越自然规律的束缚而成仙。道教此说仅用于修仙，不针对常人。但医家从中得到启发，将五行颠倒引入到五脏关系中来。清代医家陈士铎提出一系列"五行颠倒"关系，包括"生中有克"、"克中有生"、"不全生"、"不全克"、"不敢生"、"不敢克"等，他还主要是讨论五脏关系中的特例。另一医家程芝田则明确地认为生克在顺序是可逆的，他说："金能生水，又能克水，气滞则血凝也。水能生木，又能克木，水多则木腐也。木能生火，又能克火，木郁则火遏也。火也生土，又能克土，火烁则土燥也。土能生金，又能克金，土裂则金销也。""虽金可克木，亦可以生水以养木；木可克土，亦可以生火以培土。土可克水，亦可以生金以资水；水可克火，亦可以生木以壮火。火可克金，亦可以生土以化金。"（《医法心传·颠倒五行论》）程芝田将这些认识规律化，而不仅仅作为特例看待，他还从五脏关系进行了具体说明。

从逻辑上说，"五行互藏"与"五行颠倒"动摇了早期五行学说的两个基本法则，即五脏与五行的单一对应性和五行生克的有序性。尽管它在形式上仍然采用五行，但其内涵已经有本质上的不同。

进入近现代，随着西风东渐，中国的社会文化背景发生了深刻的变化。近现代的科学观念和理性精神对传统学术思维带来剧烈冲击，五行学说首当其冲。1923 年，梁启超在《东方杂志》发表名作《阴阳五行说之来历》，提出"阴阳五行说，为二千年来迷信之大本营……（五行说）将宇宙间无量于数之物象事理，皆硬分为五类，而以纳诸所谓五行者之中。此种诡异之组织，遂二千年蟠据全国人之心理，且支配全国人之行事。嘻，吾辈死生关系之医药，皆此种观念之产物！"随后古史辨派史学家对五行学说源流进行研究，清理了笼罩在五行之上的神秘色彩。随之而来，中医界也掀起了关于阴阳五行理论存废以及中医发展方向的论争，章太炎、陆渊雷、恽铁樵等著名医家纷纷提出要废弃或改造中医五行学说。

建国后，在唯物史观指导下，学术界对五行学说有了一个基本的评价，即认为五行学说既有体现世界的物质性和普遍联系的一面，也有机械僵化的一面，是朴素的机械唯物论。同时还认为，中医学对五行的运用是主要发展了其合理性的一面。但是五行学说固有的缺陷，仍然屡次引发争议，并往往成为废弃中医论调的主要攻击点。

总结中医五行学说的发展史，可以得出几点印象：

五行学说是早期认识事物构成与关系的简明工具，古代凭此构建了关于自然与人体的有序图景，然而它并不能全面地反映真实世界的面貌。

五行学说有助于早期医学理论体系的形成，但它已逐渐落后于医学理论和实践的发展，后世的多种补充和修正，并没有真正改变五行学说的性质。

明清以来脏腑学说成为中医学术的主流。五行虽与五脏相配，但由于不能有效地反映对脏腑功能与脏腑间关系的新认识，其指导作用逐渐抽象化，让位于阴阳、气血、经络等具体医学理论。

五行学说的缺陷是由历史因素造成的。

作为五行核心范畴的金、木、水、火、土这"五材"，是古代就日常生活最常用的物质进行的简单归类，不必与现代科学对照就知道其并不完备。虽然后来"五材"抽象为五类特性，摆脱了"物"的制约，增强了其解释能力，但每逢进入应用领域与具体事物发生配属，总是难免招致争议。因为有些事物根本不能用五来限定，例如畜类众多，何以一定要挑选五畜来配属五行？在恰好能用五来分类的事物中，也不容易找到必然的配法，象五脏配五行就出现过今、古文经学之争。

在五行关系方面，相生与相克在抽象的哲学层面，足以概括事物的基本关系。但其不足之一，在于限定了生与克的单一对象与方向。即使对"五材"来说这种单一性也不是完全合理的。如土固生金，何尝不生木？木克土，金当然也克土；水与火之间，谁克谁则视情况而定……不足之二，是从抽象应用到具体的更复杂的事物时，其利、害的界限是模糊的，两者甚至是共存的，这就不好说谁生谁或谁克谁了。这种情况下根据五行的配属强行推定其生克关系，虽然多数能找到符合解释的事例，但必然不是真实情况的全部。象五脏关系就是如此。

五行学说当然有其长处。现代中医教材仍然保留五行学说就是基于其历史原因和合理因素。但任何事物作为一个整体，其长处与短处是并存且不可分的。如果不作根本性的改造，想光利用其长处，避开其短处是不可能的。五行学说的缺陷已经成为长期以来中医教学中令人困扰的问题。教材中的五行学说不得不从最基本的五材概念关系说起，这已经较难令现代的初学者接受；到了实践中再费力地向学生说明理论与实践的差异，增大了学生理解的难度。

当然，简单提倡废弃五行学说，等于将合理的一面也抛弃，这更不可取。按照科学哲学的观点，知识的进化不能破而不立，应该在针对同一问题上，有能够容纳更多新发现、解释能力更强并更好指导实践的新理论，才能取而代之。这里，我们提出：以五脏相关学说取代五行。

五脏相关学说是在五行学说的基础上，克服其理论的机械性，并综合脏象、阴阳、气血、经络等理论，全面反映人体五脏系统的功能及彼此关联作用的学说。

五行学说涉及的主要问题有三方面：一是五大类别的特性；二是五大类别之间的关联性；三是人体与外界相关性。五脏相关学说覆盖了五行学说的基本范畴，不同在于，五行学说以"五行"为中介作推导，而五脏相关学说以"五脏"为中心来说明。

1. 人体是以五脏为中心的功能组合体

（1）五脏功能是连属人体的中心　五行学说应用于人体其实就是以五脏为中心的。五行配人体有脏、腑、体、液、窍、声、神、志等种类，涉及肉体与情志等方面，而五脏是这张配属表中的核心，其他全部是由五脏派生出来的下位概念。也就是说，腑、体、液、窍、声、神、志等多是随所属之脏来配五行的，其生克也是以五脏为中介的。

五脏相关学说同样认为人体以五脏为中心，连属脏、腑、体、液、窍、声、神、志等范畴。但前面说过，五脏之所以为五，是因为根据脏的定义在体腔内恰有五者，至于其他范畴不一定界定为五，配属也不必固定。如腑可有六，它与五脏的关系是由经络等确定的，与五行无关；情志可有七，但都由心所主，病理上则与肝关系密切；窍可有九，与五脏关系各有不同，如耳并不是只与肾相关，还与肝在生理、病理上相关联……

总之，五脏相关学说认为，五脏与全身器官之间的配属关系是多方位和多渠道的，是长期实践观察的结晶，还会在实践中进一步丰富。它不依赖于某一理论的推导。

（2）五脏功能各有特性　五行学说以五行之性来类推五脏之性。而中医脏腑学说对五脏功能的认识，更多地从其功能所主、阴阳属性和气血运化等分析，有很多超出或不符合五行之性的地方。这些必须以五脏相关学说来归纳。

如肺脏，生理功能包括主气，司呼吸；主宣发肃降，通调水道。在五行中肺属金，金曰从革，有收敛、肃杀之义。肺的功能中，与金的肃杀直接对应的是肃降。肃降即肺气向下的通降，但肺同时还主向上升宣，升宣与肃降在生理情况下相互依存、相互制约，使气道通畅、呼吸调匀，体内外气体得以正常交换，二者不可分割。因此仅从金的特点而只认识肺的肃降是不完整的。

又如肾脏，五行属水，水曰润下，但中医认为肾中亦有元阳，或曰命门之火，是温煦人体的动力之源。仅从水的特性来认识肾是完全不够的。

如果还局限于五行学说，有关五脏功能的认识就难以整合。五行学说和脏腑学说貌合神离，并行共存而又枘圆凿方，造成中医理论体系的不圆洽。

2. 五脏之间存在密切的相互联系

人体是一个整体，相互存在紧密的联系。这是中医整体观的基本论点。无论五行学说还是五脏相关学说，都是表达这种整体观的理论模式。区别在于表达的方式、方法和内容都不相同。

（1）联系模式 五行学说中相生与相克是对事物关系的高度抽象的哲学概括。五脏相关学说继承这一认识，认为五脏之间促进和抑制的关系。而五脏之间还有不少相互作用是难以用利或害来界定的，例如多脏在共同完成人体某一功能时发挥互补的作用等。因此，五脏相关学说认为五脏之间存在促进、抑制和协同三种作用模式。

促进作用，指一脏在某种生理功能中或某种病理状态下对另一脏发生的滋生和长养等作用。它包含了五行关系中的相生，也包括历代医家总结的反相生、隔相生等内容。

抑制作用，指一脏在某种生理功能中或某种病理状态下另一脏产生的抑压和制约等作用。它包含五行关系中的相克、乘侮等内容。

协同作用，指两脏或多脏在完成人体某一生理功能，或者在造成与逆转某一病理状态的过程中，共同发挥作用。中医认为人体的生命活动是一个复杂的过程，有些生理活动往往需要几个脏腑的配合才能进行。例如消化、水液体谢、血液流通等，其中任一个脏腑的病变都有可能影响协同作用的其他脏腑。

（2）联系渠道 在五脏配五行的理论中，五脏生克的依据就是五行的生克，是一种代入公式求解性的应用。但五脏相关学说认为，脏与脏的关联是通过相应的渠道实现的，了解其渠道才能有效地应用于临床。这些渠道，均与五脏功能或经络有关，通过气、血、津、精等精微物质来发生作用。

以心与脾的关系为例，可以从三个渠道来体现。其一，血的生成与运行。心主血，脾统血，且脾为气血化生之源；其二，气的关系。心主血脉，血行脉中动力来自宗气，宗气的充沛则赖于脾气充盛；其三，痰与瘀，这是从病理而言。脾为生痰之源，痰浊阻滞胸阳，则可闭涩心脉，因痰致瘀。痰瘀相关是心脾在病理上相互影响的体现。

（3）联系特点 联系特点是指脏与脏在相互作用时的主动与被动关系。五行生克框架中的生克顺序是固定的，古人用母子、我克、克我等术语表过生克中的主动与被动角色。这种固定顺序过于机械。五脏相关学说认为，在脏与脏相互作用时，何者处于主动地位，既与各脏的功能特点有关，也与作用的渠道有关。

例如，在生理状态下，先天之本肾与后天之本脾，常在阴阳气血的滋养方面处于主动地位，供给各脏动力和养分。以肝而言，对肾来说就处于被濡养的被动地位。但在病理状态下，肝则常常有扰乱他脏的趋向，如冲心、犯肺和侵犯脾胃等，因此被古人称为"五脏之贼"，这时又处于影响的主动地位。

3. 五脏与外界环境之间存在不完全对应的联系

五行学说在古代理论中是沟通天人的中介。例如通过它，五时、五气、五味、五谷、五畜、五音等都与五脏发生作用，成为病因理论和药性理论的组成部分。

实际上，人体与外界存在联系是中医整体论的基本观点，这在引入五行学说之前已经形成，并非五行学说的推论。五行学说将各种零散的观察知识整理成体系，对理论构建有积极作用。但它所建立的关系并不完全符合实际。

一方面，为适应五行，将四季分为五，将六气中的火与暑相合，甚至将种类众多的谷类、畜类等仅选五种来配属，这都是不顾实际的做法，在今天看来并不可取。

另一方面，外界事物与五脏的一一对应关系并不必然。例如春天不见得必然肝脏病流行，而肝脏病也不见得于春天才发病；心配属夏但心痹胸痛却高发于秋冬寒冷之时。此外，象"病在肝，愈于夏，夏不愈，甚于秋，秋不死，持于冬，起于春……"等以五行生克为基础的预后推论，也是不能机械套用的。五味配五脏古代也有不同配法，有学者研究《黄帝内经》谈五味与五脏都是一组对一脏的论述方式，并非一一对应（中药药性理论中的五味已经不是以味道为基础，而是以功能为依据，实际上成为五脏系统的派生物，因此与五脏有较好的对应关系）。

当然这决不是说原来按五行的配属肯定就不对。以五行为中介将五脏与外界相联系的体系中，包含了大量建立在观察基础上的资料，很多是有实践佐证的。例如脏腑功能与四时气象、四时阴阳节律的影响有一定规律，五音影响情志和五脏功能也有客观依据，只是其对应性未必那么惟一。五脏相关学说要在继承这些资料的基础上，重新分析和确立其关系性及影响规律。

为什么提出五脏相关学说取代五行？其重要原因是有明显缺陷的五行思维已经影响了人们对中医核心内容的理解。现代社会对中医的各种质疑与非议中，那些罔顾历史与现实的"废医"论当然可以置之不理，不过其中也有合理要求，即希望中医理论能够逻辑清楚，思维理性，中医理论现代化，并非一定要用实验数据来说话，但这几点应是"现代化"的基本精神和要求。

五脏相关学说立足于中医理论的特点，既包含五行学说和中医脏象学说的合理内容，又尽力吸取现代自然科学方法论的认识。其方法学特点如下：

（1）在实践的基础上保留五的配属系统　人体五脏系统的划分是结构和功能的统一体，并非为配属五行而分成五类，故五脏相关学说保留中医五脏系统的结构。

（2）以系统和结构的观点认识五脏的相关性　五脏相互联系，是辩证唯物主义关于事物普遍联系观点的体现，其联系的特点可以借助系统科学和结构主义的认识来阐明。

（3）气血阴阳为五脏相关的信息单元和控制因子　五脏相关联的基础不是金、木、水、火、土的五行属性，而是人体气血阴阳等物质与功能相互影响的结果。

（4）证伪与证实相结合，以"症状－病机"的逻辑认识五脏关系　中医对五脏关系的认识，是从宏观的症状中分析病机，从病机中得出脏与脏的相互影响模式，现代实验手段暂时只能起参考作用。

（5）以文献和临床调研为依据，开展五脏相关研究　五脏相关学说中的脏与脏之间相关影响的关系式，并非按五行生克公式推导，而应在文献中总结，在实践中验证，并借用现代手段开展大规模调研来逐一明确，最终整合成新的理论体系。

如果说五行学说是演绎思维，那么五脏相关学说重新回归观察—归纳思维。理论上，演绎逻辑比归纳逻辑完美，但与其不合实际地演绎，不如认认真真地归纳。

五脏相关学说保持了五脏配属结构，包容了五行的关系模式，最大限度上保持中医理论的完整性。不过它打开了五行的封闭循环，形成了全面开放的结构，里面还有大量内容要充实。例如，理论方面五脏相关取代五行后与中医其他学说如何协调有待进一步完善，实践方面五脏与内外环境的联系在具体生理和病理上如何体现有待逐个地总结……

中医理论的现代化，有待全体中医界的努力。

二、脾胃学说研究

概述 邓铁涛教授的临床学术，很多方面得益于对脾胃学说的深入研究与发扬。他既对以李东垣为代表的古代脾胃学说理论有系统的探究，从而在临床的多种疾病的治疗上取得丰富经验，又曾开展科学实验研究，验证"脾旺则四季不受邪"的机理。重视脾胃是邓铁涛教授临证治疗的特色之一。

（一）略论脾胃学说

脾胃为后天之本，是人体重要的脏腑。历代医家对脾胃进行了很多的研究，各家对脾胃的论述，是我国医学史上的宝贵遗产之一，值得发掘整理提高。

1. 脾胃的概念

中医的脾胃实质是什么？这个结论要等将来中西医结合大量研究后才能作出。若要提个假设的话，邓老认为，从生理、病理来看，中医的脾胃应包括整个消化系统的功能与有关的体液。若从治疗脾胃的角度来看，范围就更大，可以说，调理脾胃能治疗各个系统的某些有脾胃见证（甚或没有脾胃见证）的范围相当广泛的疾病。

《内经》论脾胃的功能《内经》对脾胃功能的论述散见于各篇，现摘要见图1-7：

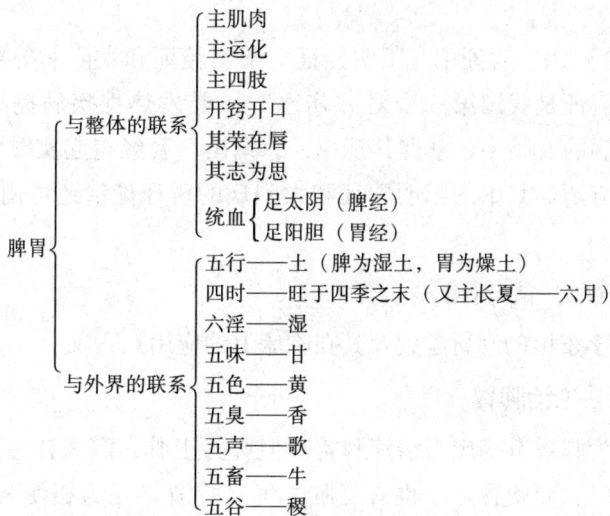

```
                        ┌ 主肌肉
                        │ 主运化
                        │ 主四肢
                        │ 开窍开口
              与整体的联系┤ 其荣在唇
                        │ 其志为思
                        │      ┌ 足太阴（脾经）
                        └ 统血 ┤
                               └ 足阳胆（胃经）
   脾胃 ┤
                        ┌ 五行——土（脾为湿土，胃为燥土）
                        │ 四时——旺于四季之末（又主长夏——六月）
                        │ 六淫——湿
                        │ 五味——甘
              与外界的联系┤ 五色——黄
                        │ 五臭——香
                        │ 五声——歌
                        │ 五畜——牛
                        └ 五谷——稷
```

图1-7 脾胃功能图

脾与胃分属一脏一腑，共营受纳与运化的功能。《内经》论运化的过程，大略如图1-8：

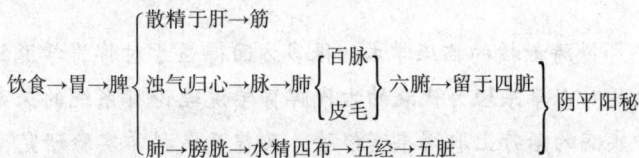

$$饮食→胃→脾\begin{cases}散精于肝→筋\\浊气归心→脉→肺\begin{cases}百脉\\皮毛\end{cases}六腑→留于四脏\\肺→膀胱→水精四布→五经→五脏\end{cases}阴平阳秘$$

图1-8　脾胃运化图

《内经》有些论述，看来较难理解，特别是与外界联系的部分。在脏象学说中，的确有其牵强附会的地方，要逐步加以扬弃。但《内经》把人体看成一个整体，并将脾胃建立在脏腑经络系统中，这个观点已在医疗实践中反复证明确实行之有效。人与自然界的联系，从机体内外环境统一的观点来看，也是合于辩证法的。至于其中有不尽不实之处，则可以批判地继承。

《内经》论脾胃不止于此，但这是中医脾胃学说的基础。

2. 张仲景的脏腑经络论脾胃

张仲景在《金匮要略》中提出"四季脾旺不受邪"之说，含有预防思想。又根据传统的五脏相互关系，强调了"见肝之病，知肝传脾，当先实脾"，以治未病之脏。

张氏此说，特别是"四季脾旺不受邪"说，对元代李东垣的影响是很深刻的。

《伤寒论》六经辨证中有阳明经证、阳明腑证和太阴病等辨证论治的内容。六经辨证是我国第一个对"伤寒"一类发热性疾病提出辨证的纲领，并从疾病的变动中，掌握其规律，总结出一套经得起实践考验的治疗原则与治法方药。其中的阳明腑证和太阴病的辨证论治还可用于"杂病"的辨证论治。

3. 李东垣的《脾胃论》

详见《李东垣的脾胃学说及其在临床上的应用》一文。

4. 张景岳论治脾胃

张氏认为脾胃有病应当治疗脾胃。但脾为土脏，灌溉四旁，所以五脏都有脾胃之气，而脾胃之中也有五脏之气，所谓"互为相使"，五脏有可分和不可分的关系。因此善治脾者，能调理五脏，即可以治脾胃。同样，能治脾胃，使食进胃强，就可以安五脏。

脏腑虽分十一而同有阴阳，同此气血。假如其中有血瘀，那么承气、抵当之属总属脾胃之药。其中有血虚，则四物、五物、理阴、五福之类又孰非脾胃之药呢。

从五脏的相互关系来说，《景岳全书·卷八·脾胃》："如肝邪之犯脾者，肝脾俱实，单平肝气可也；肝强脾弱，舍肝而救脾可也。心邪之犯脾者，心火炽盛，清火可也；心火不足，补火以生脾可也。肺邪之犯脾者，肺气壅塞，当泄肺以苏脾之滞；肺气不足，当补肺以防脾之虚。肾邪之犯脾者，脾虚则水能反克，救脾为主；肾虚则启闭无权，壮肾为先。至若胃司受纳，脾主运化。若能纳而不化，此脾虚之兆易见，若既不能纳又不能运，此脾胃之气俱已大亏，即速用十全大补、六味回阳等剂尤恐不及，而尚欲以楂、苓、枳、术之类，冀为脾胃之永赖乎？是以脾胃受伤，但使能去伤脾者，即俱是脾胃之药。"张氏以上的论述，是值得人们重视的，它不仅适用于治脾胃，而且也可引伸到治五脏。这是五脏相关学说的具体应用。五脏是一个整体，治一脏可以调四脏，调四脏可以治一脏，中医治病灵活多变，采用不同的方剂，能治疗同一种病。这是把朴素的辩证法思想运用于医疗实践的一个例证，是中医学千百年总结出来的精华部分。

5. 叶天士养胃阴说

清·华岫云在《临证指南医案·脾胃》案后对叶天士有关脾胃的见解曾加以阐述。华氏指出，李东垣长于治脾而略于治胃，至叶天士始知脾胃当分析而论。胃属戊土，脾属己土，戊阳己阴，阴阳之性有别。脏宜藏，腑宜通，体用各殊。若脾阳不足，脾有寒湿，一脏一腑，皆宜于温燥升运，用东垣之法，效如样鼓；若脾阳不亏，胃有燥火，则当遵叶氏养胃阴之法。"观其立论云，纳食主胃，运化主脾，脾宜升则健，胃宜降则和，又云，太阴湿土，得阳始运，阳明阳土，得阴自安，以脾喜刚燥，胃喜柔润也。仲景急下存津，其治在胃，东垣大升阳气，其治在脾，此种议论实超出千古。"凡患燥热之证，或病后热伤肺胃津液，以致虚痞不食，舌绛咽干，烦渴不寐，肌燥高热，便不通爽，九窍不和，都属胃病。这就不能用芪术升柴等药，必先用降胃之法，所谓"胃宜降则和"，但不宜用辛开苦降或苦寒下夺以损胃气，而应用甘平或甘凉濡润以养胃阴，使津液来复，达到通降的目的。

根据个人体会，如萎缩性胃炎、胃酸减少等病症，以及其他疾病出现舌嫩苔少，甚或剥苔而舌质嫩红少津者，宜先养胃阴以固后天之本。

6. 攻下派

脾胃学说，自李东垣以至叶天士，多从补虚方面加以发挥，虽然张景岳有"故善治脾者，能调五脏，即所以治脾也"的说法，但张景岳本身也是个温补派。

从现在的观点来看，在不少消化系统疾病中，应重视发掘"补"的对立面——"攻下"的经验与理论。这方面的工作，近年已有不少可喜的成就。

攻下法早见于《伤寒论》和《金匮要略》。叶天士指出："仲景急下存津，其治在胃。"可见，叶天士养胃阴之说是受到张仲景的启发。近年来有不少报道，如治疗肠梗阻的大承气汤，治疗急性胰腺炎的大柴胡汤，治疗急性阑尾炎的大黄牡丹皮汤，都是《伤寒》、《金匮》的方剂。足见汉代在"攻下"的理法方药方面已有一定的成就。

到金元时代的张子和，治病强调用汗、吐、下三法，被后人称为攻下派。张氏说："下之攻病，人亦所恶闻也。然积聚陈莝于中，留结寒热于内，留之则是耶？逐之则是耶？《内经》一书，惟以气血通流为贵。世俗庸工，惟以闭塞为贵，又止知下之为泻，又岂知《内经》之所谓下者，乃所谓补也。陈莝去而肠胃洁，癥瘕尽而营卫昌，不补之中有真补者存焉。"（见《儒门事亲·凡在下者皆可下二十六》）张子和这个论点是有道理的。事物都是一分为二的，脾胃有虚证，也有实证；有寒证，也有热证。治疗方法自应有攻、补、温、凉，补之中又有补阳与养阴之别。把有关的学说集中起来，取长补短，就成为比较完整的脾胃学说了。

至于脾为湿土，有关其湿热、寒湿的病证，温病学派有很多的论述，也是值得重视的。

脾胃学说自《内经》以至近代历经 2000 多年，内容十分丰富，所涉及的领域较广，对临床医学贡献很大，就当前来看，对预防医学、基础医学等有关免疫问题，有很大的启发，值得深入钻研，估计今后脾胃学说的研究，将对中西医结合，创造我国统一的新医药学做出较大的贡献。

（二）李东垣的脾胃学说及其在临床上的应用

脏腑学说中有关脾胃的论述内容丰富，是中医学的重要遗产之一。脾胃学说的代表著作首推金代李东垣的《脾胃论》与《内外伤辨惑论》两书。此两书既继承了前代学说，又提出了新的见解，有所发明，有所创造。直至今天，用这一学说指导临床，确有一定的效果，值得加以发掘提高。

李氏学说主要有以下几个论点：①内因脾胃为主论；②升发脾阳说；③相火为元气之贼说；④内伤发热辨。

1. 内因脾胃为主论

李氏认为内在的元气充足，则疾病无从发生。元气充足与否，关键在于脾胃是否健旺。《脾胃论·脾胃虚实传变论》说："历观诸篇而参考之，则元气之充足，皆由脾胃之气无所伤，而后能滋养元气。若胃气之本弱，饮食自倍，则脾胃之气既伤，而元气亦不能充，而诸病之所由生也。"又说："至于经论天地之邪气，感则害人五脏六腑，及形气俱虚，乃受外邪，不因虚邪，贼邪不能独伤人，诸病从脾胃而生，明矣。"就是说，不论外感或内伤杂病的发生，都因脾胃之气受损害所致。并进一步指出脾胃的受伤，往往由于饮食失节、寒温不适、劳倦过度、七情所伤等积聚而成。李氏此说是汉代张仲景《金匮要略》中"四季脾王（旺）不受邪"说的进一步发展。

从中西医结合的临床实践中体会到，脾胃论治的适用范围相当广泛，除了能治疗消化系统疾病之外，属于循环系统、呼吸系统、泌尿系统、内分泌系统、神经系统、血液系统等的多种疾病，都有采用治脾胃而收到良好效果的例子。

关于脾胃与人体防御功能的关系，临床上也有一些例子可作说明。广州中医学院与中国人民解放军 157 医院协作，进行过一些实验研究，得到初步的证明。如小儿营养不良，中医称为"疳积"，是脾胃损伤所致，用针四缝或捏脊的方法，均收到较好的疗效。在针四缝与捏脊的治疗前后，曾测定患儿的能吞噬细菌的白细胞数及每个白细胞的吞噬细菌数（吞噬指数），发现治疗后都有不同程度的增加。又如白细胞减少症，邓铁涛用补中益气汤治疗，有一定的效果。兹举例如下。

例 1　何某某，女性，33 岁，教师。

白细胞数约 $3 \times 10^9/L$，曾服核苷酸未见效果。来诊时，怠倦，精神欠佳，面色黄滞，唇黯，舌嫩，脉虚。处方用补中益气汤加吉林参。服 7 剂后精神转好，后续服补中益气汤数月，白细胞数恢复正常，3 年来未再复发。

例 2　李某某，男性，45 岁，干部。

患白细胞及血小板减少症，曾住院治疗未见好转。治疗前白细胞数

$2.6 \times 10^9/L$，血小板数 $42 \times 10^9/L$。诊其面色黯滞，四肢皮下有出血斑，舌嫩稍胖；脉虚。自觉精神欠佳，胃口尚好，时或头晕。处方：黄芪 15g，党参 15g，白术 12g，柴胡 9g，黄精 12g，升麻 5g，仙鹤草 30g，陈皮 3g，炙甘草 5g，首乌 12g。上方即补中益气汤去当归加黄精、首乌、仙鹤草。根据邓老的经验，当归对于血小板减少者不宜，故用黄精、首乌补血养肝肾，再加仙鹤草以止血，此三味主要为血小板减少而设。服上方 1 个月后，白细胞数逐步上升，血小板则无增减。3 个月之后，白细胞数为 5.5～$7.2 \times 10^9/L$；血小板数为 $100 \times 10^9/L$。

从上述可见，脾胃受伤，使人体的元气不足，抗病能力减弱，其他疾病就容易发生，这是有道理的。也可以说脾胃健旺是防治疾病的重要内在因素之一。但是，如果说一切疾病的发生，都由于脾胃受伤，那就不符合辩证法了。

脾胃健旺这一学说，应在预防医学中占一个席位，并加以研究发扬。

2. 升发脾阳说

李氏认为脾胃是人身气机升降的枢纽。脾主升，把水管精微之气，上输心肺，流布全身。胃主降，使糟粕秽浊从下而出。一升一降，使人体气机生生不息。主张升清降浊以调理脾胃，而升清降浊两者中，主要方面又在于升清。他认为许多疾病（包括五官疾病）的发生，与脾阳不升有密切的关系，故创立不少以升阳为主的方剂，如补中益气汤、升阳益胃汤、升阳除湿汤、升阳散火汤、升阳补气汤……等，都以升发脾阳为宗旨。

上述方剂中以补中益气汤最著名。此方以人参、黄芪、甘草等甘温之品以补中气；白术甘燥以健脾；当归质润辛温入血以配参芪，气为血帅，血为气母，补气为主配以血药，当归质润以配白术之燥，使补阳不致有所偏；陈皮行气以反佐参芪，足见配方含有朴素的辩证法思想；本方加入升麻与柴胡有画龙点睛的作用，这不能不归功于升发脾阳这一指导思想了。补中益气汤的主药应为参芪，而黄芪更是主药中的主药，但如果补中益气汤不用升、柴，升提之力便大为逊色，这是临床实践所反复证明的事实。下面仅就几种病的临证治疗看看补中气升提的效果。

在升提这一思想指导下，近 10 多年来，报道用补中益气汤治疗子宫脱垂、胃下垂等病的疗效是肯定的。邓铁涛 1969 年治一中年妇女，因肩挑过重，腰部扭伤跌坐于地，经过治疗，腰伤治愈，但小腹部于晨起后逐渐鼓胀如球，曾服破气活血药而胀更甚。诊其脉虚舌嫩，起病于用力过度之后，断定为中气受损所致，使用补中益气汤间中加服吉林参，并嘱其晨起用布带紧束小腹部。服药约1个月，腹胀逐步减轻，不用束带，小腹不胀。后因孩子顽皮大怒一场，翌日腹胀复发，后再经X线细致检查，发现小肠下垂，病人缺乏信心，中断了治疗。但前段的治疗，是有效果的。其后因大怒伤肝，肝气横逆，脾气受损，遂致功亏一篑又再下垂。

在升提这一思想指导下，邓铁涛对于血压偏低的患者，用补中益气汤加减，往往收到效果。另举一例舒张压偏高而脉压差小的案例如下：

邵某某，男性，54岁，干部。

时当夏令，症见头晕，怠倦，睡眠欠佳，胃口不佳，血压105/90～87mmHg。诊其面色黯滞，唇稍黯，舌嫩色淡黯，苔白润（稍厚），脉软稍数而重按无力，寸、尺俱弱。患者一向血压偏低，舒张压从来没有这么高。从症、脉、舌来分析，此属脾胃素虚。最近工作时至深夜，致肾阴有所损耗，肝阴便为之不足，致肝阳相对偏亢所致。病为阴阳俱虚，治疗脾阳当升而肝阳应降，但升提不能太过，潜降不应过重。处方：党参15g，云苓12g，白术12g，甘草5g，干莲叶9g，扁豆花9g，败龟板30g，素馨花5g。此方用四君子汤以健脾，李东垣认为干莲叶有升发脾阳的作用，故与扁豆花同用以升脾阳兼解暑，用龟板以潜肝阳，素馨花以舒肝气。服药3剂后，精神转好，脉转细缓，血压为95/79～80mmHg，脉压差仍小。处方：照上方加黄芪9g，去干莲叶与龟板。服3剂后，血压在100/75～80mmHg之间。当脉压差超过20mmHg时，患者症状便消失。此后改用补中益气汤，服后患者精神较好，面色转润，脉稍有力，血压在105/70～80mmHg之间。连服补中益气温1个多月，以巩固疗效。

邓铁涛又以健脾阳的方药为基础，随症加减，治疗一些脾虚型的慢性肝炎、肝硬化患者，有些收到较好的效果。现举一例如下：

梁某某，男性，47岁，社员。

1968年7月，患者经几间医院诊断为肝吸虫性肝硬化，病已垂危，家人为之准备后事。邀诊时患者卧床不起，诊其面色苍白无华，气逆痰多，说话有气无力，纳呆，腹大如鼓，静脉怒张，肝区痛夜甚，四肢消瘦，足背微肿，唇淡，舌瘦嫩，苔白厚，脉细弱。此为脾虚不能健运，水湿停留所致。治疗以健脾为主，兼予养肝、驱虫。处方：①方：白丽参9g，陈皮1.5g（炖服），以健运脾阳；②方：太子参12g，云苓9g，白术12g，首乌15g，菟丝子12g，丹参12g，楮实子9g，谷芽24g，芜荑9g，雷丸12g，甘草5g。两方同日先后服。服药后第2天，精神稍好，肝区痛减，能起床少坐，尿量增加，舌苔有些斑剥，下生新白苔，是病有转机，脾得健运，湿浊退减的征兆。续服上方2天，第4天后①方白丽参改为吉林参9g，陈皮改为1g，第8天开始改为隔天服，续服4剂，以后停服。②方从第四剂开始去丹参、谷芽，加当归12g，威灵仙12g（以活血软坚化结）。服药20剂后，腹水已消失，能步行25分钟来卫生所就诊，但粪便检查，肝吸虫卵数未减少。证明上方驱虫药无效，症状减轻全在于健脾。加减方再服20多剂，已能干些轻农活，精神胃口均佳。数月后，自觉精神体力均佳。但由于肝吸虫未能驱除，不幸于1969年6月，旧病复发，不治亡故。

3. 相火为元气之贼说

李氏认为，饮食不节，寒温不适，足以损伤脾胃。喜怒忧恐，劳累过度，便耗损元气。当脾胃受伤、元气不足时，心火可能独盛。但这种独盛的心火，不是真正的阳火，而实在是阴火，是代替心火的相火，这种相火是下焦包络之火，为元气之贼。这种火与元气不两立，一胜则一负。

明代张景岳对李氏这一论点有异议，认为于理不通。张氏在《景岳全书·论东垣脾胃论》中指出，元气既损，多见生旺的阳气日减，神气日消，怎能反助心火？脾胃属土，得火则生，怎么能说火胜侵犯脾土？为什么不说寒与元气不两立，而反说火与元气不两立呢？并批评李东垣用药多而轻，补中益气温中加入0.6～0.9g的黄芩、黄连以制火虽然败不了元气，但用2g左右重的人参、白术则补不了元气。

张景岳的理论是较符合中医的传统理论的。但《脾胃论》中一再提及火与元气不两立，再三提及火乘土位。考其用方，又往往于升阳药中加入黄芩、黄连，并制订"补脾胃泻阴火升阳汤"。可见李氏的这一论点是有实践作根据的，不过他的分析的确难以自圆其说。邓铁涛认为，应该说在临床中往往见脾胃气虚而兼见虚火之证，不应说火与元气不两立。这类病可能在当时更多，因此，李氏便提出火与元气不两立之说。今天临床所见这样的例子也不少。邓铁涛也常在补脾药中加芩、连，以治胃病。例如四君子汤合左金丸治疗胃溃疡、胃窦炎，有一定的效果。现举例如下：

例1：严某某，男性，49岁，干部。

患胃痛多年，症见上腹部胀痛，放射至背部，空腹时见恶心，胃口一般，不泛酸（胃酸检查偏低），胃部有灼热感，大便时溏，唇黯，舌嫩红有齿印，苔白润，脉细，血压偏低。X线检查为胃窦炎，胃黏膜脱垂。从症脉分析，证属脾胃虚，胃部有灼热感是虚火的一种表现。治法以健脾舒肝兼降虚火。处方：孩儿参15g，云苓12g，白术12g，柴胡6g，黄连1.5g，黑山栀5g，郁金6g，升麻5g，吴茱萸1g，枳壳5g，炙甘草5g。服药7剂后，胃痛减轻，恶心减少。二诊，郁金改为12克，山栀改为3克，每天2剂。以后按此原则加减为方，于胃部灼热消失之后，去郁金、山栀。服药3个月后症状基本消失，精神振作，X线检查接近正常。

例2　孙某某，男性，军医。

患者急剧腹痛，从1963年9月开始1年内发作7次，前3次，每次腹痛先从左上腹转右下腹以至整个下腹部，痛后1小时即剧吐，先吐食物后吐黏液，约6～8小时后痛逐渐消失，无发热，无黄疸，大小便正常，腹部柔软，无压痛，移至下腹部后则出现压痛及反跳痛，白细胞数10×10^9/L～16×10^9/L。曾诊断为胃痉挛、急性肠炎、阑尾炎等，应用一般疗法。第4次腹痛发作，历时8小时，腹痛消失后即出现寒战，发热达39.8℃，过6小时全身出汗后，恢复正常。后3次约1个多月即发作1次，疼痛逐次加剧，疼痛时间延长为8～14小时，痛后即寒战发热（38～40.5℃），多在1天内消退，次日即出现黄疸，黄疸指数分别为25、13、13U，均在一二日内消退。但病消退后，精神大受损害，不能工作，待精神恢复能工作半天，而下次疼痛又至。住院时曾做十二指肠引流、胆囊造影，结果正常，淀粉酶检查、肝功能检查结果都属正常，胆囊超声波检查，胃肠钡餐透视并做X线分层照片，均未见器质性病变，难下明确诊断。

1965年5月底来诊。患者腹胀，时或刺痛而腹部恶凉，形胖，面黄，唇淡，舌质嫩有齿印。诊其脉右关虚、左关弦、两寸弱。根据证情分析，腹痛、呕吐、黄疸，病在脾胃，发病与疲劳有关。形胖舌嫩，右关脉虚、两寸脉弱等均说明是脾虚，虽然腹痛剧烈、呕吐、黄疸等似属实证，但几天之后一切证候又自消退。左关脉弦，是肝气有余，因此本病是在脾虚的基础上再加肝气犯脾，劳累之后脾虚更甚，肝气横逆而发病，故症见寒热、疼痛剧烈等。现在病处于静止期，宜健脾以治本，处方用四君子汤加黄芪以补中健脾，兼予黄连、柴胡、白芍等以舒肝制其相火。由于患者目前舌淡，腹部恶凉，故仿左金丸之意而反其制，吴茱萸分量反重于黄连。处方为：黄芪25g，党参12g，云苓9g，白术9g，炙甘草6g，柴胡6g，白芍10g，黄连1.5g，吴茱萸3g，大枣3枚。服上方7剂后腹胀减轻。后因证稍为加减,从2月底服药至4月5日,精神较好,已能坚持整天工作,便减轻黄芪分量为每剂15g。继续服药至5月17日,各种症状已基本消失,大便成形,只于晚饭后有些腹胀,已恢复病前体力,体重增加,面色黄润,唇色正常,舌质尚嫩,齿印仍在,苔白薄,脉缓,尺稍弱,病至此基本痊愈,续服药一个时期以巩固疗效,至今数年末见复发。

4. 内伤发热辨

《内外伤辨惑论》对阴证、阳证、脉象、寒热、手心手背热、头痛、四肢……等详论内伤与外感的鉴别之后说:脾胃之证"与外感风寒所得之证颇同而理异。内伤脾胃乃伤其气,外感风寒乃伤其形,伤外为有余,有余者泻之,伤内为不足,不足者补之。汗之、下之、吐之、克之皆泻也;温之、和之、调之、养之皆补也。内伤不足之病,苟误认作外感有余之病而反泻之,则虚其虚也。……惟当以甘温之剂补其中,升其阳,甘寒以泻其火则愈。《内经》曰:劳者温之,损者温之。盖温能除大热,大忌苦寒之药泻胃土耳,今立补中益气汤。"用甘温药以治发高烧的病人,虽然这种治法的适应证不算多,但的确是值得人们注意的一项理论与经验。

一般对于发热特别是高热的病人,首先应从外感、实热证等去考虑问题。在治法上,多从解表、清热等方面着手。对那些久热不退的病证,也多适用养阴清热法。李氏学说提醒我们还要注意脾胃损伤的发热证,甘温法能除大热(高热)。自元明以来,有关这方面的方药,不限于补中益气汤,一些甘温健脾的方药,均能收到意想不到的效果。1970年,邓铁涛在新会县崖西公社卫生院带实习生,与卫生院陈医生一起治疗1例5岁女孩,发热20多天不退,卫生院初步诊断为肠伤寒,曾用氯霉素、青霉素和链霉素,住院10天,体温仍在38.5℃(腋探)之间,诊其面色黄,舌质淡,苔白润,脉缓。遂拟甘温除热法,用桂枝加龙骨牡蛎汤2剂,热稍降,后用桂甘龙牡汤(桂枝、炙甘草、生龙骨、生牡蛎)2剂而热退净。

广州中医学院附属医院曾收治一病例隔年两次高热患者,第一次用补气养阴法退热,第2次用甘温补脾法而愈。详述如下:

黄某某,男性,20岁,工人,病历号401240。

患者于1966年8月6日恶寒发热,体温在39.8℃上下,历经几家医院治疗,曾用青霉素、链霉素、氯霉素及四环素、激素等治疗无效,经各种检查未能明确诊断。入院时症见发热(发热时手足冷)、怠倦、心悸、盗汗，腰疲软无力，小便淡黄，形体瘦弱，面白微黄无华，唇淡白，肌肤甲错，言语声低，舌质淡红，尖稍红，苔薄白，脉弦略数，夜晚体温38.2℃，中午体温只36.2℃，血压90/60mmHg（12/8kPa），白细胞数12.9×10^9/L。经过集体会诊，分析此证怠倦，腰疲，心悸，言语声低，面色无华，舌质淡，是气虚不足所致；舌尖红，脉弦略数，是阴分不足之征。此种发热，是气阴两虚的虚劳发热。治法：益气养血，滋阴清热。处方：清骨散加减。药物：黄芪30g，当归12g，白芍12g，糯稻根30g，生地30g，鳖甲45g，银柴胡6g，地骨皮15g，知母12g，胡连6g。服药3剂，盗汗减少。后再加白薇、石斛，服2剂而发热全退。住院治疗27天，精神体力恢复出院。但患者于1967年11月7日又再发热，县医院再介绍来附院治疗。主要症状为发热，体温39℃，病情与上一年发病大致相同，但精神与体力较上一年为好。主治者便机械照搬上一次的治疗方法，用清骨散加减，无效。于是改用抗菌素加激素治疗，其间先后调换了几种抗生素（青霉素、链霉素、氯霉素、金霉素、四环素等），用药当天体温下降，但翌日体温又复上升。中西药治疗10多天无效，后从中医仔细辨证，患者除发高热，日间为甚，夜多盗汗，每夜更衣七、八次，面色黯滞少华色，形体不瘦，舌胖淡嫩，脉大稍数而无力，胃口尚好。此属脾虚内伤的发热；治以甘温健脾。处方用归脾汤（黄芪用25～30g）。头两三天体温仍在38～39℃之间，盗汗逐渐减少，乃坚持用归脾汤，体温逐步下降。观察10余天，精神体力恢复出院，并嘱其继续服归脾丸1个月。

广州中医学院71届西中班学员实习时与带教老师治疗1例产后高热，亦以甘温除热法治愈。介绍如下：

何某某，女性，32岁。

曾产3胎，这次产4婴，宫缩无力，大出血，经产科手术、输血等抢救，术后3天血止。但高热（38～40℃），经大量抗生素及其他药物治疗仍未退热，病情有所发展。患者神疲，懒言，面白，自汗，头晕，心悸，虽发高热，但怕冷盖棉被，渴喜热饮，唇舌淡白，脉虽数大而中空（芤脉），白细胞数5.1×10^9/L，中性75％。患者一派虚象，故用甘温除热法。处方：黄芪60g，党参30g，白术15g，当归15g，川芎9g，熟地25g，白芍18g，首乌25g，益母草15g，艾叶9g，香附9g，炙甘草6g。此方即十全大补去肉桂、云苓，加首乌、益母、艾叶、香附。去肉桂、云苓是虑其劫津，加首乌以养肝血，加益母、艾叶、香附以调带脉与冲、任而理产后经脉之失调。服药 2 剂体温下降至正常，其他症状明显改善，再服药数天痊愈出院。

由此可见，李东垣的脾胃学说来源于实践又能指导实践。但如何通过实验研究，阐明这一理论及脾胃的实质，通过何种途径使治疗脾胃的方药能够得到广泛的应用，这些都值得我们做深入的研究。

李氏的脾胃学说经过明清以来医家的批评与发扬，得到了发展。例如叶天士指出李氏着重升发脾阳而忽视养胃阴。叶氏的养胃阴说，即在临床实践上丰富了脾胃学说。

（三）甘温除大热

内伤发热以及甘温可以除大热，这个问题邓铁涛曾在多篇文章中都有提及，但读了一些书刊报导的文章，他总觉得对这一问题有必要再谈谈个人的看法，故曾专题论述以就正于同道。

贾得道先生之《中国医学史略》对李东垣评价说："概括说来，李氏强调脾胃的作用，确实有其独到之处，对中医理论与实践的发展，影响很大。但他喜用升发温补之品，特别是倡导'甘温除热'的说法，其流弊也很不小。后世医家虽有许多人以曲说为其辩解，但他的这种一偏之见，是很难加以讳饰的。"邓铁涛认为，贾得道先生这一批判似乎有点武断，他认为甘温除热法其流弊也很不小，把李东垣的升发温补之创新成就也顺带给予贬低了。这一事实启发了邓铁涛，他说，作为一个中医史学家，必须参加中医临床，经过一定的临床锻炼，对古往今来的各家学说，才能作出比较中肯的评价，因此邓铁涛培养的中医史研究生，都要他们参加临床，哪怕毕业以后，争取机会到附院参加临证工作也好。当然一个人不可能把古往今来的学说一一加以验证，但通过临床工作，会巩固对中医药学术的信心，能根据中医的理论体系去思考问题、去指导实践，不会随便用西医的理论去对号入座，把能对上号的视为科学，对不上号的便以为非科学。这在今天对中青年一代中医是一个很紧要的问题。

甘温除大热乃李东垣先生一大发明。《内外伤辨惑论》是东垣先生第一本专著，他有感于当时医家以外感法治一切发热之证，认为流弊很不小，为了补偏救弊乃著书以活人。东垣自序说："《内外伤辨惑论》一篇，以证世人用药之误，陵谷变迁，忽成老境，神志既惰，懒于语言，此论束之高阁 16 年矣。昆仑范尊师，曲相奖借，屡以活人为言，谓此书果行，使天下之人不致夭折，是亦仁人君子济人利物之事，就令著述不已，精力衰耗，书成而死，不愈于无益而生乎？予敬受其言，仅力疾就成之。"读其序如见其人。一位医德高尚的老学者俨然就在我们的面前，使人肃然起敬。《内外伤辨惑论》完成之后，他接着写出不朽之作《脾胃论》。在此论中，内伤发热之论更臻完善。东垣脾胃之论（包括"甘温除大热"之论）是其毕生科学研究之成果，今天如果未经验证，便挥动史家之笔，一笔勾销，这比起多年前之李东垣先生，谁是真正的科学家呢！贾先生说"后世医家虽有许多人以曲说为其辩解"，足以证明李东垣先生甘温除大热法，已后继有人，估计700多年来，后世运用此法已活人无算了，其功岂小哉？

当然对李东垣先生此说未能充分理解者亦不少，在杂志与报刊上，偶或见之。如说"热"乃虚热，是患者自觉发热，而体温计测之则无发热；或曰甘温所除之"大热"不是"高热"。邓铁涛认为，这些学者比之贾氏不同，承认甘温药可以治发热，只对大热有怀疑耳。《中医大辞典》有"甘温除热"条云："用甘温药治疗因虚而身热的方法。如气虚发热，症见身热有汗，渴欲热饮，少气懒言，舌嫩色淡，脉虚大者，用补中益气汤。产后或劳倦内伤发热，症见肌热面赤，烦渴欲饮，舌淡红，脉洪大而虚，用当归补血汤。"辞典是按照大多数人所公认者而修编的，故只设甘温除热条，而无甘温除大热条。我们复习一下李东垣《内外伤辨惑论·辨寒热》是怎么说的，他说："是热也，非表伤寒邪皮毛间发热也，乃肾间受脾胃下流之湿气，闭塞其下，致阴火上冲，作蒸蒸而躁热，上彻头顶，旁彻皮毛，浑身躁热作，须待坦衣露居，近寒凉处即已，或热极而汗出亦解"，虽然700年前没有体温计，但从李氏这段文字来看，其所指之发热，是高热，不是低热，更不是自觉之发热明矣。至于此种发热之论治，《内外伤辨惑论·饮食劳倦论》说："脾胃气虚……则气高而喘，身烦热，为头痛为渴而脉洪大……然而与外感风寒所得之证颇同而理异。内伤脾胃乃伤其气，外感风寒乃伤其形，伤外为有余，有余者泻之，伤内为不足，不足者补之。……《内经》曰："劳者温之，损者温之，盖温能除大热，大忌苦寒之药泻胃土耳。今立补中益气汤。"从上述引文，可见李氏所指之大热，以白虎汤证为对照也，为了区别于白虎汤证，故不言壮热而称之为大热耳。若以体温计测之则可称之为高热，亦包括扪之壮热、久按热减之中热一类因虚而致之发热。当然，甘温法亦可以治疗自觉发热而体温计测之无热及低热之属于脾胃气虚之证者。

正如《中医大辞典》甘温除热条所说，除了气虚发热宜用补中益气汤之外，又补充了产后劳倦内伤之发热用当归补血汤之证。这是后世发展了李东垣的理论与经验。其实甘温除大热，何止补中益气汤与当归补血汤二方。邓铁涛曾用归脾汤治1例发热39℃之患者，广州中医学院黎炳南教授用十全大补汤加减治1例产后高热40℃之患者。至于中等度发热，邓铁涛喜用桂甘龙牡汤及桂枝加龙骨牡蛎汤。1例乙脑久热（38℃）不退，以及1例肠伤寒中西药并用而仍发热38℃左右之证，诊其舌质淡嫩，脉见虚象，均用桂甘龙牡汤而愈。上引之病例不多，因适用甘温除热法治疗的病属少见。实践是检验真理的标准，也许有人怀疑这些病案是否属实，《中医杂志》1990年8期专题笔谈栏专门讨论《甘温除大热的理论与实践》，参加讨论的同志不少，遍布多个省市，应该是有代表性的，是确切的资料，不妨引其中一些资料以证实甘温除大热法是超出于西方医学而大大领先于世界的理论与经验。

参加笔谈讨论的共有10位专家，其中对甘温能否除大热持肯定态度的占绝大多数，10位专家中，有8位专家共报导了10个典型病案，这10例病案中，除1例无记载体温情况外，其他9例体温均在39℃以上，其中超过40℃的有4例。所涉及的病种范围相当广泛，如急性白血病、黄疸型急性甲型肝炎、败血症、中毒性心肌炎、硬皮病、乙脑、迁延性肺炎、大叶性肺炎、麻疹合并肺炎、心衰、产后高热、子宫切除术和脾切除术术后高热以及原因未明之长期高热等等。例如万友生大夫曾治一李姓患者，为急性淋巴细胞白血病合并大叶性肺炎，高热达40℃以上不退，白细胞降至0.6×10^9/L，经用各种抗生素和清肺解热中药无效。患者高热而多汗，肢冷背寒，面、唇、舌淡白，精神萎靡，声低气细，恶心厌食，咳嗽，胸痛，吐血痰，脉虚数甚。万大夫投以补中益气汤加减方：黄芪、党参各50克，白参、白术各15g，西洋参、升麻、柴胡、陈皮、炙甘草各10g。2剂服后体温降至38.7℃，复诊守上方，柴胡加重至15g，更加青蒿15g，继服8剂体温降至正常，其他症状大为好转，惟仍咳嗽、胸痛、吐血痰，三诊守上方加入桔梗、枳壳、橘络、丝瓜络、紫菀、款冬花等药，更进20余剂，复查胸片示肺炎全部吸收，血象示急性淋巴细胞白血病症缓解。本例身大热，体温高达40℃以上而多汗，肢冷背寒，面唇舌淡白，精神萎靡，声低气细，现象热而本质寒，病情矛盾的主要方面在于气虚，虽然兼有肺热灼伤阳络之症，但治病必求其本，故投以补中益气汤方解决主要矛盾，气虚发热证解除了，肺热灼伤阳络之症也就迎刃而解。

当然，对于虚实夹杂证，采用补中益气汤为基本方剂以外，还应根据中气虚弱之轻重、累及脏腑之多寡，兼挟证之有无等等而辨证加减。对于气虚与实邪兼挟之发热，并非单纯虚热者，治疗除了甘温益气以外，并不排除配合苦寒药，这也符合东垣补中益气加减黄芩之类法。因此甘温除大热法，其用方并不拘泥于补中益气汤，不少专家还选用了升阳散火、升阳益胃、黄芪人参汤、归脾汤、四君子汤以及桂附八味丸引火归原法等等进行治疗取得效果。东垣在补中益气汤方后加减多达25条，足以示人辨证加减之重要。

邓铁涛认为，综合笔谈各位专家所见，甘温除大热有其特定的含义，即指气虚抑或阳虚所致之发热。其发热程度可随阳气虚衰、虚阳亢奋的程度不同而不同，亢奋程度重的则发高热，否则发低热。因此，体温表上是否显示发热或高热，不能作为我们是否采用甘温除大热法的依据，关键在抓住气虚或阳虚这一本质，这也说明了为什么不必拘泥于补中益气汤，而可以采用升阳益胃汤、归脾汤、桂附八味丸等其他方剂的道理。这些都说明中医学在发展，现代高明的中医有些已超过了东垣，东垣有知当含笑于九泉也，只可惜高明的中医在今天大好形势下成长太慢耳！

总而言之，甘温能够除大热，实践已经做出检验，回答是明确而肯定的。

（四）李东垣的科研成果、方法与启示

李东垣的成就反映于《内外伤辨惑论》、《脾胃论》、《兰室秘藏》等书。其中以《脾胃论》最著名，故被誉为脾胃学说的宗师。

若从科学研究角度看李氏的成果，邓铁涛认为：①内因脾胃为主论（内伤脾胃百病由生）；②相火为元气之贼说；③升发脾胃阳说；④甘温除大热；⑤创立不少有效新方（如补中益气汤、升阳益胃汤等系列名方）。其研究成果从基础到临床影响深远。

"内伤脾胃为主论"提出脾胃内伤与发病关系，是中医病因学说的一大发现，为脾胃学说确立了坚实的基础，为攻克疑难病症找到了新的治疗途径，并为明代李中梓的"脾胃为后天之本"学说开了先河。"相火为元气之贼"说讨论的是"病机"问题，虽然后世议论较多，但验之于临床，有指导作用。脾胃气虚，不但可见阳气不足之证，亦每兼有虚火之证，若只顾补其脾气则虚火更甚，反伤脾胃之气，故李氏一再强调"火与元气不两立"，此火乃病理过程中产生的"阴火"。"升发脾阳"说是治疗大法的一个创新，是总括脾胃内伤所发生的各种病证的治疗大法。临床实践用之

效如桴鼓。"甘温除大热"法是对伤寒与热病等外感发热病的一大补充，也是一项了不起的科研成果。

李氏的研究首先取得突破的是：内伤可以发热，不仅阴虚可以发热，阳虚也可以发热，而且可以发高热。对阴虚生内热、阳虚生外寒的经典论点，是一个突破。1247年发表第一本论著《内外伤辨惑论》评述内伤发热之理及内伤与外感发热的鉴别。其次论及饮食劳倦问题，已涉及《脾胃论》的部分内容，这是第一阶段成果。李氏在不断临床过程中，吸取《内经》、《难经》、《伤寒论》之精华，并深受其师张元素脏腑辨证学说的影响，对一生临床实践所得，进行系统的总结提高，上升为理论，于1249年发表第二本论著《脾胃论》。

李氏脾胃学说的成就，不是偶然的，是特定的历史条件下产生的。李氏生于金元时代，连年战争，人民长期处于饥饱失常、忧思、劳役等水深火热之中，其所生之疾病与和平年代不同。李氏认为饥饱失常、忧思、劳役均致脾胃受伤，于是有脾胃受伤诸病由生的病因论的创立。《四库全书总目提要》说："儒之门户分于宋，医之门户分于金元"。宋代儒家在哲学上有唯心论与唯物论的学术争鸣，到金元时代引发医学学术的争鸣。这是李东垣敢于创立新学说的文化背景。李氏能创立众多名方则是受张元素"运气不齐，古今异轨，古方今病不相能也"的创新思想的影响。

根据上述，可否说李氏科研之所以成功有如下之特点：①继承《内经》、《难经》及《伤寒论》的系统理论；②接受张元素脏腑辨证论治及创新思想；③从实践中掌握当时疾病的特点，理论与实践紧密结合，创立新学说。

李氏的一生是医疗实践的一生，也是研究脾胃学说的一生。李氏成功的研究，并非采用现代实验研究的方法，而是中医学的传统研究方法，即：继承前人的理论→进行临床实践→总结提高→创立新论。临床实践是传统研究的最重要一环，在继承前人理论的指导下，诊察病人，治疗病人，给病人以治疗信息，进而收集病人接受治疗后反馈的信息，如是循环往复，总结提高上升为理论，以修改、补充前人的论述。

能否说李东垣的科研方法，符合今天所讲的"信息论"的研究方法？如果说传统的科研方法，是信息系统的研究方法，我们就会从一个新的角度去认识中医的传统科研方法之所以能够取得巨大成果的原因。传统的科研方法，与DME、医学统计学等方法相结合，再加上无创伤的检测方法，如广州中医药大学脾胃研究所创用唾液淀粉酶活性试验、木糖吸收试验及胃肠电等，尽量从人体上进行科学实验，走自己的路。当然，邓铁涛不反对动物实验，但认为动物实验不应成为科研的惟一标尺，不能事事要老鼠点头，才得到承认。人和其他动物的差别是巨大的，特别是七情发病的动物模型，造模几乎是不可能的。又如艾滋病毒存在于猴子体内已久，但是在同等病毒的承载下，人体会发病，而猴子却无事。

邓铁涛认为，发扬李东垣的科研精神，与新科技相结合，在中医现代科学研究上，走自己的道路，我们就会在医学科学领域走在世界的前头。

（五）李东垣学说的临证体会

邓铁涛对李东垣的成就以"李东垣的科研成果、方法与启示"为题做了概括的介绍，又撰文略谈个人对李氏学说的学习与临证体会，以就正于同道。

邓铁涛认为，李氏的"内因脾胃为主论"源于张仲景的"四季脾旺不受邪"，是对仲景理论的发展。运用李氏脾胃论治的理论，治疗的范围比较广泛。就西医系统而言，不仅可治消化系统疾病，对循环、呼吸、泌尿、血液、内分泌及神经系统的多种疾病，都有采用治脾胃而收到良效的例子。

如邓铁涛对慢性肾盂肾炎患者治疗，见有往往反复发作不愈者，每用四君子汤加珍珠草、小叶凤尾草及百部、桑寄生等药，能收到满意效果。其所以反复不愈者乃脾虚故也。重症肌无力，西医属神经系统疾病，按中医理论邓铁涛认为是脾胃虚损之证，用补中益气汤加味，重用黄芪、五爪龙而取效。血小板减少性紫癜，邓铁涛常用十全大补汤去肉桂加花生衣，亦重用黄芪（每剂30g或30g以上），收到较好的效果。

邓铁涛曾治一闭经之女同学，辨证属脾虚，乃用健脾方药加蚕沙12克，三剂而经通，通后未再闭。随诊之西学中学员，曾怀疑他的治法不合妇科常规，与同学议论此案，后求解惑。邓铁涛说：《儒门事亲》有方用蚕沙四两，炒黄入酒煮沸，澄去沙，每服一盏，以治月经久闭。此案之治既有对症之方，又有对病之药也。又治一女性患者陆某，因肝胆感染堵塞性黄疸，目黄、身黄、小便黄，右胁部疼痛，2002年7月住消化内科17床1个月疗效甚微。刚巧16床黄某重症肌无力危象抢救，邓铁涛查房每次只能重点诊治16床黄某，无暇顾及17床陆某。17床陆某谓老中医偏心，怎么只看16床不看17床？拉着邓老手不放恳求赐给处方。于是诊后处方如下：太子参30g，白术25g，金钱草30g，田基黄、土茵陈、麦芽各25g，郁金10g，云茯苓、白术各15g，茜草根10g，甘草6g。胃纳佳而精神好，小便多而黄渐退。追踪 5 年，至今病未见复发。

相火为元气之贼说，虽然受张景岳批评，但指导临证往往有效。其实此说亦源于仲景之半夏泻心汤、生姜泻心汤等方而上升为理论者。凡胃痛属脾虚而有灼热感，或脉弦数者，邓铁涛喜用四君子汤加黄连、吴茱萸。黄连与吴茱萸药量比例，因虚火程度而有所偏重，灼热甚者可加黑山栀、黄芩之属。慢性结肠炎亦多脾虚证，邓铁涛喜用四君子汤加黄连、木香。木香与黄连之比例，亦因虚火程度而有所偏重。

邓铁涛在治疗重症肌无力中，对"壮火食气"有较深刻的体会。黄芪性甘温而非辛燥之药，但用之过重，亦助相火，有些病人会有咽干有如感冒之证候，疗效反不佳。个别病人甚至不能用黄芪，此亦"相火为元气之贼"故也。

"升发脾阳"乃东垣在治法上的一大发明，为治疗不少疑难病症找到了办法。例如对子宫脱垂、胃下垂、腹股沟疝，用补中益气汤（据病症加减）往往取得满意的效果，其中黄芪须用 30g 或 30g 以上。邓铁涛曾治一40 岁男子阳痿症，查其起因，不由房事过度，伤肾而起，乃由工作负担重，再加好打网球，有时一天达数小时，诊其唇色黯黑，舌胖嫩、苔白，脉虚，符合李东垣所谓忧思劳累，脾胃乃伤之说。由脾阳虚，损及先天之肾。故以补中益气为主加补肾药数味，调治大半年逐渐好转痊愈，随着阳痿好转，唇色由黯黑渐转红活之色，唇乃脾之外候也。

又治一冠心病患者，已做心导管造影，多条血管变窄。患者乃杂技演员，不能登台表演已 2 年。诊其舌胖嫩、苔白，脉虚大、急倦、声低、心悸、气短、胸闷、胸时痛。一派脾气虚之象，因劳累过度及精神负担重而伤及心脾所致。治则大补脾气以治其心，选补中益气汤加活血除痰药，治两年而继续登台表演，后随访已愈矣，惜未再做心导管造影。

甘温除大热，邓铁涛有专文论之甚详，文中除了引用本人和黎炳南教授之个案外，还引用了《中医杂志》1990 年第 8 期"甘温除大热的理论与实践"一文的 8 位专家的 10 例病案，以充分肯定"甘温除大热"不是虚言。

1999 年 2 月，广州中医药大学第一附属医院急诊室收治 1 例体温 40℃高热患者刘某，民工，32 岁，在市某医院小产，行子宫切除，继发败血症，经抢救 20 多天热退出院。早上出院夜晚复高热，收入附院急诊室。经用多种抗生素（包括进口新药）、激素及中药清热凉血之剂，治半月后高热仍在 39～40℃之间。曾进行疟疾、骨髓等各项检查均阴性，血象亦不高。后用参麦针滴注，口服补中益气汤加减，两剂，第 3 天热退，再观察数天未见发热而出院。

（六）补脾与免疫功能的关系

张仲景的"四季脾旺不受邪"与李东垣的"内因脾胃为主论"，均提出了脾胃与预防疾病的关系。邓铁涛认为，健脾与免疫机理可能有十分密切的关系，这是脾胃学说中的一个值得重视的问题。脾胃是元气之本，元气是健康之本，元气又名真气，真气者，所受于天，与谷气并而充身也。邓铁涛体会中医经典著作"治未病"其出处凡三，《内经·四气调神大论》："是故圣人不治已病治未病，不治已乱治未乱，此之谓也。"《难经·七十七难》："经言上工治未病"。张仲景《金匮要略》脏腑经络先后病脉证第一开篇首言："问曰：上工治未病，何也？师曰：夫治未病者，见肝之病，知肝传脾，当先实脾，四季脾旺不受邪，即勿补之。中工不晓相传，见肝之病，不解实脾，惟治肝也。"中医"脾旺"与"治未病"关系值得研究。

邓铁涛早在1961年，与中国人民解放军157医院合作进行脾胃学说的研究时，有些资料已可证明"脾旺不易受病"这一论点有现实意义。他曾就临床治疗婴幼儿消化不良和慢性无黄疸型肝炎的治疗和实验观察，初步探讨补脾与免疫功能间的关系。

1. 婴幼儿消化不良

婴幼儿消化不良，中医称为疳积病，认为饮食不节，脾胃受伤是其发病的主因。1961年，我们共治疗此病患儿37例，其中Ⅲ度11例，Ⅱ度21例，Ⅰ度5例，从健脾施治，采用针四缝或捏脊方法治疗，结果明显好转25例，好转10例，无变化2例。治疗后多数病儿的精神、食欲、大便均见好转，体重增加。部分病儿在治疗前后做了X线和实验室检查，发现治疗后多数病儿的胃排空时间缩短，胃液酸度与酶活性均提高，血白细胞增加14.6%~40%，分类以嗜中性粒细胞的增加为明显，其对金黄色葡萄球菌的吞噬率增加0.5~1.5倍，吞噬指数提高0.2~16.7倍。此外，还对实验动物（8只小狗，21只大白鼠）做了针刺四缝后的胆汁和胰液分泌的观察，发现胆汁和胰液的分泌，针刺后均较针刺前有所加强。上述资料表明，经针四缝或捏脊治疗后，在消化功能改善的同时，防御功能亦随之加强，说明健脾与免疫功能的加强是紧密相连的。

2. 慢性无黄疸型传染性肝炎

本病主要表现为胁痛不适等肝的症状，亦有食欲减退、恶心、上腹部不适、倦怠乏力等脾的症状。本病不单在肝，更重要的是在脾。"见肝之病……当先实脾"，故在治疗上应着重于治脾，兼治肝肾，这是治疗原则。广州中医学院与中国人民解放军 157 医院协作治疗慢性无黄疸型肝炎 162 例，取得一定的疗效，就是以这一理论为依据的。历年来，邓铁涛治疗一些谷丙转氨酶高的慢性肝炎患者，亦多采用健脾为主或兼养肝肾法而收效。试举 4 个病例于下。

例 1　华某，女，40 岁，干部。

患无黄疸型传染性肝炎已 1 年多，不能工作已数月。症见怠倦，胃纳差，胁痛，面色黄滞，唇淡，舌淡嫩，苔白厚，脉弦。肝大 2.5cm，谷丙转氨酶 500U/L。此为脾虚不运，湿乃内困。治拟健脾去湿为主。处方：太子参 15g，云苓 15g，白术 12g，川草薢 9g，扁豆 12g，黄皮树叶 9g，甘草 4.5g。服药半月后，胁痛减，精神稍好，胃纳增，仍怠倦，去黄皮树叶。又服半月，谷丙转氨酶降至 200U/L。该方加减治疗 3 个多月病情恢复正常，再服药半年以巩固疗效，至今 5 年末见复发。

例 2　何某某，男，42 岁，农民。

患传染性肝炎半年多，初起微有黄疸，曾住院治疗，谷丙转氨酶一直不降。来诊时谷丙转氨酶 700U/L。症见面色稍黑少华，怠倦，不欲食，口干苦，多梦，舌红，苔浊，脉弦滑数。此脾虚肝阴不足所致。治拟健脾养肝为主。处方：云苓 15g，怀山药 15g，旱莲草 15g，女贞子 9g，川草薢 9g，甘草 4.5g。此方加减服 30 剂，谷丙转氨酶降至 150U/L。上方加太子参 12g，服 21 剂，谷丙转氨酶降至正常。继续服药 2 个月以巩固疗效，至今 2 年未复发。

例 3　李某某，女，30 岁，教师。

患慢性肝炎 2 年。症见消瘦，失眠，怠倦，纳减，面色黄滞少华，唇淡黯，舌淡嫩，脉虚寸弱。肝大 3.5cm，边缘清楚，质钝稍硬，谷丙转氨酶 120U/L。此证脾虚较重，兼肝肾不足。治拟健脾益气为主，兼养肝肾。处方：黄芪 12g，党参 15g，白术 9g，云苓 12g，扁豆花 12g，桑寄生 24g，菟丝子 16g，女贞子 12g，甘草 4.5g，另每周炖服高丽参 4.5g（或参须 9g）两次。胃纳差加谷芽，失眠甚加熟枣仁，或加丹参于经前，或加熟地于经后。治疗 1 年而愈，至今 10 年未复发。

例 4　王某某，女，21 岁，护士。

于无意间抽血，检得谷丙转氨酶 200U/L，脑絮（＋＋＋）。经治疗恢复正常，3 个月后谷丙转氨酶又回升，波动于 150~400U/L 之间，兼闭经。

皮肤巩膜无黄染，表浅淋巴结未触及，心肺正常，曾做肝扫描、胎甲球、红斑性狼疮细胞等检查，均未发现异常。就诊时谷丙转氨酶440U/L，麝浊12U。症见面色黄滞晦黯，全身无力，纳差，便秘，肝脾区时觉疼痛，齿龈时出血，闭经，唇黯，舌嫩色黯红，苔少，脉弦细。证属脾肾两虚，治拟先健脾，后补脾肾。处方用归脾汤。服药14天后谷丙转氨酶及麝浊均正常，症状有所减轻，脉舌同前。处方：党参15g，云苓12g，白术9g，楮实子9g，熟地12g，首乌15g，怀山药12g，菟丝子9g。服药2个月后月经来潮，症状明显改善。继续服药4个多月以巩固疗效，至今1年多未复发（继续追踪3年，未见复发。1980年补注）。

上述病例总的治疗方法，不离健脾，都是在四君子汤的基础上，根据肝肾的情况而加味治疗的。据有关四君子汤中单味药物的实验研究报道，皮下注射党参能使小白鼠的白细胞、网织细胞显著增加，在适当的条件下可显著提高其抗高温能力，对环磷酰胺所致的小白鼠白细胞下降有治疗作用。白术有增强网状内皮系统功能的作用，在体外有显著增加白细胞吞噬金黄色葡萄球菌的作用。从云苓提取的茯苓多糖体，经动物实验证明，具有增强免疫功能的作用，并对多种抗癌药物具有增效作用。甘草有增加垂体－肾上腺皮质系统功能及抗过敏的作用，在体外试验能明显增强白细胞对金黄色葡萄球菌的吞噬功能。其余健脾的药物如黄芪、怀山药等都有增强免疫功能的作用。应用复方四君子汤，估计更能增强这一功能，或产生另一功能，达到保卫机体的效果。这方面的深入研究，可能在基础理论方面闯出道路。

江苏新医学院第一附属医院病理组对"脾虚泄泻"病人的直肠黏膜进行观察，发现有肥大细胞、淋巴细胞和浆细胞数目增加的病例较多，认为可能与免疫功能有关，因而又做了自然花瓣形成试验，结果大部分"脾虚泄泻"病人自然花瓣形成率偏低，经治疗后则有增加的倾向，他们认为"脾虚泄泻"与免疫功能低下有一定的关系。

通过对婴幼儿消化不良、慢性肝炎的治疗观察以及江苏新医学院对"脾虚泄泻"病人的研究初步说明，脾旺与免疫功能的正常有一定的联系。由此可见，中医理论在中西医结合中的重要性，是不能忽视的。

三、气血痰瘀治法的理论探讨

概述 善于学习和总结前人经验，形成系统的气血痰瘀治法是邓铁涛临床学术思想的一个重要方面。邓铁涛教授重视气与血、痰与瘀之间的辨证关系，指出气虚不足往往是瘀血与痰浊等病理产物形成的原因，治疗应标本兼顾，反对一味攻逐忽视根本。他的痰瘀相关、气血兼治的观点，在高血病、冠心病等临床疾病的治疗中均取得了良好的效果，形成了独具特色的风格。

（一）清代王清任在临床医学上的贡献

邓铁涛教授相当推崇清代王清任的临床贡献。他认为，全书不足 100 页的《医林改错》，在清代医学成就中占有相当重要的地位，王清任用了几十年的精力，把毕生最突出的经验载在《医林改错》中。

王氏著《医林改错》，其原意以解剖部分为主。本书一开头就首先声明："余著《医林改错》一书，非治病全书，乃记脏腑之书也。"但王氏在治疗学上的贡献比之解剖学上的贡献更大。虽然王氏谦虚地说："记脏腑后，兼记数证，不过示人以规矩。"他所记的药方，是他几十年来屡试屡效的经验总结，是值得重视的。王氏说："医家立言着书，心存济世者，乃良善之心也。必须亲治其证，屡验方法，万无一失，方可传与后人。若一证不明，留与后人再补，断不可徒取虚名。持才立论，病未经见，揣度立方，倘病不知源，方不对证，是以活人之心，遗作杀人之事。"足见王氏对待著作的态度是非常严肃的，也正说明王氏《医林改错》有关治疗部分所要传给后人的方与法，是他屡验的方法，不是随便写下来的。

1. 王氏以气血为治病要诀而不偏执

谈到王氏在治疗学上的贡献，人们很容易就联想到王氏的逐瘀与补气的疗法。王氏治病重视气血，认为："治病之要诀，在明白气血。无论外感内伤，要知初病伤人何物，不能伤脏腑，不能伤筋骨，不能伤皮肉，所伤者无非气血。气有虚实，实者邪气实，虚者正气虚……血有亏瘀，血亏必有亏血之因，或因吐血衄血，或溺血便血，或破伤流血过多，或崩漏产后伤血过多，若血瘀有血瘀之证可查。"王氏于血瘀之证经验特别丰富，他以膈膜为界，划分疾病部位。"立通窍活血汤，治头面四肢周身血管血瘀之证；立血府逐瘀汤，治胸中血府血瘀之证；立膈下逐瘀汤，治肚腹血瘀之证。"

全书共 33 方（除古方外）大部分用的是通瘀活血法。其次是补气活血法。好象王清任偏于补气消瘀，其实并非如此，邓铁涛指出，这不过是王清任临床研究的收获之一，而这一研究成果足以补前人所未备，所以他特别把它总结出来。王氏的立论是比较正确的，他在方叙中写道："病有千状万态，不可以余为全书，查证有王肯堂《证治准绳》，查方有周定王朱橚《普济方》，查药有李时珍《本草纲目》，三书可谓医学之渊源；可读可记有国朝之《医宗金鉴》，理足方效有吴又可《瘟疫论》，其余名家，虽未见脏腑，而攻发补泻之方效者不少。余何敢云著书？不过因著《医林改错·脏腑图记》后，将平素所治气虚血瘀之证，记数条示人以规矩，并非全书。不善读者，以余之书为全书，非余误人，是误余也。"

2. 王氏气血之论源出《内经》

王清任的学术并不是无源之水，无根之木，尤其是偏重于气血的治疗方法，正是继承了古人的学说而加以发扬的结果。

中医学早在古代已重视"气"与"血"。《内经》不论在生理上、病理上、治疗上，对于"气"、"血"都极为重视。其他且勿论，如《素问·至真要大论》："谨守病机，各司其属，有者求之，无者求之，盛者责之，虚者责之，必先五胜，疏其血气，令其条达，而致和平"，这就是说治病的主要关键之一是疏其血气，令其通调畅达而至于正常。又如《素问·阴阳应象大论》说："审其阴阳，以别柔刚，阳病治阴，阴病治阳，定其血气，各守其乡；血实宜决之，气虚宜掣引之。"凡治病必求其本，病之本，本于阴阳失其平调，而阴阳的具体往往表现于"气"、"血"。所以古人有凡病皆生于气与血之说，《内经》所谓"血脉和利，精神乃居"，而血脉之和利又必"气"亦和利。"血实宜决之"，就是导之下流如决江河，正是祛瘀之大法。"气虚宜掣引之"，正是王氏重用黄芪之所本。而治血又往往与理气相联，理气又常与治血相合，此又王氏参芪与桃仁、红花同用，桃仁、红花、赤芍与柴、枳、元胡、香附等同施之根据也。

王氏全书自创新方 30 方，另修改古人妇产科方 3 方。其中包括的病类有：内科、传染病、儿科、妇产科、精神病、外科病等。立方指导思想不离逐瘀补气，而变化多端。启发后代临床学者实属不少，如近代名医张锡纯受王氏的影响很大。邓铁涛个人运用王氏方的一些体会如下。

（1）逐瘀法　逐瘀疗法早在汉代张仲景已经确立了，王氏则大大补充、丰富了这一治疗方法，有功于仲景，有功于后世。王氏逐瘀名方有：①通窍活血汤；②会厌逐瘀汤；③血府逐瘀汤；④膈下逐瘀汤；⑤少腹逐瘀汤；⑥通经逐瘀汤；⑦身痛逐瘀汤；⑧古下瘀血汤。

王氏以血府逐瘀汤、膈下逐瘀汤、少腹逐瘀汤分治体腔的横膈膜以上、横膈膜以下和少腹等上中下之部分的瘀证，这是合乎科学而又很新颖的治疗法则。根据经验，血府逐瘀汤的确能治疗一些由于瘀血所致的胸部病症，如胸痛、胸膜炎等症。王氏的两个治验病案：一女子胸任重物，仆妇坐胸才能入睡；一男子，胸不任物，必须露胸才能入睡，而用同一药方——血府逐瘀汤治愈的病案，相信不是虚构的。总之胸部有瘀热的病候都属有效。

膈下逐瘀汤治腹部瘀热作痛，痛不移处或有积块的确有效。

少腹逐瘀汤对妇科多种疾患都有奇效，如用于少腹积块疼痛，或痛经之喜按者，经水过多，或断续淋沥不止者，均有效。有血崩不止不是虚证，用此方（蒲黄用炭）一服血大减，三服而血止者。广州已故名医罗子颐之如夫人距今20年前少腹剧痛，有长形如秋茄之硬块，曾经各大医院诊治，断为肿瘤，后服此方而痛止块消。罗氏之女罗次梅医生（亦是中医）曾治一谢氏妇输卵管肿瘤，亦用此方而愈，两患者至今仍健在。

此外，罗子颐亦曾用通窍活血汤治疗一张氏妇，无故头发脱落，成为秃子，服此方而愈，该人尚在，且发仍乌润。

王氏所录的能治疗眼白珠红、酒糟鼻、耳聋年久、白癜风、紫癜风、紫印面、青记面如墨、牙疳、妇人干痨、痨病、小儿疳积等之方剂，相信也是有效的。

（2）补气疗法　补气之法古已有之，但如王氏这样运用的却少见。王氏善用黄芪，的确有丰富的经验，而且补气疗法，仍与消瘀法相结合，更是新创。

王氏补气方有：

①补阳还五汤；②黄芪赤风汤；③黄芪防风汤；④黄芪甘草汤；⑤黄芪桃花汤；⑥保元化滞汤；⑦助阳止痒汤；⑧足卫和营汤；⑨急救回阳汤；⑩可保立苏汤；⑪止泻调中汤。

补阳还五汤是一张特别著名的效方。张锡纯虽然批评了王氏对于治疗半身不遂过于强调阳气不足之论，认为痿证有虚仍有实，补阳还五用之要得当，但张氏不能不说："补阳还五汤其方实甚妥善也。"此方用于痿证实属有效，不过必须耐心久服才能收效。笔者屡用此方治中风后遗症手足不遂者，于小儿麻痹症之瘫痪者亦能收效。不过对于治疗过迟者多不能十足复原，有恢复八成、五成的。黄芪必须重用至120克或120克以上方效，其他药量亦可略为增加，但决不能轻重倒置。

可保立苏汤，根据罗子颐的经验（罗氏深研《医林改错》，故对于本书药方的运用很有经验），治小儿因伤寒瘟疫，或痘疹吐泻等证，病久气虚，四肢抽搐，项背后反，两目天吊，口流涎沫，昏沉不醒人事等，皆效。

急救回阳汤治吐泻大汗，肢冷神衰有抽搐现象者有奇效。罗子颐曾治一儿患肠热证，厥逆肢冷及于肘膝，别医束手无策，罗氏给予本方服药后3小时，患儿四肢复暖，后用解毒活血汤数服而愈。

（3）对天花的认识和治疗　王氏对于天花的病因，推翻了历来的胎毒说，他说："自汉以前，无出痘者，既云胎毒，汉以前人独非父母所生。……有谓胎毒藏于脏腑，而何以未出痘以前，脏腑安然无病；有谓胎毒藏于肌肉，而何以未出痘之前，皮肤更不出疮；又有谓胎毒藏于骨髓……"。反复辩论证明痘非胎毒而是瘟毒"由口鼻而入气管，由气管达于血管，将血中浊气逐之自皮肤而出，色红似花，故名天花。"这是何等卓识！

根据罗氏经验对天花治疗按王氏法往往收效。不过现已扑灭了天花病，王氏的宝贵经验已无所用武了。兹不赘论。

助阳止痒一方，除治痘后作痒、痘后失音有效之外，对于风疹亦甚见效。

可保立苏汤除治痘疹吐泻外，对于妇科月经异常之属虚者有良效。

解毒活血汤对小儿麻疹初透有效，宜去当归，本方对于血热之夜热、高热、抽搐亦效。

3. 王氏用药规律

邓铁涛根据上述消瘀补气之方共19方，列表整理分析（表1-3），从中可以看到王氏在逐瘀方中用桃仁、红花、赤芍最多，分量也用得不轻，对于破血药并不如一般医者那么畏惧。去瘀生新，寓补于破，全在于诊断正确，运用得当。

王氏于补气方中，重用黄芪，于行气补气中，与活血相配合，药只数味而效果良佳。邓铁涛认为，王氏这种创造精神是值得我们学习的。

表1-3 王清任消瘀补气19方药物分析

次序	方名	赤芍	川芎	桃仁	红花	当归	柴胡	甘草	枳壳	生地	麝香	桔梗	灵脂	元胡	香附	地龙	连翘	党参	干姜	白术	黄芪	其他
1	通窍活血汤	3g	3g	9g	9g						0.15g											老葱3根,鲜姜9g,红枣7个
2	会厌逐瘀汤	6g		15g	15g	6g	3g	6g	6g	12g		9g										元参3g
3	血府逐瘀汤	6g	4.5g	12g	9g	9g	3g	3g	6g	12g		4.5g										牛膝9g
4	膈下逐瘀汤	6g	6g	9g	9g	9g		9g	4.5g				6g	3g	4.5g							丹皮6g,乌药6g
5	通经逐瘀汤	9g		24g	12g		3g				9g					9g	9g					山甲12g,皂刺18g
6	少腹逐瘀汤	6g	3g										6g	3g					0.6g			小茴香7粒,没药3g,官桂1.5g
7	身痛逐瘀汤		6g	9g	9g	9g		6g					6g		3g	6g						秦艽3g,羌活3g,没药6g,牛膝9g
8	古下瘀血汤			24g																		大黄1.5g,䗪虫3个,甘遂1.5g
9	补阳还五汤	4.5g	3g	3g	3g											3g					120g	归尾6g

续表

次序	方名	赤芍	川芎	桃仁	红花	当归	柴胡	甘草	枳壳	生地	麝香	桔梗	灵脂	元胡	香附	地龙	连翘	党参	干姜	白术	黄芪	其他
10	黄芪赤风汤	3g																			60g	防风3g
11	黄芪防风汤																				120g	防风3g
12	黄芪甘草汤							24g													120g	
13	黄芪桃红汤			9g	6g																240g	
14	保元化滞汤				6g																30g	滑石30g
15	助阳止痒汤	3g		6g	6g	3g															30g	皂刺30g,山甲3g
16	足卫和营汤			4.5g	4.5g	6g		6g										9g		6g	30g	白芍6g,枣仁6g
17	急救回阳汤			6g	6g			9g										24g	12g	12g		附子24g
18	可保立苏汤					6g		6g										9g		6g	45g	白芍6g,枣仁9g,山萸3g,枸杞子6g,故纸3g,核桃1个
19	止泻调中汤		3g		9g	6g		6g										9g		6g	24g	良姜1.5g,附子3g,白芍6g,官桂1.5g

小　结

（1）王清任的治疗实践经验总结，大大地丰富了祖国的治疗学；但王氏的创造，十分明显地是接受前人遗产，继承那一脉相承的学术成就而继续加以发扬的。

（2）对王清任的理论与方法，今天应该在中西医合作下，共同去研究与验证，把他的宝贵的理论和经验与现代科学结合起来，从而跃进一大步，正是我们应有的责任。

（3）在学术上没有继承是谈不到发展的，但既有继承，还必须有所发展，才对得起古人，才对得起王清任。

（二）祛瘀法及其应用

邓铁涛认为，祛瘀法是中医独具特色的疗法与理论之一，此法源于汉代，发扬于晚清，现代更有新的发展。

"瘀"是血流阻滞，蓄积于脉道之内外。血瘀的形成过程，一般是血已离经，未出体外，停滞于内。如跌打损伤，或因病处理不当，或月经、产后致络脉受伤等均可继发血瘀之证。值得强调的是，气为血帅，气分受病亦会引致血瘀之证。如因病气郁或气滞，使血行受阻，乃致血瘀；更有由于气虚，推动血行乏力，血行不畅，渐致血瘀；前者纯属实证，后者为虚中夹实证。此外，邪热入营入血，或湿热、痰火阻遏脉络不通，均可导致血瘀之证。

可见，引起血瘀的病证甚为广泛，跌打损伤、温热病以至临床各科疾病都有血瘀之证，用祛瘀法治疗，往往能收到良好的效果。

《内经》时代对"瘀"与"祛瘀"的认识还浅，没有直接系统的论述。汉代对瘀血的辨证治法有所创立。特别是《伤寒论》与《金匮要略》，有些可贵的经验与理论沿用至今。例如治疗蓄血证的桃仁承气汤与抵当汤，治疗癥病的桂枝茯苓丸，治疗产后腹痛的下瘀血汤，治疗疟疾的鳖甲煎汤，治血痹虚劳的大黄䗪虫丸，治疗肠痈的大黄牡丹皮汤等，都是沿用至今有效的祛瘀方剂。

其中，桃仁承气汤伤科用得比较多，邓铁涛介绍，早在20世纪70年代，广州中医学院西中班学员，用桃仁承气汤治疗5例胸椎骨折早期，取得较好的疗效。在治疗中根据病人的体质和血瘀的轻重程度，适当调整药量，服药后5例均可引起明显的腹泻，泻出暗棕色稀便，症状随之减轻，一般服2剂后，暗棕色稀便可以泻清，此时持续性剧烈疼痛、腹胀、尿闭、便秘等症状也得解除。例如一男性工人，因工作不慎，从4米高处跌落在地，入院时疼痛剧烈，腹胀，尿闭，便秘等，经X线照片，确诊胸11腰3为压缩性骨折（压缩1/3强），治疗稍加重桃仁承气汤的分量，服2剂后，上述症状全部解除，祛瘀生新，为骨折的治愈创造了有利条件。

桂枝茯苓丸，邓铁涛喜用来治疗子宫肌瘤。一般早期多用汤剂，待病情得以控制，肌瘤缩小后，合失笑散制成丸剂慢慢图治，多能获愈。

大黄牡丹皮汤治疗急性阑尾炎确有良效，邓铁涛在临床中屡用屡效，虽说此方以泄下攻邪为主，但方中的大黄、桃仁、丹皮，皆兼有活血祛瘀之功效，这就是此方高明之处，在泄下攻邪、清热的同时，更兼有消肿散结，防止肠痈病灶血瘀郁结，败血成脓。关于运用此方治疗急性阑尾炎，本书另有章节阐述。

鳖甲煎丸对于疟疾脾肿大有效，亦有用于肝病而至肝脾肿大者。邓铁涛治疗早期肝硬化的"软肝煎"，实受鳖甲煎丸的启发。

汉代以后，祛瘀法的研究续有发明，至清代王清任而大为发展，他继承前人的成就，结合自己的临床经验，总结出一套有效的治疗理论与方剂。他治学严谨，曾说："医家立言著书，心存济世者，乃良善之心也。必须亲治其证，屡验方法，万无一失，方可传与后人，若一证不明，留与后人再补，断不可徒取虚名；持才立论，病未经见，揣度立方，倘病不知源，方不对证，是以活人之心，遗作杀人之事。"足见王氏对待著作的态度是非常严肃的，这也是邓铁涛较为推崇王氏的原因之一。

王氏认为很多疾病，尤其是一些难治之证，与瘀血有关，因此治病时强调祛瘀，《医林改错》全书几十张方子，大部分用的是通瘀活血的方剂。他还根据气为血帅的理论，活血往往与理气相联，理气又常与祛瘀结合，特别是在祛瘀方中重用黄芪，是王氏所独创。

邓铁涛运用王氏方的一些体会如下。

（1）通窍活血汤　赤芍3g，桃仁泥10g，红花10g，川芎7g，生葱10g，生姜10g，红枣7枚（去核），麝香0.15g（绢包），用黄酒250g将前7味煎一小碗去渣，入麝香再煎3沸，临卧服。成人一连3晚服3剂；七八岁小孩两晚服1剂，麝香可煎3次，再换新的。

主治：头发脱落，眼痛眼红，酒糟鼻，耳聋，白癜风，紫绀，牙疳等头面疾病；此外，还治妇人干痨，男子痨病，小儿疳积等。

邓铁涛用此方法治一脑膜炎后遗症，收到良效。患儿男性，11岁，5年前脑膜炎后遗症，癫痫经常发作，至9岁即开始发育，出阴毛，嘴唇有稀疏的须，身型矮胖，无小孩性格，举动如成人，日饮茶水达7茶煲（约5磅1煲），经治数年未效。曾经针灸治疗，癫痫发作稍减轻，其他症状无改变。邓铁涛诊其脉沉实而有力，舌诊如常，证无虚象，其病在头，与血瘀有关，因而采用王氏法，予通窍活血汤原方，隔日一服。约15天后，痫证发作较轻，饮水减少，服至50剂，患者已愿和其他小孩玩耍，恢复小孩征象，体重减少5000g，并长高。桃仁、红花虽每剂各10g，而患者精神却日佳，智力逐步发育，能记一些单字（此前因病未上学读书），但癫痫未能完全制止，饮水已减少一半。前后治疗约1年，诸症皆愈，独余癫痫，后经精神病院治愈。追踪10多年，该患者发育基本正常，已当工人，惟智力稍差于正常人。

又曾用此方治一患颅咽管瘤之男孩（15岁），症状有所改善，如视力有所提高，但1年后X线检查肿瘤未见缩小，亦无增大。

（2）血府逐瘀汤　当归10g，生地10g，桃仁13g，红花10g，枳壳7g，柴胡3g，甘草3g，桔梗5g，川芎5g，牛膝10g。水煎服。

主治：头痛（无表证、里热证、无气虚痰饮等证），胸痛，天亮汗出，心里热，瞀闷，急躁，夜睡梦多，不安，小儿夜啼，呃逆，干呕，心悸，易怒等。

此方为伤科医生普遍采用。邓铁涛曾治疗一位被手推车压伤胸部的患者，经其他跌打法治疗十多天，胸痛仍甚，用此方内服，药渣复煎加酒、醋各1两热洗痛处，3日后痛消，继服数剂（并加外洗）以巩固疗效。

邓铁涛经验，此方对于顽固性之头痛，失眠，经久治无效，而舌边有瘀点，或见涩脉者，有时能收到意外效果。本方对胸部因于瘀热的证候多属有效。

（3）少腹逐瘀汤　小茴香7粒，干姜0.7g（炒），玄胡3g，没药7g（研），当归10g，川芎3g，肉桂3g，赤芍7g，蒲黄10g，五灵脂7g（炒）。水煎服。

主治：少腹积块疼痛，或积块不疼痛，或疼痛而无积块，少腹胀满，经病崩漏，白带，不孕等病证。

据邓铁涛临床体会，本方对于妇科病多种疾病有效，如少腹积块疼痛，或经痛之喜按者，经水过多，或断续淋沥不止者均有效，若用于经水过多，蒲黄应用蒲黄炭。王氏自称本方为"种子安胎第一方"。此方对于月经不调所致的不孕症确有良好的效果，对于附件良性肿块亦有效。该方小茴香可用 5~7g，其他各药亦可稍增其份量。

（4）补阳还五汤　黄芪 120g，赤芍 5g，川芎 3g，桃仁 3g，红花 3g，当归尾 7g，地龙 3g。水煎服。

主治：半身不遂，口眼歪邪等症。

本方对于偏瘫、截瘫等属于气虚有瘀者，效果甚佳。邓铁涛曾用此方治疗各种脑血管意外后遗症之偏瘫者，都有不同程度的疗效，有恢复五成的，也有恢复八九成的。曾治 1 例严重截瘫女子，后能不用扶杖跛行，恢复工作，结婚后产一子。该女子姓曾，时年 22 岁，就诊时已截瘫卧床半年，两腿消瘦，自膝下只余皮包骨头，需人推扶起坐，坐亦不能久，面目虚浮，月经 3 月未行，唇舌色暗，苔白，脉细涩。乃予补阳还五汤，黄芪用 120g，家人见方，初不敢服，后试配半剂，服后月经得通，始有信心，连服 10 多剂。二诊时自觉精神较好，月经已净，腰部稍有力。再开处方为：黄芪 200g，全当归 30g，川芎 10g，赤芍 13g，桃仁 13g，红花 5g，地龙 10g，桂枝 10g，黑老虎 13g。水煎服。该方服 10 剂后，已能自动起坐，胃纳甚佳，面色无虚浮而转红活，上半身转胖，腿肉稍长。照方再服 10 多剂，能下床稍站一会。嘱其注意锻炼学站，进而扶双拐杖学步。照上方加减，服药 8 个多月，并经艰苦锻炼，已能扶一拐杖缓慢行进。1 年多后参加教学工作，已能丢掉手杖跛行。

（5）开骨散加黄芪　当归 30g，川芎 15g，龟板 15g，血余 1 团烧炭，黄芪 120g，水煎服。

主治：难产。

邓铁涛曾用此方配合针灸治死胎 1 例。陈某，妊娠 8 个月，胎动消失 7 天入院。诊断为过期流产。入院后未用其他方法治疗。诊其舌淡嫩苔薄白有剥苔，脉大而数，重按无力。根据舌象脉象分析，舌嫩苔剥是津液受损，脉数大无力是气分不足，脉舌合参属气津两虚。问诊知其妊娠反应较甚，呕吐剧烈，致伤津耗气。但胎死腹中属实证，是病实而体虚。考虑不宜纯用攻法。乃治以养津活血行气润下，另针刺足三里、合谷等穴以配合治疗，连用 2 天，腹中动静全无，欲试用前人之法，予平胃散加味如何？2 剂无效，改用脱花煎 1 剂，仍无效，连用数方攻之不动，可见孕妇正气虚败，宫缩不能无力祛邪（死胎）外出，于是改用补气活血法，但又因用药份量不足而未效，至此，决心重用黄芪合开骨散治之，药用：黄芪 120g，当归 30g，川芎 15g，血余炭 9g，龟板 24g（缺药），煎服。下午 4 时许服药，6 时许开始宫缩（约 10~20 分钟 1 次）。晚上 8 时加用按摩针灸。先指按三焦俞、肾俞以行三焦之气，但按摩后，宫缩反而减弱减慢。改用艾灸足三里这一强壮穴以增强体力，灸后宫缩随之加强，约10分钟1次，收缩较有力，灸半小时停灸。继用针刺中极穴，每2~3分钟捻转1次，针后每1~3分钟宫缩1次，宫缩甚为有力，共针15分钟，停止针灸治疗，是夜11时，死胎产下，为脐带缠颈的死胎。

开骨散是从宋代龟甲汤（治产难及胎死腹中）加川芎而成。明代又名加味芎归汤。此方重用当归、川芎以行血，龟板潜降，血余炭引经而止血，本方不用攻下药和破血药，故明代以后多以治产难。清代王清任认为本方治产难是否有效，缘只着重于养血活血，忽视补气行气，故主张在开骨散的基础上，重用黄芪以补气行气，使本方更臻完善而疗效高。

王清任这一学说，对后世影响颇大，如近代名医张锡纯，在其《医学衷中参西录》中一再运用祛瘀法以治疗多种疾病，例如对于肺结核病，除了重视补气养阴之外，喜用祛瘀药，他的十全育珍汤（党参13g，黄芪13g，淮山药13g，知母13g，玄参7g，生龙骨13g，生牡蛎13g，丹参7g，三棱5g，莪术5g），10味药中就用了丹参、三棱、莪术等三味活血祛瘀药。邓铁涛解放前治肺结核，多仿张氏法，用三棱、莪术等祛瘀药于治肺药中，有一定疗效。又如，张氏治肢体疼痛，多认为与气血郁滞有关，方用活络效灵丹（当归15g，丹参15g，乳香15g，没药15g），邓铁涛用治腰腿痛多见效。曾治一坐骨神经痛之妇女，每夜痛甚至呼叫不已，诊其脉弦稍数，舌质红，为血瘀兼热所致。乃予当归13g，丹参15g，乳香7g，没药7g，加生地25g，赤芍15g，白芍15g，甘草7g。7剂痛全止。继服数剂善后，至今10多年未见复发。

解放后，对活血祛瘀研究十分重视，尤其近10多年来，祛瘀法用以治疗多种较为难治的疾病，如硬皮病、烧伤瘢痕疙瘩、血栓闭塞性脉管炎、肠粘连、脑血管意外后遗症、冠心病、急腹症、宫外孕、子宫颈癌等，都取得可喜的成绩。邓铁涛认为更值得注意的是，根据前辈介绍，王清任治疗天花病的通经逐瘀汤等六张方子，用之往往生效。六方中除了保元化滞一方只用黄芪滑石之外，其余各方都以祛瘀或补气祛瘀为宗旨。天花是病毒性疾病，虽然新中国已消灭了天花病，但祛瘀可以治疗病毒性疾病，却给我们以很大的启示。此外，如膈下逐瘀汤治疗腹部瘀热作痛或有积块；身痛逐瘀汤治疗关节疼痛；癫狂梦醒汤治疗精神病；龙马自来丹与黄芪赤风汤治疗癫痫，等等，都给我们一定的启发。但亦应注意用之得当，不能滥用，孕妇及血虚证无瘀血者禁用。有些血瘀证久用祛瘀药虽然也没有不良反应，但如用药剂量过大，或用之过久，也可能出现贫血之类的问题。

邓铁涛曾用疏肝利胆药加五灵脂、蒲黄以治疗1例慢性总胆管炎（胆囊已摘除）患者，症状大为好转，但服药一二月后，血色素、红细胞及血小板等数值都降低，于是停用蒲黄、五灵脂，稍加养血药而得到纠正。

（三）痰瘀相关理论指导治疗冠心病经验

活血化瘀疗法防治心血管疾病，20世纪70年代在北方临床应用中取得良好疗效，并由此引申各种疑难病证治疗，以至于有"活血化瘀现象"的说法。瘀与痰关系怎样？邓铁涛自20世纪70年代开始探讨这一理论问题，并从冠状动脉硬化性心脏病（简称冠心病）临床入手。

冠心病是现代中老年人的常见病、多发病之一，其患病率随年龄逐步增高，严重地影响劳动人民的健康和生命，属于重大疾病。邓铁涛认为：①本病病机，气虚与痰瘀闭阻，气虚是本，痰瘀为标。必须认病在先，施治为后；②辨证治疗，以通为补，通补并筹，灵活化裁，但必以病为务。因广东省地处南方，气候潮湿，容易聚湿生痰而致痰疾，故于痰瘀兼治中，早期又偏重于治痰为多，但无论化痰或通瘀，其目的在于疏通经络，令其调达，而致和平；③由于重视补气除痰通瘀法为治疗原则，在治疗措施方面，应着重从脾胃药入手，这是"治病必求其本"精神的具体运用。提出以"痰瘀相关"理论指导冠心病等心血管疾病的临床研究与实验研究。

1. 补气、化痰、通瘀法治疗冠心病的理论依据

邓铁涛认为，中医学虽无冠心病这一病名，但从冠心病的主要症状、迄今中医治疗冠心病的常用有效方剂以及治疗原则这三点来推论，过去中医文献中有关心痛、真心痛、胸痹、心悸、怔忡的论述，已基本概括了冠心病的辨证论治内容。

冠心病患者大多以胸闷、心痛、气短为主要症状，同时兼有心悸、眩晕、肢麻、疲乏等不适。中医学认为年逾四十，形气虚衰。本病好发于四十岁以后，其年高阳气渐衰可见，有的患者病程缠绵、久病成虚，导致气血衰微。因此，气虚这一病机是值得重视的。可以说，这是冠心病的病机共性之一。当然，根据气为血帅，阴阳互根的道理，有些患者亦可因心阴不足而致病。而胸闷、心痛、眩晕、肢麻，或舌质黯红、苔腻等，皆是气滞血瘀、痰浊内阻心脉的表现。这些因素，在病理上共同形成了一个正气虚于内，痰瘀阻于中的正虚邪实病机。正虚（心气虚和心阴虚）是本病的内因——为本，痰与瘀是本病继续发展的因素——为标。前者属虚，后者

属实，说明冠心病是一个本虚标实之证，而气虚、阴虚、痰浊、血瘀却构成了冠心病病机的四个主要环节。

从脏腑学说来看五脏诸虚，皆能生病，今本病发病在心，其病机应该以心的脏气失调为主，由于心气不足，心阴亏损，导致气血运行失畅，痰浊血瘀内闭而引起上述所说的一系列症状。但从气虚、阴虚、痰浊、血瘀这四方面的病理变化看来，其病机与肝肾脾胃亦有密切关系，尤以脾胃为然。

认识病机，目的是为了认识疾病的本质和指导临床。既然中医学认为冠心病是一个本虚标实之证，在治疗上就必然是着重补法与通法的结合运用。《金匮要略·胸痹心痛短气病脉证治》中用瓜蒌、薤白、枳实、法夏等组成的几个宣痹化痰的方剂，以及用人参汤（人参、甘草、干姜、白术）治疗阳虚胸痛，正是前人运用补法与通法治疗胸痹心痛的先导，成为迄今中医治疗冠心病的常用而有效方剂，人参汤是一张补气健脾、振奋阳气的方子。后世对胸痹的治疗更明确的提出"是虚则补之，是寒则温之，是痰则化之，是血则散之，是气则顺之"的治疗原则，可以说是既继承了前贤的经验而又有所发挥。邓铁涛考虑到南方气候，地处潮湿，容易聚湿生痰、痰浊中阻为病的特点，根据部分冠心病患者确实具有气虚与痰瘀闭阻的病机和症状，因此，拟订出补气、化痰、通瘀法作为治疗冠心病的原则，在冠心病的治疗上探索另一途径，是基于上述理论为依据的。

2. 补气、化痰、通瘀法治疗冠心病的运用

对于中医治疗冠心病的规律，目前各地尚在探索和总结中，就一般而论，在治疗大法上，痰瘀闭阻应该着重于"通"，如芳香开窍法、宣痹通阳法、活血化瘀法等皆是。正气内虚（包括气虚阴虚）应该着重于"补"，如补气法、温阳法、滋阴法等皆是。实践证明，补法与通法是治疗冠心病不可分割的两大原则。临床是否先通后补或是先补后通，通多补少或补多通少，或一通一补、通补兼施，均应根据冠心病的各个类型，视具体情况权衡而定，不能只知补虚，而忽视疏导痰瘀，也不能一通到底而不予固本扶正，曾见一些患者单纯长期服用通窍祛瘀药，往往使气短、疲倦、乏力、眩晕等症状加重，这是值得注意的。

补气、化痰、通瘀法适用于治疗气虚、痰瘀闭阻型冠心病患者，临床表现主要有胸闷、心痛、心悸、气短、肢麻、眩晕，舌苔腻或舌有瘀点瘀斑、脉细涩或促、结、代。根据观察，此型临床颇为常见，是一个虚实相

兼的类型，用补气、化痰、通瘀法治疗，目的是希望达到治标兼护正气之虚，治本兼能豁痰通瘀为目的。

根据邓铁涛的经验，在临床上选用温胆汤加减进行治疗。基本方：法夏9g，云苓12g，橘红4.5g，枳壳4.6g，甘草4.5g，竹茹9g，党参15g，丹参12g。方中用党参补气扶正，丹参活血通瘀，温胆汤除痰利气，条达气机，方中不用枳实而用枳壳者，是取其宽中下气，枳壳力缓而避免枳实之过分耗气破结。如气虚明显加用黄芪、五爪龙，或吉林参6g另炖，或嚼服人参1.5g，效果亦好。但党参不宜重用，一般不超过15～18g，因本病虚实挟杂，多用反致补滞，不利于豁痰通瘀。如心痛明显，可合失笑散或田七末冲服；如脾气虚弱合四君汤；兼阴虚不足合生脉散或加石斛；兼高血压加草决明、珍珠母；兼高脂血症加山楂粒、首乌、麦芽；兼肾虚者加淫羊藿；兼血虚者加黄精、桑寄生。

上述加减，是在整体观念指导下，先以一方一法为基础，然后随证变化、加减化裁，于配伍中以通为补、通补并筹，而具体用药，则又比较重视从脾胃入手，这是符合治病必求其本的精神的。

病案举例

例1　宋某，男，59岁，干部。

因头晕、心悸、胸闷、高血压8年于1976年3月20日入院。住院号：13155。

8年前开始头晕眼花，并发现高血压，血压波动在170～200/110～136mmHg，伴心悸、气短、胸闷、肢麻、乏力，近两周来症状加重而入院。三年前患者在某医院普查经心电图二级梯双倍运动试验阳性，诊为冠心病。入院时检查：神清，一般情况尚可，体形肥胖高大，血压230/136mmHg，心律规则，舌嫩红稍黯苔腻，脉弦滑。X线胸部透视：主动脉段增宽，伸长、纡曲。心电图检查：心肌劳损，左室电压稍高。二级梯双倍运动试验阳性。眼底动脉硬化Ⅰ～Ⅱ°。诊断为冠心病，高血压病；中医诊断为胸痹，眩晕。认为病由心气不足、痰瘀阻滞、肝阳偏盛所致。治疗从补气化痰、活血通瘀、平肝潜阳为法。处方：党参18g，云苓18g，枳壳6g，橘红6g，竹茹12g，赤芍15g，代赭石30g（先煎），牛膝15g，草决明30g，粟米须30g。有时方中重用北芪30g以降压。经用上方随证加减治疗，患者头晕、眼花、心悸、气短等症状大为减轻，胸闷消失，血压稳定维持在 160～170/100～110mmHg，复查心电图：运动前为慢性冠状动脉供血不足；二级梯运动试验阴性。共住院 88 天，自觉症状明显改善，于 1976 年 6 月 17 日出院。出院后继续门诊治疗，病情稳定（本例病者于血压较高时，曾配合用过少量降压药）。

例2　陈某，男，47 岁，工人。

心悸怔忡间歇发作已两年余。常感胸闷、气短、心前区翳闷，间有疼痛，痛彻肩背，容易出汗，面红，夜睡不宁，食欲不振，大便干结，两日一解。曾在本市某医院诊为冠心病、心律不齐。服西药治疗效果不显，于 1975 年 7 月来广州中医学院门诊治疗。初诊时唇红、舌嫩红，舌苔白微黄，脉弦滑时结。听诊：心律不整，呈心房纤维颤动。心电图检查：心房纤维颤动，心动过速（心率 110～150 次/分），室性早搏。

中医辨证：病由营卫不调，心气心阴不足，痰湿阻滞，致使心失所养，胸阳不宣，脉络瘀塞。宜从调和营卫、益气养阴、除痰通瘀为治，用温胆汤合生脉散加减。服药后自觉心悸减轻，睡眠好，但仍时有胸闷不适，口干，大便干结，舌嫩红，苔薄黄，脉缓偶结。继续服以下药方：党参 15g，麦冬 9g，五味子 6g，玉竹 30g，天花粉 12g，白芍 12g，橘红 6g，云苓 12g，炙甘草 6g，丹参 12g。经四个月治疗，诸症好转，心电图复查正常。但间仍有胸痛阵阵，有时则在上方合用失笑散，现病者一般情况良好。

小　结

（1）对冠心病的认识，来源于两个方面，一是继承前人的经验和理论，二是来源于临床实践。如根据《素问》指出："背为阳，阳中之阳心也"。因此，在病机上必须重视心阳是心的作用的主要方面，而心阳的体现首先是心气。冠心病患者大多以心痛、胸闷、气短为主要症状，联系到临床，又必须重视汉代张仲景《金匮要略》关于胸痹心痛气短病的有关论述和治疗经验。张仲景论胸痹，着重于阳虚与痰湿，如说："阳微阴弦，即胸痹而痛，所以然者，责其极虚也。今阳虚知在上焦，所以胸痹、心痛者，以其阴弦故也。"所列方剂，大多也是以除痰、宣痹、通瘀、益气为主。为使冠心病的治疗水平提高一步，因此，还必须在继承前人经验基础上，十分重视在中西医结合实践中总结提高。

（2）冠心病中医分型，目前尚未有统一意见。根据本病病机主要是心的脏气失调导致痰瘀闭阻为主的认识，邓铁涛认为，可将冠心病分为心阳虚型、心阴虚型、阴阳两虚型及痰瘀闭阻型。而各种治疗途径虽尚在讨论、探索、总结中，但从临床观察，补气、化痰、通瘀法对于"冠心痛"以气虚和痰瘀闭阻为主要症状者，是有一定效果的，值得今后进一步探索和总结。

（四）高血压病辨证论治的体会

中医无高血压病之病名，根据本病的主要症状及其发展过程，属于中医之"眩晕"、"头痛"、"肝风"、"中风"等病证的范围。仅就文献的论述与临床实践，试论本病的病因病机与辨证论治如下。

1. 病因病机

从高血压病的证候表现来看，其受病之脏主要属于肝的病变。肝脏的特性，前人的描述："肝为风木之脏，因有相火内寄，体阴用阳。其性刚，主动主升，全赖肾水以涵之，血液以濡之，肺金清肃下降之令以平之，中宫敦阜之土气以培之。则刚劲之质，得柔和之体，遂其条达畅茂之性，何病之有？"（见《临证指南医案·肝风》）足见肝脏之阴阳能相对的平衡则无病，而肝脏的阴阳得以平衡，又与其他各脏有密切的关系。

情志失节，心情失畅，恼怒与精神紧张，都足以伤肝，可出现肝阳过亢的高血压，肝阳过亢的继续发展，可以化风、化火而出现中风证候（脑血管意外）。肝阳过亢不已，可以伤阴伤肾，又进而出现阴阳两虚的证候。

肝与肾的关系最为密切，前人用母（肾）与子（肝）形容两者的关系。先天不足或生活失节而致肾阴虚，肾阴不足不能涵木引致肝阳偏亢，出现阴虚阳亢之高血压。其发展亦可引起阴阳俱虚的高血压或中风等证。

忧思劳倦伤脾或劳心过度伤心，心脾受损，一方面可因痰浊上扰，土壅木郁，肝失条达而成高血压；一方面脾阴不足，血失濡养，肺失肃降，肝气横逆而成高血压。这一类高血压，往往兼见心脾之证。

2. 辨证分型

（1）肝阳上亢　头痛，头晕，易怒，夜睡不宁，口苦或干，舌边尖红（或如常），苔白或黄，脉弦有力。

（2）肝肾阴虚　眩晕，精神不振，记忆力减退，耳鸣，失眠，心悸，腰膝无力或盗汗，舌质红嫩，苔少，脉弦细或细数。

（3）阴阳两虚　头晕，眼花，耳鸣，腰酸、腰痛，阳痿，遗精，夜尿，或自汗盗汗，舌淡嫩或嫩红，苔白厚或薄白，脉虚弦或紧，或沉细尺弱。

（4）气虚痰浊　眩晕，头脑欠清醒，胸闷，食少，怠倦乏力，或恶心，吐痰，舌胖嫩，舌边齿印，苔白厚油浊，脉弦滑，或虚大而滑。

3. 辨证论治

本病与肝的关系至为密切，调肝为治疗高血压病的重要一环，但治肝不一定限于肝经之药。清代王旭高《西溪书屋夜话录》对于肝气、肝火、肝风的疗法共30法，用药颇广，值得参考。王氏治肝，以肝气、肝火、肝风辨证。王氏说："内风多从火出，气有余便是火，余故曰肝气、肝风、肝火三者同证异名，但为病不同，治法亦异耳。"所以王氏治肝之法虽多，而偏重于清滋。肝气、肝风、肝火之证，不等于只属于高血压，但其中一些治法，已为后世所采用。如："肝风初起，头目昏眩，用熄风和阳法，羚羊、丹皮、甘菊、钩藤、决明、白蒺藜，即凉肝是也。……如熄风和阳不效，当以熄风潜阳，如牡蛎、生地、女贞子、玄参、白芍、菊花、阿胶，即滋肝法是也。……如水亏而肝火盛，清之不应，当益肾水，乃虚则补母之法，如六味丸、大补阴丸之类。亦乙癸同源之义也"。

清代医家叶天士早已对肝风一类病有较丰富的经验。如华岫云为叶天士医案立"肝风"一证，总结叶氏治肝风之法，华云："先生治法，所谓缓肝之急以熄风，滋肾之液以驱热。……是介以潜之，酸以收之，厚味以填之，或用清上实下之法。若由思虑劳身心过动，风阳内扰则用酸枣仁汤之类；若由动怒郁勃，痰火交炽则用二陈龙荟之属。风木过动必犯中宫，则呕吐不食，法用泄肝安胃，或填补阳明。其他如辛甘化风、甘酸化阴、清金平木，种种治法未能备叙。"这些论述，对于高血压的治疗都值得重视和参考。

总之，治疗高血压，治肝是重要的一环，但疾病变化多端，不能执一，应辨证论治。综而言之，邓铁涛对本病的思想可用12个字概括：审证用药，合理降压，调养巩固。

（1）审证用药　引起高血压病的原因很多，首先是情志失节，如心情不畅、恼怒与精神紧张；此外，过嗜酒辣肥甘、房劳及先天不足等，都可引起肝失疏泄、肝阳过亢，痰浊上扰和肝肾阴虚的病理变化，导致高血压病的发生。若肝阳过亢的继续发展，便可进一步发生动风、化火，生痰而出现中风症状。

基于上述病机的认识，对高血压病患者的四种证型，邓铁涛常用之治法如下：

①肝阳上亢，宜平肝潜阳　用石决牡蛎汤（自订方）：石决明（先煎）30g，生牡蛎（先煎）30g，白芍15g，牛膝15g，钩藤15g，莲子心6g，莲须10g。

此方用介类之石决明、牡蛎以平肝潜阳为主药，钩藤、白芍平肝熄风为辅药，莲子心清心平肝，莲须益肾固精为佐，牛膝下行为使药。如苔黄、脉数有力加黄芩；若兼阳明实热便秘者，可加大黄之类泻其实热；苔厚腻去莲须加茯苓、泽泻；头痛甚属热者加菊花或龙胆草；头晕甚加明天麻；失眠加夜交藤或酸枣仁。

②肝肾阴虚，宜滋肾养肝　用莲椹汤（自订方）：莲须12g，桑椹子12g，女贞子12g，旱莲草12g，山药15g，龟板（先煎）30g，牛膝15g。此方以莲须、桑椹、女贞、旱莲草滋养肝肾为主药；山药、龟板、生牡蛎为辅药；牛膝为使药。气虚加太子参；舌光无苔加麦冬、生地；失眠心悸加酸枣仁、柏子仁。

③阴阳两虚，宜补肝肾潜阳　方用肝肾双补汤（自订方）：桑寄生30g，首乌24g，川芎9g，淫羊藿9g，玉米须30g，杜仲9g，磁石（先煎）30g，生龙骨（先煎）30g。若兼气虚加黄芪30g，若以肾阳虚为主者，用附桂十味汤（肉桂3克，熟附10g，黄精20g，桑椹10g，丹皮9g，云苓10g，泽泻10g，莲须12g，玉米须30g，牛膝9g）。若肾阳虚甚兼浮肿者，用真武汤加黄芪30g，杜仲12g。

④气虚痰浊，宜健脾益气　用赭决九味汤（自订方）：黄芪30g，党参15g，陈皮6g，法半夏12g，云苓15g，代赭石（先煎）30g，草决明24g，白术9g，甘草2g。

重用黄芪合六君子汤补气以除痰浊，配以赭石、决明子以降逆平肝。若兼肝肾阴虚者加首乌、桑椹、女贞之属，若兼肾阳虚者加肉桂心、仙茅、淫羊藿之属，若兼血瘀者加川芎、丹参之属。

以上对辨证论治的一些体会，很不成熟。若从预防与比较系统彻底的治疗来说，应针对病因病机采取综合措施。

（2）合理降压　本病与肝肾关系至为密切，故调养肝肾，使其阴阳平衡是治疗本病重要环节。降压要合理，不应把血压的降低与否作为疗效判断的唯一标准，而应以治疗对象证候的改善以至体内阴阳相对平衡的恢复，作为判断疗效的依据。因临床上一些患者经治疗后血压虽暂时未降，但证候明显改善，则预后良佳；相反一些患者血压并不很高，而证候险恶，则往往亦会出现中风等恶候。故应听其自然，合理缓降，总以证候的改善，阴阳平调得到恢复为要。

前人论述肝肾，用母（肾）与子（肝）来形容两者的关系，有乙癸同源论。李中梓《医宗必读·卷之一》曰：古称乙癸同源，肾肝同治，其说为何？盖火分君相，君火者居乎上而主静，相火者处乎下而主动。肝应于东方，在人为怒，怒则气上，而居七情之升；肾应于北方，在人为恐，恐则气下，而居七情之降。肝血有赖于肾精滋养，肾精得肝血化生之精填充。

足见肝与肾关系，它是中医五脏相关理论学说一部分，对于我们辨证的看待高血压病的诊治是有帮助的。

（3）调养巩固　中医的养生学包含很多调治疾病的科学知识，一个高血压病人，如果只知道药物治疗，不知道调养锻炼是不够的。本病患者，皆宜起居有常，不妄作劳，冬不极温，夏不极凉，珍惜精气，节戒色欲，情志舒畅，饮食清淡。清·喻嘉言说："白饭青菜，养生妙法"。《素问·脏器法时论》也说："毒药攻邪，五谷为养，五果为助，五畜为益，五菜为充，气味合而服之，以补益精气"。《内经》讲的也是这个道理，即治病一方面需要药物治疗，另一方面则需要谷肉果菜配合，调养身体，补益精气，才能使疾病迅速向愈合巩固疗效。唐·孙思邈在《千金要方·食治》的序论中说，"咸走血……咸入胃也，其气走中焦，注于诸脉，脉者血之所走也，与咸相得即血凝"；又在《养性》序中说；"咸多则伤心"。故高血压病患者宜记"食物勿过咸"之训。并认为体育疗法，至为重要。高血压病患者，每天坚持早上户外散步，睡前做气功，有时打打太极拳、八段锦，合理安排工作与休息时间，对缓和高血压和巩固疗效颇有好处。适当运动肢体，能使气血流通，柔和筋骨，安养精神。

运动种类很多，从传统角度看，可分外功与内功两大类。体操、跑步、外家拳术之类，比较使用外劲的运动乃属外功；五禽戏、太极拳、八段锦之类则属内功。内功用意不用力，以意为主，以意为引，以气运肢体，不偏不倚，不会伤气耗血。若能持之以恒，对辅助高血压病治疗和调养都是很好的。

还有中西结合治疗问题。西药疗效快，但不能治本，中药疗效慢但比较巩固。可以结合使用。如见高血压危象，先用西药或针灸（针刺太冲穴）控制，然后辨证论治。对顽固之高血压亦可中西并用，至一定时期然后才纯用中药。本人不主张长期大量使用西药，久用西药产生不良反应反于身体不利，应分辨缓急轻重，急重则治标，缓轻则治本。

（五）调脾护心法防治冠心病的临床研究

冠状动脉粥样硬化性心脏病，简称冠心病，指冠状动脉壁形成粥样斑块，使管腔变硬及狭窄，导致心肌缺血缺氧而引起的心脏病，表现为胸闷、胸痛，甚至伴有呕吐、恶心、大汗、心动过缓、心律失常或休克等。本病多发生于 40 岁以上，且男性多于女性，脑力劳动者居多。20 世纪 60 年代后期动脉粥样硬化在欧美成为流行性常见病，在有些国家和地区，由冠状动脉粥样硬化引起的心脏病已成为人群中占首位的死亡原因。在我国，随着生活水平提高，本病相对比绝对地增多，并已跃居人口死亡的主要原因之列。据近年来的普查，国内冠心病的患病率已达 6.4%，是危害人民健康的常见重大疾病。中医没有冠心病这一病名，古籍文献所载"真心痛"、"胸痹"、"心悸"、"怔忡"等可以互参。中医学没有"冠心病"这一病名，但这一疾病早在两千年前已经存在。我国长沙马王堆出土的"女尸"，由于尸体保存完好，皮肤还有弹性，经现代解剖病理研究，证实她生前患有冠状动脉粥样硬化性心脏病。

1. 古说参证

汉以前，《素问·脏气法时论》："心痛者，胸中痛，胁支满，胁下痛，背肩胛间痛，两臂内痛。"《灵枢·厥病》："真心痛，手足青至节，心痛甚，旦发夕死，夕发旦死。"《素问·痹论》："心痹者，脉不通。"这些描述与冠心病的症状无大出入。另外，从汉以前的文献中可以看出，心痛与胃痛早有所鉴别。后因两者治疗有互通之处，不免混同起来。到了明代，才强调在辨证上划清范围，这是历史发展过程。

汉以后，《金匮要略·胸痹心痛短气病脉证治》："师曰：夫脉当取太过不及，阳微阴弦，即胸痹而痛，所以然者，责其极虚也。今阳虚知在上焦，所以胸痹心痛者，以其阴弦故也"；"胸痹之病，喘息咳唾，胸背痛，短气，寸口脉沉而迟，关上小紧数，瓜蒌薤白白酒汤主之"；"胸痹不得卧"。以上叙述与冠心病十分相似。并指出系因阳虚或痰涎水饮为病，治则以除痰通阳为主。仲景此说一直为后世所沿用。目前临床证明，自瓜蒌薤白白酒汤至桂枝枣实生姜汤等8方，均可用于冠心病的治疗。可见《金匮》对冠心病的认识已比汉以前跨进一步。

心律失常为冠心病的常见症，古代则多列于心悸、怔忡、惊悸等病症的范畴。心悸的论治，最早见于仲景《伤寒论》。如《太阳病脉证治》云："伤寒，脉结代，心动悸，炙甘草汤主之。"炙甘草汤是治疗心悸的祖方，其药物组成，后人概括为七分阳药、三分阴药，重点则放在心阳方面。清代叶天士、吴鞠通等把炙甘草汤中的参、桂、姜、枣删去，加入白芍，或用生鳖甲汤煎药，一变而成纯养阴的方剂，补充了前人的不足。《金匮》有半夏麻黄丸治心下悸。心下悸是否即心悸，各注家有争论，因心下是胃的位置。但《金匮要略·痰饮咳嗽病脉证治》有"卒呕吐，心下痞，膈间有水，眩悸者，小半夏加茯苓汤主之"的记载，所言应属心悸，故后世总结《伤寒》、《金匮》治心悸辨证有二：一曰虚，二曰饮。唐宋学者多因之。

宋《三因方》治惊悸分：①受惊，在心胆经；②因事不从心，至气郁涎聚，在心肺经；③因冒暑湿，塞闭诸经；并强调五饮停蓄使人惊悸。明《证治准绳》对悸证分为：①心气虚；②心血虚；③阴精不足；④相火妄动；⑤郁火；⑥水气凌心；⑦痰。论治包括养阴、清热、除痰、降火、安神等。至此，治疗已大为发展。《景岳全书》对怔忡惊恐，辨证虽有心肝肾之分，但强调阳统乎阴，心统乎肾。虽指出宜辨寒热痰火，但强调益气养阴，滋培根本。张景岳对任何病证都主张补肾，对心悸怔忡亦不例外。

清代大致继承了前人的学术思想，但处方用药思路更为广阔，比较突出的是王清任。他指出治胸痛用的木金散，若无效则须用血府逐瘀汤。王氏治疗胸痛倡用活血祛瘀的治则，颇具有独创精神。

当然，前人所说的心悸、心痛、胸痹等，其内容并不一定全属冠心病。胸痹这一病名唐宋还有所发展，与仲景所论不全相同。可见中医的一种证，可包括西医多种病；西医一种病，也可包括中医多种证。要搞中西结合，首先应掌握前人的理论与经验，加以总结提高，弄清那些理法方药对何种病证有疗效。没有继承，就谈不上发扬。

2. **病因病机**

根据文献的论述，结合临床实践，从中医的角度来看，冠心病的病因病机见图 1 - 9：

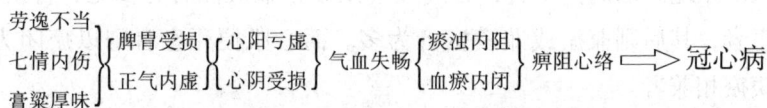

劳逸不当
七情内伤　｝脾胃受损　｝心阳亏虚　气血失畅　｛痰浊内阻　痹阻心络 ⟹ 冠心病
膏粱厚味　　正气内虚　　心阴受损　　　　　　血瘀内闭

图 1 - 9　冠心病病因病机图

冠心病的病因可归纳为劳逸不当，恣食膏粱厚味，或七情内伤。但这些因素，并非可使人人罹患此病，而是决定于正气之盛衰，"正气存内，邪不可干"，正气虚则上述因素才起作用。因此脾胃受损，正气内虚是本病的决定因素。有虚而因虚致实，气血失畅渐渐导致痰浊、血瘀内阻，进而形成本虚标实之证。虚与实孰先孰后？应该说是先有虚。由于正气内虚，才引起气血失畅，气虚生痰，血滞成瘀。且冠心病的发病率以老年人为最高，老年之病多虚。至于血瘀如何形成？瘀即血流不畅。气与血，阴阳互根，所谓"气为血帅，血为气母"，故血瘀实由于气滞。血随气行，气行则血行，故气是主动，血是被动的。当然，血瘀也可导致气滞；痰湿等引起血瘀，亦可反作用于气。但冠心病一般是由气滞引起血瘀的为多。气虚也可引起血瘀，因气虚则无力推动血液流行。现代血流动力学认为血液的推动力对流速、流量的影响是一个重要因素，这与中医所说的气的作用很相似。因此，本病的基本病机为本虚标实，痰瘀相关。本虚主要为气虚、心阴虚、心阳虚，标实主要为痰与瘀。

3. **辨证论治**

（1）辨证　心脾相关，气虚痰浊　以五脏相关学说为理论指导，冠心病病位在心，而与脾关系最为密切，结合岭南土卑地薄，气候潮湿，脾土易受困而聚湿生痰的特点，南方冠心病人以气虚痰浊者为多见，表现为胸闷，心痛，心悸，气短，面色苍白或黯滞少华，畏寒，肢冷，睡眠不宁，自汗，小便清长，大便稀薄，舌质胖嫩，苔白润或厚腻，脉细或缓滑或结代。临证应重视气虚痰阻在本病中的关键作用。

冠心病的早中期以痰证为常见，而中后期则以瘀证为多了。痰与瘀，都是津液之病变，两者异中有同。舌苔厚浊或腻，脉弦滑或兼结代者，为痰阻；舌有瘀斑或全舌紫红而润，少苔，脉涩或促、结、代，为瘀闭；若两者兼有则为痰瘀闭阻。凡疼痛严重者，均应考虑到"痰"与"瘀"的问题。从广东地区的病例来看，心气虚（阳虚）兼痰浊者为多见，特别是早中期患者，其后则兼瘀或兼痰瘀者为多。而心肌梗死患者则以瘀闭为主，亦有痰瘀相兼者。

本病与肝、肾也有密切的关系，如本病多并发血压高，又与肝、肾阴阳失调有关。高血压性心脏病，往往先有肝阳亢盛，再影响到心，而肝的病又先由肾阴虚衰，水不涵木所致。此外，与命门亦有关系，如症见休克，阳气衰竭，脉微欲绝，不仅是心阳衰，命门之火也衰。临床宜根据先后缓急，予以调理。总之，既要抓共性，又要抓个性，这是五脏相关辨治时不可忽略的原则。

（2）治疗　温胆调脾护心　古有"治心宜先温胆，胆通则心自安"说。治疗冠心病，以"温胆调脾护心"为原则，治心先温胆，胆通则心自安；脾为生痰之源，南方心血管病患者痰浊或痰瘀互结较为多见，故当调脾或健脾；病位在心，宜合加人参（党参、太子参）以护之。

邓铁涛教授认为治一脏可以调四脏，调四脏可以治一脏，即张景岳五脏之气互为相使之意。调和五脏即可治心，此五脏互为相使，隔一隔二之治法，为中医之优良传统。调理脾胃可以安五脏，"调脾治心"是邓铁涛教授重要的学术观点；又心与胆通，治心宜先温胆，方用"温胆汤"化裁；对本病的治疗，合健脾和化痰二法，着重于补气除痰。除痰是一个通法，与补气药同用，通补兼施，有利于心功能的恢复。处方"温胆加参汤"，为防治冠心病的基本方。

组成：党参（或太子参）18g，竹茹10g，法夏（或胆星）10g，云苓15g，橘红5g，枳壳6g，甘草5g。

功效：益气祛痰通心阳。

加减法：痰证为主时，温胆汤份量加倍，气虚甚者合用四君子汤或重用黄芪；阴虚者可去法半夏加花粉、瓜蒌；气阴两虚者合生脉散；若阳气虚衰，四肢厥冷，脉微细或脉微欲绝者，加用独参汤、参附汤或四逆加人参汤（参用吉林参、高丽参或西洋参）。五爪龙30g，鸡血藤30g，两药一入气分一入血分，经常加于方中。

心动过速可加玉竹、柏子仁、丹参；期前收缩脉促者加珍珠层粉1.5g（冲服）。

血瘀胸痛甚者加丹参、田七末、豨莶草，或加失笑散1.5～3g冲服；血压高加草决明、代赭石、钩藤、牛膝；血脂高加山楂、布渣叶、草决明、首乌或选用其他除痰之药。何首乌益阴养血，适用于偏阴虚者；草决明能平肝，适用于兼高血压偏阳亢者；山楂能活血消导，适用于兼痰瘀者。

关于治疗问题。五脏中每一脏都有其特点，心有阴阳，但心主火，是阳中之阳，故阳气是其主要方面，《内经》说："背为阳，阳中之阳心也。"汉代继承这一论点，《金匮要略》论胸痹，认为阳气虚于上，痰湿等阴邪乘虚干扰而成病，治疗强调温阳除痰（湿），以恢复胸中阳气。其治胸痹诸方：瓜蒌薤白白酒汤、瓜蒌薤白半夏汤、枳实薤白桂枝汤、人参汤、茯苓杏仁甘草汤、橘枳姜汤薏苡附子散，另加心中痞、诸逆心悬痛之桂枝生姜枳实汤共8方，都是针对阳虚的。我们选用温胆汤加参正是根据《金匮要略》这一论点的。从临证实践来看，只知阳虚不知阴虚是不全面的，但心有阴阳两方面，而心阳则是这对矛盾的主要方面，即使是心阴虚，亦往往宜加补气之药。这与肾有阴阳，而肾以阴为主，补肾阳，往往在补肾阴的基础之上，同一道理。

至于治标与治本的问题。急则治标，缓则治本，先攻后补，先补后攻，攻补兼施，攻多补少，攻少补多，应根据具体情况，具体分析，具体处理。切忌一攻到底或只知补虚而忽视疏导痰瘀。本病是标实本虚之证，治标可以恢复胸中之阳气，但不宜久服，故标本同治比较好。李东垣说："相火为元气之贼"，"壮火食气"，所以桂枝、附子不宜长服。邓铁涛教授选用温胆汤以治标，党参益气以固本，必要时加入麦冬，这样的配方，便可以长服多服，似优于仲景诸方。临床实践证明五脏相关学说为指导，"温胆调脾护心"是防治冠心病的原则，益气除痰是治疗的大法，兼瘀者稍加三七末或丹参之属即可。

4. 调脾护心法治疗冠心病冠状动脉搭桥围手术期的临床研究

20 世纪末，人们为寻求救治和预防冠心病做出不懈努力，如冠状动脉搭桥手术被广泛应用于心血管外科领域，但如何提高手术安全度，降低手术并发症，保证手术后长期稳定疗效，提高术后生存质量又成为现代医学研究的课题。邓铁涛教授在长期心血管疾病临床研究基础上，与广东省中医院加州心脏中心阮新民教授（西医博导）、张敏洲教授（西医博导）、吴焕林教授（中医博导）、邹旭教授（中医博导），探讨冠心病冠状动脉搭桥围手术期的中医理论与中药治疗问题。

研究的思路是这样的：在手术前，有些必须手术的病人，因为身体条件差（射血分数低于 30%）不能上手术台，那么术前用中药调理，使他达到做手术的条件；在手术过程中，由于手术后创伤，心阳受挫，致脾失健运，聚湿于肺成痰，或术中麻醉以及气管插管等对气道的刺激，水饮内停成痰浊者，给予除痰化湿中药；术后康复期，"气虚"则为血管易再堵塞、再狭窄之根本，选用红参、田七、茯苓等组方，名邓氏冠心方。方中以人参补益元气、温通心阳，田七活血祛瘀通脉，茯苓、竹茹、枳壳等药除痰理气，共奏益气除痰祛瘀通脉之功。

2001 年 10 月至 2003 年 10 月，广东省中医院心脏中心行冠状动脉搭桥手术（CABG）手术 165 例，其中 114 例病例均符合纳入标准，其中男性 92 例，女性 22 例，年龄 40～83 岁，平均（64.1±8.5）岁，共搭桥 374 条，平均（3.3±1.2）条，其中动脉桥 110 条，静脉桥 264 条，同次最多搭桥 6 条；同时合并行心肌激光打孔术 3 例，室壁瘤切除术 4 例，瓣膜手术 9 例。按已制定的随机数字表分为 2 组，试验组 59 例，对照组 55 例。两组的各项情况比较经统计学检验，P 值均大于 0.05，提示两组在一般资料方面的差异无统计学意义，组间具有可比性。两组的手术资料各项情况比较也经统计学检验，P 值均大于 0.05，提示无统计学意义，组间具有可比性。（本篇略去有关表格，详细资料可见华夏出版社 2004 出版的《邓铁涛学术思想研究》第 2 辑一书）

研究结果，在术后并发症的发生率方面，试验组低于对照组，差异有统计学意义，而两组在术后机械通气时间及住院时间等方面的差异无统计学意义。

在临床症状疗效方面，治疗前两组各项临床症状计分及总分均无统计学差异；至术后2个月，治疗组症状计分总分已低于对照组（差异有统计学意义，$P<0.05$）；至治疗终点（术后3个月），试验组在"心悸"、"乏力"、"肢冷"及总分方面均优于对照组（差异有统计学意义，$P<0.05$，$P<0.01$）。提示经治疗后，试验组主要临床症状改善情况均优于对照组。至治疗终点（术后3个月）治疗组显效率81.8%，总有效率为98.2%；对照组显效率55.6%，总有效率为96.3%；经非参数检验，治疗组临床疗效优于对照组，差异有统计学意义（$P<0.01$）。

在心功能变化情况，治疗前两组 LVEF 差别无统计学意义（$P>0.05$）；至治疗终点（术后3个月）试验组 LVEF 水平高于对照组，差异具统计学意义（$P<0.05$）。提示经治疗后，试验组 LVEF 水平较对照组有显著提高。

在生活质量改善情况，两组 SF－36 各维度计分及总分比较，治疗前，两组在各维度上差别无统计学意义（$P>0.05$）；经3个月治疗后，试验组患者在"生理功能"、"活力"、"社会功能"、"精神健康"和"健康变化"等方面计分高于对照组，差异具统计学意义（$P<0.05$，$P<0.01$），而在"生理职能"、"身体疼痛"、"总体健康"、"情感职能"等方面与对照组比较差异无统计学意义（$P>0.05$）；SF－36 量表总分比较试验组高于对照组，差异具统计学意义（$P<0.01$）。两组 SAQ 各维度计分及总分比较，治疗前，两组在各维度上差异无统计学意义（$P>0.05$）；经3个月治疗后，组间比较显示，治疗组患者在"心绞痛稳定状态"、"治疗满意程度"、"疾病认识程度"等方面计分高于对照组，差异具统计学意义（$P<0.05$，$P<0.01$），而在"躯体活动受限程度"和"心绞痛发作情况"等方面与对照组比较差异无统计学意义（$P>0.05$）；SAQ 量表总分比较试验组高于对照组，差异具统计学意义（$P<0.01$）。

CABG 术后并发症是影响手术成功率的重要因素之一。一组来自 Emory University Cardiac Surgery 包含23，960例病例的调查显示，首次冠脉血运重建术术后需治疗的心律失常的发生率为 26.1%，心室衰竭的发生率为 0.1%，术后 IABP 应用率在 0.7%，二次手术止血的发生率在 2.5%。Guzman 等的研究显示，冠脉手术后围术期心梗的发生率在 1.4%～3.8% 之间。国内吴清玉等报道的阜外医院施行的 1,110 例 CABG 手术，死亡率为 0.81%，术后低心排综合征发生率为 1%，IABP 0.6%，围术期心梗 0.18%，二次开胸止血 0.36%。梅运清等报道北京同仁医院完成的 218 例 CABG 手术患者的术后死亡率为 2.3%。张永等报道北京朝阳医院 108 例 CABG 手术患者，术后心衰发生率 12%，各种心律失常的发生率 13%。吴若彬等对广东省心血管病研究所完成的 391 例 CABG 手术进行了统计，术后死亡率为 3.6%，术后低心排综合征发生率为 14.07%，IABP 16.37%，围术期心梗发生率为 2.3%，二次开胸止血发生率为 4.35%。姬尚义等报道广东省深圳孙逸仙心血管医院所完成的 185 例 CABG 患者的术后死亡率为 6.4%，低心排综合征的发生率为 3.2%。由上可见，国内外研究报道以及国内不同医院报道的数据之间存在较大差异，考虑与各组研究病例的术前状态、各研究医院的手术条件、手术方式均有关。

在心脾相关理论指导下形成的调脾护心治法，对 114 例病例临床研究结果：术后死亡率为 4.38%（5/114），术后低心排综合征的发生率为 13.16%（15/114），使用 IABP 支持的发生率为 5.26%（6/114），围术期心肌梗死发生率为 4.38%（5/114），需药物纠正的心律失常发生率为 26.32%（30/114），二次开胸止血发生率为 5.26%（6/114），肺部并发症发生率为 18.42%（21/114），脑并发症发生率为 5.26%（6/114），肾功能衰竭发生率为 6.14%（7/114）。与上述研究结果比较，本组研究的术后并发症的发生率基本处于中间水平。

综上所述，以邓铁涛教授经验为基础的冠心病血运重建术后中医综合干预方案，经 114 例临床研究结果显示：试验组各种并发症的发生率显著低于对照组，提示术前应用中药干预可调整患者整体状态，提高患者对手术的适应能力，从而减少 CABG 术后患者并发症的发生率，提高手术成功率。手术后两组临床症状均较术前有显著的改善，自术后 2 个月开始，试验组症状计分总分就显著优于对照组，随着治疗时间的延长，两组的差别越来越明显。至试验终点，试验组多数症状的改善情况均显著优于对照

组，如心悸、乏力、肢冷等症状上，两组有非常显著的差别。临床疗效统
计，两组临床疗效随术后时间的延长而逐渐增高，至试验终点，治疗组临
床总有效率达98.2%，其中显效率81.8%，而对照组总有效率为96.3%，
其中显效率55.6%，治疗组临床疗效显著优于对照组。

5. **预防与调理**

冠心病仅限于药物治疗是不够全面的，应采用综合防治的方法，即鼓
励患者树立乐观主义的精神，坚持参加适当的体力劳动和体育锻炼，饮食
清淡等。所有这些，才符合五脏相关学说的要求，是防治冠心病不可缺少
的重要措施。

预防措施以饮食控制为主，也包括其他非药物性生活方式调节措施。
冠心病与下列因素有关：①血脂异常；②高血压；③吸烟；④糖尿病或糖
耐量异常；⑤性别；⑥年龄；⑦肥胖；⑧长期精神紧张；⑨遗传因素。其
中血脂、血压、是否吸烟和血糖尤为重要，是诱发和加重病情的主要危险
因素。通过控制血压、血脂、血糖，戒烟等，可以有效的预防冠心病，提
高生活质量和健康水平。

居处环境应安静，空气新鲜，避免喧哗吵闹。积极参加力所能及的各
种体育活动、体力劳动或文娱活动，注意劳逸结合，合理安排工作。预防
高脂血症应从幼年开始。对高脂血症和高脂血症引起的动脉粥样硬化的预
防应在儿童时期即注意膳食平衡。婴儿期应尽量采用母乳喂养，发现儿童
时期有异常表现或有遗传倾向者，应及早调整控制膳食，控制血脂升高，
防止动脉粥样硬化形成。

饮食宜清淡，尤其是超重者应合理膳食，限制热量，控制体重。血脂
异常患者应坚持低脂低胆固醇的营养平衡膳食，多吃蔬菜水果，允许的食
物有谷类、豆类、豆制品、坚果、水果及蔬菜、鸡蛋清、鱼肉（带鱼、鱿
鱼、墨斗鱼除外）、瘦肉、小牛肉等。应限量的食物有肥肉，脑、肝、肾
及肠等动物内脏、贝类、蛋黄、带鱼、鱿鱼、墨斗鱼、鱼卵、虾、蟹以及
甜点心、糖果、蜜饯、奶油等奶制品。有条件者应尽可能选用植物油（椰
子油除外），少吃动物油（深海鱼油除外）。

具有降脂防止动脉粥样硬化的食物有香菇、向日葵子、大蒜、绿豆、
生菜等。可作食疗的中药有：人参、当归、何首乌、灵芝、枸杞子、芝

麻、玉竹、杜仲、冬虫夏草、桑寄生、丹参、三七、山楂、海带、海藻、陈蒿、金银花、银杏、槐花、葛根、绞股蓝等。可以将这些中药与适当的食物调配食用。应用举例：

（1）山楂饼或糖渍山楂果　适用于血脂异常，膏粱厚味食积难消者。

（2）何首乌汁　每次 20～30ml，每日 2～3 次。适用于血脂异常，大便秘结者。

（3）芝麻糊　每次 1 包，每日 1～2 次。适用于血脂异常，大便秘结者。

（4）桑寄生茶　每次 20～30g，沸水泡茶，每日 2～3 次。适用于血脂异常、动脉粥样硬化血压偏高者。

（5）绞股蓝袋茶　每次 1 包，每日 2～3 次，沸水泡茶。适用于血脂异常者。

（6）人参含片或冲剂　每次 1～2 片（包），每日 1～2 次。适用于心气虚弱者。

保持精神愉快，克服急躁、惊恐、焦虑等不良情绪，避免精神高度紧张或各种因素的刺激。本病与患者精神状态，工作是否紧张关系较大，因此，妥善安排患者的环境与工作，十分重要。当然，患者的内因是决定的因素，做好病人的思想工作与注意劳逸结合，是一个重要的措施。体育疗法，如八段锦、太极拳，已证明是行之有效的方法，不论用之于预防还是治疗，都有可靠的作用。

四、重症肌无力论治与研究

概述　重症肌无力是西医病名。现代中医面对西医诊断的疾病，应注意结合传统医学的理论与方法，在辨证中兼寓辨病，进行分析论治。邓铁涛教授对重症肌无力证治规律的探索是一个有代表性的范例。经过深入研究，邓铁涛提出本病的病机是"脾胃虚损，五脏相关"，以中医为主导的治疗不仅取得了良好的临床疗效，而且也促进了邓铁涛"五脏相关学说"的成熟。

（一）重症肌无力的辨证论治

重症肌无力是一种由乙酰胆碱受体抗体引起的自身免疫性受体病，主要临床特征为受累肌肉极易疲劳，经休息后可部分恢复。全身骨骼肌肌肉均可受累，以眼肌为主，呼吸肌受累则出现肌无力危象，甚至危及生命。中医历代医著对重症肌无力虽未见较完备而系统的记载，但从本病的病理机制和临床表现来看，应属中医的虚损证。

1. 重症肌无力实质属虚损性疾病

重症肌无力不同于一般的虚证，就其病因病机及治疗的难度，应当属于中医虚损病范畴，虚损有虚弱与损坏的双重含义。虚弱着眼于功能，损坏着眼于形体，故虚损是对各种慢性疾病发展到形体与功能都受到严重损害的概括。

重症肌无力是自身免疫性受体病，临床上既有功能性障碍也有实质性损害，病程长且易反复，具有虚损证的特点。因此，重症肌无力不是一般的虚证或脾虚证，其实质应是虚损性疾患。

2. 中医认识重症肌无力病症学术源流

中医学对虚损证早在公元一、二世纪就已有认识，《难经·十四难》记载损脉为病的临床表现及其传变过程：一损损于皮毛，皮聚而毛落；二损损于血脉，血脉虚少，不能荣于五脏六腑；三损损于肌肉，肌肉消瘦，饮食不能为肌肤；四损损于筋，筋缓不能自收持；五损损于骨，骨痿不能起于床。古人认识的虚损病症是个难治的慢性病，它转变过程由轻到重，从上到下；由皮毛血脉肌肉开始，到最后筋缓骨痿不能起床。

历代中医对虚损的论述也十分详尽，而"脾胃虚损"这个病症名称，见于公元十二世纪（金元时代）李东垣的《兰室秘藏》，李东垣是中医脾胃学说的创始人，著有《脾胃论》、《内外伤辨惑论》，创制名方"补中益气汤"，后人在该方基础上发展用于治疗重症肌无力，体现中医一脉相承的学术渊源。

根据中医学虚损的理论，结合脾胃学说脾主肌肉的理论认识及临床运用效果，将重症肌无力的中医病名诊断，归属于"脾胃虚损"是比较适当的。具体还可以结合病位、病性、病机，分别用"睑废"、"痿证"、"大气下陷"进行诊断，紧密联系中医五脏相关理论学说，去认识重症肌无力的各种临床分型。

眼睑下垂为重症肌无力的常见症状，《北史》有"睑垂覆目不得视"

的记载。巢元方《诸病源候论·睢目候》中称"睢目"，亦名"侵风"。《圣济总录·卷第一百一十》称"眼睑垂缓"，清代黄庭镜《目经大成》称为"睑废"，后世称为"上胞下垂"。

重症肌无力的临床特征是一部分或全身骨骼肌异常地容易疲劳，部分病例的骨骼肌可以发生萎缩。《素问·痿论》根据痿证的病因、部位、临床表现及五脏所主，有皮痿、脉痿、筋痿、肉痿、骨痿等五痿之分，其中的肉痿与重症肌无力的症状有类似之处。《素问·太阴阳明论》指出："脾病而四肢不用，何也？岐伯曰：四肢皆禀气于胃，而不得至经，必因于脾，乃得禀也。今脾病不能为胃行其津液，四肢不得禀水谷气，气日以衰，脉道不利，筋骨肌肉皆无以生，故不用焉。"这一论述强调四肢不用，痿软乏力乃脾病所致，脾不为胃行其津液，气血不充而引起肌肉病变，与重症肌无力的临床表现及病理机制颇为吻合，现代的临床观察也证实了这一点。

重症肌无力还可出现延髓支配的肌肉如面肌、吞咽肌、嘴嚼肌无力，面部表情呆滞，说话声音逐渐减低，讲话不清，吃力，吞咽困难，饮水呛咳等。声音嘶哑，中医称为"音喑"。重症肌无力之声音嘶哑，乃因脾虚气陷，肺气虚衰，肾虚无根，致使气机无力鼓动声门而出现声音嘶哑。吞咽困难，中医责之胃。咽为胃之系，上接口腔，下贯胃腑，是胃接纳水谷之门户。脾胃虚衰，则摄纳运化无权；又肾为胃关，胃肾亏损，则吞咽困难。

呼吸困难，需要吸氧或呼吸机辅助呼吸者，是重症肌无力危象。中医称之为"大气下陷"。如张锡纯《医学衷中参西录》指出："胸中大气下陷，气短不足以息，或努力呼吸，有似乎喘，或气息将停，危在顷刻。"

综上所述，中医虽无重症肌无力之病名，但是根据其临床特点及中医的理论认识，将其归属为"脾胃虚损"病之范围是比较恰当的。具体还可以结合病位、病性、病机，分别用"睑废"、"痿证"和"大气下陷"进行诊断。一般来说，成人眼肌型及少年型多属"睑废"范围；成人重症肌无力轻度、中度全身型、伴肌萎缩型多属"痿证"范围；成人重症肌无力重度激进型和迟发重症型，多属"大气下陷"证范围。

3. 脾胃虚损，五脏相关

重症肌无力的病因可归纳为先天禀赋不足，后天失调，或情志刺激，或外邪所伤，或疾病失治、误治，或病后失养，均可导致脾胃气虚，渐而积虚成损。因此，重症肌无力的病机主要为脾胃虚损。脾胃为后天之本，气血生化之源，居于中焦，为气机升降出入之枢机。脾主升主运，脾虚气陷，则升举无力；上睑属脾，故提睑无力而下垂；脾主肌肉四肢，脾虚生化濡养不足，故四肢萎软不能随用；胃主降主纳，与脾相表里，脾虚胃亦弱，则升降之枢机不利，受纳无权，故纳呆溏泄，吞咽困难；脾气主升，上充于肺，积于胸中而为宗气（大气），司呼吸，贯百脉，中气下陷，胸中之大气难以接续；肺之包举无力，故气短不足以息。若胸中大气亦下陷，则气息将停，危在顷刻。

重症肌无力的病机主要为脾胃虚损，然而与他脏关系亦密切。脾病可以影响他脏，而他脏有病也可影响脾脏。从而形成多脏同病的局面，即五脏相关。但矛盾的主要方面，仍然在于脾胃虚损，则气血生化乏源。肝乃藏血之脏，开窍于目，肝受血而能视；肾主藏精，"五脏六腑之精，皆上注于目而为之精"，肝血不足，肝窍失养，肾精不足，精明失养，"精脱则视歧，视歧见两物。"故见复视、斜视或视物模糊，易倦。脾胃为气机升降之枢纽，气出于肺而根于肾，需脾于中间斡旋转运，使宗气充足以司呼吸。脾胃虚损则枢机不运，聚湿生痰，壅阻于肺，故见胸闷、疼痛、气促等。脾病及肾，肾不纳气，气难归根，甚或大气下陷，而出现肌无力危象。声音嘶哑，构音不清，吞咽困难等，亦与脾胃肺肾的病理变化关系密切。有些患者尚有心悸、失眠等症，则是由于脾胃虚损，心血不足所致。

先天不足
后天失调 ｝脾胃气虚—积虚成损—肌肉失养 ｛ 眼睑下垂（上睑属脾）
四肢无力（脾主四肢肌肉）
吞咽困难（胃主受纳）

脾胃虚损

延及五脏

肝血不足，肾精亏损——复视、斜视、眼睑闭合不全
损及肺肾——构音不清、声音嘶哑、饮水反呛、呼吸气短
脾虚及肾——咀嚼乏力、颈软头顷、躯干全身无力
心血不足——表情呆滞、心悸、失眠
肝郁痰结——情绪不稳、烦躁不安、甲亢
肺门纵膈胸腺——胸腺肥大甚至肿瘤
胸中大气下陷——呼吸困难、危象出现

五脏相关

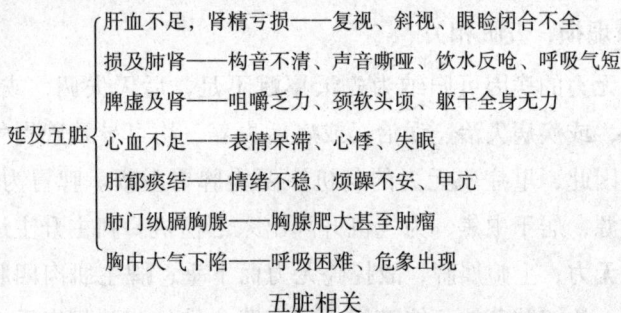

图 1 - 10　重症肌无力病因病机示意图

为了进一步探讨重症肌无力的病因病机和辨证规律，广州中医药大学第一附属医院重症肌无力课题组对 1987 年 4 月到 1991 年 6 月收治的 233 例重症肌无力患者作了系统观察，并对 58 个中医证候做了频率分析，结果表明重症肌无力以眼睑下垂，四肢无力，纳差，便溏，舌淡胖、边有齿印，苔薄白，脉细弱等证候最常见。从而说明本病以脾胃虚损为主的观点是符合临床实际的。

可见，重症肌无力病理机转始终以脾胃虚损为中心环节，并贯穿于此病的全过程，这就是本病辨证论治的着眼点。

4. 重症肌无力辨证

根据上述理论，对重症肌无力的辨证如下。

（1）脾胃虚损　眼睑下垂，四肢痿软乏力，纳差，便溏，舌淡红而胖，边有齿印，苔薄白，脉细弱。

（2）脾胃虚损之兼证

兼肝血不足者，复视，斜视明显。

兼肾虚者，抬颈无力，腰背酸软。阴虚者，口干咽燥；阳虚者，夜尿多。

兼心血不足者，心悸，失眠，夜寐多梦。

兼胃阴虚者，口干，苔剥。

兼痰湿壅肺者，胸闷，气促。痰湿重咳嗽痰黏，苔白厚或白浊。

兼瘀者，舌暗红，尖边有瘀点、瘀斑，脉涩。

兼外邪者，鼻塞流涕，喉痒咽痛，脉浮等。

（3）大气下陷　症见呼吸困难，痰涎壅盛，气短不足以息，气息将停，危在顷刻等肌无力危象。

5. 重症肌无力治疗

对于本病的治疗，根据"虚则补之"、"损则益之"之旨，当以补脾益损，升阳举陷为治疗大法。此外，本病毕竟有先天禀赋不足，精血虚损，况且气为血帅，血为气母，气血相生，故亦应兼顾养血益精以固肾。至于肌无力危象，则以标证为主要矛盾，急则治其标；缓则治其本，对于兼证的处理，则可随证加减，灵活变通。

常用方药如下：

（1）脾胃虚损　补脾益损，强肌健力饮（自拟方）。主要药物有黄芪、党参、白术、当归、陈皮、五爪龙、甘草等。

（2）兼证的处理　兼肝血不足加枸杞子、首乌、黄精、鸡血藤。

兼肾虚加菟丝子、桑椹子，阳虚明显加巴戟、肉苁蓉、淫羊藿；阴虚明显加山萸肉，或加服六味地黄丸。

兼心血不足加熟枣仁、夜交藤。

兼胃阴虚党参易太子参，加石斛、金钗。

兼痰湿壅肺加橘络、百部、紫菀。

兼湿加薏苡仁、茯苓。

兼痰加浙贝母。

兼瘀加丹参。

兼外邪一般用轻剂之补中益气汤，酌加豨莶草、桑叶、千层纸、浙贝母等。

（3）大气下陷之肌无力危象　应及时采取抢救措施，加强吸氧、吸痰，插胃管，鼻饲中药重用强肌健力口服液，辨证使用及其他中成药除痰，保留灌肠等。感染严重可用抗生素。

本病疗程较长，应注意从心理上使病者树立信心，保持精神愉快，以防情志所伤。平时应慎起居，避风寒，预防感冒，避免过劳。不宜滥用抗生素，忌食芥菜、萝卜、绿豆、海带、西瓜、豆腐等性味寒凉的食物，补之以血肉有情之品。凡临床治愈后，需继续服药 1～2 年，以巩固疗效，防止复发。此外，对于原已使用激素及抗胆碱酯酶药物者，中药显效即开始逐渐减量乃至停用，使患者摆脱对西药的依赖，促使病趋向痊愈。

（二）重症肌无力危象中西医结合抢救 26 例报告

重症肌无力的治疗至今仍为世界性难题，而危象抢救则是难中之最。

从1999年至2004年，广州中医药大学第一附属医院共收治重症肌无力患者计：专科门诊265人，住院102人。其中139人使用邓铁涛教授强肌健力口服液治疗并进行对照观察，总有效率为92.7%。[1]住院102例患者中，有26人发生危象，在全国著名老中医邓铁涛教授指导下，中西医结合抢救全部成功出院，现报告如下。

1. 临床资料

本组危象患者26例，男性12例，女性14例，年龄4~69岁，平均（36.81±18.38）岁。自起病出现危象病程平均（33.56±21.81）个月，其中1年内出现危象12例占46.15%，2~4年9例占34.61%，5年以上5例占19.23%。危象的发生率，同期广州中医药大学第一附属医院二内科重症肌无力住院病人102例，26例发生危象占25.49%。危象的发生率与北京协和医院报道的25%相近似。[2]

本组病例均符合危象的诊断标准。重症肌无力危象，是指在患病过程中由于病情加重或治疗不当，导致机体不能维持正常通气和吞咽功能的危急状态，临床主要表现为呼吸困难和吞咽困难。呼吸肌无力出现呼吸衰竭，吞咽肌无力无法吞咽。除引起上述延髓所支配的呼吸和吞咽肌群严重受累外，同时还表现有骨骼肌受累如四肢无力、眼肌受累眼睑下垂等。

本组病例均为肌无力危象，3例曾一度转为胆碱能危象。危象的诱因，呼吸道感染15例，疲劳过度3例，腹泻2例，真菌感染1例，妇科巴氏腺脓肿1例，剖腹产术后1例，月经过多1例，放疗白细胞减少1例，糖尿病酮症1例。并发病症，高血压3例，胸腔积液2例，甲状腺瘤1例。尤其值得注意是，被认为治疗该病最有效的胸腺摘除手术，5例胸腺瘤术后复发（经MRI检查确诊），3例也进行胸腺摘除，但都未能避免危象的发生。本组进行胸腺摘除或胸腺肿瘤手术共计8例，占危象发生率30.73%。

本组病例危象发生的次数，4次1例，3次1例，2次7例，1次17例。曾4次发生危象的患者来自海南，进行胸腺及胸腺肿瘤摘除，在当地医院曾两次危象抢救，第3次危象又再发生时转入广州中医药大学第一附属医院，于2003年4月、2003年11月两次抢救成功。本组26例患者，其中7例由省内外以及境外著名大西医院转入。

为保证资料的真实可靠准确，现按住院抢救时间先后把患者编号表列并附于下供参考（表1-4）。

表 1-4　重症肌无力危象 26 例患者抢救临床资料简表

编号	姓名	性别	年龄	住院号	分型	病程	入院时间	诱发原因及并发症	次数	转归	随访
1.	陈某某	女	34	114961	ⅡB	1 年	1999.1.23	肺部感染，月经过多	1	治愈	健在
2.	区某某	女	53	057457	Ⅳ	13 年	1999.6.15	肺部感染，高血压	2	好转	死亡
3.	何某	女	55	117580	Ⅳ	9 年	1999.7.31	胸腺瘤放疗白细胞减少	1	治愈	健在
4.	郑某某	女	60	126266	ⅡB	3 年	2000.3.7	肺部感染，胸腔积液	1	治愈	健在
5.	朱某某	女	69	126748	ⅡB	6 月	2000.3.26	肺部感染，高血压	1	好转	死亡
6.	李某某	女	50	082152	Ⅳ	4 年	2000.3.25	肺部感染，胸腺瘤，腹泻	2	治愈	死亡
7.	文某某	女	40	136181	Ⅳ	2 年	2001.2.24	肺部感染，胸腺瘤术后	3	治愈	死亡
8.	陈某某	男	21	136292	Ⅲ	6 月	2001.2.28	肺部感染，腹泻	1	治愈	健在
9.	陈某某	女	38	146581	Ⅲ	2 月	2002.4.8	疲劳过度，高血压、失眠	1	治愈	健在
10.	伍某某	男	30	148723	Ⅳ	6 年	2002.6.11	真菌感染，腹泻	1	治愈	健在
11.	温某某	男	19	149549	ⅡB	1 月	2002.7.5	疲劳过度饮食不节	1	治愈	健在
12.	蔡某某	男	47	051362	ⅡB	9 年	2002.8.20	肺部感染，心肌缺血	1	治愈	健在
13.	陈某某	女	31	153446	Ⅲ	1 月	2002.10.31	剖腹产术后，贫血	1	治愈	健在
14.	陈某	女	15	154031	Ⅲ	1 月	2002.11.17	感冒发热，肺部感染	1	治愈	健在
15.	刘某某	女	30	151437	Ⅲ	3 年	2002.11.18	疲劳过度，失眠	1	治愈	健在
16.	苏某某	女	47	153441	ⅡB	6 年	2002.12.18	巴氏腺脓肿，胸腺摘除	2	治愈	健在
17.	严某某	男	29	157469	ⅡB	1 年	2003.3.5	肺部感染，胸腺瘤摘除	4	治愈	健在
18.	易某某	男	11	158344	少年	2 月	2003.4.10	肺部感染，气管切开	1	治愈	健在
19.	陈某某	男	4	159510	少年	8 月	2003.5.3	支肺炎，纵隔占位病变	1	治愈	健在
20.	温某某	男	52	160565	ⅡB	4 年	2003.5.29	胸腺瘤摘除术后复发	2	治愈	健在
21.	黄某某	女	38	162864	ⅡB	3 年	2003.7.31	糖尿病酮症，甲状腺瘤	1	治愈	健在
22.	吴某某	女	53	168927	Ⅲ	1 月	2004.1.3	感冒发热	1	治愈	健在
23.	翁某某	男	40	157750	Ⅳ	1 年	2004.1.7	肺部感染，胸腺瘤	2	治愈	健在
24.	邓某某	男	35	169077	ⅡB	1 年	2004.1.5	胸腺瘤术后，左胸积液	1	治愈	健在
25.	陈某某	男	35	170203	Ⅳ	1 年	2004.2.11	胸腺瘤摘除术后2		治愈	健在
26.	陆某某	男	50	171101	Ⅳ	2 年	2004.3.2	胸腺，甲状腺摘除术后	2	治愈	健在

2. 治疗方案

中医

（1）鼻饲或口服中药　26 例患者均使用邓铁涛教授治疗该病专药——强肌健力系列产品其中之一，分别为强肌健力饮、或强肌健力口服液、或强肌健力胶囊。

强肌健力饮，主要药物黄芪、五爪龙、党参、白术、甘草、陈皮等。根据邓铁涛教授经验，黄芪用量为 60～120g，全方用清水 1500ml 浓煎为 200ml，口服；复渣再煎，用清水 1000ml 再浓煎为 150ml，隔 8 小时后再服。

强肌健力口服液，该药原由广州中医药大学第一附属医院研制，现按照国家食品药品监督管理局批准临床研究通知（〔2002〕4078 号），对危象患者进行临床疗效评价。该药患者容易吞服，医务人员鼻饲容易给药，20～30ml（2～3 支）/次，2～3 次/日。

强肌健力胶囊，该药由广州中医药大学第一附属医院研制（批准文号 95 穗卫医制省字第 A－106 号），危象发生时患者无法吞咽胶囊，可拆开胶囊倒出内装药物粉末，每次 6 粒用 100ml 热开水溶解后口服，或煎煮半分钟凉后服。

（2）黄芪注射液　26 例患者均使用黄芪注射液（又名地奥黄芪注射液，成都地奥九泓制药厂，川卫药准字 1998 第 013433 号）20～40ml（每支 10ml 相当于原生药20g）/日，加入 5% 葡萄糖注射液 250ml，静脉点滴，或高丽参注射液 10ml，加入 10% 葡萄糖注射液 250ml，静脉点滴。黄芪注射液具有益气养元，扶正祛邪，养心通脉，健脾利湿功效，原用于心气虚损之病毒性心肌炎及脾虚湿困之肝炎，临床观察对重症肌无力脾胃虚损型患者有确切疗效。

（3）力衡全临床营养膳　26 例患者均出现吞咽困难，其中 12 例无法吞咽者及时装置胃管，鼻饲由广州中医药大学第一附属医院营养室配制"云浆膳临床营养膳"（或力衡全临床营养膳），成人 250～300ml/次，4 次/日。吞咽困难往往清晨最重，可用"能全力"（又名"肠内营养混悬液"，含膳食纤维，500ml/瓶），早上 7 点从鼻饲管滴入 300ml，儿童患者从鼻饲管滴入 150ml，滴速 150ml/h。危象病人往往已有较长时间吞咽困难，进食不足，营养不良，鼻饲管滴入"云浆膳"、或"力衡全"、或

"能全力"等能有效保证人体能量的供给。所以在抢救过程中吞咽不下者应及时装置胃管，从胃管还可以给予肉汁、牛奶、粥水等，使脾胃化生有源供养五脏，是中医抢救重症肌无力危象成功关键之一。

（4）加强中医护理 肺主气司呼吸，26例呼吸困难患者需要辅助呼吸氧气，装置六参数心电监护，注意血氧饱和度（SPO$_2$）变化，维持在95%～100%最佳。本组气管切开1例，气管插管呼吸机机械通气7例，无创性吸氧18例。邓铁涛教授认为护理十分重要，包括保持呼吸道的通畅，痰涎壅盛及时吸痰、注意口腔清洁；吞咽困难鼻饲药物食物后及时冲洗胃管保持管道通畅，或帮助患者从食道慢慢喂入流质食物时注意饮水反呛；四肢无力颈软头倾患者注意调整体位，帮助病人床上翻身拍背；停留尿管注意膀胱冲洗以及会阴抹洗；要树立患者信心，让患者理解危象抢救一般需要三至四周，第一周病情最重，医患双方需要好好合作，第二周至为关键不要动摇放弃，第三周慢慢好转仍加小心，第四周才能度过难关治愈出院等。为此，邓铁涛基金资助《重症肌无力危象中医护理研究》项目研究。

总之，甘温益气，升阳举陷，顾护脾胃，调补肺肾是邓铁涛教授救治危象之原则大法。

西医药

（1）类固醇激素 26例患者均使用类固醇激素，但用量仅为某著名西医医院抢救危象常规用量1/2或2/3。地塞米松5～10mg/日，平均8mg/日静滴；泼尼松30～60mg/日，平均40mg/日口服；甲泼尼龙120mg/日静滴，以上三种类固醇激素，根据病情只选择其中之一。本组26例无使用免疫抑制剂如硫唑嘌呤等。

（2）抗胆碱酯酶药 26例患者均使用抗胆碱酯酶药，包括新斯的明注射液、溴吡斯的明片。新斯的明注射液0.5mg/次，肌内注射，应对突发的呼吸困难危象，痰涎多可与阿托品0.5mg或山莨菪碱片10mg同用。最大用量每天不超过2mg，即肌注4次。儿童0.025mg/公斤/次。对已经装置胃管的患者，不再注射新斯的明。

口服溴吡斯的明片，60mg/次，4～6次/日。某著名西医常用量为180～720mg/日，本组病例最大用量为360mg/日，另外2例患者用美定隆，又名大力丸、溴化吡啶斯的明，60mg/次，4次/日。

（3）血浆、丙种球蛋白　10 例患者输新鲜血浆 200~400ml，12 例患者静滴丙种球蛋白 2.5~10g（2.5g/瓶），即 1~4 瓶，主要在康复阶段使用。

（4）抗生素　26 例患者均使用抗生素，原则上首先选用普通的青霉素、氨苄青霉素、先锋霉素，或根据病情选用第三代头孢类抗生素如舒普深、罗氏芬、西力新、舒萨林等，红霉素与氯霉素联合使用也有很好效果。大环内酯类药用乎新、搏抗等。抗真菌药用氟康唑。

3. 结果转归及文献对照

26 例患者住院期间，按照上述方案抢救治疗，全部康复出院，近期疗效 100%。远期疗效，随访半年，2 名患者因经济困难在当地病死；随访 1 年以上，1 名患者并发"肝血管瘤未排肝癌"病死，1 名患者入广州某大西医院准备手术摘除胸腺瘤，术前突然发生危象抢救无效死亡，其余 22 例患者现均健在，生活能够自理，可以从事轻工作，远期疗效为 84.62%。

有关死亡率的文献报道，二十世纪六七十年代国外 Osserman 报道为 44.3%，[3] 二十世纪八九十年代国内数间大西医院报道的死亡率大体相似，近年来随着临床抢救水平的提高死亡率有逐渐下降趋势，现按照时间顺序把各地报道表列如表 1-5。

表 1-5　重症肌无力病死率文献报道

医　院	时　间	例数	死亡（%）	文献出处
广东省人民医院	1965~1990 年	14	6（42.9）	广东医学，1993，14（2）：79
南京医大脑科医院	1963~1993 年	29	14（48.3）	南京医科大学学报，1995，15（2）：371
中大第一附属医院	1981~1992 年	196	71（36.2）	临床神经病学杂志，1992，5（2）：93
上海中西结合医院	1992~1998 年	10	3（30）	中西医结合实用临床急救，1998，5（6）：252
广西医科大一附院	1987~1997 年	23	5（21.7）	广西医科大学学报，1999，16（3）：305
南方医院心胸外科	1989~1998 年	31	4（12.9）	第一军医大学学报，1998，19（2）：185
安徽省立医院	近年~1998 年	21	3 例拒绝治疗放弃	综合临床医学，1998，14（1）：32
广东省医学院附院	1998~2002 年	18	3 例放弃治疗	中华新医学，2002，3（10）：925

上述文献均没有报道 1 年后追踪随访的情况。中山医科大学第一附属

医院神经科章成国、陈理娥教授等，综述国内文献公开发表的重症肌无力危象抢救资料196例分析，死亡71例（36.2%），其结论非常客观。重症肌无力危象是临床最紧急状态之一，也是异常凶险、异常风险的内科危重病种，危象可多次发生，即使一次抢救成功，如第二次、第三次再发生抢救则难，家属常因多次抢救无法承担昂贵的费用而拒绝或放弃治疗，病死率实际上是难以避免。南方医院心胸外科对43例患者进行胸腺摘除治疗，其中31例术后发生危象。文献报道抢救方法，大都主张气管切开、大量激素、大量丙种球蛋白、昂贵血浆置换、大剂量抗生素、反复使用抗胆碱酯酶药。与此相比，中医中药实在需要发掘自己在肌无力危象抢救中的特色。

4. 讨论

（1）中医对重症肌无力危象的认识 认识重症肌无力危象，首先要认识重症肌无力。现代医学认为属于神经科疾病，中医根据"脾主肌肉"理论认为属于脾脏病变。早于上世纪八十年代，邓铁涛教授提出重症肌无力应属中医脾胃虚损病症，它有虚弱与损坏的双重含义，不同于一般的脾虚证，其实质是"脾胃虚损"。[4]考脾胃虚损语出李杲《兰室秘藏》，由于临床证候的复杂，邓铁涛教授又用"五脏相关"理论解释。[5]近二十年来，以"脾胃虚损，五脏相关"作理论指导诊治重症肌无力，取得良好临床疗效。

重症肌无力危象一旦发生，呼吸困难乃至衰竭是患者致死原因，无法吞咽脾胃化源断绝不能供养五脏，使病情进一步恶化。本组26例患者，都同时出现上述证候，中医虽无重症肌无力危象病名，但根据患者呼吸、吞咽困难，全身四肢无力三大特点，属于脾胃虚损，大气下陷病症。虚损，反映该病已发展到形体与功能都受到严重损坏的危重本质；大气下陷，体现该病呼吸困难，吞咽不下，气息将停，危在顷刻特点。

考"大气"一词，语出《金匮》"大气一转，其气乃散"。清代医家喻昌《医门法律》曰："五脏六腑，大经小络，昼夜循行不息，必赖胸中大气，斡旋其间。大气一衰，则出入废，升降息，神机化灭，气立孤危矣。"[6]喻昌这段话这是说大气的生理及病理，近代名医张锡纯引喻昌这段话，在《医学衷中参西录》有大气下陷症记载："胸中大气下陷，气短不足以息，或努力呼吸，有似乎喘，或气息将停，危在顷刻。"[7]并以升陷汤（主药黄芪）治之。肌无力危象之呼吸困难，应属气虚下陷或大气下陷之虚损病症，其与哮喘等实证呼吸困难如麻杏石甘汤治疗之喘促气急，张口抬肩，鼻翼煽动不同。呼吸困难吸氧可不辨虚实，但中医处方用药则不能不细加详辨也。

本组 26 例患者中医证候非常复杂。临床证候，呼吸困难 26 例（100%）、吞咽困难 26 例（100%）、四肢无力 26 例（100%），颈软头倾 23 例（88.4%），嘴嚼乏力 21 例（80.8%），眼睑下垂或复视或斜视 19 例（70.1%），语言构音不清 18 例（69.2%），饮水反呛 16 例（61.5%），表情呆滞 14 例（53.8%），发热 14 例（52.4%）。危象诱发因素依次为，肺部感染、疲劳过度、治疗不当、月经过多、妇科巴氏腺脓肿、剖腹产术后、放疗白细胞减少、糖尿病酮症。伴有其他基础性疾病有甲亢、胸腔积液、高血压、冠心病、慢性胃炎、慢性肝炎、血尿等。西药副作用有腹泻（抗胆碱酯酶药所致）、失眠（激素所致）。除此以外，胸腺摘除、胸腺瘤术后复发导致病情更加复杂，邓铁涛教授在会诊时反复强调：危象诱发的原因、出现的证候以及各种并发症，说明中医"五脏相关"的理论不仅对内科各种危重病诊治、同时也对重症肌无力危象抢救具有普遍的意义。邓铁涛教授引金元李杲"脾胃一虚，肺气先绝"语，描绘重症肌无力危象图：

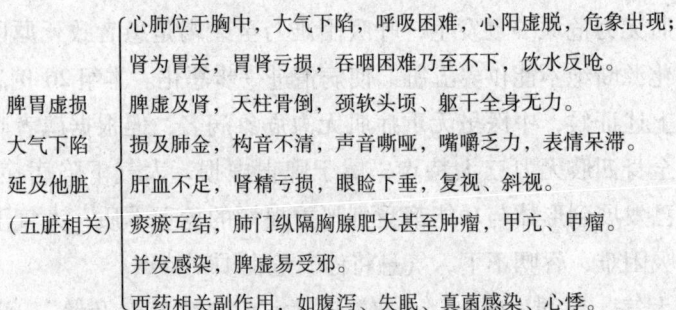

	心肺位于胸中，大气下陷，呼吸困难，心阳虚脱，危象出现；
	肾为胃关，胃肾亏损，吞咽困难乃至不下，饮水反呛。
脾胃虚损	脾虚及肾，天柱骨倒，颈软头顷，躯干全身无力。
大气下陷	损及肺金，构音不清，声音嘶哑，嘴嚼乏力，表情呆滞。
延及他脏	肝血不足，肾精亏损，眼睑下垂，复视、斜视。
（五脏相关）	痰瘀互结，肺门纵隔胸腺肥大甚至肿瘤，甲亢、甲瘤。
	并发感染，脾虚易受邪。
	西药相关副作用，如腹泻、失眠、真菌感染、心悸。

图 1-11　重症肌无力危象示意图

（2）救治危象使用西医药的思路

重症肌无力危象的抢救应提倡中西医配合，26 例危象患者虽然都有用西药，但其指导思想与单纯西医抢救不同，邓铁涛教授在会诊过程中归纳有以下五点：

（1）类固醇激素　目前西医主张激素大剂量冲击，例如某著名西医医院抢救危象冲击疗法激素用量分别为：甲泼尼龙 1000mg/日，静脉滴入；地塞米松 20mg/日，静脉滴入；泼尼松 80～100mg/日，每晨顿服。我们也使用激素，但用量仅为其 1/2 或 2/3，并且运用中药如薏苡仁、茯苓、猪苓等祛湿化浊减轻激素水钠潴留副作用。其他免疫抑制剂，如硫唑嘌呤，国内境外西医也常用，而本组 26 例没有使用。

（2）抗胆碱酯酶药如新斯的明、溴吡斯的明等　应急抢救时我们也使用，但还有一目的，是为了改善病人吞咽，如肌内注射新斯的明后，嘱咐病人抓住吞咽困难短暂改善的时机，赶快服用中药或饮食，时时刻刻注意保护脾胃之气；如连续数次使用新斯的明后引起痰涎壅盛，即装置胃管鼻饲，停用新斯的明。

（3）西医抢救危象，主张大量使用丙种球蛋白，或 1 个疗程 5～7 次血浆置换。本组 26 例，12 例患者静滴丙种球蛋白 1～4 瓶，13 例患者输新鲜血浆 200～400ml。上述药物价格昂贵，疗效与其价格不成正比，如大量使用患者由于经济原因可能放弃抢救。邓铁涛教授认为中药黄芪、党参、白术等甘温补益之品是该病支持疗法的重要药物。

（4）危象多由感染诱发，西医使用抗生素量大高档，我们也使用抗生素，但坚持先低级后高级原则，青霉素类往往是首选。抗生素只有通过扶持人体正气才起好的作用，26 例患者住院期间即使并发感染，中药使用原则仍然是健脾补肾，升阳益气，强肌健力，虽然有"感染炎症"也不用苦寒清热泻火之药。

（5）关于气管切开，目前西医主张早期进行或气管插管，进行机械（呼吸机）通气正压辅助呼吸。本组 26 例危象，1 例行气管切开，6 例行气管插管，使用呼吸机辅助呼吸，其余 19 例采用无创性吸氧方式。气管切开的指征需要很好研究，本组第 26 号患者，在气管插管使用呼吸机后第 7天，准备气管切开，但经努力配合中药第 9 天试脱机成功。

邓铁涛教授指出，危象的抢救，不单纯是医疗技术水平，医乃仁术，治病以人为本。上述措施大大减轻病人经济负担，使抢救得以顺利进行，26 例患者全部康复出院，在广州地区我们抢救费用是最低的，为此曾多次收到病人感谢信和得到社会媒体的肯定。

参考文献

[1] 徐志伟，李俊德. 邓铁涛学术思想研究 [M]. 北京：华夏出版社，2001.

[2] 方圻. 现代内科学 [M]. 北京：人民军医出版社，1998.

[3] Osserman KE. Study in myasthenia gravie：Reduction in mortality rateafter crisis. JAMA，1963，183：97.

[4] 邓铁涛. 邓铁涛医集 [M]. 北京：人民卫生出版社，1995.

[5] 刘小斌，刘友章. 邓铁涛五脏相关理论学说简介 [J]. 上海中医药杂志，2002，(7)：36.

[6] 清代. 喻昌. 尚论篇外四种医门法律 [M]. 上海：上海古籍出版社，1991.

[7] 张锡纯. 医学衷中参西录 [M]. 石家庄：河北人民出版社，1972.

（三）强肌健力饮(胶囊)治疗重症肌无力的理论、临床与药理

（本文节选，全文见《邓铁涛医集》，人民卫生出版社 1995 年版）

重症肌无力（myasthenia gravis）是一种神经肌肉接头传递功能障碍的自身免疫性疾病。最近有关重症肌无力的流行病学调查表明，此病是一种常见的神经内科疾病，年发病率为 8 人/10 万，终生患病率高达 10 人/10 万。自1895 年 Jolly 根据本病之症状特点正式命名为重症肌无力以来，国内外学者对此作了许多研究。直至 20 世纪 60 年代，随着免疫学研究的不断深入，重症肌无力的病因病理和诊断治疗取得了新的进展。中医药治疗重症肌无力疗效确实，从20 世纪50 年代开始已有个案报道。到20 世纪70 年代，开始有了大宗病例报道和理论探讨。海军西学中资料报道用补益脾肾法治疗本病100 例，近期疗效临床痊愈率为86%，远期疗效部分病例随访1～10 年，疗效较巩固，未见复发；张近三等总结用培补脾肾法治疗重症肌无力100 例，临床治愈率占26%，显效15%，有效45%，无效14%，总有效率86%。李庚和将本病分为三型，脾虚气弱型、脾肾气阴两虚型、脾肾阳虚型；共治疗432 例，痊愈52 例（12%），显效198 例（45.8%），无效22 例（5.1%），总有效率95%。陈贯一等将本病分为肝肾阴虚、脾胃气虚、气血两虚三型，共治疗371 例，痊愈211 例（56.9%），基本治愈34 例（9.2%），好转20 例（5.4%），总有效率为72%。邓中光等以益

气升陷为治疗大法，制定基本方加减治疗 51 例，治愈 21 例（41.2%），好转 26 例（51.0%），无效 4 例（7.8%），总有效率为 92.2%。山东省中医药研究所用附子理中汤、补中益气汤和葛根汤，治疗 41 例，治愈 12 例（29.3%），明显好转 17 例（41.5%），进步 9 例（2.2%），无效 3 例（7.3%），总有效率为 92.7%。因此，探索中医治疗重症肌无力的辨证论治规律和疗效机理，发挥中医药特色和优势，是一个既有理论意义又有实用价值的研究课题。

1. 强肌健力饮治疗重症肌无力临床观察

课题组以强肌健力饮为主方，对 252 例重症肌无力患者进行辨证治疗，取得较为满意的效果。

（1）病例来源　本院附属医院和附属省中医院重症肌无力专科门诊病人 191 例，附属医院内二科、针灸科等住院病人 61 例。诊断标准：根据 Osserman 等的诊断标准并参考《实用内科学》和《实用神经病学》的有关内容制定。辨证分型按 1987 年 2 月国家"七五"攻关课题中医科研协作组上海会议脾虚临床组制定的标准。临床分型按 1986 年 9 月全国首届肌病及周围神经病学术座谈会制定的"肌肉疾病分类"，并参考改良的 Osserman 分类。

成人重症肌无力：①眼肌型（Ⅰ型）：仅眼外肌受累；②轻度全身型（Ⅱ-A 型）：四肢肌和其他骨胳肌轻度无力，常伴眼肌受累，一般生活可自理；③中度全身型（Ⅱ-B 型）：四肢肌和其他骨胳肌明显无力，常伴眼肌麻痹和轻度吞咽困难，构音不清，但无呼吸肌麻痹，一般生活不能自理；④重症激进型（ⅲ型）：急性起病，常在数周、数月内即出现严重的球麻痹，大多半年出现呼吸肌麻痹，伴眼、骨胳肌麻痹，易出现危象，生活不能自理；⑤迟发重症型（Ⅳ型）：病程长，大多在 2 年内由Ⅰ、Ⅱ-A、Ⅱ-B 型发展而来，渐见球麻痹、呼吸肌麻痹，生活不能自理；⑥伴肌萎缩（Ⅴ型）：重症肌无力伴肌肉萎缩者。

儿童重症肌无力：①新生儿一过性：为出生后一过性肌无力，见吮乳困难，哭声无力，四肢运动减少，全身肌张力降低，甚至呼吸困难，出生后 6 周可自愈或减轻，患儿母亲有重症肌无力病史；②家族性婴儿型：婴儿期发病，有家族史；③少年型：新生儿后一青春期发病，以眼睑下垂，眼肌麻痹为主；④先天性肌无力：出生时或出生后不久出现症状，以眼外肌受累为主，也可波及面部肌肉，影响摄食，全身性肌无力不常见，其母无重症肌无力病史。

（2）治疗方法　以强肌健力饮为主方进行治疗，3个月为1个疗程，一般治疗1~2个疗程。疗效标准：按1987年2月国家"七五"攻关项目中医科研协作组上海会议脾虚临床组制定的标准，并参考解放军总后勤部卫生部制定的有关标准。

（3）临床综合记分　为了正确评估每种疗法的疗效，作者设计了一种"临床综合记分法"。该法把肌无力程度、临床严重度、西药使用量和疗效有机地结合起来，以肌无力程度和西药使用量为观察指标，按轻重程度分级，各主要症状根据其临床严重程度按评估常用的加权法赋以不同的权值、某症之权值与某等级之乘积为该症的实际得分，各实际得分及西药使用量得分之总和为该患者当时（就诊时、治疗某过程时或结束治疗时）之临床综合记分。最严重为100分，无症状并停用西药为0分。为了便于不同患者的比较，并评估疗效，引入"治疗前后记分相对率"的慨念。治疗前后记分相对率＝（治疗前临床综合记分－治疗后临床综合记分）/治疗前临床综合记分×100%。暂规定，凡治疗前后记分相对率（简称相对率）为90%~100%为临床治愈，相对率<30%或者负值者为无效；相对率60%~90%者为显效，相对率30%~60%者为有效。

治疗结果本组252例中，临床治愈119例（占47.2%），显效97例（38.5%），好转33例（13.7%），无效3例（1.2%），总有效率98.8%。本组病例就诊时临床症状都较严重，经治疗后，病情有明显改善，治疗前后临床综合记分相对率均较高。统计学处理表明，治疗后的疗效与治疗前比较差异有非常显著意义。在252例中，脾气虚型为本病的主要分型，共237例，占94%，其近期治愈与显效率达85%，无效率仅占1%左右。此外，本组临床各型之治愈率、显效率等都颇接近，经统计学处理，差异没有显著性意义（P>0.05），提示用强肌健力饮为主方治疗重症肌无力，对各临床分型的重症肌无力均有一定的效果。而且各病程组的疗效差异没有显著性意义（P>0.05），提示尽管病程之长短相差较远，但以强肌健力饮为主方进行治疗，均可取得较好疗效。

2. 强肌健力饮和泼尼松治疗重症肌无力临床对照研究

泼尼松是目前公认的治疗重症肌无力疗效较好的免疫抑制剂。为了客观评价强肌健力饮治疗重症肌无力的效果，研究组又采用随机分层配对的方法，对 94 例重症肌无力住院病例分别采用强肌健力饮和强的松进行治疗，并对其疗效作了比较。

（1）病例来源　广州中医学院附属医院内二科、针灸科住院病人 47 例，北京协和医院神经科住院病人 47 例，共 94 例。诊断标准、分型标准、疗效标准同上。病例选择：纳入标准：①未经治疗者；②激素治疗停药三个月后复发者；③未用激素治疗，正在使用胆碱酯酶抑制剂或已经使用无效者。排除标准：①正在使用激素治疗者不纳入强肌健力饮治疗组；②已行放射治疗者；③已行胸腺摘除者；④正处于肌无力危象状态者。治疗方法：本院中药组以强肌健力饮为主进行治疗，3 个月为 1 个疗程。协和医院西药对照组用甲泼尼龙 1g/d，静滴 ×3d，地塞米松 20mg/d，静滴 ×7～10d，泼尼松 100mg/d，渐减量，维持量 40mg/d，疗程 3 个月。

（2）治疗结果　泼尼松组的总有效率为 91.5%。强肌健力饮组的总有效率为 95.7%。经统计学处理两者没有显著性差异，提示强肌健力饮与泼尼松一样，对重症肌无力有较好的疗效。但是，泼尼松疗法有相当的副作用。许贤豪等报告，约 48% 病人治疗开始病情加重，其中 86% 需有人工呼吸器，33% 患者呈柯兴体型，26% 诱发白内障，18% 体重增加，12% 有糖尿病，12% 高血压。丛志强等报道，1% 重症肌无力患者类固醇疗法可导致股骨头缺血性坏死。强肌健力饮为主治疗重症肌无力，据临床观察，除个别有口干外，未见有其他副作用。

3. 强肌健力饮治疗前后肌电图分析

为了客观地评价强肌健力饮的确切疗效，研究组对 28 例重症肌无力患者作了治疗前后肌电图分析。

（1）临床资料和检查方法　门诊患者 19 例，住院患者 9 例，共 28 例。男性 10 例，女性 18 例。年龄 6～58 岁，病程最短 1 个月，最长 13 年。28 例均属脾虚型。采用日产 RM－6000 型八道生理仪低频重复电刺激，50Hz，5 次/秒，个别患者 10 次/秒，休息 10 分钟后再行重复电刺激，共重复 3 次。同步记录肌电图，计算每次重复电刺激动作电位衰减百分率，结果取三次衰减百分串之平均值。检查前 6 小时停服抗胆碱酯酶药。在左眼轮匝肌、左三角肌、左小指展肌三个部位同时检查，每个病人治疗前后检查部位绝对相同。

（2）结果分析　本组病例经 3~6 个月治疗后，临床治愈 10 例，显效 11 例，好转 7 例。全部病例治疗前肌电图检查，不同部位重复电刺激动作电位衰减百分率都有不同程度异常，治疗后大多有相应改善，三个受检部位动作电位衰减百分率治疗前后均有显著性差异。肌电图检查结果与疗效基本一致，说明重症肌无力经强肌健力饮治疗后，随着临床症状的好转或消失，神经电生理检查也有明显改善。

肌电图是诊断肌肉疾病的一项重要方法，通过记录神经、肌肉的电活动，就可了解到神经肌肉接头的功能状态。从 1935 年 Lindsly 首次报道重症肌无力肌电图异常至今，重复神经电刺激动作电位衰减效应一直是诊断重症肌无力的主要依据。正常情况下神经末端释放乙酰胆碱（Ach）常超过肌膜去极化许多倍，有很大的安全因素，即使重复刺激也不会使 Ach 耗尽，因而反复刺激时诱发电位幅度不致下降。重症肌无力患者由于乙酰胆碱受体（AchR）减少，安全因素下降，刺激开始尚能引起肌纤维去极化产生肌纤维收缩。当重复刺激时，每次刺激释放的 Ach 不能产生足够大的终板电位，故诱发电位幅度下降。一般的肌电图检查，仅仅以肌疲劳试验是否阳性作为重症肌无力的诊断之用，忽视了肌电图对重症肌无力疗效客观评价的价值。课题组在实践中认识到，肌电图疲劳试验不仅具有定性作用，统计动作电位平均下降率后，还具有定量作用，是一个既定性又定量的客观指标，可以客观评价重症肌无力的疗效。附例：陈某，女，17 岁，因反复左眼睑下垂，伴右眼斜视，复视 6 年入院，住院号 54133。入院时除上述症状外，尚有四肢疲劳，午后为甚，讲话含糊不清，呼吸费力等症。入院诊断为 MG（成人 IIb 型）。1989 年 6 月 13 日 EMG 疲劳试验：重复电刺激动作电位平均下降率：左眼轮匝肌为 32.3%，左脓三角肌为 26%，左小指展肌为 17%。住院期间以强肌健力饮辨证治疗，病情明显好转，四肢乏力、语言不清、呼吸费力等症消失，右眼球运动灵活，偶复视，左睑下垂明显减轻，平视左眼裂由入院时 4mm 增至 10mm。8 月 23 日行 EMG 复查，疲劳试验动作电位平均下降率明显好转，左眼轮匝肌为12%，左肱三角肌为 0%，左小指展肌为 12%。EMG 结果与临床观察一致。

4. 强肌健力饮治疗前后乙酰胆碱受体抗体检测

乙酰胆碱受体抗体（AchRab）的检测对重症肌无力的临床诊断、疗效评定和治疗方法的探讨都具有重要意义。1988 年莫雪安、吕传真等又在 MG 患者血清中测到抗突触前膜抗体（PrsMab），认为这种抗体多见于病程较短和病情较重的患者，且与 AchRab 呈明显正相关。目前常用的检测 AchRab 的方法主要有放射免疫法（RIA）和酶联免疫吸附法（EUSA），后者更易于推广应用。生物素－亲和素系统（BAS）是一新型生物反应放大系统，具有更高的灵敏度和特异性，可用以检测微量抗原和抗体。邓铁涛的学生李顺民博士采用肖保国等利用 BAS 和 ELISA 相结合而建立起来的亲和素－生物素化酶复合物－酶联免疫吸附分析法（ABC－EUSA 法）对这二种抗体进行了同步观察，从而探讨强肌健力饮（胶囊）治疗 MG 效果的客观性和可能作用机制。

（1）研究对象　MG 组 23 例，男 7 例，女 16 例，平均年龄 32 岁，病程平均 3.3 年。23 例中 IIA 型 6 例，II B 型 13 例，其他型共 4 例。脾虚型 21 例，其他证型 2 例。正常对照组 30 例，性别、年龄与 MG 组基本一致。采静脉血 3ml，离心后取血清分装，－30℃保存备用。抗体检测方法：利用 M－银环蛇毒素（α－bangarotoxixα－BGT）特异性地结合 AchR 和 β－银环蛇毒素（β－BGT）与突触前膜特性结合的特性，先以 α－BGT 和 β－BGT 包被酶标板，以达到提纯抗原（肌肉提取液）之目的。然后用 ABC－E 量 ISA 法分别检测 MG 患者血清中的抗乙酰胆碱受体抗体和抗突触前膜抗体。取患者手术后之肌肉标本制备肌肉提出液（粗制 AchR），按福林－酚法测定蛋白质含量后分装备用。主要试剂有 α－BGT（购自中国科学院昆明动物研究所），β－BGT（购自广西医学院蛇毒研究所），生物素化鼠抗人 IgG（批号 88－2），ABC 复合物（批号 90－1），购自上海生物制品研究所。按上海医科大学神经病学研究所神经免疫研究室方法检测，抗体水平以 P/N 值表明。P（患者）为检测待测血清的 OD 值；N（正常人）为同一块酶标板上标准的阴性血清 OD 值，P/N 除数 <2.5 者为阴性。

（2）检测结果　30 例正常人 AchRab 与 PrsMab 均为阴性。23 例 MG 患者 AchRab 阳性率为 91.3%，PrsMab 为 95.7%，经强肌健力胶囊为主治疗后病情都有明显好转，二种抗体水平也有相应下降，有的甚至转为阴性，差异有显著性意义。表明该药对 MG 致病日子有明显的清除作用，为该药的确切疗效提供了免疫学佐证。

5. 强肌健力胶囊免疫调节作用研究

为了探讨强肌健力胶囊的免疫调节作用，李顺民对 28 例 MG 和 30 例正常人作了 IgA、IgG、IgM、C_3、C_4、CH_{50} 和淋巴细胞转化率（LBT）测定，并对部分患者作了治疗前后的动态观察。

（1）材料和方法　MG 住院患者 28 例，男 9 例，女 19 例，平均年龄男 33.3 岁，女 27.1 岁。病程平均为 4 年。28 例中 IIA 型 7 例，IIB 型 14 例，其他型 7 例，全部病例均为脾虚型。正常对照组 30 例年龄、性别与 MG 相近。IgG、IgA、IgM 和 C_3、C_4 测定根据抗原抗体沉淀反应的原理，用单向琼脂扩散法测定。血清抗体与单扩琼脂板由上海生物制品研究所提供。先制备好抗体琼脂板，然后打孔，加入一定量的待测血清，放入湿盒中，37℃培养 24 小时，测量沉淀环直径大小，据标准曲线求出含量。CH50 测定：绵羊红细胞（2% SRBC）与溶血素（抗体）结合成抗原抗体复合物（IC），补体被 IC 激活，经典途径被活化，从而导致 SRBC 溶解破裂，溶血的程度与补体含量呈线性相关，从此测到标本中的补体含量。用 2U 溶血素，1:10 待测血清，2% SRBC，生理盐水，50% 溶血标准管，取小试管 7 支，分别加样，37℃ 30 分钟后，取各稀释度试管与 50% 溶血标准管目测法依表查出相应补体含量。LBT 测定：空腹抽取 0.5ml 静脉血，在无菌操作下，注入含 4ml 培养液的培养瓶中 37℃培养 72 小时，然后分离白细胞，用白细胞涂片，油镜下数 100 个淋巴细胞，分出分化和未分化的淋巴细胞，算出每 100 个淋巴细胞中有多少分化的淋巴细胞，即为淋巴细胞转化率。

结果为 28 例 MG 患者 IgG 和 C_3 高于正常，LBT 则下降，经强肌健力胶囊治疗后 IgG 从 14.62mg/ml 降至 11.33mg/ml，C_3 从 1.10mg/ml 降至 0.91mg/ml，LBT 则从 55.30% 升至 65.00%，差异均有显著性。

大量研究认为，MG 患者血清中的 IgG 和 C_3 及其形成的免疫复合物是阻断神经肌肉兴奋传递，使突触后膜变性的主要原因，T淋巴细胞亚群成分的改变，是B细胞亢进，产生大量抗体的重要因素。强肌健力胶囊能使IgG和C_3值降低，LBT值升高，表明该药有明显的免疫调节作用，能使MG发病机理中免疫反应的异常环节得到改善，这种免疫调节不同于强的松等西药之单纯免疫抑制，而能高者抑之，低者举之。这种双向免疫调节作用是中医药治疗该病的一大特色。

6. 实验性自身免疫性重症肌无力（EAMG），对强肌健力胶囊的疗效和受体药理作用

李顺民利用电鳐AchR免疫接种大鼠制成了实验性自身免疫性重症肌无力（EAMG），对强肌健力胶囊的疗效和受体药理作用进行了探讨。

AchR由邓铁涛的学生张世平博士分离提纯，根据Froehner和Rano的方法进行，并且采用放射配基结合分析，按K1ett等及Schwendimann介绍的DEAE纤维素滤纸法进行AchR的生物活性鉴定，AchR的生化鉴定蛋白定量用考马斯亮蓝G-250测定蛋白浓度，按上海生化所徐琦玲介绍的方法进行，染色后用岛津UV-260紫外-可见分光光度计测定。受体亚基分子量测定采用SDS-聚丙烯既胺梯度凝胶电泳。等电点（PI）测定采用等电聚焦电泳，参照Righetti的方法。受体氨基酸组成分析由广东医药学院梁锦基教师协助完成，用日本Waters公司H-P5890A气相色谱仪，采用该公司创立的PICOTAGTM柱前衍生氨基酸分析法。经生物活性和生化鉴定，证实被纯化的电鳐AchR保留了较高的生物活性，用岛律UV-260紫外可见分光光度计测定，其AchR蛋白质含量为1.63mg/ml。①造模与疗效观察：SD系纯种雌性大鼠，体重150~170g，AchR稀释液与等量完全福氏佐剂（CFA）乳化后，在每只大鼠后腿背部皮内多点注射乳化掖0.4ml，约含AchR蛋白65μg，3周后进行第2次免疫注射，以后酌情追加，逐日观察记录动物一般情况，隔日称重一次。临床症状严重程度参照Lennon和陈世铭法分为四级：没有确切肌无力表现为（-）；四肢力量较差，伴叫抓无力，活动减少为（+）；明显无力，低头弓背，动作不协调、食量减少为（++）；严重全身无力，不能叫抓，体重明显下降，或濒死状为（+++）。造模时定期查AchRab，按ABC-EUSA法。治疗后10天查一次，治疗前后做箭毒致瘫耐量和负荷游泳耐力试验。EAMG治疗组每

日灌胃给强肌健力胶囊混悬液 2ml/g，空白组喂等量清洁水。②体外受体结合试验：分为正常对照组、EAMG 治疗组和空白对照三组，新鲜取下膈肌标本，放入含$^{125}I-\alpha-BGT$，37℃氧饱和 Hanks 液中培养 2 小时，然后反复冲洗标本，制备和修整样品，称重，测每分钟计数（cpm）。

（1）临床观察　35 只免疫鼠 50 天以后部分出现肌无力表现，有明显表现的占 11.4%，轻度症状的占 25.7%，其余 62.9% 无明显症状，经强肌健力胶囊治疗后临床症状有明显好转，EAMG 治疗组体重增加（224 - 210）/210×100% = 6.6%，正常组体重增加（250 - 232）/232×100% = 7.7%，空白对照组体重减少（213 - 196）/213×100% = 7.9%。

（2）AchRab 分析　55 只正常大鼠 AchRab 全部阴性。35 只免疫鼠第一次接种后 21 天 AchRab 阳性率为 53.3%，第二次按种后 10 天为 86.7%。以后经多次免疫注射；所有免疫鼠 AchRab 滴度均升高，正常大鼠 n = 40，x_x = 0.08，SD = 0.04，实验大鼠 n = 30，x_x = 0.82，SD = 0.11，抗体滴度升高 10 倍，但只有 37.1% 的动物出现肌无力症状。本实验对抗体滴度升高与无力的关系未做相关分析。一般资料认为滴度与肌无力无相关性[26]，抗体水平高的动物不一定都有症状，而且症状严重程度与抗体水平间无线性关系。但有症状的动物抗体都明显升高，正常动物（未免疫）血清中没有抗体，这说明抗体在发病机制中起重要作用。强肌健力胶囊治疗前，空白对照组均数为 0.82，治疗组为 0.79，两组差异无显著性（$P > 0.05$）。经治疗后，治疗组抗体明显降低（$P < 0.001$）；空白对照组抗体滴度略有降低，但无统计学意义（$P > 0.05$），治疗后两组均数差异非常显著（$P < 0.001$）。抗体摘度均数标准差为 $x_x \pm SD$。

（3）箭毒试验结果　正常鼠累计致瘫剂量平均为 182.7μg/kg（SD = 28.63），免疫鼠致瘫剂量明显减少，累积量为 90.7μg/kg（SD = 21.08）。两组有显著差异（$P < 0.001$）。治疗组用强肌健力胶囊后箭毒致瘫耐量明显上升，由 94μg 提高到 136.9μg/mg（$P < 0.002$），空白组治疗前后无显著性差异。

（4）游泳试验结果　正常对照组负荷游泳至衰竭下沉时间为 14～22分钟，平均为 18.46 分钟（SD = 2.64）；20 只免疫鼠为 1～16 分钟，平均为 8.15 分钟（SD = 4.94），差异非常显著（$P < 0.001$）。治疗组与空白对

照组未给药前维持时间无显著性差异（$P > 0.05$），给药后，治疗组明显上升（$P < 0.001$），空白对照组无显著性差异（$P > 0.05$）。

n-AchR 结合部位数　结合部位数以每毫克组织 cpm 表示，受体部位百分数计算公式如下，正数结果为增加，负数为减少。受体部位百分数计算公式如下，正数结果为增加，负数为减少。受体部位（%）=（实验样品 cpm - 对照样品 cpm）/对照样品 cpm × 100%。正常、空白对照和治疗组大鼠各 10 只，实验结束后同时处死进行体外受体结合部位数观察。结果正常对照组结合部位数均数为 1503cpm/mg，空白对照组为 1118，二组差异非常显著（$P < 0.001$），EAMG 组 n-AchR 结合部位数减少了 25.6%。强肌健力胶囊治疗组为 1277，高于空白对照组（$P < 0.05$），结合部位数提高了 14.2%。

通过动物实验结果表明，经强肌健力胶囊治疗后，EAMG 的临床症状、AchR 抗体滴度、箭毒致瘫耐量试验和负荷游泳耐力试验各项指标都有明显好转，而且能明显提高 n-AchR 结合部位数，说明强肌健力胶囊对 EAMG 的疗效是肯定的。

7. 结语

该项研究根据中医学的虚损理论，结合脾胃学说脾主肌肉的理论认识和临床运用，阐明重症肌无力的病因病机和辩证论治规律，明确提出"脾胃虚损，五脏相关"是该病的主要病机，治疗上应以补脾益损为主，拟定强肌健力饮（胶囊）为治疗重症肌无力的主方。并且综合报道了强肌健力饮（胶囊）治疗重症肌无力的临床观察与药理研究情况，这些研究结果从临床疗效、免疫调节、神经电生理、受体药理及动物实验等多方面证实，强肌健力饮（胶囊）对重症肌无力的疗效是满意的，值得进一步研究和推广运用。

参考文献

［1］叶锐. 补中益气汤治疗眼睑下垂病例简介. 广东中医杂志. 1958,（5）：4.

［2］姚和清，等. 广东中医杂志 1958,（5）：5.

［3］张近三，等. 重症肌无力辨证施治探讨. 新医药学杂志, 1977,（5）：24.

［4］李庚和. 肿肾学说对重症肌无力症的探讨. 新中医. 1982,（4）：8.

［5］李庚和. 432 例重症肌无力症疗效分析. 上海中医药杂志. 1987,（12）：2.

［6］陈贯一，等．重症肌无力371例治疗体会．浙江中医杂志．1988，（2）：64.

［7］邓中光，等．对重症肌无力的认识（附51例临床观察）．新中医．1988，（4）：1.

［8］山东省中医药研究所，等．中药治疗重症肌无力41例疗效分析．中华内科杂志．1977，（1）：17.

［9］许贤豪，等．重症肌无力治疗的进展．中华神经精神科杂志．1987，29（5）：311.

［10］丛志强，等．重症肌无力患者类固醇疗法所致股骨头缺血性坏死．中华神经精神科杂志．1991，24（3）：173.

［11］Lindstrom J, et al. Myasthenia gravis andthe nicotin5c cholinegic receptor. In：RJ Lefkwlty, ed. Receptor Regulatlon, London：Chapman and Hall, 1981：161.

［12］莫雪安，等．重症肌无力抗突角前膜抗体的检测．上海免疫学杂志．1988，8（6）：420.

［13］吕传真，等．重症肌无力的抗突角前膜抗体及其意义．上海免疫学杂志．1988，8（6）：424.

［14］李绍康，等．生物素－亲和素系统及其应用（上）．国外医学（生物制品分册）．1984，7：97.

［15］肖保国，等．生物素－亲和素系统试剂在检测乙酰胆碱受体抗体上的应用．中华神经精神科杂志．1989，22（1）：5.

［16］FroehnerSG, etal. Comparisionof the suvunitsof Torpedo califomica acetylcholine receptor by peptide mapping. Biochemistry 1979, 18：301.

［17］Klett RP, et, al. The acetylcholine receptor I. Purification and Characterization of a macromolecule isolated from Electorphorus electricus. J Biol Chem. 1973, 248：6841.

［18］Schwendimann B. Acetylcholine receptor－enriched membrane fragments from the electrlc organ of Torpedo marmorta. In：Aiji, et al. ed. Enaymens, receptors and carriers of biological membrane：a laboratory manual. Berlini Springer. 1984, 159.

［19］Chiappinell, VA. Toxins affecting cholinergic neurous. In：Boulton AB, et al, ed. Neuromethods. Vol 12：Drugs as tools in neurotransmitter research. Humana Press, Inc. 1989, 103.

［20］Righetti PG. Isoelectric focusing of peptides. J Chromatogr 1978, 157：243.

［21］Lennon VA, et al. Experimental autoimmune myasthenia：a model of myasthenia gravis in rats and guinea pigs. J Exp Medj. 1975, 141：1365.

［22］陈世铭，等．实验性重症肌无力症状与血清抗体水平的关系。上海免疫学杂志．1990；10：137.

［23］丁玄宙．剧烈运动造成的应激对某些免疫细胞功能的影响．中国免疫学杂志．

1987，3（6）：341.

[24] 毛庆武，等. 某些药物对 N－胆碱受体代谢的影响. 第二军医大学学报. 1984，5：115.

[25] GajdosPH,et al. High－dose intravenous gammaglobulin for myasthenia gravis. Lancet. 1984，1：406.

[26] 陈世铭，等. 实验性重症肌无力与血清抗体、箭毒敏感性及肌电变化之间的关系. 中华神经精神科杂志. 1991，24，（3）：170.

（四）重症肌无力中西医诊疗与调养问题答疑

重症肌无力治疗至今仍然是世界性的难题，病情反复是该病的最大特点，无论是临床医生或者是病人，都会有很多问题提出咨询，因此普及对这一疑难病症的知识，仍然十分必要。长期跟从邓铁涛教授治疗重症肌无力的刘小斌教授系统归纳了有关此病的问题并作解答。

1. 重症肌无力是一种什么样的疾病？

重症肌无力是神经肌肉接头间传递功能障碍所致的慢性疾病，其与自身免疫异常有关，所以又认为是一种自身免疫疾病。罹患该病的患者，轻则眼睑下垂，复视或斜视，眼球转动不灵；重则四肢无力，全身疲倦，颈软头倾，吞咽困难，饮水反呛，嘴嚼乏力，呼吸气短，语言构音不清，生活不能自理，甚至呼吸困难，发生危象。

据北京协和医院神经科许贤豪教授《现代内科学》1998 年版发表的统计资料，该病发病率为 8 ~ 20 人/10 万人，患病率 5 人/1 万人，按 11 亿人口计算，我国患此病人数约 55 万以上，若治疗不及时，则会使病人劳动力丧失，甚至危及生命，对社会和家庭都会带来种种的问题和困难。

2. 重症肌无力如何确诊、分型，与之相鉴别的肌肉疾病有哪些？

应当到医院找神经内科或肌肉疾病专科或眼科医生进行检查。

该病确诊必备条件：有典型横纹肌无力及易疲劳表现，休息后减轻，活动后加重，或朝轻暮重，临床表现为眼睑下垂，四肢无力，吞咽困难等。

参考条件：①新斯的明试验阳性；②肌电图检查重复电刺激呈衰减效应；③抗乙酰胆碱受体抗体试验阳性；④胸部 CT 或 MRI 检查可有胸腺肥

大或胸腺肿瘤。

凡具有上述必备条件及参考条件之一项者，可以诊断为重症肌无力。

至于分型，可分为眼肌型、全身型、延髓型、危象，但目前国内已多采用改良 Osserman 分型方法，例如成人重症肌无力，Ⅰ 型为单纯眼肌受累，Ⅱa 型为四肢肌群及眼肌轻度受累，Ⅱb 型为延髓支配肌群如吞咽肌受累，Ⅲ 型为重度激进型，Ⅳ 型为迟发重症型，Ⅴ 型为伴肌肉萎缩。Ⅲ型、Ⅳ 型类似危象，病情重预后较差。

又例如儿童重症肌无力少年型，新生儿后至青春期发病，以眼睑下垂、眼肌麻痹为主要表现，但 5% 患儿可以出现吞咽、呼吸困难，病情凶险。

与重症肌无力相鉴别的肌肉疾病主要有：①运动神经元疾病，肌肉震颤、肌肉萎缩、肢体无力是该病的三大证候；②肌营养不良症，肌肉假性肥大是该病特点；③多发性肌炎，炎性肌病有肌肉压痛或酸麻，肌酶升高；④多发性硬化，属于脱髓鞘病，头颅 CT 或 MRI 很重要，大脑半球白质可发现散在、多发的低密度病灶。

3. 目前国内外如何治疗重症肌无力？

重症肌无力治疗目前虽然是世界性难题，但并非绝症。常用的治疗方法有：①抗胆碱酯酶药物如新斯的明、溴吡斯的明等；②皮质类固醇激素如泼尼松、地塞米松等，以及其他免疫抑制剂如硫唑嘌呤；③胸腺手术摘除或胸腺放射治疗；④血浆置换疗法；⑤中医中药。上述五种方法可根据病情在医生指导下使用。

4. 广州中医药大学第一附属医院如何运用中医药治疗重症肌无力？

强肌健力系列，是指邓铁涛教授治疗重症肌无力三种制剂，即强肌健力饮、强肌健力胶囊、强肌健力口服液。三种剂型的形成，经历半个多世纪，体现了邓铁涛教授自 20 世纪 50 年代开始应用中医脾胃、虚损以及五脏相关理论，指导重症肌无力的治疗学术历程。

（1）强肌健力饮 药物组成主要有黄芪、党参、白术、当归、陈皮、五爪龙、甘草等。功效强肌健力，补脾益损，主治脾胃虚损（或虚弱、气虚）型重症肌无力患者。兼有其他证候者，可以此方加减用药。肝血不足加枸杞子、首乌、黄精。肾虚加杜仲、紫河车、菟丝子、桑椹子，阳虚明显加巴戟、肉苁蓉、淫羊藿；阴虚明显加山萸肉，或加服六味地黄丸。心血不足加熟枣仁、夜交藤。胃阴虚党参易太子参，加石斛、金钗。痰湿壅肺加橘络、百部、紫菀。兼湿加苡仁、茯苓。兼痰加浙贝母。兼外邪一般用轻剂之补中益气汤，酌加豨莶草、桑叶、千层纸、浙贝等。

（2）强肌健力胶囊　功效：补脾益气，强肌健力。主治：重症肌无力等神经肌肉疾病，症见眼睑下垂，复视斜视，四肢无力，气短体倦，嘴嚼乏力，吞咽困难，饮水反呛，或肌肉萎缩等。规格：0.5×36粒。用法与用量：口服，成人1次4~6粒，1日3次，小儿酌减。

（3）强肌健力口服液　临床重症肌无力病人有吞咽困难，将其制成口服液，较其他固体制剂易于吞服，在危象抢救中使用。功效：补脾益损，强肌健力。主治：脾胃虚损之重症肌无力。规格：10ml×6支装。服法：口服，成人每日3次，每次2支，儿童酌减。

5. 什么是重症肌无力危象，如何处理？

重症肌无力危象，是指患者在患病过程中由于病情加重或治疗不当，导致机体不能维持正常通气和吞咽功能的危急状态，临床主要表现为呼吸困难和吞咽困难。呼吸肌无力出现呼吸衰竭、吞咽肌无力无法吞咽。除引起上述延髓所支配的呼吸和吞咽肌群严重受累外，同时还表现有骨骼肌受累四肢无力、眼肌受累眼睑下垂等。诱发危象的原因，据我们抢救55例危象患者的资料，依次为呼吸道感染、药物使用不当、胸腺肿瘤或胸腺手术后、疲劳过度、腹泻、真菌感染、剖腹产术后、月经过多、放疗白细胞减少、糖尿病酮症等。

危象一旦发生，马上送医院进行抢救。基层医院可用：新斯的明针0.5~1mg，肌内注射；阿托品针0.5mg，肌内注射；50%葡萄糖40ml，加地塞米松5mg，静脉注射。以上措施，30分钟内可重复一次，如仍无效，血氧饱和度低于95%、呼吸表浅40次/min，或血气分析二氧化碳储留超过80mmol/L，考虑气管插管或鼻腔插管上呼吸机。

危象发生多同时出现吞咽困难，无法吞咽者应及时装置胃管，从胃管（鼻饲管）滴入"能全力"、"云浆膳"或"力衡全"，从胃管鼻饲中药"强肌健力口服液"，还可以从胃管鼻饲给予肉汁、牛奶、粥水等，使脾胃化生有源供养五脏，是中医抢救重症肌无力危象成功关键之一。

6. 中医药参与危象抢救的理论及实践怎样，抢救成功率有多少？

中医虽无重症肌无力危象病名，但根据患者呼吸、吞咽困难，全身无力三大特点，属于脾胃虚损，大气下陷病症。虚损，反映该病已发展到形体与功能都受到严重损坏的危重本质；大气下陷，体现该病呼吸困难，吞咽不下，气息将停，危在顷刻特点。从 1999 年至 2006 年，以邓铁涛教授"脾胃虚损，五脏相关"理论指导，以强肌健力系列方药救治重症肌无力危象 55 例，均获成功。

邓铁涛教授研制强肌健力口服液是治疗该病专药，已经在广东省中医院、中山大学第一附属医院、广州中医药大学第一附属医院、广州市慈善医院、深圳市中医院临床使用。

重症肌无力危象是高风险病种，再高明的医生在抢救中也不能万无一失。鬼门关前，中医、西医都可以救命，我们体会中西医结合效果较好，具体的用药措施，每个医院都有一套成熟的方案。中西医结合优点是，抢救成功率较高，费用也较低，符合中国国情，患者及其家属能够接受抢救的全过程。

关于病死率，二十世纪七十年代国外 Osserman 报道为44.3%，二十世纪八九十年代国内数间大西医院报道的死亡率大体相似，近年来随着临床抢救水平的提高死亡率有逐渐下降趋势。有学者综述国内文献公开发表的重症肌无力危象抢救资料 196 例分析，死亡 71 例（36.2%），其结论非常客观。因为危象可多次发生，即使一次抢救成功，如第二次、第三次再发生抢救则难，家属常因多次抢救无法承担昂贵的费用而拒绝或放弃治疗，病死率仍然难以避免。

7. 重症肌无力患者应避免使用哪些药物？

（1）庆大霉素、链霉素、卡那霉素、新霉素、四环素、土霉素、杆菌酞、多黏菌素、妥布霉素。

（2）非那根、地西泮、艾司唑仑、氯硝安定、阿普唑仑、吗啡、乙醚、麻醉肌松剂、普鲁卡因（慎用），氨基苷类药物（慎用）。

（3）奎宁、奎尼丁、普鲁卡因酰胺、氯丙嗪、奋乃静，倍他乐克。

（4）箭毒、琥珀酰胆碱。

（5）胸腺素、卡慢舒、康宁克通（慎用），免疫增强剂慎用。

（6）蟾酥及其中成药如六神丸、喉疾灵等，珍珠层粉（慎用），香丹注射液。

（7）不要随便给儿童重症肌无力患者服用市面出售的各种自称含有增强免疫作用的营养品。

8. 重症肌无力合并感染、发热时选用哪些抗生素及退热药？

重症肌无力合并感染可使病情加重，容易诱发危象发生，因此正确选用抗生素很重要。建议选用青霉素类头孢类，如青霉素、氨苄青霉素、舒萨林、阿莫西林；二代产品如头孢氨苄（先锋霉素4）、头孢唑林（先锋霉素5）、头孢拉定（先锋霉素6），其中头孢唑林静脉滴注效果较好；三代产品如舒普深、头孢曲松、头孢呋辛、优普酮、特治星等。四代产品如马斯平、亚胺培南（泰能）等。大环内脂类，如阿奇霉素、罗红霉素。红霉素、氯霉素虽然是老药，也有较好效果。

真菌感染，抗真菌药提倡外用。如口腔真菌感染，用氟康唑每天1粒，开水嗽口。如果确是需要静脉或口服用药，不宜超过3~5天。可用大扶康针1天0.2g，静滴；或氟康唑针1天0.2g，静滴。若需要口服抗真菌药，可以用氟康唑胶囊，1次1粒，1日1次。不要用两性霉素B静脉滴注，危象性极大。

感冒发热，可以选用以下退热药：口服复方阿司匹林（APC）或百服咛（日夜百服咛、加合百服咛均可），或泰诺林，儿童可用幼儿百服咛退热滴剂或美林（布洛芬混悬液），流鼻水痰涎多可用速效伤风胶囊（氨珈黄敏胶囊，广州白云山光华制药厂出品好）。肌内注射针剂，单纯眼肌型或轻度全身型的高热，可以使用复方氨基比林注射液（凡拉蒙注射液）；但有吞咽困难、呼吸困难的发热患者不能用。可以用柴胡注射液。感冒发热一般用中成药较稳妥，如维C银翘片、小儿速效感冒片（冲剂）、感冒退热冲剂（广州中医大一附院制剂）等。

9. 重症肌无力患者要注意哪些事项？

包括日常饮食调养、生活起居、避免使用某些影响病情药物。

（1）饮食调养原则　少食寒凉，多食温补。少食寒凉，是指日常饮食，尽量避免服食芥菜、萝卜、绿豆、海带、紫菜、西洋菜、白菜、黄花菜、剑花、西瓜、苦瓜、冬瓜等寒凉之品。多食温补，根据中医"劳者温之"、"损者益之"的理论，重症肌无力患者宜多食甘温补益之品。一般来说，甘味食物能够起到补益、和中、缓急的作用，因此多以此来滋补强壮，治疗人体五脏、气、血、阴、阳任何一方之虚证。性温食物，食后能够起到温中、补虚、散寒的作用，气虚阳虚者可以选用。如牛肉性温味甘，邓铁涛教授经常嘱咐用淮山、杞子煲牛腱（广州方言，指牛的肌腱），或淮山杞子煲牛蹄筋。也可以用牛腱或牛肉（瘦猪肉亦可）切碎后用清水泡浸 20 分钟，再煮滚 15 分钟，服牛肉（或猪肉）汁，渣弃掉。

（2）生活起居　要注意预防感冒，未病先防，既病防变。要注意休息，患者受累的骨骼肌肉，经过休息后都可以有不同程度的恢复。因此，休息调养身体，避免剧烈体育运动，避免劳累对于防治该病是十分重要，它可以帮助受累肌肉功能的恢复。眼睑型重症肌无力患者朝轻暮重，朝轻，是因为身体经过一夜的休息；暮重，是因为身体经过一天的劳累。儿童重症肌无力眼睑下垂的患者，晚上不宜长时间看电视，看电视时双眼聚精会神固定于荧屏，眼肌容易疲劳，故眼睑下垂特别明显。此外，调节七情，珍惜精气，勿使作劳，顺应自然，树立信心，也是必不可少的，特别是顺应自然，是指顺应人体正常生理发育成长的过程。经常有患者及其亲属问，得了重症肌无力，能不能读书？能不能工作？能不能结婚？能不能生育？等等。我们知道，重症肌无力是个慢性病，需要长时间的服药治疗，即使是经过服药近期临床治愈后，仍然需要坚持 1～2 年的治疗才能彻底。因此，我们认为病情稳定的患者，可以一边服药治疗，一边读书工作，这比较符合现实。小孩该读书上学的，读书上学；成人该上班工作的，上班工作；青年女性该结婚生育的，结婚生育，这就是顺其自然。事实上，在经过我们治疗的上千例患者中，绝大部分病情稳定，可以象正常人一样的生活、学习、工作，不少的青年女性还结婚生孩子，母子身体健康发育情况尚良好。

（3）重症肌无力的饮食　煲汤，可以黄芪 60g（燥热者改五爪龙）、党参 30g。两者为主，失眠者加百合、龙眼肉；湿重者（服激素）加薏苡仁、芡实；脾虚者血糖高者加淮山；眼睛视力模糊加杞子。可以煲瘦肉或猪脊骨。

重症肌无力伴肌肉萎缩者，或者其他神经肌肉疾病患者的饮食调养，以下的饮食疗法，选择其一，交替使用。（一周可服用 1~2 次）。①沙虫干 1~2 两，煲瘦肉 4 两；②生鱼膘（或鱼胶干）5~10 只，生油锅煎，煲瘦肉 2~4 两，成乳白色汤；③若有感染，用膨鱼鳃 1 个，分 4 次煲瘦肉 2~4 两，成乳白色；④活全蝎 10 只，生油煎死，煲瘦肉 2~4 两，成乳白色汤即可（有肌肉震颤跳动者可选此方）。

注：肌萎缩是指机体横纹肌体积的缩小、肌纤维的减少。病理上，在显微镜下男性成人骨骼肌纤维 35μm 以下（正常为 48~65μm），女性在 28μm 以下（正常为 33~53μm），诊断为肌萎缩。肌萎缩应与消瘦鉴别，前者多为局部现象，肌萎缩部位伴肌力减退；后者为全身普遍现象，肌力一般正常。

10. 重症肌无力能否"根治"？

重症肌无力并非不治之症，部分患者是能够临床治愈的。"根治"是民间俗语并非医学专业术语，也就是治好的意思。由神经科专家制定的疗效评定标准分为五级：①临床治愈：临床症状和体征消失，能正常生活、学习和工作，停用一切治疗重症肌无力的药物，3 年以上无复发；②临床近期治愈：临床症状和体征消失，能正常生活、学习和工作，停用一切治疗重症肌无力的药物或药量减少四分之三以上，1 个月以上无复发；③显效：临床症状和体征有明显好转，能自理生活、坚持学习或轻工作，治疗重症肌无力药物的药量减少二分之一以上，1 个月以上无复发；④好转：临床症状和体征有好转，生活自理能力有改善，治疗重症肌无力药物的用量减少四分之一以上，1 个月以上无复发；⑤无效：临床症状和体征无好转，甚至恶化。

（五）重症肌无力饮食验方介绍

1. 基本方

北芪 60g，党参 30g 或五爪龙 60g 煲瘦肉或猪脊骨。

加减：失眠者加百合 30g。

湿气重者加薏苡仁 30g；腹泻者加淮山 30g。

心烦、燥热者加龙眼肉 30g。

复视者加枸杞子 30g，或金钗石斛 10g 煲瘦肉二两，或膨鱼鳃一个分四次煲瘦肉。

2. 日常生活饮食验方

（1）黄芪党参煲猪腱（瘦猪肉）汤

组成：黄芪 30~60g，党参 15~30g，猪腱（或瘦猪肉）250g，生姜、食盐适量。

功效：补脾益损。

适应证：脾胃虚损之重症肌无力，其他神经肌肉疾病肌肉萎缩属脾胃虚损者也可。

（2）淮山杞子芡实薏苡仁汤

组成：淮山 30g，枸杞子 10g，芡实 30g，薏苡仁 30g，瘦猪肉适量。

功效：健脾祛湿。

适应证：脾胃虚损之重症肌无力，长期服用激素、抗胆碱酯酶药物治疗有肥胖虚肿及胃肠不适患者。

（3）牛腱（即牛肉肌腱）健脾补肾汤

制法：牛腱 90g，切碎，用水一碗余，浸泡 20 分钟，水变至淡红色，牛腱之营养物质逐渐为水所溶解，再煮滚，慢火熬，约 15 分钟，去渣，服肉汁。可根据个人口味，加生姜两片，食盐少许。也可配药材淮山、枸杞子，煲汤或炖服；或配黄芪、党参、巴戟天、大枣、生姜，慢火煮至牛肉烂熟，加适量盐调味，食肉喝汤；或配党参、川杜仲、生姜慢火煮至牛肉烂熟，加适量盐调味，食肉喝汤。

功效：补益脾肾。

适应证：脾胃虚损、脾肾虚损之重症肌无力辅助治疗。

（4）瘦猪肉汤

广东珠江三角洲水热地湿，部分患者服食牛肉后有燥热感，可改服瘦猪肉汤。

制法：瘦猪肉 90g，切碎、用水一碗余，浸泡 20 分钟，水变至淡红色，瘦猪肉之营养物质逐渐为水所溶解，再煮滚，慢火熬，约15分钟，去渣，服肉汁。可根据个人口味，加生姜两片，食盐少许。

功效：健脾益气，补而不燥。

适应证：过去医院的营养餐流质，大都为瘦猪肉汤，适应于各种慢性虚损性消耗性疾病的辅助治疗，其治法简单且功效确切，尤适应重症肌无力患者及神经肌肉疾病患者。

（5）五爪龙煲猪脊骨

组成：五爪龙30~60g，猪脊骨120g，大枣、生姜、食盐适量。

制法：将五爪龙洗净，若是鲜品需蒸晒去青味，方能为饮片药用。加水四碗约1000ml，煲滚后慢火煎煮至约一碗约250ml。

（6）鱼胶（鱼鳔）煲瘦猪肉

鱼胶，广东方言"鱼卜"，常用淡水鱼如鲩鱼、大头鱼、鲤鱼的鱼鳔；咸水海鱼的鱼鳔多叫鱼胶。

制法：鱼胶30g，瘦猪肉90g，生姜、食盐适量，煲汤至奶白色。如果是新鲜的鱼鳔，稍用花生油煎后去腥味，再煲汤。

（7）马铃薯番茄煲瘦肉（猪脊骨）汤

制法：马铃薯约250g，蕃茄约50g，瘦猪肉（猪脊骨）三两，食盐适量。加水四碗约1000ml，先煲马铃薯瘦猪肉，番茄后下，慢火煎煮至一碗约250ml。

功效：补脾益气解毒。

适应证：脾胃虚损兼有感染之肌肉疾病患者。

附：煎药说明

成人

第一次：1000ml $\xrightarrow{\text{煎煮至}}$ 200ml

第二次：700ml $\xrightarrow{\text{煎煮至}}$ 150ml

7~13岁儿童

第一次：750ml $\xrightarrow{\text{煎煮至}}$ 150ml

第二次：500ml $\xrightarrow{\text{煎煮至}}$ 150ml

7 岁以下儿童

第一次：500ml $\xrightarrow{\text{煎煮至}}$ 100ml（3 岁以下服 50ml）

第二次：300ml $\xrightarrow{\text{煎煮至}}$ 100ml（3 岁以下服 50ml）

若药材质量较差（即第二次煎药时已无味道）或患者服药有腹泻等不良反应，则每剂药只须煎煮服用一次即可。

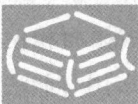 **方药心得**

　　医家审症论病，最终要靠临床上的方药来体现疗效。邓铁涛教授临证处方不拘一格，既善用经方亦乐用时方，又常能加以新意，自创新方；用药既深研常药之妙，又随证巧用地方草药，增强疗效。临证之余，邓铁涛教授曾就一些常用药物和成方的使用经验撰文介绍，现整理于本章以供学习。而邓铁涛自拟诸方，更能体现其临床学术思想，邓老本人的有关论述以及学生们的临床研究，对理解和学习这些验方的的组成与运用均具参考价值。

一、用药心法

（一）黄芪

　　清代王清任善用黄芪，邓铁涛师其法，用之得当，确有奇效。曾作归纳，介绍如下。

1. 陷者举之

　　重用黄芪以升陷，其适应证为脏器下垂（如胃下垂、子宫下垂、脱肛、肾下垂等等）、重症肌无力、肌肉萎软、呼吸困难、眩晕等属气虚下陷者。以上诸症皆因气虚下陷，升举无力，致使脏器提升不起而下垂；或清阳不升，诸阳不能汇于巅顶而眩晕；或宗气不充而难司呼吸出现呼吸困难；或肺气难支，吐故纳新受阻，朝百脉之职难司，四末失养而肌肉萎软无力。胃黏膜下垂者可用四君子汤加黄芪30g，再配枳壳3g以反佐，一升一降，升多降少。所以要用枳壳反佐，因胃属腑主受纳，胃气以降为顺，虽然黏膜下垂需升，但胃气需降，故重用黄芪补气升提以治黏膜下垂，而反佐枳壳以顺应胃气之下降，以促进胃黏膜之复原。

治脱肛，内蒙古《中草药新医疗法资料选编》载方：用黄芪120g、防风9g。此方实出王清任治脱肛之黄芪防风汤。王氏方：黄芪四两，防风一钱。李东垣认为：防风能制黄芪，黄芪得防风其功愈大，乃相畏而相使也。可见王清任之黄芪防风汤实源出于东垣，防风之份量不宜多用。此法治脱肛的确有效。

子宫脱垂，治以补中益气汤加首乌。加首乌之意，一者在于引经，二者因胞宫冲任所系，全赖阴血所养，气得血养，血得气行，气血充和，冲任得调，所系之胞宫则能复其原位。若能配合针灸，加强冲任之调理，则取效更捷。

重症肌无力，治以强肌健力饮，此方为自拟经验方，亦重用黄芪为主药。重症肌无力症侯较复杂，除眼睑下垂外，可有复视，吞咽困难，构音不清，四肢无力，重者呼吸困难，大气下陷，危及生命。邓铁涛认为该病的最大特点是肌肉无力，因脾主肌肉，故此是脾胃气虚之证，并由虚至损，且与五脏相关。治疗上紧抓脾胃虚损这一病理中心环节，重用黄芪以补气升陷，同时针对兼夹之证调理五脏，重补脾胃，以运四旁，促病痊愈。

2. "升"者平之

此处言"升"，血压升高也。高血压一病，肝阳上亢者为多，临床上多使用平肝潜阳、降逆熄风之品，但亦有不然者。邓铁涛治疗气虚痰浊型之高血压者，则重用黄芪合温胆汤以治之。据《中药研究文献摘要》所载日本寺田文次郎等报告："与其他六种可以注射的降血压制剂比较，证明黄芪的作用强大。虽然有的药剂可使血压有持续性下降的作用，但此种药剂大量使用后，可使动物衰弱。"这一结论，从药理研究角度支持了重用黄芪可以降压。此外，邓铁涛赞同以下的论点：血压之所以升高，是身体自我调节的一个信息，是内脏阴阳失调的结果而不是原因。当然，高血压经久不愈，进一步可引起心脑肾之病变，西医正因为注意高血压对心脑肾病变的影响，故以动脉血压指标作为辨病诊断的根据，作为治疗的对象，而千方百计地寻找降低血压之药品。近年有些学者，从辨证论治的角度，重新评价这个观点。认为血压升高的原始动因是血流供求的不平衡，其中尤以心脑肾为重要。这三个器官血流需求量很大，当心脑肾血流供求不平衡，发生血压升高，升高血压对维持上述器官的血液供求量方面起着特别重要的作用，而血压长期升高的严重后果，也主要表现在这三个重要器官血流供求矛盾的严重脱节。既然血压升高的深一层本质是血流供求的不平衡，而血压升高本身，又是体内为着克服此种不平衡的代偿反应的努力还不尽善和不成功，于是才有导致血压升高的血管反映持续存在。血压升高并不纯粹是消极的病因病理破坏，不应当是治疗压制的对象，它被看成是治疗的服务对象和依靠对象。治疗若从帮助改善血流供求关系，帮助血压升高所要去实现的调节反应，因势利导，促其成功，则不需要再有高血压反映的持续激起。这一论点正道出了治气虚型高血压重用黄芪，就在于调节脏腑阴阳之平衡，改变"重要器官血流供求矛盾的严重脱节"的局面，促使"血压升高的血管反应"缓解而达到降压之效果。这就是重用黄芪以降压之机理所在。

对于高血压危象，邓铁涛常用针刺太冲穴（双），重用泻法，留针三、四十分钟，根据情况一天 1~3 次治疗，并加服中药，多数取得较满意之疗效。中医治疗中风之针刺疗法，往往就因能疏通经脉，平调气血阴阳而调整血压，收到迅速治疗效果。这亦是上述机理的有力佐证。

怎样解释黄芪降压与升陷之理？有人会想到中药往往有"双向作用"，故黄芪又能升提又能降压。如何掌握升降之机？邓铁涛的体会是：黄芪轻用则升压，重用则降压。为什么药理研究只得一个降压的结果？因为动物实验都是大剂量用药进行研究的，所以得出降压的结果。邓铁涛治疗低血压症，喜用补中益气汤，方中黄芪的份量不超过 15g。治疗气虚痰浊型高血压，他喜用黄芪合温胆汤，黄芪份量必用 30g 以上。

诚然，论方剂补中益气汤除了黄芪之外还有柴胡与升麻，可使升提之力倍增；在重用黄芪降血压时亦可加潜阳镇坠之品，效果当然更好，但不加镇坠药亦有降压作用，这是可以肯定的。邓铁涛曾会诊一中风患者，偏瘫失语而血压偏高，辨证为气虚血瘀之证，处方以补阳还五汤，黄芪照方用四两，该院西医生对黄芪四两有顾虑，拟加西药降压，晓之以理，照方服药后血压不升反降，乃信服。

虽说黄芪重用可以降压，有证有据，但黄芪仍然是益气升阳之药，这一点不可不加以注意。如果辨证为肝阳上亢或有内热之高血压亦想用几两黄芪以降压，则犯"实实之诫"了！慎之，慎之。邓铁涛认为，由此可见，药理学之研究目前尚未能为我们解答全部之问题，仍须辨证论治。

3. 攻可补之

张锡纯认为，黄芪之升补，尤善治流产崩带。但重用黄芪可下死胎，这是邓铁涛的经验。死胎之于母体，已转变为致病之物——"邪"，病属实证。自宋代以来，妇科方书，下死胎习用平胃散加朴硝。平胃散是健运胃肠湿滞的主方，苍术猛悍为健运主药；厚朴、陈皮加强行气燥湿之力；加朴硝以润下。前人认为，"胃气行则死胎自行，更投朴硝则无不下矣。"明代以后，《景岳全书》提倡用脱花煎催生与下死胎，此方以行血为主，兼用车前、牛膝以利下。平胃散着眼于气滞，脱花煎着眼于血瘀。

邓铁涛曾治一气阴两虚之胎死腹中之患者，初用平胃散加芒硝，并配合针灸，后用脱花煎，皆因药证不符而未效，再经仔细辨证，借用王清任治产难之加味开骨散，重用黄芪120g，外加针灸，1剂而死胎产下。开骨散是以宋代龟甲汤加川芎而成，明代又名加味芎归汤，此方重用当归、川芎以行血，龟板潜降，血余炭引经而止血，本方不用攻下药和破血药，故明代以后多用以治产难。清代王清任认为，本方治产难有效有不效，缘于只着重于养血活血忽视补气行气，故主张在开骨散的基础上，重用黄芪以补气行气，使本方更臻完善。邓铁涛解释此例何以用加味开骨散取效？缘患者妊娠八月，胎动消失七天，诊其舌淡嫩，剥苔，脉大而数，重按无力更兼问诊知其妊娠反应较甚，呕吐剧烈，食纳艰难，致使伤津耗气，病虽实而母体虚，本不任攻下，故用平胃散加味和脱花煎无效。傅青主指出："既知儿死腹中，不能用药以降之，危道也；若用霸道以泻之，亦危道也。盖生产至六七日，其母之气必甚困乏，乌能胜霸道之治？如用霸道以强逐其死子，恐死子下而母亦立亡矣。必须仍补其母，使母之气血旺，而死子自下也。"实践证明，傅氏这一论点是正确的，为下死胎另辟路径。傅氏主张用疗儿散治之，邓铁涛用加味开骨散取效，可算异曲同工。当时龟板缺货未用。此例说明重用黄芪可下死胎。这是寓攻于补之法也。

4. 瘫者行之

对于偏瘫、截瘫等属于气虚有瘀者，补阳还五汤是一张特别著名的效方。它出自王清任的《医林改错》。张锡纯虽然批评了王氏对于治疗半身不遂过于强调阳气不足之说，认为萎证有虚仍有实。补阳还五汤用之要得当。但张氏不能不说："补阳还五汤其汤甚妥善也。"邓铁涛曾用此方治疗各种脑血管意外后遗症属气虚血瘀之偏瘫者，都有不同程度的疗效，有恢复五成的，也有恢复八、九成的。

曾治一例严重截瘫之女性青年，就诊时已卧床数月，两腿消瘦，自膝下皮包骨头，需人推扶起坐，坐亦不能持久，邓铁涛乃用补阳还五汤加减治之，黄芪初用120g，最大量时用至200g，服药八个多月，并经艰苦锻炼，已能扶一拐杖缓慢行进，一年后参加工作，两年后能去掉手杖跛行，后结婚生一子。

邓铁涛体会，使用补阳还五汤需要注意两点：一者辨证须是气虚血瘀之证，二者黄芪必需重用至120g，不宜少于60g方效，其它药量也可略为增加，但决不能轻重倒置。

5. 表虚固之

李东垣认为，黄芪能补三焦之外又能实卫气。卫气者，温分肉而充皮肤，肥腠理而司开合者也。"实卫"就是"固表"。自汗一证，玉屏风散为疗效确切的名方。邓铁涛体会此方不但治自汗，一些盗汗属气虚者亦适用。为了方便，常用汤剂，其份量为：黄芪12g，防风3g，白术15g，防风用量少于黄芪，白术的量是黄芪与防风的量之和（其理见"玉屏风散"）。治自汗盗汗兼阴虚者，他喜用玉屏风散加生龙骨、生牡蛎各30g，或加浮小麦、糯稻根各30g，若汗出特多者加麻黄根10g。

治疮疡烂肉，黄芪也是一味重要药物，曾会诊一患者，腋下肿瘤摘除之后，伤口久不愈合，不断渗液，一天要换多次纱布。用补益气血之剂重用黄芪30g后渗液减少，不到半月而伤口愈合，此黄芪内托之功也。小儿疮疖，逢夏则发，此伏彼起，实不少见，亦甚棘手。一军医小孩，自两岁开始，夏季疖疮发作，用抗生素稍好，稍好又发，反反复复，此伏彼起，至交秋乃愈。如是者三年，乃求助于邓铁涛，时正六月，小孩满头疮疖。人虽不瘦而面黄唇淡，舌胖嫩，苔白，脉细，邓铁涛认为此正气虚不能抗御病邪所致，拟扶正祛邪标本同治。处方：黄芪、皂角刺、青天葵、野菊花、浙贝母、银花、蒲公英各9g，陈皮、白术、甘草各6g，茯苓、绿豆、炙甘草各 12g，四剂。疖疮乃不再起。其父翌年一月求治断根，为处预防方：黄芪 9g，防风、甘草、浙贝母各 6g，陈皮、白术、蒲公英各 12g，嘱其于四月开始，每周两剂。此后疮未再发。

6. 六证须审之

邓铁涛虽喜用黄芪，但指出黄芪到底是药，不是粮，用之对证则效，用之不当则害人。他曾治一肺结核病人，于养阴除痰药中加入黄芪 9g，一剂额部发热，两剂全面发热，三剂颈面均热，撤去黄芪热自消失。又治一中风患者，药后头皮发痒，体温增高，误以为外感，改用辛凉解表之剂，一剂退热，再用黄芪 90g，又再发热，右上肢活动反而退步，乃知辨证不确当。细想患者脉虽虚大，但舌苔厚腻而舌质不胖亦无齿印，此证痰瘀比较，痰湿重于血瘀，改用祛痰为主，稍加祛瘀之药，以五爪龙代黄芪，证遂向好转。对于使用黄芪的指征，邓铁涛认为舌见淡胖有齿印，脉虚大或寸部弱，再参察有否其他气虚之证候，便可考虑使用。至于用量之多寡，则要时时留意证候之变化，切戒墨守成规，刻舟求剑。

（二）甘草

甘草是一味用途很广的中药。打开方书，没有甘草的方剂比较少。甘草除了矫味之外，还能减低药味的毒性，又能调和各药，故有"国老"之称。甘草在众多的方剂中，往往只起到配角的作用，在人们心目中甘草好像是一味不可缺少，又不是主帅之药。其实甘草的作用不可忽视。在仲景的方中，如炙甘草场、甘麦大枣汤、桂甘龙牡汤、芍药甘草场等，甘草都是大将之才，不可轻视。

邓铁涛指出，在急危重症之中，甘草更是元帅之才。何以见得？试举解放军 157 医院黄锐尚军医主任的两个事例。黄主任学习中医之后于 1961 年到某山区公社，适遇 197 人吃山荔枝中毒，症见剧烈呕吐、腹痛、腹泻。黄主任带同两名医护人员参加现场抢救，如采用常规办法：用洗胃、输液、注射抗胆碱药物等治疗，则人力、物力、急救器材都无法解决。于是考虑用中医方法处理，认为甘草能解百毒，便采用生甘草单味治疗。每人用生甘草 9g 加水 120ml 左右煮半小时，为首服煎剂，渣再煎一次，两次煎剂混合后，反复温服，每次 60～70ml。其伴有发热者加黄连粉 0.6g 冲服以清热解毒；脱水较重的 5 例则加静脉输液。经过 48 小时之治疗，全部治愈，绝大部分病员于 3~4 小时，服药三次后，消化道症状已消失。

1968 年八一建军节，某生产兵团指战员 400 多人聚餐，吃了节前两天烧好的烧鸭肉，饭后逐渐出现中毒病人，不到 4 小时，已达 200 余人！症见呕吐、腹泻、头晕等。身边医护人员人手不多，乃如法泡制，每例用甘草 9g 治之。当时领导怀疑一味甘草是否有效？甘草治山荔枝植物中毒有效，现在是肉毒，能否收效？但凭几个医疗队员又无法全面地按常规处理，只得同意照用，密切观察。其症状较重者加输液及注射阿托品，结果又全部治愈。这实在是多快好省的抢救方法，这就是中医的优势。如果病例不多，可能说明不了问题，现在两批中毒合起来接近 400 例，又是老西医学中医后的成绩，诚属难能可贵，故特为介绍表彰。

甘草抢救中毒，不是现在才发现。明代《本草蒙筌》有治饮馔中毒及中砒毒用甘草伴黑豆煮汁，恣饮无虞的记载。清·《疡医大全》解砒霜毒，生甘草煮汤加羊血半碗和匀饮之立吐即愈，饮不吐速用下法。清·《验方新编》："解百药毒，甘草熬膏日服数次，解毒神效，虽然泻亦无害也。"《疡医大全》用生甘草加羊血使中毒者呕吐，立吐则愈，不吐速用下法。一吐一下的确是抢救口服中毒的急救办法之一。西医的洗胃亦吐法耳。

20 世纪 60 年代，邓铁涛与同事毛海云在顺德县周村抢救一例服 D.D.T 中毒之青年患者，接告急电话时嘱其家属先与鸡蛋黄四枚吞服，并准备冷开水及盐，他们约 25 分钟到达，病人满腹绞痛在床上打滚嚎叫，即用盐调开水灌服，用手指缠纱布探吐。几次探吐以后病人腹痛已大减，后用绿豆煮红糖与服，服后约两小时，小便清长，症状已除。及时吞服蛋黄有吸着毒物及保护胃黏膜之作用，探吐以祛除毒物，亦即用羊血或鸭血之意。再用绿豆糖水以清热解毒。这样处理，亦颇快捷。

（三）血余炭

许姓妇人，48 岁，患血崩。1958 年 11 月起病，每于月经来潮的头几天，血下如拐，即头晕卧床，十多天后月经渐止，需炖服人参等补品，才能起床作轻微之劳动。服中西药近五年未愈，曾用价值 200 多元一副的人参、鹿茸、肉桂等峻补之品制成蜜丸，服完后不但无效，且血崩更甚。

邓铁涛到诊时正值月经过后，精神不振，体倦乏力，观其面色萎黄少华，舌质淡嫩，苔少，切其脉细弱，一派虚象。究其致虚之由，乃因冲任不固，月经失常，失血过多，为病之根本，血虚为病之标。故前医易用补气血以至大补气血阴阳之剂未效。若塞其流，使人体赖以涵养之血液不致崩耗，则病可愈而身体日壮矣。

止血塞流，应用何药？根据多年之经验，邓铁涛认为血余炭当属首选。

血余炭性平，药力温和，为人发煅炭而成，有止血，散瘀之功。且发为血之余，又为肾之荣，肾主藏精、生髓，故燃炭存性之血余炭又有补阴之效，十分适用妇科失血证。本品既能止血，又不留瘀；既能活血，又可补阴，寓开源于塞流之中，治失血证之妙，非他药可比。故邓铁涛治妇科失血方中，每每伍入此药，多能收到满意之疗效。治此患者亦不例外，单味使用，冀其药力之至专。

因考虑市上出售之血余炭杂而不纯，若能用血气旺盛的青年人之头发制成，效力最好。邓铁涛为之收集广州中医学院某年级学生自己理发所积存的乱发约半斤，洗净分三次煅成血余炭120g，研为极细末。嘱每服1.5～3g，日服三次，每于月经来潮第二天开始服，连服3～5天，血来多则多服，血止则停服。每次月经来时依法服用（并嘱其停服一切补品、补药及其他药物）。第一个月患者服药后第三四天血崩渐止，第二个月即无血崩现象，且月经五天干净，但经量仍多于正常。之后月经逐月减少，如是者服药半年，共用血余炭120多克而收经，体亦日健。五年之后，年虽五十多，在干校劳动之强度为一般年青妇女所不及。

（四）砂糖外敷

对于褥疮所致溃疡，邓铁涛比较主张用白砂糖外敷法治之。其方法是：用砂糖填满溃疡面，并使之稍堆隆起，然后用胶布条叠瓦式封贴好；三五天后，待砂糖溶化，封贴之胶布表面按之出现波动感即可换药，再用砂糖如法敷之，直至溃疡面愈合。

广州市编的《科技动态》（1989年22期）曾刊载《国外用砂糖治疗术后感染》的信息："手术后的伤口常常发生肿脓和感染，通常多采用抗生素治疗，但往往产生副作用，例如菌群失调。法国巴黎比夏医院试用普通砂糖填塞患者创口，已取得明显疗效。……下肢慢性溃疡，长期难以愈合，这是由于下肢血液供给较差所致。有人试用砂糖来覆盖溃疡面，同样也取得很好疗效。"

法国研究人员认为："砂糖之所以能治好溃疡，是因为糖所造成的高渗压能把创口中细菌的水份吸出，从而使细菌处于脱水状态；糖还可以阻碍细菌接近毗邻的营养物。不过砂糖疗效的这种解释还在争论中。"

信息没有注明是什么时候发现的，是他们发现的还是引用别人的经验。其实用单味砂糖治疗下肢慢性溃疡，早在 20 世纪 60 年代末期，广州中医学院一位进修学员已作过经验介绍。

邓铁涛于 20 世纪 70 年代初期在广东新会县巡回医疗时，已有试用砂糖治愈慢性溃疡一例的经历。患者为生产队长，数月前因高热住院，滴注正肾上腺素渗漏以致下肢慢性溃疡，溃疡在右膝内侧之下，面积约 2cm×2cm，形如漏斗，已看见大隐静脉，数月未愈。取砂糖满盖溃疡面，外用叠瓦式胶布贴紧，三日后溃疡已变小变浅，再敷一次白砂糖遂愈，时间不过 10 天。

用砂糖作药治疗溃疡，据记载起码有百多年历史。清代名医王清任（1786～1831）的名著《医林改错》就有用砂糖作药的方剂。方名"木耳散"，本方"治溃烂诸疮，效不可言，不可轻视此方。木耳一两（焙干研末），白砂糖一两（和匀），以温水浸如糊，敷之缚之。"

当然，从现在来看，如果一味砂糖有效，似比加木耳更方便。能进行对照组试验，则结论会更确切些。据《中药大辞典》木耳条，临床报道用于创面肉芽过剩，取平柔、肥厚而无缺损的木耳，用温开水浸透胀大后，酒精消毒，伤口及肉芽用盐水清洗消毒后，将木耳平贴于肉芽上，纱布包扎，约 3～4 天拆开观察一次，治疗两例，均于三天后痊愈。木耳疏松易收缩，吸水性强，能将肉芽中大量水份吸收，使肉芽开始干萎；加之木耳干燥后，收缩皱凸，给予肉芽均匀压力，使肉芽过剩部分退平，上皮细胞随着向中心生长，伤口易于愈合。可见木耳还有另一作用。

对于白砂糖能抑制细菌的生长，缺少临床经验的年轻医生往往半信半疑，他们在使用砂糖外敷溃疡面时，会同时加入抗生素类药，但往往适得其反，愈合过程反而减慢了。慢性溃疡，局部辨证应为虚损之证，主要矛盾在于正气衰败，气血亏虚，复生不能；抗生素治疗，毕竟是攻伐之法，正气受伐，生机不旺，肌肤怎能复生？砂糖之作用，重点不在于抑菌，而在于给溃疡面有一个营养的环境，这符合中医扶正祛邪的法则，故能生效。

对于慢性溃疡的清创排脓问题，邓铁涛亦有不同的看法。对慢性溃疡面过度地清洗清刮，脓液是给排掉了，但新生的组织亦会被清掉，创口会再次受损，并存在重复感染的可能，所以邓铁涛认为，过度的清创排脓是不利于慢性溃疡的愈合的。当然，中医疮疡科有"成脓勿留"之说，这是指当疮疡成熟时，脓液已成，则应让其穿溃，将脓液排出，消除肿胀疼痛，有利于脓腔的缩小，使疮疡转愈。但对于慢性溃疡，日久不愈之阴疮，亦有"脓能生肌"之说。因为此时病证已不是热毒实证，而已转化为虚损之病，治疗重点亦应从攻邪转移到扶正、内托生肌上来。

（五）酸枣仁

历代本草名家均认为酸枣仁生用治"好睡"，熟用治"不眠"。如《五代史·后唐》刊《石药验》说："酸枣仁睡多生使，不得睡炒熟。"《图经本草》曰："《本经》主烦心不得眠，今医家两用之，睡多生使，不得睡炒熟，生熟便尔顿异。"李时珍："其仁甘而润，故熟用疗胆虚不得眠、烦渴虚汗之症；生用疗胆热好眠，皆足厥阴少阳药也。"王海藏："胆虚不眠，寒也，酸枣仁炒为末，竹叶汤调服；胆实多睡，热也，酸枣仁生为末，姜茶汁调服。"黄宫绣《本草求真》："酸枣仁甘酸而润，仍有生熟之分，生则能导虚热，故疗肝热、好睡、神昏躁倦之症；熟则收敛津液，故疗胆虚不眠，烦渴虚汗之症。"刘若金《本草述》："按酸枣仁所治，有多眠不眠之异，然《本经》首主心腹寒热。邪结气聚一语足以概之。盖寒热即阴阳之分，所以结而聚者，即阴阳不得其和合，而为阴阳之偏，即为邪结气聚矣。其分多睡不眠者，正分于阴阳之偏也。虽阴阳各处其虚，而多眠则为阴胜于阳，宜以疏阴为先，若生用此味是也；至不眠则为阳胜于明，宜以益阴为先，若熟用此味是也。"

从上面引述来看，酸枣仁生用和熟用有相反的效果是有文献记载的。但在文献上也有反对生熟异用的论断。其中极力反对者有清代邹澍，他首先考证酸枣与酸枣仁之别，认定《本经》主"心腹寒热邪结气聚，四肢疼疼湿痹"，以酸枣为主治；"烦心不得眠，脐上下痛，血转久泄虚汗烦渴，补中益肝气，坚筋骨助阴气，令人肥健"，是《别录》之文，乃指酸枣仁而并非酸枣。所以《本经》于酸枣气味上并没有"仁"字。说能"醒睡"亦出于陶隐居，而陶氏也未说是"仁"。邹氏肯定地说："由此观之，《本经》酸枣主治是酸枣之功能，非酸枣仁之功能，酸枣治醒睡，酸枣仁自治不眠。……乃立异者或以为生用能醒睡，是牵合陶隐居之说。以《简要济众》一方为据，虽治胆风毒气，虚实不调，昏沉睡多。不知其方用酸枣仁只一两，用腊茶至二两，且以生姜汁涂炙，是以茶醒睡，用酸枣仁为反佐，若据此为醒眠之典，则麻黄汤中有治中风自汗之桂枝，亦可谓其止汗耶？或以为酸枣仁治不寐，乃治邪结气聚之不寐，是牵合《本经》之文，且谓未有散邪结气聚之物，能使卫气入脏而就安寝者，不思仲景用酸枣仁汤，明明著虚劳虚烦不得眠之语。虚烦不得眠，犹可目为邪结气聚耶？虚劳亦岂邪结气聚可成者耶？纵邪结气聚亦可成虚劳，则此不得眠，且将与栀子豉汤相比矣。若谓卫气不得归藏，又与半夏秫米汤相比矣，仲景又何别用酸枣仁汤为哉！"吴仪洛的《本草从新》："《金匮》治虚劳虚烦不眠用酸枣仁汤……苏颂曰：一方加桂一两，二方枣仁皆生用，治不得眠。则生用疗胆热好眠之说，未可信也。盖胆热必有心烦口苦之症，何以反能好眠乎！若肝火郁于胃中，以致倦怠嗜卧，则当用辛凉透发肝火，如柴、薄之属，非枣仁所得施也。"《药征》云："酸枣仁主治胸膈烦躁不能眠也。时珍熟用不得眠生用好眠，误矣！眠与不眠，非生熟之所为也，乃胸膈烦躁；或眠或不眠者，服酸枣仁皆能复常矣。而烦躁者，毒之为，而人造之也，酸枣仁能治之，故胸膈烦躁，或寝而少寐，或寐而少寤，予不问枣仁之生熟，用而治之，则烦躁罢而寝寐复故也。"汤本氏说："酸枣仁为收敛性神经强壮药，无论不眠、多眠及其他，苟属神经性，而属于虚证须收敛者，适治之。"《本草图经》对于仲景、深师两方枣仁均生用，所以能治不眠之故，乃由于枣仁煮汤之后已成了熟枣仁。根据《金匮要略》酸枣仁汤，深师小酸枣仁汤，均疗虚劳不得眠。《千金要方》半夏千里流水汤治胆府实热，精神不守，以及《外台秘要》酸枣饮，均以生枣仁入煎。

又如《圣惠方》治胆虚睡卧不安，心多惊悸时，或以酸枣仁炒香熟捣细为散；或以酸枣仁半两炒黄研末酒浸汁，用粳米煮作粥服。以年代先后看，唐代《千金要方》和《外台秘要》等，都遵照仲景法酸枣仁生用。《本草图经》才说当代医者"两用之，睡多生使，不得睡炒熟，生热便尔顿异。"而宋代诸方用枣仁则多炒熟用。但《圣惠方》中治骨蒸痨热不得卧，仍用生枣仁。

《简要济众》中用生枣仁治多睡，在后世方书中并不多见。邹树认为"醒睡之力全在腊茶姜汁炙之功"，实属有理。

《图经》认为张仲景、深师方的"酸枣仁并生用疗不得眠，岂便以煮汤为熟乎"是没有道理的。《简便方》记载酸枣仁都是生研为末米饮下的，另日本人也有生酸枣仁治不眠的经验。

邓铁涛认为，从理论上和古人的处方上，都可以指出这样的假设：酸枣仁生用与熟用疗效相反的论据是不能成立的。但究竟酸枣仁生用与熟用在临床上的疗效如何呢？根据他本人的经验，由于早期临床上是相信生熟异用，生治多睡，熟治不眠的说法，所以对于失眠患者用酸枣仁时多炒用。后来对这一问题有所怀疑，便试用生枣仁，结果收效也很好。如曾治一高血压病者，症见心悸虚烦不得眠，给他的处方是：合欢皮15g，山楂子15g，云茯神9g，党参12g，生枣仁9g。因病者在药材公司工作，粗知药性，怀疑生枣仁会使自己更加睡不着。但出乎意料之外，当晚便睡得很好。根据同道钟君的经验是生熟各半间用，效果更佳。邓铁涛也依法试用过，效果亦好。

结论：根据古人的处方、理论和临床实践认为，生、熟枣仁均可治不眠。究竟酸枣仁是否可以治多睡的问题，还有待进一步的研究。至于炒过之后起了什么药理变化，希望药理学家加以研究。按中医理论在温剂中用炒，清剂中用生，是比较合理的。

（六）番石榴叶

取番石榴叶（老嫩均可，嫩者较佳），成人量干品2~3钱或鲜品1~2两，小儿减半，煎清水二碗，煮开20分钟左右，取汁分2~3次内服。

邓铁涛自述，其屋前屋后种有番石榴树数棵，每遇有人泄泻时，均从树上摘下15~30片番石榴叶煎水内服，屡试屡验。并喜欢平时采集晒干，送亲戚友人备用。

番石榴又名鸡矢果，产于南方两广、云南、福建等地。《广西中药志》

云："味甘涩，性平，无毒。"《南宁市药物志》云："收敛止泻。治泄泻，久痢，湿疹，创伤出血。"《常用中草药手册》云："治跌打损伤，刀伤出血；番石榴鲜叶捣烂外敷患处。《中药大辞典》指出："大便秘结，泻痢积滞未清者忌服。"

（七）童子尿

取 10 岁以下健康男童之尿，以 5 岁左右为佳，去头去尾，取其中段尿。即取即饮，徐徐下咽，日服二、三次。能同时送服止血散（自拟验方：血余碳、煅花蕊石、白及末、炒三七末，等分共为极细粉末而成）或云南白药，则疗效更佳。

大凡吐血咯血，多为气滞血瘀，火热上攻。童便能引火归原，因浊气下行，气火得下则血归其位。《纲目》指出："凡人精气清者为血，浊者为气；浊之清者为津液，清之浊者为小便。小便与血同类也，故其味咸而走血，治诸血病也。……又吴球《诸证辨疑》云：诸虚吐衄咯血，须用童子小便，其效甚速。盖溲溺滋阴降火，消瘀血，止吐衄诸血，……每用一盏，入姜汁或韭汁三十二滴，徐徐服之，日进二、三服，寒天则熏汤温服，久自有效也。"

据《中药大辞典》有关临床报道：治疗肺结核病咯血，取 12 岁以下无病男童或病者本人的新鲜中段尿加糖调味，趁热服，每次 150～300ml，日服两次，血止后连服 2～3 天，巩固疗效。据24 例观察，服后有 22 例血止，平均为 2.8 天。又有治疗溃疡病胃出血，童尿每日 2 次，每次服 100ml，共治疗 83 例，有效率为 97.6%，但对肿瘤出血无效。

（八）广东草药

广东由于特有的自然条件，植物种类繁多，盛产许多独有的热带药用植物。作为一代岭南名医，邓铁涛教授倡导和开辟了岭南医学研究的诸多优势与特色领域，其中对岭南广东一带药物的研究尤为重视。据徒弟邱仕君及研究生唐铁军整理，邓铁涛教授常用的部分广东草药经验如下。

（1）治疗重症肌无力时，常用五爪龙、千斤拔、牛大力。五爪龙，又称五指毛桃，为桑科植物粗叶榕之根。其性味甘平，功能益气健脾，祛痰平喘。但其性缓，补而不燥，人称南芪，以五爪龙配伍黄芪可增强益气之效，又不致过于温燥，更符合岭南气候多湿热的特点，最为邓老所喜用。在其他多种疾病（如冠心病、脑血管后遗症等）中，若证属气虚，邓老也常以五爪龙配伍太子参、党参以增其效。

千斤拔为蝶形花科千斤拔属蔓性千斤拔之根，功能补肝肾、壮筋骨。

牛大力为蝶形花科鸡血藤属牛大力之根，功能补虚益肾。二者均为性味平和之品，能理劳疗损，邓老治疗运动神经元疾病时也常用。

（2）对于淋证的治疗，邓老常以珍珠草、小叶凤尾草联用，简称"珍凤"。珍珠草为大戟科植物叶下珠的全草，具有清热、解毒、利水之功效。小叶凤尾草为蕨科植物双盖蕨的全草。两药联用，功能清热利湿通淋。若急性泌尿系感染，可单用此两味。若久淋难愈或慢性肾盂肾炎，常用珍凤合四君子汤加桑寄生、百部，名为珍凤汤。兼血尿者，常加三叶人字草。三叶人字草为治血尿之良药，若患者无明显临床症状，惟镜下血尿长期不除的，邓老常以单味三叶人字草30g煎汤代茶饮，疗效甚佳，且长期饮用可起到巩固疗效，预防再发的作用。

（3）黄皮树叶为芸香科植物黄皮果树的叶，具有解毒舒肝之效。在治疗慢性肝炎时，邓老常用四君子汤加黄皮树叶、川萆薢。

（4）火炭母为蓼科植物火炭母草的全草，功能清热利湿，凉血解毒，邓老常以其治疗急、慢性痢疾、结肠炎、溃疡性结肠炎等辨证属大肠湿热证者，疗效较好。对于肠炎泄泻者，常用木棉花、鸡蛋花清利湿热，邓老还常加番石榴叶或仅以新鲜番石榴叶单味煎水饮。

（5）独脚金为玄参科植物独脚金的全草，其味甘淡平，《南宁药物志》记载本品能"退热解渴，消食，治疳积烦渴"。邓老以其配伍布渣叶、鸡内金、麦芽、谷芽等，治疗小儿疳积、伤食之证。

（6）外感之证，邓老常用发散表邪的轻清之剂。咳而咽痛者加千层纸，劳嗽内伤者用七叶一支花，咳久而咽痛甚者用咸竹蜂，痰热咳嗽者加龙脷叶或杧果核，食欲不振者加布渣叶。

千层纸，又名木蝴蝶，可消炎镇痛，治肺热咳嗽，百日咳，肝气痛，心气痛，神经性胃痛，亦可补肾，治腰膝痛。

七叶一枝花，有清热解毒、消肿止痛功效。

咸竹蜂，经盐水制过的竹蜂。清热化痰，祛风定惊，行水消肿。

龙脷叶，可润肺止咳。用于肺燥咳嗽，咽痛失音。

芒果核，消食导滞，行气止痛，用于治疝气或食滞咳嗽。

布渣叶，功效清热消滞，利湿退黄，去食积。

二、成方心悟

（一）玉屏风散

治疗表虚自汗用玉屏风散出自《丹溪心法》，这是中医所公认疗效确切的名方。方剂由黄芪、白术、防风组成，功能益气固表止汗。其中用黄芪益气固表为君，臣以白术健脾，合君药以资气血之源；佐以防风走表而祛风邪，合黄芪、白术以益气散邪；三药合用，托里固表，玄府闭合有度，故能治疗表虚之自汗。这尤如一屏风护卫于肌表，故得玉屏风之名。

邓铁涛体会，此方不但能治自汗，一些盗汗属气虚者亦适用。临床上常用汤剂，根据个人经验，其用量为：黄芪12g，防风3g，白术15g。邓铁涛认为，其组成份量比例颇需研究，较为重要的有两点：其一，防风用量要少于黄芪，这是根据东垣防风能制黄芪，黄芪得防风其功愈大之说，又因防风为疏散之品，汗症不宜多用，与黄芪相配达相畏相使之目的便可；其二，白术的量须是黄芪与防风之和，这是根据"发在芪防收在术"之意，一走一守，达表"实卫"。邓铁涛曾治一例自汗盗汗之患儿，治以玉屏风散，稍效，后因药房缺白术，找医生商量，因邓不在，另一医建议用苍术代之，结果大汗淋漓，这是不明方意，不知苍术辛燥发汗，阴虚内热，气虚多汗者忌服之过，只走不守，发散不收，故汗水淋漓。

临床上运用时，若见自汗盗汗兼阴虚者，邓铁涛喜用玉屏风散加生龙骨、生牡蛎各30g，或加浮小麦、糯稻根各30g；若汗出特多者，则加麻黄根10g。至于纯阴虚之盗汗，邓铁涛认为当归六黄汤往往效如桴鼓，此处只言玉屏风，故不赘述。

玉屏风散不仅能治汗，而且能预防外感，对于体弱表虚易患感冒之患者尤为适宜。邓铁涛曾建议某中医院按上述比例制成玉屏风散，每用10～20g水煎服，每天1剂，服半月至一月，以取代丙种球蛋白以治容易感冒之患者（该地喜用丙种球蛋白成风），这既可发扬中医特色，又可减轻患者的经济负担，更可避免染上某些难治之疾，何乐而不为？事后了解，据说有相当好的效果。其建议实受启发于蒲辅周玉屏风散预防感冒之经验，蒲氏认为此散用3~5钱即可，用量过重有胸闷不适之弊。

若深究其能预防感冒之理，邓铁涛认为柯韵伯之论较有启发。柯韵伯在《名医方论》中指出："邪之所凑，其气必虚。故治风者，不患无以驱之，而患无以御之；不畏风之不去，而畏风之复来。何则？发散太过，玄府不闭故也。昧者不知托里固表之法，遍试风药以驱之，去者自去，来者自来，邪气留连，终无解期矣。防风遍行周身，称治风之仙药，上清头面七窍，内除骨节疼痹，外解四肢挛急，为风药中之润剂，治风独取此味，任重功专矣。然卫气者，所以温分肉而充皮肤，肥腠理而司开合，惟黄芪能补三焦而实卫，为玄府御风之关键，且有汗能止，无汗能发，功同桂枝，故又能除头目风热大风癞疾、肠风下血、妇人子脏风，是补剂中之风药也。所以防风得黄芪，其功愈大耳。白术健脾胃，温分肉，培土即以宁风也。夫以防风之善驱风，得黄芪以固表，则外有所卫，得白术以固里，则内有所据，风邪去而不复来，此欲散风邪者当倚如屏珍如玉也。"

根据异病同治之理，邓铁涛曾用玉屏风散治愈一例面肿如球之怪病。1961年与广州中医学院1959年高研班学员到某军区医院搞科研时，该院一护士之子，五岁，患怪病，面肿如球，病已将月，按之空虚，随指而起，似面皮之下充气一般，但无皮下气肿之握雪感，从头肿至颈部。舌嫩，因此考虑乃气虚所致。头为阳，面皮属表，故当以表虚论治。方用玉屏风散加五味子。处方：黄芪12g，防风3g，白术18g，五味子4.5g。每日1剂，复煎取玉屏补气固表，五味子敛其浮阳。服药9天，病霍然而愈。

（二）六味地黄丸

六味地黄丸，原名地黄丸。是宋·钱乙《小儿药证直决》方。本方即金匮肾气丸减去桂枝、附子而成。自从钱氏之地黄丸出，六味与八味便成为补肾阴与补肾阳两大法门。王冰倡导的"益火之源以消阴翳，壮水之主以制阳光"之论，得到六味与八味的治疗效果的证实。肾属水为阴中之阴，故补肾阳要在补肾阴的基础之上。也因六味与八味的广泛应用，而升华成为五脏系列方剂。如治肝肾阴虚的杞菊地黄丸，治肺肾阴虚的麦味地黄丸，治阴火过旺之知柏地黄丸，治肾阴虚气喘之都气丸。以上各方都成为常用之名方。

六味地黄丸，的确是一张很好的方子，有补有泻，以补为主，相辅相成，其中奥妙，恐怕要等现代化学深入发展再进行研究，才能得其药理。在邓铁涛的经验中，喜用六味、八味而少用张景岳氏的左归、右归。当然左归丸（饮）、右归丸（饮），对于那些虚损甚而胃肠尚能受纳者，不失为良方，不可抹煞。下面举几个邓铁涛运用六味地黄汤的经验，供参考。

患者李某，向患肺结核，为阴虚火旺之体质。曾患失眠，中西药久治不愈，越来越重，乃住于某医院，用尽各种药物与方法未效。邓铁涛到医院探病，顺为四诊，人瘦削甚，面白潮红，唇色鲜红，每夜只能睡眠 1~2 小时，心烦不安。两手心热，舌瘦嫩，质红少苔，脉细数无力，尺寸俱弱，此阴损及阳，气阴两虚，阴阳失调，阳气浮越，夜不交于阴所致，治宜益气养阴。方用六味地黄汤加高丽参 9g（另炖兑服）。隔两天再探视，问知某老师认为已经失眠，岂可服高丽参？但病仍未愈，邓铁涛建议仍用前方，试服一剂，睡眠时间延长，三剂基本治愈。失眠已致元气大虚，不用人参以大补元气，虽有六味汤之补肾阴，阴阳仍不能和调。

邓铁涛还曾用六味地黄汤加党参和太子参以治不育症，试举其中一例。

冯姓青年，农民，娶远房同宗之女为妻，结婚三年不孕，并非近亲结婚的关系，而是男方不能人道，观其外表，个头比较高大，力气过人，诊其面色如常，舌嫩胖，脉虚大。《金匮要略》："夫男子平人，脉大为劳，极虚亦为劳。"今冯氏外表一如平人，脉虚大而不能人道，是虚劳证。先按《金匮要略》法用桂枝龙骨牡蛎汤加黄芪 30g。服半月后，脉大稍减而尺弱，改用六味地黄汤加党参 30g，以益气补肾阴。服药半年已能人道。女方因久不得人道，人转瘦，月经失调，曾予调经，能人道后不久得孕，但未能固胎而流产，又为之调补气血冲任。男方继续服六味地黄丸加党参。三年前后生两男孩。

邓铁涛 20 世纪 60 年代在某医院会诊一男孩，7 岁，病哮喘，连续哮喘不停已两天，病孩辛苦甚，医生说：这是哮喘持续状态，已用尽西医治法未效。诊其面色尚泽，唇红，舌红无苔，脉细数而两尺弱，此肾阴虚甚，肾不纳气所致，乃予六味地黄汤加蛤蚧一只（9g），一剂而哮喘停止。此方以六味地黄汤治其本，蛤蚧补肺益肾、定喘止嗽，既能治标又治其本，故其效出乎意料之外。当然，蛤蚧治哮喘是有效的。曾见一中医用蛤蚧两对（活蛤蚧去内脏）浸酒服，治疗断根。可见哮喘并非不治之症，不过一般要治断根还是不那么容易。

哮喘西医都认为是过敏所致，邓铁涛发现不少患者因睡竹席而起。对那些夏天哮喘发作的患者，必须问其睡什么席，如睡竹席或藤席，若不换席，必难治愈。物理因素往往是发病的主要因素，不可不知。

近来有些学者，见西医对脑的研究多彩多姿，越来越深入，反观中医论脑却过分简单，实在相形见拙，于是有人提出"脑主神明论"，意图发扬中医之理论，从百家争鸣的角度看，这样做未尝不可，但不知这样一来，便将中医之脏象学说抛掉了。中西医对号入座以求发展往往适得其反。脑的实质与功能尽在五脏六腑之中，而主要则概括于心与肾中，何以见得？"心主神明"比较明确且勿具论，肾主骨，骨生髓，脑为髓海，齿乃骨之余，故治骨、治齿、治脑往往通过治肾而取得效果。

邓铁涛曾治一弱智儿童，正读二年级，成绩欠佳，尤其是数学一门最差劲，很简单的算题，反复辅导就是不明，总不及格，请为诊治。遂书六味地黄丸，每日 10g 水煎连渣服。半年后喜告智力有发展，数学已及格了。后又治疗一例语迟之病孩，已两岁多仍不会讲话，连爸爸妈妈二字的发音也不准，身体瘦弱，走路也要扶着，舌嫩淡，指纹淡而脉虚，用地黄饮子加减，服半月，讲话走路、肢体都有进步。地黄饮子由肾气丸化裁而成，功能补肾益精，治语声不出，近人用治动脉硬化、中风后遗症等属于肾阴阳两虚者。足证肾与脑的关系中医自成系统。至于肾与齿的关系，如广州中医学院有一位毕业同学治疗一例已四岁仍不出牙的儿童，用六味丸治疗，牙得生长。又有一西医之子，多年来屡用金霉素与土霉素，旧牙脱去新牙老是长不出来，邓铁涛用六味地黄丸而收效。中老年人之牙周炎，多由肾阴虚所致，邓铁涛亦喜用六味地黄丸，有一定效果。

邓老断言，离开中医之理论体系去对西医之号，欲求发展是行不通的。否则脑－髓－骨－齿－肾这一网络之链就被打断了，前人的宝贵经验也就抛弃了。中医沿着自身的发展规律，以中医理论体系为主吸取西医之长以及各种新技术为我所用，才会飞跃发展。

广州中医学院李氏之女 15 岁，两足站立稍久即足发红，甚则脚掌前半均红，两手手指天气未冷而时见红肿有如冻疮，不痛不痒，病已数年，历经广州几家大医院反复检查，或说是雷诺氏病，或说是红斑狼疮，但最后没有得到确诊。诊其人瘦，面色尚润，舌质嫩红，苔薄甚，脉细稍数尺弱，乃舍症从脉从舌，辨证为肾阴虚，予六味地黄汤，服数月而愈。

六味地黄丸之适应证不少，但必须在辨证的指导下使用，不能滥用。陈修园《医学实在易》就有久服地黄暴脱之说。陈氏说：久服地黄暴脱证，有些小病，本来可以不用服药，但过于讲究补养，医生投其所好，以六味地黄丸、八仙长寿丸、阿胶、海参胶……等滋腻补剂，连归脾汤、逍遥散也加地黄，服之良久，不见其益亦不见其害。但满腔中俱是浊阴弥沦，偶然因其他诱因发病猝然失去知觉，痰涎壅盛，吐、泻、大喘、大汗等证与中风无异。陈氏认为这是补水滋水太过，以致水邪滔天，一作不可救止。应治之以大剂通脉四逆汤加减，或大剂术附汤加姜汁，或于前二方中重加茯苓。陈修园所讲的这类病症，邓铁涛见过一例。一位久患肺结核的病人，因喉咙声嘶，服了一段玄参、生地之类药而突然昏迷，痰多，汗出，当时与刘赤选共同会诊，重用四逆汤加人参，但终不能挽救。陈氏告诫我们，虽然药似平和，终有所偏，不能盲目地久服。当然有些虚损之证，非十天半月所能治愈，非半年或一二年长期服药不愈，这就要讲究辨证论治的功夫了。

（三）甘麦大枣汤

甘麦大枣汤为汉代《金匮要略》方，由甘草、小麦、大枣三味组成，能治疗"妇人脏躁，喜悲伤欲哭，象如神灵所作，数欠伸（打呵欠）"。一些青年医生因其成方年代远古，组方简单，药不似药，故对其功效存疑。邓铁涛却认为它是一张验、便、廉的好方子，根据临床经验，此方不仅治妇人脏躁，男、女、老、少（如小孩夜啼）用之对证都有效。

邓铁涛除常用本方以治脏躁病及心脾不足的失眠证之外，对于一些病情比较特殊，不易用一般辨证理论加以解释而有心脾虚象的，往往喜用此方，或与其它方合用。若从西医辨病的角度来看，本方对于神经官能症有一定的效果，兹举几个病案以见一斑。

1. 脏躁

解放前邓铁涛治一妇女，自诉见恐怖之物，心悸惊恐，整天要人陪伴。诊其面色青，舌色如常，脉弦。治以甘麦大枣汤，两剂而愈。

1968年治一女干部，心悸惊恐，一天晚上，家人外出，她坐于走廊上，竟不敢返回房间去。诊其舌嫩苔白，脉虚。处方：甘草9g，大枣5枚，面粉一汤匙（冲熟服）。一剂而愈。

关于脏躁的病理，不能如一般注释家以子宫血虚作解释。有些学者认为脏躁的发病原因，多由情志抑郁，或思虑过度，以至心脾受损，脏阴不足而成，是比较合理的。《金匮要略》于甘麦大枣汤煎法服法之后，有"亦补脾气"一句，有注释家认为是后世所加而主张删去。这种考虑似乎脱离了实践。心主神明，悲伤欲哭，象如神明所作，是病与心有关。但心与脾有密切的关系，甘麦大枣汤所治的情志之病往往兼见脾虚之证。甘草、小麦、大枣三药确有补养心脾的作用。

2. 失眠

患者男，42岁。因精神刺激，持续五昼夜不能入睡，遂见头晕，头痛，以后继续失眠不已（每晚服安眠药后只睡三小时左右），病已三月，经住院未效。诊其舌质如常，苔白润，脉弦滑，血压161/116mmHg。处方：浮小麦15g，甘草3g，熟枣仁24g，云苓15g，法半夏9g，橘红4.5g，竹茹10g，代赭石30g（先煎）。服药6剂（一剂药煎两次服两天），血压降至78/158mmHg，睡眠正常。

此证由肝郁不舒以至肝阳上亢，血压升高而头晕头痛。但起病之由是精神受刺激，主要症状是失眠，故主用甘麦大枣汤加熟枣仁以养心脾而治失眠。苔白润而脉弦滑是兼有痰，故次用云苓、法半夏、橘红、竹茹以除痰；赭石、石决明以平肝。高血压重用甘草不宜，故只用3克另加熟枣仁以为辅助。

3. 眩晕

患者女，工人，38岁。两年前觉头晕眼花，睡眠欠佳，下肢酸软乏力，胃纳尚可，二便正常。得病后屡用补气血，养肝潜阳，祛痰熄风及温补等法治疗未效。来诊时症状加剧，眩晕持续，不敢外出，若步行六七十米至百米左右则头晕加剧，需坐下休息片刻，方能继续行走。眩晕非旋转性，无恶心、呕吐、耳鸣，头部时有麻痹感。此外，背部汗出，汗出后背部觉凉，失眠多梦。胃纳一般，二便正常，月经准期而量少，经前后腰腹痛。诊其面色如常，唇色如常，舌尖红，苔白稍干，脉弦稍浮。检查：体温正常，血压正常，听力正常，血象及大小便常规无异常发现，X线胸透心肺正常。

从辨证看，头晕、失眠、多梦、脉弦，即所谓"诸风掉眩，皆属于肝"，似属肝风内动之眩晕，但历经养肝潜阳、熄风等方药均无效，可见本病虽与肝有关，但不是矛盾的主要方面。根据其每步行稍远即晕甚，休息后又能起行来看，则与神志有密切关系，故予甘麦大枣汤稍加舒肝健脾之药。方用：甘草9g，麦芽24g，大枣3枚，钩藤15g，素馨花6g，扁豆花9g，云苓12g。两剂。钩藤、素馨花舒肝以治胁痛，麦芽亦有舒肝作用，故用麦芽不用小麦。

再诊：证候大致同前，胸胁痛已除而见腹痛，舌质红活，苔白润，脉弦。处方改为，甘草9g，大枣6枚，白芍12g，麦芽12g，面粉一匙（冲服）。服3剂后头晕大为减轻，以后以甘麦大枣汤加龙骨、牡蛎、或糯稻根、白芍、首乌之属以养肝肾，或加参、术之属以健脾，治之四月而愈，追踪四年未再复发。

4. 妊娠头痛

患者公社女社员，36岁。妊娠已三月，症见头痛，头部血管搏动不安，头晕，心慌心悸，手足发麻，失眠，左胁时痛，恶风寒，胃纳减，便溏。经某医院神经科检查未发现异常体征，诊断为神经官能症。患者精神负担很重，不但不能工作，且不能料理家务。诊其面色唇色如常，舌嫩苔薄白，脉弦。治法拟养心脾和肝胆，用甘麦大枣汤合温胆汤。处方：甘草9g，浮小麦30g，大枣3枚，竹茹9g，枳壳4.5g，橘红4.5g，法半夏4.5g，云苓9g。3剂后，诸症好转，心慌、心悸减少。脉弦减而寸脉稍弱。照上方去法夏加太子参12g以益气。服15剂后，精神转好，睡眠好，胃纳增，前额和后脑部仍有时痛，有时前额和后脑都发痒，发痒时觉舒服。头部血管搏动感觉大为减轻。心不慌，手足不麻，左胁于晚上仍有时痛。照上方服一个月，已基本治愈。为了彻底治愈和巩固疗效，继续以养心健脾为主稍予养肝为佐，方用甘麦大枣汤合四君子汤加枣仁、首乌，或去白术（于便秘时）加糯稻根，每日1剂或隔日1剂，再服药两个月，后顺产一婴。

5. 关节痛

患者女，45 岁，干部。于 1973 年 7 月患左腕关节疼痛，怕风，风吹则全身疼痛，特别是肩关节为甚。进一步发展至大小关节疼痛，走路困难。至 1975 年，除关节疼痛外，全身皮肤像蚂蚁爬行，又疼又麻，坐立不安，整天难受，心慌。检查抗链球菌溶血素 "O" 及血沉均正常。1975 年 9 月来诊，症如前述，舌质黯淡，苔白薄，脉细。治以甘麦大枣汤合玉屏风散。处方：甘草 9g，大枣 6 枚，面粉一匙（冲熟服），黄芪 12g，防风 4.5g，白术 15g。因其怕风，风吹则痛甚，故除用甘麦大枣汤养心脾外，还合玉屏风散 4.5g 以固表，共服药 60 剂。1975 年 12 月 5 日再诊，蚂蚁爬行样感觉已消失，尚余游走样皮肤局部疼痛，关节时有轻度疼痛，仍怕风畏寒，舌黯淡，苔薄白，脉细稍涩。照前方加鸡血藤 30g 以养血熄风。共服 50 多剂，服药后有时自觉能部皮肤如有风出，病已基本治愈。继续服前药数 10 剂善后，追踪一年多未见复发。

6. 自汗

患者男性，42 岁，军官。症见自汗，恶风寒，稍一风吹即冷汗大出，心悸乏力，头晕，腰腿酸痛，腹胀，胃纳不佳，尿短黄，大便秘结。病已一年，住部队医院，诊断为植物神经功能紊乱。诊其舌质稍红，苔白，脉弦，两寸弱。治以甘麦大枣汤加味。处方：浮小麦 45g，甘草 9g，大枣 4 枚，糯稻根 30g，黄芪 12g，太子参 15g，云苓 15g，白芍 15g。服上方 20 剂。再诊时诸症好转，恶风汗出已少，精神、体力见佳，舌红，有齿印，苔白稍厚，脉两寸弱，关尺稍弦。照上方加白术 6g。服七剂后，除迎风仍有少量汗出，睡眠欠佳之外，其他症状均已消失。再服方 15 剂而愈。追踪两年半未再复发。

此证以自汗为主症，汗为心液，心悸、腹胀、纳差等均属心脾两虚，故甘麦大枣汤之麦用浮小麦，取其能敛汗。四君子汤最初不用白术而加白芍，是因其舌红，便秘。用糯稻根与黄芪，意在加强固表敛汗。

邓铁涛体会，本方为治脏躁的有效方，方中甘草甘缓和中，小麦养心气，大枣健脾补中，药虽三味，心脾并补。《本草经疏》论小麦，认为除养心之外,"肝心为子母之脏,子能令母实,故主养肝气。"因药房常缺小麦,邓铁涛喜用面粉代之,份量一般为一汤匙。可先用小量冷开水调为稠糊状,再用煎好滚熨之药液冲熟和匀即可。《素问·脏气法时论》:"肝苦急,急食甘以缓之。"甘草又能缓肝急。故甘麦大枣汤除补心脾之外还兼治肝。上述两例脏躁证,用甘麦大枣汤治疗,效如桴鼓。可见经验之可贵,值得继承和发扬。

其他病例,虽然主证不一,均以甘麦大枣汤为主进行治疗,或兼治肝,或兼补气固表,或兼和胃除痰。虽治疗稍费时月,但能收到效果。这是甘麦大枣汤的变法。所谓变法亦不离谨守病机,辨证论治。即抓住心脾之虚象,病证特殊而又与神志方面有关者,分清有关脏腑的主次与其他方药合用。看来这一类疾病不仅是功能紊乱问题,而是脏腑本身先有所不足,外加损害,致脏腑受损不易恢复,所以治疗费时。运用甘麦大枣汤为主,能治疗多种疾病。可见本方的作用不止局限于养心安神,甘缓和中。邓铁涛认为此方有调阴阳,和营卫的作用。但在治疗中必须根据脏象学说五脏相关的理论,抓住心、脾、肝三脏以及他脏之间矛盾的主次用药,务达补益心脾以振元气调阴阳之目的。

(四)大黄牡丹皮汤治肠痈

肠痈可以说等于急性阑尾炎。虽然从定义上说,肠痈包括大、小的痈肿,但肠痈之好发部位为阑尾部,因为那是一条盲管,容易阻塞成病,旧称盲肠炎。中医还有缩脚肠痈之名,就更加与阑尾炎相吻合了。

邓铁涛述,在学医时期,虽已读过《金匮要略》,但真正会治肠痈,是在读了上海伤寒名家曹颖甫先生的《经方实验录》之后才开始的。《经方实验录》是曹先生门人姜佐景辑录其师之医案,搜集见闻,发挥心得,加以解说,并附入门人之医案验证,最后经曹先生审阅加以评语而成,是一本实事求是的著作。该书下卷有肠痈案。其第一案先经姜氏用大黄牡丹皮汤加味,病有好转,患者中途更医,痛又发作,后经曹先生用大剂大黄牡丹皮汤合当归赤小豆汤而痛除,后用四物汤加利水之药而愈。第二例开始即由曹先生治疗,收效颇速。案云:"……痛在脐右斜下一寸,西医谓盲肠炎也,脉大而实,当下之,用仲景法。生军四钱,芒硝三钱,桃仁五钱,冬瓜仁一两,丹皮一两。二诊痛已略缓,右足拘急,不得屈伸,伸则牵腹中痛，宜芍药甘草汤。赤芍、白芍各五钱，生甘草三钱，炙乳香、没药各三钱。三诊右足已伸，腹中剧痛如故，仍宜大黄牡丹皮汤以下之。生川军一两，芒硝七钱（冲），桃仁五钱，冬瓜仁一两，丹皮一两，愈。"读此案印象特别深刻。

邓铁涛自20世纪40年代开始专用大黄丹皮汤治疗阑尾炎。其处方的用量为：生大黄9～15g（必后下），芒硝不超过9g（冲服），桃仁9～15g，冬瓜仁30g，丹皮9～15g。如服药3～4小时不泻下，照方再服用一剂，以泻为度。若阑尾已成脓肿，扪得右下有肿物，邓铁涛仍然用大黄丹皮汤，另用三黄散水调或蜜水调敷肿处，药干即换。本来《金匮》有"脉洪数者，脓已成，不可以下也"之句。姜佐景说："依据《金匮》法，肠痈分为二，一种为热性者，为大黄丹皮汤所主；一种为寒性者，乃薏苡附子败酱散所主。"而不是成脓与否的问题，脓成者宜急下之。邓铁涛同意他的看法，而未遇到可用薏苡附子败酱散之证。但对于阑尾穿孔引致弥漫性腹膜炎之患者是否"急下之"则宜考虑，应辨证论治，可重用清热解毒发并用三黄散之类外敷腹部，或转用手术疗法。

西医过去认为阑尾炎一经确诊便应手术，并绝对禁用泻药。解放初期邓铁涛曾因此一度不敢治疗此病。后经研究，分析了中药的泻下，既能解决阑尾之梗死又可消炎，对大黄、丹皮、桃仁等的药理研究足以证明。1956年写成《试论中医治疗阑尾炎》一文，发表于《中医杂志》1956年11期。于是又敢于继续用中药治疗急性阑尾炎。

20世纪60年代有人发现足三里下二寸上下有阑尾穴，凡患阑尾炎，该穴按之疼痛甚，针刺该穴可治疗阑尾炎。于是邓铁涛用中药再加针刺阑尾穴，疗效更佳。20世纪70年代邓铁涛曾拟订治疗急性阑尾炎的方案为：

（1）针刺阑尾穴　沿足三里穴下按压得最痛点下针，用泻法（邓铁涛常用一进三退之泻法）先刺一侧，行泻法约几分钟，继续针另一侧又几分钟。如是轮流泻法20分钟至半小时，然后留针1小时，于留针时亦可间隔15分钟行泻法1～2分钟。

（2）处方　大黄丹皮汤一剂，服药后3小时不泻再煎一剂予服。

经过上述治疗，大多数与针后痛已减，服药得泻后腹痛又减，人即轻快，但仍宜卧床休息。第二天如无大痛复作，可以不用针刺只服中药。约计治疗3天，一般之急性阑尾炎已无其他症状，但必须仍再服大黄丹皮汤3天，以清余邪，以免复发。若平素脾胃虚弱的病人，更宜于第7天开始服用四君子合四逆散3~4天，以调理脾胃恢复元气。有人认为中医非手术治疗急性阑尾炎，复发率高，不如手术干脆，其实是治疗未彻底所致。凡经过治疗后虽已无症状及白细胞检查正常，如舌上苔厚或脉尚数而有力者，必须继续服药方能彻底。

三、自拟方

（一）邓氏温胆汤

【组成】 竹茹10g，枳壳6g，橘红6g，胆星（或法夏）10g，云苓15，克，甘草6g。

【用法】 用净水750ml（三碗），煎煮为200ml（大半碗）；复渣用净水500ml（两碗），煎煮为200ml（大半碗）。气虚痰浊证多属慢性疾病，可两天一剂，但每天一服，复渣明天再服。

【主治】 气虚痰浊证。

按语 温胆汤乃中医名方，临床应用有1300年历史，源出自唐代名医孙思邈《千金要方》卷十二胆虚寒篇，一说出自南北朝·姚僧垣《集验方》。古方药物组成为：陈皮、法夏、竹茹、枳实、茯苓、甘草。主治："心虚胆怯，气郁生涎，涎与气搏，变生诸证，触事易惊，或梦寐不祥，或短气悸乏，或自汗，并温胆汤主之。"

何谓中医"痰证"？痰证有狭义、广义之分，狭义痰证，是指咳吐可见之痰液；广义痰证，即指咳吐排出体外痰液，又泛指表现为痰的特异症状，称为"无形之痰"，无形之痰从症测知。

师从邓铁涛多年的刘小斌教授总结邓氏温胆汤治痰证的特异症状或指征为：

（1）痰病多怪或怪病多痰，即疑难病症可以考虑应用邓老温胆汤。

（2）精神科疾病，如焦虑症、忧郁症、失眠不寐、精神异常等。

（3）老年病，脉弦者。老年人脉弦，多是动脉硬化表现，老年人常见的高血压、冠心病、心率失常、中风、眩晕、震颤麻痹等，也可以考虑应用邓老温胆汤。

（4）血液生化某些项目异常，如血脂高、尿酸高、血糖高、血沉快、免疫亢进、甲功异常增高等，症见中医气虚痰浊者。

（5）肥胖者，肥胖人多痰湿。如肥胖症、脂肪肝。

（6）大便秘结，脘腹胀满者。如老年人习惯便秘。

（7）咳吐痰涎者，有外感但不宜用感冒药者。

（8）舌苔腻者，或舌黯者。

邓氏温胆汤可作以下加减——

广东人气（阴）虚湿热者加太子参20g，石斛15g，薏苡仁30g。

心血管疾病加五味子6g，麦冬10g，太子参15g，五爪龙30g，鸡血藤30g。

脑血管疾病、高血压加天麻10g，白术15g，钩藤10g，白蒺藜10g，生牡蛎30g或石决明30g。

精神科疾病加夜交藤20g，酸枣仁20g，五味子6g，钩藤10g，石决明30g。

血脂高加山楂30g，玄参10g，丹参15g。

甲亢加山慈菇15g，玄参10g，生牡蛎30g，浙贝母15g，石斛15g，薏苡仁20g。

动脉硬化加五爪龙30g，鸡血藤30g，土鳖虫6g。

肢体疼痹痛加威灵仙20g，老桑枝30g，杜仲15g，川续断10g。

大便秘结，枳壳易枳实，加玄参15g，肉苁蓉15g。

免疫亢进加山慈菇15g，玄参10g，薏苡仁20g。

尿酸高加薏苡仁30g，玉米须30g。

血糖高加淮山30~60g，玉米须30g，黄芪30g，白术15g。

舌质黯加入丹参15g，生三七10g，路路通20g。

舌苔腻加入川萆薢15g，白术15g、薏苡仁20g。

有外感加豨莶草15g，千层纸10g，桑叶10g，玄参10g。

邓氏温胆汤治疗疑难病证不知凡几，广东省中医院六内科已经把该方作为治疗心血管疾病协定处方，提供临床使用。

（二）强肌健力饮

【组方】 黄芪20g，五爪龙15g，党参15g，白术15g，当归10g，升麻

5g，柴胡10g，陈皮10g，甘草5g。

【用法】 每天1剂，日2次口服。

【适应证】 用于补脾益气、强肌健力。重症肌无力（脾胃虚损型），症状为眼睑下垂、四肢倦怠乏力、吞咽困难、纳差便溏、少气懒言、舌淡嫩、齿印、苔薄白或浊厚、脉虚大或弱。

按语 本方主治之证主要为重症肌无力。肌肉在五脏属脾所主，脾为生化之源，脾虚则生化无权，气血不足，致肌肉无力。方中重用黄芪，甘温大补脾气，以作君药。五爪龙，粤人称之为"南芪"，与黄芪南北呼应，功能补脾益肺，生气而不助火，与党参、白术同助黄芪，加强补气之功；因血为气母，故用当归以养血生气，以上三药共助黄芪为臣。脾虚气陷，故用升麻、柴胡司升阳举陷之职；脾虚失运，且重用补气之品，则须防气滞，故用陈皮以反佐，达理气消滞之的，与升柴共为佐药，甘草和中，调和诸药，任使药之职。全方共奏补脾益肺，益气强肌之功。复视斜视者，可加首乌以养肝血，或加枸杞子、山萸肉同补肝肾。抬劲无力或腰脊酸软者，加枸杞子、狗脊以补肾壮骨。腰酸、夜尿多者，加杜仲、桑螵蛸固肾缩泉。畏寒肢冷者加巴戟天、淫羊藿以温肾壮阳。吞咽困难者，以枳壳易陈皮，加桔梗一升一降，以调气机。口干、舌苔花剥者，加石斛以养胃阴。舌苔白厚或白浊，加茯苓、薏苡仁以化湿。咳嗽多痰者，加紫菀、百部、橘络以化痰。夜寐多梦，心烦失眠者，加熟枣仁、夜交藤养心宁神。

研究概况 广州中医药大学第一附属医院重症肌无力课题组按照强肌健力补脾益损的治疗原则，应用强肌健力饮对252例重症肌无力患者进行临床观察，总有效率为98%；对其中94例住院患者进行强肌健力饮与激素强的松每天100mg的疗效对照观察，结果强肌健力饮组总有效率95.7%，泼尼松组总有效率91.5%。强肌健力饮与激素泼尼松疗效相当，但无激素之副作用。

实验研究 在对28例重症肌无力患者治疗前后的肌电因动态观察中，治疗前肌电图检查不同部位（眼轮匝肌、三角肌、腓肠肌）重复电刺激动作电位衰减百分率都有不同程度异常，治疗后随着临床症状好转消失，神经电生理也有明显改善，证实其药效与临床疗效同步。

重症肌无力是神经与肌肉接头间传递障碍疾病，其与接头的传递物质乙酰胆碱受体异常有关。在对 23 例重症肌无力患者的抗乙酰胆碱受体抗体（AchRab）与抗突触前膜抗体（PrsMab）的分析中，经用强肌健力饮治疗后，上述两种抗体水平相应下降，有的甚至转为阴性，差异有显著意义，表明该药对重症肌无力致病因子有清除作用。

重症肌无力又是一种自身免疫性疾病，在对 28 例重症肌无力患者的治疗前后的免疫学分析中，证实强肌健力饮能使 IgG 和 C_3 值降低，LBT 值升高，表明该药有明显的免疫调节作用，这种免疫调节是双向的调节，不同于泼尼松等西药之单纯免疫抑制，而能高者抑之，低者举之，使重症肌无力病理过程中免疫反应的异常环节得到改善。

课题组成员还进行了脾虚型重症肌无力与人类的白细胞抗原关联的研究，ELISA 法测定脾虚型重症肌无力患者外周血白细胞介素 2 受体的研究，脾虚型重症肌无力患者唾液淀粉酶活性及 D－木糖排泄率分析，重症肌无力患者头发微量元素分析，脾虚型重症肌无力患者细胞遗传学初步观察等多项的研究。

在动物实验研究方面，课题组成员利用电鳐 AchR 免疫接种大鼠，制成实验性自身免疫性重症肌无力的动物病理模型（EAMG），设立正常大鼠空白对照及阳性药物对照组，对强肌健力饮的疗效和受体药理进行五个方面的探讨。结果表明，在利用黑斑双鳍电鳐电器官 AchR 免疫接种大白鼠制成的"自身免疫性重症肌无力病理模型（EAMG）"，经强肌健力饮治疗后，EAMG 的临床症状、AchR 抗体滴度、箭毒致瘫耐量试验、负荷耐力试验各项指标都有明显好转，而且能提高 N－AchR 结合部位数，说明强肌健力饮对 EAMG 的疗效是肯定的。

（三）珍凤汤

【组成】 珍珠草、小叶凤尾草、太子参各 15g，云茯苓 12g，白术、百部各 9g，桑寄生 18g，小甘草 5g。

【主治】 慢性肾盂肾炎。

按语 珍凤汤是邓铁涛个人自拟的经验方剂。常见妇女患慢性肾盂肾炎，往往反复难愈。用抗生素疗效欠佳。西医认为长期使用抗生素，细菌产生耐药性，或进入细胞内成为细胞内细菌，使抗生素失去杀菌能力，故慢性肾盂肾炎为比较难治而又有发展倾向的疾病。所谓发展倾向，不但难以治愈，还可引发高血压、肾功能不全、尿毒症等病变。本病应属中医淋证中气淋、劳淋一类，乃邪少虚多之证。多因急性时期未彻底治愈，邪气深藏伏匿于内，正不胜邪，一遇劳累或伤精神或感外邪病即复发。发作之时可急可缓，急则邪热盛实，应以清热为主；缓则缠绵不已，应扶正祛邪，攻补兼施。

治此病邓铁涛喜用珍凤汤。此方即珍珠草、小叶凤尾草合四君子汤再加桑寄生、百部而成。立方之意，乃根据脾胃学说，如张仲景有"四季脾旺不受邪"之说，李东垣有"内伤脾胃百病由生"之说。本病既是邪少虚多之证，要使正气充足以逐邪气，健脾就是重要的一着，故用四君子汤以健旺脾胃，调动人体之抗病能力；用"珍、凤"以祛邪，形成内外夹击之势。百部佐"珍、凤"以逐邪，现代之研究证明，百部有抗菌（包括大肠杆菌）之作用。桑寄生，《本草经》："主腰痛"，《本经再新》："补气温中，治阴虚壮阳道"，现代研究："治动脉硬化性高血压"及"治郁血性肾炎"。邓铁涛认为桑寄生既能帮助扶正，又入肝肾经，为本方之使药。

珍珠草与小叶凤尾草，是广东常用之草药，两药都有清热利湿、消肿解毒之功，都能治疗肠炎、痢疾、尿路感染、肝炎、痈肿疮毒；珍珠草兼有平肝之功，故又能治小儿疳积，火眼目翳；小叶凤尾草兼有凉血止血之效，故又能治衄血、便血、尿血等血证。邓铁涛常用的两味草药配为药对，治疗热淋水肿（阳水），疗效较佳，鲜者效果更好。用量：鲜者各30g，干品各15g左右。

对于热淋（急性泌尿系感染）可以独用珍珠草与小叶凤尾草，亦可稍加清热祛湿之品如苡米、车前之属；若舌红苔薄有伤津现象者，注意勿利水太过，可用"珍"、"凤"加导赤散治之。

（四）五灵止痛散

【组成】 五灵脂、蒲黄、冰片，上3味以1:1:1比例研细为末

【用法】 每次0.3~0.6g，痛时开水送服。心绞痛者，可于舌上含服；也可作常规口服，每次1g，每日3次。牙周病所致疼痛，可敷患处。

【主治】 气滞、血瘀、邪闭所致的胸胁痛、胃脘痛、痛经、腹痛、头痛、牙痛等，亦可用于扭挫伤、骨折、肿瘤所致的痛症。

按语 痛证被卫生部列为1983年全国中医急症攻关协作项目，为配合这一全国性中医急症科研工作，邓铁涛献出家传验方——"五灵止痛散"。五灵止痛散即由失笑散（五灵脂、蒲黄）合冰片（梅片）组成。它是邓铁涛之父邓梦觉先生所拟的止痛药散，用以治疗各种急性痛证，加之本人长期临床实践验证，疗效确切。

1. 方源

失笑散源出于宋代《太平惠民和剂局方》。《太平惠民和剂局方》是由宋代官商设立的和剂局（即现药局）出版，和剂局专门管理药材和药剂的经营业务，它将各地所献医方经试验有效后，依方发售，失笑散就是经当时国家药局试验有效可发售于市民的一张方子及一种药散，历史悠久，因而它治疗痛证疗效可靠。

失笑散药性平和，味数简单，五灵脂、蒲黄活血祛瘀，通利血脉止痛，古人谓用本方后，痛者每在不觉之中诸痛悉除，不禁欣然失笑，故名失笑散。近人对失笑散进行药理研究，证明它能够提高机体对减压缺氧的耐受力，降低心肌耗氧量，增加动脉灌流时间，防止或削弱动脉血栓形成，并对机体有明显的镇静止痛作用。失笑散中的单味药物，五灵脂能够缓解平滑肌痉挛，蒲黄可缩短凝血时间。所以，明代李时珍《本草纲目》上记载：五灵脂"主气血诸痛"，男女一切心腹、胁肋、少腹诸痛、疝痛、血痢、肠风、腹痛、身体血痹刺痛；蒲黄"凉血活血，止心腹诸痛"。古人的临床经验与现代药理研究结果是一致的。

前人用失笑散止痛，偏重于血瘀方面，而对气滞、邪闭所致的痛证似兼顾不够。不通则痛，痛则不通，这是中医认识痛证的高度理论概括，也是临床用药的理论依据。因此，如果在失笑散里再加入一种强有力的通利脉络、走窜气分的药物，其止痛效力会得到更大发挥。经过几十年的临床摸索，认为冰片（梅片更佳）最合适。冰片是凉开药，气味芳香走窜，有行气通络、辟秽开窍、清热止痛的作用，加入失笑散方子，相得益彰。然药方份量之比例，又几经研究加以调整，时历半个世纪方才定型。按定型后的份量配制的药散疗效肯定，嗣后该药交广州中药三厂采用新工艺研制成成品药投放市场。

2. 药理毒理试验报告摘要

五灵止痛散 1.25～2.5g/kg 能减轻小白鼠小肠蠕动，它与吗啡、阿托品能抑制小肠的推进运动的药理作用相似，从而提示五灵止痛散很可能是一个镇痛药或解痉药。

五灵止痛散对醋酸引起的小鼠扭体反应有抑制作用。以 1.25g/kg 的抑制扭转反应率是 51.2%，而 2.5g/kg 的抑制扭转反应率是 65.2%，与对照组比较有非常显著性差异。这一特性与延胡索乙素相似，对月经痛疗效好。

对外源性组织胺和乙酰胆碱引起离体回肠收缩有松弛作用，证实了五灵止痛散能对抗致炎、致痛介质组织胺和乙酰胆碱。

五灵止痛散小鼠灌胃给药，观察 7 天，其 LD50 大于 7200mg/kg，未发现有明显毒性及不良反应，可见本品毒性低，是一种较理想的止痛药。（以上系根据张荣《五灵止痛散鉴定材料》，广州中药三厂内部资料）

3. 临床用药观察

五灵止痛散于 1983 年 1 月份开始，先后在广州中医学院附属医院、广东省中医院、广州市第一、二人民医院、佛山、江门、台山、新会中医院等 8 个医疗单位进行临床验证，共观察 554 例患者。其中广州中医学院附属医院观察之 100 例全部为急诊入院的留观病例，病情均较重，内含西医诊断为血管性头痛、冠心病心绞痛、肺炎、胸膜炎、消化性溃疡、胆囊炎、急性胃肠炎、慢性胃炎、尿路感染、风湿性关节炎、肿瘤等 16 个不同病种所致之痛证。对各种痛证患者无选择性地用药，每次用五灵止痛散 0.3～0.6g，痛时开水送服；心绞痛或疑似心绞痛者，可于舌上含服。牙周病或龋齿烂牙所致疼痛，可将药散涂擦患处。在广州中医学院观察室里的病例，因病情较重，多以常规给药方法，即每日 3 次或 4 次。

显效：服药后止痛效果显著，即服药后 10 分钟疼痛消失，服药次数为 1～2 次。有效：服药后有止痛效果，即服药后 30 分钟至 2 小时内疼痛逐渐缓解，服药次数为 2～4 次。无效：服药 5 次以上仍未见疼痛缓解者。

临床观察 544 例，显效 194 例，有效 298 例，总有效为 88.8%，无效 62 例，占 11.2%。

根据临床观察，以胸痛、胁痛、胃脘痛、腹痛、妇女痛经为最多（共456例），疗效也较好，总有效为411例，占91.13%；无效只占45例，为9.87%。而牙痛、头痛、腰痛、四肢关节痛、扭挫伤或骨折疼痛、肿瘤及皮肤病疼痛共98例，总有效为81例，占82.65%；无效为例17例，占17.35%。这说明许多疾病均可导致急性疼痛，痛证临床涉及面较广泛，而五灵止痛散对各科各种痛证均有一定的疗效，尤以胸腹部疼痛效果最好。其止痛有效维持时间，0.6g一般可维持1~2小时，最长可达12小时。它与西药杜冷丁（止痛作用快，维持2~4小时）、吗啡（止痛维持4~6小时）、阿托品（解痉止痛维持4~8小时）相比，虽然略逊一筹，但它对于一些诊断不明或久治不愈并伴有口干口苦的疼痛性疾病尤为适宜。

五灵止痛散为中医治疗急性痛证开辟了又一新途径。用其治疗痛证，还须结合病因考虑，五灵止痛散用于症状治疗，意在急则治其标；病因治疗在后，意在图其本。这样既可以观察到止痛散的疗效，亦有利于症状缓解后，赢得时间进行辨证论治。

该药于1984年8月通过广州市卫生局组织技术鉴定，由广州中药三厂（现名广州众胜制药厂）生产出品，批准文号为：粤卫药准字（85）第AB-024号（散剂）。粤卫药准字（85）第AB-025号（胶囊剂）。

4. 典型病例介绍

胸痹（冠心病、心绞痛） 吴某，男，53岁，干部。1983年3月23日上午以"心前区闷痛"为主诉入院。患者曾于1982年6月在广东省某医院住院诊断为下壁心肌梗死，经抢救后好转出院，一直靠服用消心痛维持。但近4天来心前区闷痛反复发作，伴心悸、气短、汗多、作呕、口干苦。检查：脉搏92次/分，血压80/100mmHg，精神倦乏，短气懒言，形体肥胖，心率92次/分，律整，心音低钝。心电图：慢性心肌缺血。舌瘀暗，苔黄腻，寸口脉弱，关脉弦。中医诊断：胸痹证。西医诊断：冠心病、心绞痛、陈旧性心肌梗死。处理：五灵止痛散0.3g舌上含服，服后30分钟心前区疼痛消失，且无既往服西药消心痛后头发胀之感觉。留观期间以五灵止痛散0.3g每日3次常规口服，并停用消心痛等西药，3月27日心电图复查结果："心肌供血改善，属正常心电图。"

胃脘痛（慢性胃炎） 苏某，女，57岁，社员。1983年3月27日上午 10 时入院。患者主诉上腹部隐痛 3 个月，伴嗳气反酸，胃纳差，口干，腹压痛，喜按，无反跳痛。舌胖淡嫩，苔薄黄，脉弦细。大便常规：钩虫卵（＋），鞭虫卵（＋），潜血试验阳性（＋＋＋）。胃镜检查：慢性浅表性胃炎。中医诊断：①胃脘痛（慢性胃炎）；②虫证（钩虫感染）；③血证。处理：入院后即以五灵止痛散 0.6g 口服，每日 3 次，疼痛逐渐缓解，4 小时后疼痛无再发作。次日又继续以五灵止痛散 0.6g，每日 3 次，连服 12 天，并配以和胃疏肝、清热理气中药、西药驱虫，住院期间未有用其他特殊止痛药物。患者于 4 月 8 日出院，胃脘痛证消失，大便常规检查及潜血试验均转阴性。

胁痛腹痛（胆道蛔虫症） 黄某，男，27 岁，工人，1983 年 4 月 21 日晚上 10 时 20 分入院。患者右腹及脐周阵发性疼痛 2 天，在厂医疗室肌注止痛针（不详）2 次，未见好转，1 小时前又再发阵发性腹痛，呕吐胃内容物，口干口苦，前往附院急诊收住入观察室。查：急性痛苦病容，辗转体位，心肺未见异常，腹肌稍紧张，右上腹及脐周压痛明显，反跳痛（±）。舌质红、苔黄腻，脉弦紧。血象：白细胞 14×10^9/L，中性 19%，淋巴 20%。大便常规：蛔虫卵（＋）。中医诊断：腹痛（实痛）、胁痛（虫痛）。西医诊断：腹痛原因待查（胆道蛔虫）。处理：即用五灵止痛散 0.6g 口服，10 分钟止痛，患者自诉吞服五灵止痛散后胸腹有冰凉舒服感觉。后又按常规 0.6g 每天 3 次，连服 4 天，中药胆蛔汤加味驱蛔，4 月 25 日出院，临床症状及腹部体征全部消失，血象复查正常。

痛经 何某，女，14 岁，学生。1983 年 12 月 22 日晚上 9 时 20 分急诊。主诉小腹疼痛 1 天。患者月经初潮 3 次，每次月经来潮时第 2 天少腹疼痛。本次月经 12 月 22 日来潮，少腹阵阵作痛，面青，伴有便意，频厕不解，月经周期短，量一般，色深红，有瘀块。诊断：痛经。处理：五灵止痛散 1g，分 2 次服，9 时 20 分服 0.5g，痛势减轻，继服 0.5g，9 时 50 分疼痛完全缓解。（新会县中医院提供）

带状疱疹疼痛 朱某，女，50 岁，工人。1983 年 4 月 15 日就诊，主诉右胸胁疼痛起水疱已 1 周。检查：右胸胁部有多片簇集之小水疱，基底皮肤潮红，各片水疱沿肋骨走向呈带状分布。诊断：带状疱疹。处理：五灵止痛散 1g，服药 2 小时后疼痛即明显减轻，其后连续服用，谓服该散后

止痛效果能维持 5 小时。（广东省中医院提供）

附：冠心止痛膏

【功效】 宽胸止痛,活血化瘀,除痰僻秽。

【主治】 冠心病心绞痛。亦适用于因气滞、血瘀、痰浊、邪闭所致胸痛。

按语 本方在五灵止痛散基础上,结合冠心病心绞痛的病机特点及中医脏腑经络学说,加减研究而成,主要成分有蒲黄、五灵脂、冰片、细辛、荜拨等。每次一片,外贴于胸前区疼痛部位,药效可维持 24 小时,亦可外贴穴位,膻中、虚里、心俞等穴位任选一穴,交替使用。

长春中医学院附属医院观察治疗 29 例 162 例次, 显效 71 例次 (43.83%), 有效 53 例次（32.72%）, 无效 38 例次（23.46%）, 总有效率为 76.54%。中医辨证分型各型有效率,冠心止痛膏对各型均有疗效,以例次较多的气阴两虚型、心阳不振型、痰浊闭塞型及心血瘀阻型进行比较, 其有效率差别无显著意义（$P > 0.05$）。提示冠心止痛膏对各型疗效相同。

长疗效观察 31 例, 要求每人连续用药四周, 每次 1 片, 每片维持 24 小时。外贴穴位, 膻中、虚里、心俞等任选一穴, 交替使用。结果显效 20 例（64.5%）, 有效 10 例（32.3%）, 总有效率 96.8%, 无效 1 例 (3.2%), 加重 0 例。心电图疗效: 显效 3 例（9.7%）, 有效 18 例 (58.1%), 无效 10 例（32.3%）, 加重 0 例。总有效率 67.7%。

（五）加味选奇汤

【组成】 防风9g, 羌活 9g, 黄芩 9g, 甘草 6g, 白芍 12g, 白蒺藜 12g, 菊花9g。

【功效】 祛风,清热,止痛。

【主治】 头痛,偏头痛,眉棱骨痛,三叉神经痛。

【加减】 阴虚明显者生地易黄芩,或以磁石朱丸与六味地黄丸以治之。日服磁朱丸以镇摄其亢阳,晚服六味地黄丸以滋其肾阴。血瘀者加茺蔚子10g, 牛膝 15g, 豨莶草 15g, 或用血府逐瘀汤。

磁朱丸本眼科用药, 又名神曲丸, 出自《备急千金要方》, 用 120g 神曲以配60g之磁石及30g之朱砂，磁石滋肾潜阳，重镇安神，朱砂清心安神，妙在用120g神曲以健运脾气，使石药不致有碍胃气，又能升清降浊。

按语 眉棱骨痛属内伤头痛范围，多与痰涩风热郁遏经络有关。选奇汤乃李东垣《兰室秘藏》为治眉骨痛不可忍所创之方，原方由炙甘草（夏月生用），羌活，防风，黄芩组成。邓铁涛加减后用于治疗用于治三叉神经痛效果甚好。对如带状疱疹后遗神经痛等头面部疼痛也有良效。（案例参见第三章"头痛"节）

（六）暖心方

【组成】　红参9g，熟附子12g，薏苡仁15g，橘红6g。

【主治】　充血性心力衰竭心阳虚型。

【加减】　本方以人参为主药，配附子以温阳，薏苡健脾利水，橘红通阳化痰。此外，阳虚亦可用四君子汤合桂枝甘草汤或参附汤，加五爪龙、北芪、酸枣仁、柏子仁等。在基础上，血瘀者加用桃红饮（桃仁、红花、当归尾、川芎、威灵仙）或失笑散，或选用丹参、三七、鸡血藤等；水肿甚者加用五苓散、五皮饮；兼外感咳嗽者加豨莶草、北杏仁、紫菀、百部；喘咳痰多者加苏子、白芥子、莱菔子、胆南星、海浮石；湿重苔厚者加苡仁。喘咳欲脱之危症则用高丽参合真武汤浓煎频服，配合静脉注射丽参针、参附针或参麦针，以补气固脱。

按语　心衰是临床常见危重症之一，是多种心血管疾病的终末期表现，严重威胁患者生命。充血性心衰属中医学"心悸"、"怔忡"、"喘证"、"水肿"等范畴。邓铁涛认为，心衰虽然病情复杂，表现不一，但病机可以概括为本虚标实，以心之阳气（或兼心阴）亏虚为本，瘀血水停为标。心主血脉，血脉运行全赖心中阳气的推动，诚如《医学入门》所说："血随气行，气行则行，气止则止，气温则滑，气寒则凝。"心之阳气亏虚，鼓动无力，血行滞缓，血脉瘀阻，从而出现心衰。故心脏阳气（兼阴血）亏虚是心衰之内因，是心衰发病及转归预后的决定因素，标实则由本虚发展而来。阳气亏虚可以导致血瘀，也可以导致水饮停积。

邓铁涛教授认为，心居胸中，为阳中之阳。心气心阳亏虚，则见气短，喘咳倚息，劳动则甚；重者张口抬肩，汗出肢冷，舌淡胖，脉沉细，甚者浮大无根。兼见口干心烦，舌嫩红少苔，则气（阳）损及阴，致气阴两虚。

辨治心衰，当分阴阳，在辨明阴阳的基础上，可视脏腑虚实的具体情况，灵活变通，随症加减。而在阴阳分治之中，邓铁涛教授又主张以温补阳气为上。心属火，为阳中之阳，人体生命活动有赖于心阳的温煦。心衰就是因为心阳气虚，功能不全，血脉运行不畅，以致脏腑经脉失养，功能失调。所以《素问·脏气法时论》说："心病者，日中慧，夜半甚，平旦静。"日中阳气盛，心脏活动增强，故患者一般情况尚好。而夜半，阴气盛，阳气衰，故心衰更为加重。故本方治疗重在温补阳气。

临床研究：广东省中医院邹旭教授，应用暖心方研制"暖心胶囊"。共纳入150例慢性充血性心力衰竭患者，治疗组和对照组各75例，两组均采用最佳西医治疗方案，并在此基础上分别加用暖心胶囊和对照胶囊，疗程24周。结果表明：两组在治疗后随访24周，两者积分前后比较差异有统计学意义（$P < 0.05$）；在心功能疗效方面，治疗组与对照组总有效率分别为78.87%和64.38%，两者相比差异有统计学意义（$P < 0.05$）。两组心衰复发率分别为22.54%和42.47%，差异有统计学意义（$P < 0.05$）。结论：暖心胶囊通过心脾同治，改善慢性充血性心力衰竭患者的临床症状，降低中医证候积分，提高心功能，降低心衰再次住院率，不良反应少。

观察暖心胶囊治疗52例慢性充血性心力衰竭患者的超声心动学有关左室功能指标及其临床疗效，治疗组疗效优于对照组，有显著性差异；两组治疗前后左室收缩功能情况比较，治疗组、对照组治疗前后自身比较及组间比较左室功能均有显著性差异，治疗组优于对照组。此外，暖心胶囊组与生脉胶囊组比较，前者疗效及对左室收缩功能改善均优于后者。

（七）养心方

【组成】 生晒参10g，麦冬12g，法半夏10g，茯苓10g，田三七10g。

【主治】 充血性心力衰竭心阴虚型。

【加减】 本方以人参为主药，培元益气，配麦冬以养阴，茯苓健脾利水，法夏通阳化痰。三七虽功主活血，但与人参同科，也有益气强心的作用。此外，阴虚亦可用生脉散加沙参、玉竹、女贞、旱莲、桑椹子等。在此基础上，加减与暖方同。

按语 心衰之心阴虚患者，也宜在益气温阳的基础上，加用滋阴养血之品。这一点从养心方即可看出，方中用人参、茯苓、法夏三药益气祛痰通阳，而仅用麦冬一味滋心阴，退虚热。若虚热已退，气虚突出之时，仍当以益气扶阳为主。

对于心衰的辨治，虽然强调辨证论治，但也不能忽视西医辨病对治疗的参考意义。必须病证结合，灵活变通。以上两方，可根据心衰的不同病因，适当调整治疗方案。基础病为冠心病者，多见气虚夹痰，痰瘀互结，可用"温胆加参汤"，益气祛痰，温阳通脉。基础病为风湿性心脏病者，每有风寒湿邪伏留，反复发作，治疗则在原基础上加用威灵仙、桑寄生、豨莶草、防己、鸡血藤、桃仁、红花以祛风除湿，并嘱患者注意防寒避湿，预防感冒，防止风寒湿邪再次侵入为害。基础病为肺源性心脏病者，可配合三子养亲汤、猴枣散，以及鹅管石、海浮石等温肾纳气，降气平喘。基础病为高血压性心脏病者，大多数肝阳偏亢，则需配合平肝潜阳法，常用药物有草决明、石决明、代赭石、龟板、牡蛎、钩藤、牛膝等。原有糖尿病或甲亢的患者，证候多属气阴两虚，糖尿病患者可加山萸肉、桑螵蛸、玉米须、仙鹤草、淮山药等，淮山药用量要大，一般用60~90g。甲亢者则加用浙贝母、生牡蛎、山慈菇、玄参等，以化痰软坚、散结。

（八）冠心方

【组成】 党参15g，五爪龙15~30g，白术9g，法半夏9g，云苓12g，橘红5g，竹茹9g，枳壳9g，甘草5g，三七5g，川芎9g（或丹参18g）。

【功效主治】 益气祛瘀、除痰通脉。主治冠心病心绞痛（稳定型），中医辨证属于气虚痰瘀之证。

按语 冠心病者，多见气虚夹痰，痰瘀互结。本方以四君子汤、温胆汤为主，加入五爪龙益气、三七和川芎活血。五爪龙即五指毛桃根，又名南芪，相比北芪而言，补气力稍逊，但补不助火、不伤阴，大剂量应用亦较安全，更适于两广地区使用。三七活血则不峻，化瘀而不伤正；川芎宽胸活血，止痛较好。

【加减】

（1）若瘀血明显，胸闷痛频作，舌紫暗、舌下脉络迂曲怒张者，合邓老家传"五灵止痛散"（蒲黄2份，五灵脂2份，冰片1份）1.5~3g冲服。

（2）若阳虚而心动过缓者，合补中益气汤或黄芪桂枝五物汤加减。

（3）若阳气虚衰，四肢厥冷，脉微细或脉微欲绝者，选用独参汤、参附汤或四逆加人参（参用吉林参、高丽参或西洋参）。邓老常以吉林参或高丽参，配合西洋参，根据阳气虚程度调整2种参的比例，并选加少量除痰和祛瘀药如三七、陈皮（一般1~3g），一同炖服。

（4）心阴虚则合以温胆汤合生脉散加减：太子参18g，麦冬9g，五味子9g，法半夏9g，云苓12g，橘红5g，竹茹9g，枳壳9g，甘草5g，三七5g，丹参9g。心动过速可加玉竹、柏子仁、珍珠层粉1.5g（冲服）。

（5）血脂高者，加山楂、布渣叶、草决明、首乌。

【研究】 该方在临床运用30余年，通过多年的临床观察，证明对冠心病患者疗效确切，总有效率达90.25%以上。后开发成冠心胶囊，批准文号：粤药制字Z03020968。药效学研究表明本品具有调节血脂代谢，改善血液流变，纠正自由基代谢紊乱，增强机体抗氧化能力，减轻自由基对心肌细胞的损伤作用；降低血小板聚集率，抑制血小板功能亢进，防止血栓形成；改善血管内皮功能，提高血中的NO含量，改善冠状动脉血流，抑制心脏组织过多的产生NO，减轻NO的细胞毒性作用；抑制血浆ET的过度产生，缓解冠状动脉收缩；对模型动物的心肌组织形态结构及超微结构具有显著保护作用。毒理学研究表明本药有良好的安全性。

（九）高血压病系列方

方一：石决牡蛎汤

【组成】 石决明30g（先煎），生牡蛎30g（先煎），白芍15g，牛膝15g，钩藤12g（后下），莲子心3g，莲须10g。

【适应证】 高血压病早期，肝阳上亢型。此型多见于高血压病早期，症见头晕、头痛、心烦易怒、夜睡不宁，或头重肢麻、口苦口干、舌微红、苔薄白或稍黄，脉弦有力。

【加减】 如苔黄、脉数有力加黄芩，若兼阳明实热便秘者，可加大黄之类泻其实热，苔厚腻去莲须加茯苓、泽泻，头痛甚属者，加菊花或龙胆草，头晕甚加明天麻，失眠加夜交藤或酸枣仁。

方二：莲椹汤

【组成】 莲须10g，桑椹子12g，女贞子12g，旱莲草12g，淮山30g，龟板 30g（先煎），牛膝 15g。

【适应证】 久患高血压病者肝肾阴虚型，症见眩晕耳鸣、心悸失眠、腰膝无力，记忆力减退，或盗汗遗精，形瘦口干，舌质嫩红、苔少、脉弦细或细数。

【加减】 本方以滋肾养肝为法，兼气虚加太子参，舌光无苔加麦冬、生地、失眠心悸加酸枣仁、柏子仁。

方三：赭决九味汤

【组成】 黄芪30g，党参 15g，陈皮 3g，法夏 10g，云茯苓 15g，代赭石 30g（先煎），草决明 30g，白术 15g，甘草 3g。

【适应证】 气虚痰浊型：在高血压病中期多见。症见头晕头重，胸闷、气短纳减、怠倦乏力，或恶心泛吐痰涎、舌胖嫩、舌边有齿印、苔白腻、脉弦细滑或虚大而滑。

【加减】 本方益气除痰降压。若兼肝肾阴虚者，加首乌，桑椹，女贞子之属，若兼肾阳虚者，加肉桂心，仙茅，淫羊藿等；若兼血瘀者，加川芎，丹参等。

方四：肝肾双补汤

【组成】 桑寄生30g，首乌 30g，川芎 10g，淫羊藿 10g，玉米须 30g，杜仲 10g，磁石 30g（先煎），生龙骨 30g（先煎）。

【适应证】 阴阳两虚型，常见于高血压病后期，症见头晕眼花，耳鸣腰痛，或阳萎遗精，夜尿多，自汗盗汗，或形寒肢冷，气短乏力，舌淡嫩或嫩红、苔薄白润，脉细弱。

【加减】 双补肝肾兼予潜阳，若兼气虚加黄芪。

方五：附桂十味汤

【组成】 肉桂3g，熟附子 10g，黄精 20g，桑椹 10g，丹皮 9g，云苓 10g，泽泻 10g，莲须 12g，玉米须 30g，牛膝 9g。

【适应证】 高血压病肾阳虚为主者。

【加减】 若肾阳虚甚兼浮肿者，用真武汤加杜仲、黄芪。

按语 邓铁涛治疗高血压学术思想可参阅"高血压病辨证论治的体会"一文。

（十）健脑方

【组成】 黄芪30g，川芎10g，当归12g，赤芍15g，桃仁10g，红花6g，胆星12g，九节菖蒲15g，生地15g，豨莶草10g，竹茹10g。

【功能主治】 补气养血，生精充髓，活血通络，除痰醒脑。适用于老人精血亏耗，气虚神疲，脑髓空虚，痰瘀阻滞清窍之呆病虚眩，中风后遗症，半身不遂等，亦适用于现代医学之老年性痴呆、脑动脉供血不足、脑萎缩及脑血管意外后遗症属上述中医辨证患者。

按语 本方以补阳还五汤以益气活血通脉；因痰瘀相关，故配以除痰醒脑之品增强其疏通脑脉功效；再根据"精血同源"、"精生髓，髓充于脑"，方中加四物汤养血生精，使脑髓得以濡养。方中黄芪大补元气为君药，且黄芪伍用芎、归、地、芍四物能增大生精血、充脑髓之药效。取张景岳"阳中求阴，阴得阳升而泉源不竭"之义，而黄芪伍用活血除痰之品则能增加通经络之功，故重用而为君药。川芎、当归、赤芍、生地黄大补阴血，因精血互生，故还有衍精充脑髓之效而为臣药；其中芍药用"赤"，地黄用"生"，乃取其甘寒清润以制约芎、归之温燥，使阴阳得以协调。桃仁、红花功能活血化瘀，配合芎、归、芍能活血通络，祛瘀生新；菖蒲，胆星，竹茹豁痰开窍，清阳醒脑，共为佐药。豨莶草祛风湿，利筋骨，通血脉而为使药。共奏补气血，生精充脑髓，活血通络，除痰醒脑之效，善疗脑疾。

实验研究：佛山邓铁涛中医药研究所将本方开发为成药健脑片。实验研究证实，健脑片能明显延长小鼠断头后张口喘气时间，与正常对照组比较，统计学上有显著性差异（$P<0.01$）。表明健脑片对脑缺血有一定的保护作用。

SD大鼠连续灌服健脑片能明显抑制急性脑缺血时脑组织SOD含量的下降，与模型组比较，统计学上有显著性差异（$P<0.01$）。表明健脑片对大鼠急性脑缺血时的脑组织有一定的保护作用。

健脑片能缩短体外血栓长度、减轻血栓干重，与模型组比较，有显著性差异（$P<0.05\sim0.01$），对体外血栓的抑制率分别为32.7%、26.8%和21.9%，表明有抗血栓形成作用，健脑片能明显降低血小板一分钟聚集率，最大聚集率，与模型组比较，统计学上有显著性差异（$P<0.05\sim$

0.01），表明健脑片有抑制血小板聚集的功效。

健脑片能明显降低急性"血瘀"模型的全血比黏度、红细胞聚集指数、还原比黏度，缩短红细胞电泳时间及增加红细胞电泳率，高剂量组能降低纤原比黏度，与急性"血瘀"模型组比较，有显著性差异（$P < 0.05 \sim 0.01$）。

药效学实验表明：健脑片有明显的活血化瘀作用，能改善脑血供不足。脑缺血时伴有自由基损害，可导致细胞膜中不饱和脂肪酸过氧化，膜上的各种受体、酶结构改变，自由基所致线粒体膜病变可致呼吸电子传递链受损，使 ATP 产生下降。健脑片能升高脑组织 SOD 含量，从而能减轻自由基对脑组织的损害。

（十一）邓氏咳嗽方

【组成】 银花15g，桑叶10g，连翘10g，玄参10g，百部10g，冬瓜仁6g，苇茎30g，千层纸10g，仙鹤草15g，芒果核30g，薏苡仁30g，甘草5g。

用净水750ml（三碗），煎煮为200ml（大半碗），复渣用净水500ml（两碗），煎煮为200ml（大半碗）。每天1剂，复渣一天两服。

【功能主治】 清肺止咳，除痰化湿，主治上呼吸道感染（上炎）、下呼吸道感染（支气管炎、肺部感染），证属内热（包括湿热）者。

【加减】 咳嗽甚者，损伤咽喉、支气管黏膜，痰带腥味或有血丝，可加鱼腥草15g，七叶一支花15g；咳嗽痰稠、排痰困难者，加浙贝母15g，浮海石10g；老人咳嗽兼气促者加莱菔子15g，苏子15g。

按语 此方是邓铁涛治疗外感咳嗽，治疗失当，或不注意禁口（如咳嗽初起饮了鸡汤、猪肉汤之类），外感传里者。

此方曾治疗一位姓刘老师、医师。刘某某，男，39岁，1992年1月30日因咳嗽低热反复一个月就诊。缘患者于1991年底因感冒鼻塞，咽喉疼痛，未有及时治疗，仍然劳累工作，又餐饮肉食酒水过多，症转咳嗽，呼吸道分泌物增多，痰黄浓稠，排痰后稍舒适，过数小时又再咳嗽排痰。1992年1月22日起，发热38.6℃，全身乏力，咳嗽加剧，痰带血腥气味，检查X光全胸正侧位片意见：拟支气管炎。请广州中医药大学一附院呼吸科梁主任诊治，认为X光片已显示有渗出改变，实为间质性肺炎，即中医所谓"外感传里证"。患者懂医学，请求使用抗生素消炎，氨苄青霉素4g每天静脉滴注，连用4天，咳嗽浓痰减少，发热退，但冷汗出，头晕，几不能站立，停氨苄青霉素静脉滴注，改口服先锋6号，每次0.5g，1日3次。兼服沐舒坦1次2粒，1日3次，舒氟美等，1次1粒，1日2次。服后出现胃肠反应，纳差欲吐，腹胀便结，腰膝背痛，全身不适，转而求诊中医，请邓铁涛老师把脉处方。

邓铁涛指出："咳嗽是最常见的、比较易治有时又极不易治的一种病证。说它易治，如感冒咳嗽，按四时感冒辨证论治不难治愈。说它难治，除了如肺部病变如结核、肺癌等难治之病有咳嗽之外，有时外感咳嗽治疗失当，或不注意禁口（如咳嗽初起饮了鸡汤、猪肉汤之类）往往20多天以至一二月不愈。凡治咳嗽，只知消炎而不分天时，不知地理者，难治此等咳嗽。"

患者脉寸浮关尺弱，舌红苔厚腻。寸浮病位在肺，表症尤存；关尺脉弱脾肾气虚，西药过多所致。舌红苔厚腻，脾胃内有湿热。治宜止咳除痰，清热透表，益气化湿。即以上述处方治之。服后第一天感觉是原服用西药后之口苦、口干感觉减轻，汤药口感好，但仍然咳嗽痰多。第二、三天排痰容易，第四天咳嗽痰涎减少。效不更方，再服3剂，并停服所有西药。停服西药后，咳嗽又略有反复，由于久咳，损伤支气管黏膜，咽喉有腥燥感，在处方中加千层纸10g，仙鹤草15g。仍然停服西药，炎症如何控制？后又听取呼吸科梁主任意见，加鱼腥草15g，如是者以邓铁涛老师方为基础，再服中药一周，下呼吸道感染所致之咳嗽痊愈。

此后，邓氏咳嗽方又经弟子刘小斌临床治疗咳嗽常用方，诊治大量外感咳嗽患者，清肺止咳除痰化湿疗效确切。又有胸膜炎咳嗽、气胸咳嗽、过敏咳嗽、慢支咳嗽证属内热（包括湿热）者，服之甚效。还有两位系统性硬皮病、肺局部纤维化患者，需要长期使用激素治疗，咳嗽时服用此方，也有阶段性效果。

（十二）胆蛔汤与驱蛔法

【组成】 炒榧子肉、苦楝根白皮各15g，使君子（打）、枣子槟榔（切）各12g，乌梅10g，水煎服。

本方为10岁左右儿童剂量，可根据年龄体质及病情加减。病势重而体质一般尚好者可以 1 日 2 剂。

【主治】 胆道蛔虫症。

按语 蛔虫病比较急重者是胆道蛔虫症。此症疼痛剧烈，上腹部有钻顶样绞痛，患儿哭闹不安，甚则寒战发热或发黄。在临床中，邓铁涛对此症总结了一首有效方———胆蛔汤，曾收入中医学院《方剂学》（第三版）教材中。

胆道蛔虫症的发生，是因寄生在体内的蛔虫上行钻入胆道而引发。治疗重点在于驱蛔，安蛔，止痛。该方中，使君子、苦楝根皮、榧子肉均为驱蛔虫的要药，各药合用则驱虫力更大。前人经验认为，"蛔得酸则静"，故用乌梅酸味以安蛔止痛；更兼槟榔杀虫消积，行气通便，则易使蛔虫退出胆道，排出体外而病愈。临床运用时，如腹痛甚者，可加木香、枳壳以行气止痛；兼有发热者，可加黄连或黄柏以清热；大便秘结者，可加枳实、玄明粉以攻下通便。

中药治虫，历来有之，治虫之方，亦属不少。但有些中医却认为中药驱虫无效，其实不是中药无效，而是药物不合规格。如使君子打开其肉已腐烂变质，或用整个使君子而不打烂，榧子肉已霉变，苦楝根白皮不是二层皮，而是根木一块……！邓铁涛多年前曾去农村巡回医疗，所见蛔虫病的小孩很多，其中胆道蛔虫症亦不少，蛔虫团梗阻间亦有之。我们都靠中药、针灸得到解决。当时凡遇胆道蛔虫病，邓铁涛接诊后先嘱患儿父母去挖苦楝根白皮，取回配药，一方面静脉滴注等渗葡萄糖。很多患儿经滴注后，疼痛即逐步缓解，服胆蛔汤后阵发之疼痛乃止。多数在 12 小时前后即排虫。

根据邓铁涛体会，此方比仲景之乌梅丸更有效。乌梅丸对胆道蛔虫之轻者有效。巡回医疗归来后，广州中医学院一女同学患胆道蛔虫，未用滴注，单用胆蛔汤数剂而愈。

运用胆蛔汤，药材的质量很重要，根据邓老经验，苦楝根白皮杀虫药力专著，一定要鲜用，且不能夹杂红皮，红皮毒性较大，轻则伤正，重则可致中毒。使君子需打烂，整个使用则无效，此药亦不宜重用，过量会引致呃逆。槟榔凡经加工切片者效果多不佳，最好临时切片或打烂用，邓铁涛喜欢用枣子槟榔，因容易加工，切开即用。

此方既能治胆道蛔虫，对一般蛔虫病自当有效。若遇蛔虫甚多者，可配合氧气驱虫。曾在157医院会诊治一2岁患儿，骨瘦如柴而腹大，其蛔虫之多，使人乍舌，不但肛门有虫爬出，口鼻亦出蛔虫，用鼻饲管插入胃内给氧，然后服中药，排虫甚多而愈。

邓铁涛强调：蛔虫病，外因是一方面，内因也是很重要的一方面。常有些病例，不但一般中药无效，西药也屡用无效，这就有个辨证论治的问题。这类病儿，多数体质甚差，屡服驱虫药而大便虫卵仍不能根除，欲要根治，除了驱虫作针对性的治疗之外，健旺脾胃是十分重要的一环。治之之法，必须先用健脾药1周，然后驱虫药与健脾药同用，便能收效。驱虫之后，必须用四君子汤或参苓白术散之类方药以善其后，亦可予健脾药加一二味驱虫药服一二周，大有好处。

（十三）逐瘀通腑灌肠液

【组成】 生大黄10g，芒硝10g，桃仁9g，当归10g，地龙12g，红花6g，牡丹皮10g，赤芍15g，牛膝15g，石菖蒲10g，川芎10g，煎成汁约150ml，点滴灌肠或保留灌肠。

【功效主治】 逐瘀通腑、行气活血，治疗颅脑损伤

按语 逐瘀通腑灌肠液是邓铁涛教授的临床经验方，方中大黄攻下积滞兼有活血化瘀功效，桃仁活血逐瘀，共为君药；牛膝祛瘀血，引血下行，芒硝助攻下通腑，为臣药；红花、赤芍、归尾、丹皮、地龙助君药行气活血祛瘀，共为佐药；甘草调和诸药为之使药，诸药配合，共起逐瘀通腑、行气活血之功效。

广州中医药大学第一附属医院观察逐瘀通腑灌肠液治疗44例颅脑损伤病人的疗效，疗效优于应用西药常规治疗的对照组。从CT检查中发现，灌肠后患者脑水肿及颅内血肿均较西医常规治疗对照组吸收快，证明逐瘀通腑灌肠治疗能改善脑血流，加速脑水肿、血肿的吸收，从而加快脑功能的恢复。研究认为通过逐瘀通腑灌肠液灌肠治疗，能够减轻颅脑损伤患者因应激、ICP增高、细胞因子等介导的胃肠轻瘫而造成的腹内高压，及时排除体内产生的毒素，防止毒素再吸收，促进机体新陈代谢。认为对颅脑损伤早期患者，采用逐瘀通腑灌肠液灌肠治疗，能够显著地降低颅脑损伤患者全血黏度、血浆黏度、红细胞压积、红细胞刚性指数、红细胞聚集指

数，改善红细胞变形能力，减轻脑水肿，降低颅内压，提高 GCS 评分，改善患者临床症状，提高临床治愈率。（案例参见第三章"颅脑损伤"节）

（十四）浴足方

【组成】 牛膝30g，川芎 30g，天麻 15g，钩藤（后下）10g，夏枯草 10g，吴茱萸 10g，肉桂 10g。

上方加水 2000ml 煎煮，水沸后 10 分钟，取汁趁温热浴足 30 分钟，上、下午各 1 次。2~3 周为 1 个疗程。

【主治】 高血压病。

按语 本方为邓铁涛拟浴足降压方。吴焕林等以本方观察 32 例高血压病人，根据卫生部颁布的《中药新药治疗高血压病临床研究指导原则》疗效标准。降压疗效：显效：①舒张压下降 10mmHg 以上，并达到正常范围；②舒张压虽未降到正常但已下降 20mmHg 或以上；须具备其中一项。有效：①舒张压下降不及 10mmHg，但已降至正常范围；②舒张压较治疗前下降 10~19mmHg，但未达到正常范围；③收缩压较治疗前下降 30mmHg 以上；须具备其中一项。无效：未达到以上标准。症状疗效标准：显效：原有症状完全消失或显著减轻；有效：主要症状大部分消失或减轻；无效：治疗前后症状无减轻。治疗结果，降压疗效为显效 9 例，有效 18 例，无效 5 例，降压总有效率 84.37%；症状疗效为显效 12 例，有效 17 例，无效 3 例，对症状总有效率为 90.63%。[吴焕林，严夏，刘泽银，等. 邓铁涛教授浴足方治疗高血压病 32 例临床观察. 新中医，2001，33（12）：36~37.]

张广清等观察此方浴足治疗高血压病，采用临床单纯随机分组方法，将 240 例住院高血压患者随机分为试验组和对照组。结果：①两组高血压患者降压疗效比较差异有显著性（$P<0.01$）；②高血压患者各中医证型治疗前后变化情况组间比较，肝火亢盛型患者治疗两周后收缩压差、舒张压差（入院值~疗后 2 周值）组间比较，差异均无显著性（$P>0.05$）；痰湿壅盛型患者治疗两周后收缩压差、舒张压差（入院值~疗后 2 周值）组间比较，差异均有显著性（$P<0.05$）；气虚痰瘀型患者治疗两周后收缩压差、舒张压差（入院值~疗后 2 周值）组间比较，差异均有显著性（$P<0.05$）。研究表明，邓铁涛浴足方对高血压病降压效果确切，对最常

见的中医证型气虚痰瘀型、痰湿壅盛型的降压效果显著，对肝火亢盛型的降压效果不明显，阴虚阳亢型、阴阳两虚型、风痰上扰型、痰瘀阻络型由于样本例数过少，不便进行统计分析，有待于扩大样本量，进一步探讨和研究。

研究者经验，浴足前应测量浴足汤药的温度，检查浴足盆的性能、患者的皮肤及生命体征情况；浴足过程中注意观察患者的神志有无不良反应，对一些神疲乏力头晕者，应有人在旁守护，做好安全措施。天气寒冷时注意保暖。若使用专门设计的恒温浴足盆，最好启动浴足盆的按摩功能，按摩足底的涌泉穴，效果更佳。

现代中药药理研究表明，方中怀牛膝、川芎、天麻、钩藤、肉桂、吴茱萸、夏枯草均有降压作用，其中怀牛膝、川芎、吴茱萸还有利尿作用，钩藤有钙拮抗作用，肉桂有扩张外周血管、降低外周血管阻力的作用。[张广清，邱定荣.邓铁涛浴足方治疗高血压病120例临床观察.中医杂志，2005，46（Ⅱ）：826－828.]

（十五）拂痛外洗方

【组成】 生川乌12g，吴茱萸15g，川断10g，细辛5g，艾叶15g，川红花6g，归尾6g，海桐皮15g，荆芥6g，独活10g，羌活10g，防风10g，生葱四条（全株洗净）切碎，米酒、米醋各30g。

【功效】 活络通血,生新。

【临床观察】 贾晓林等观察治疗糖尿病足56例，其中男40例，女16例；年龄50~75岁；病程最长3年，最短3天；有单足发病30例，双足发病26例。其中糖尿病足0级16例，Ⅰ级10例，Ⅱ级23例，Ⅲ级10例。将药液煎成2000ml，分两次，每次用1000ml，药液不重复使用。

（1）熏洗法 适用于糖尿病足0级，无开放性伤口者。

测药液温度40℃，将患足下肢浸洗，浸洗时间20分钟。在浸洗过程中如温度下降时，可随时加温，使药液保持一定温度。每天2次。根据病情需要，药汤可浸到踝关节或膝关节以上部位。

（2）湿敷法 适用于有开放性伤口需要避开伤口者。

将煎好的药汤趁热到入盆内，用消毒纱布7~8层或干净软布数层蘸药汤趁热摊放在患处，注意不要烫伤，用一块消毒纱布不断地蘸药汤淋渍患处，使摊在患处的纱布得以保持一定的湿度及温度，持续淋渍热罨达20分钟。

【结果】 治愈（疼痛症状完全消失，疼痛无复发者）39例，显效（疼痛症状完全消失，停止治疗后疼痛又复发，但较前明显减轻者）15例，有效（疼痛减轻者）2例，总有效率100%，治愈率43.3%。

【病案举例】 曹某，男，50岁，司机，2002年2月初诊。糖尿病2型发现一月，双下肢麻木疼痛一月，每晚痛如火烧，不能入睡，经服曲马多、地西泮、阿司匹林等都不能止痛，下肢动脉彩超示：双足动脉供血正常。10g尼龙丝检查（+），踝肱血压指数0.9，下肢皮温较身体其他部位低0.1~0.2℃，皮肤无开放性伤口，诊断：糖尿病足0级。经用拂痛外洗方药液浸泡治疗，当晚皮温即恢复正常，疼痛略减轻，可入睡2小时，连续治疗30天，配合中药益气化瘀祛湿之品，疼痛症状消失，行走自如。此后用中西医结合治疗控制血糖、血脂在正常范围之内，随访两年未复发。

（十六）慢肝六味饮

【组成】 党参（或太子参）15~30g，云茯苓15g，白术12~15g，甘草5g，川萆薢10g，黄皮树叶（或珍珠草15~30g）。

【功效主治】 健脾化湿浊，扶土抑肝木，治慢性肝炎。

按语 本方取四君子汤补益脾健运脾阳以"实脾"，用黄皮树叶以疏肝解毒行气化浊，川萆薢入肝胃两经升清而降浊。本方适于单纯脾气虚型的慢性肝炎患者。临床证候为面色淡白，少气自汗，倦怠乏力，身重，食欲不振，胁部不适感，腹胀便溏，舌淡嫩，或舌体胖有齿印苔白或兼浊，脉虚弱。患者同时有其他兼夹证候出现时，则可根据辨证所得，采取适当的兼治法，在上方的基础上加减用药。

慢肝六味饮加减法：脾虚较甚，并见气短声低，精神不振的，加黄芪15~25g。兼湿浊上泛，并见脘闷，恶心呕吐，舌苔厚浊，脉缓滑者，加法夏10g，砂仁3g以和胃降浊。（若湿浊中阻，以身肢困重，腹胀便溏明显者，加薏苡仁15g，白蔻仁6g以通阳除湿。兼肝气郁结，并见胁痛较明显，易急躁，头晕，头痛，脉兼弦者，加素馨花10g，郁金10g以舒肝解郁。兼肝阴不足，并见头目眩晕，失眠多梦，舌边尖红，苔少，脉弦细弱稍数者，加桑寄生30g或桑椹15g，旱莲草12g，女贞子或五味子12g，以太子参20g易党参，去川萆薢，以养肝阴。兼肾阴虚，并见面白唇红，头晕，睡眠不佳，口干咽燥，腰膝酸痛，舌质红嫩，苔薄白或苔少，脉细数而弱者，加首乌30g，山萸肉12g，熟地20g，桑寄生30g，旱莲草12g，以太子参18g易党参，淮山药12g易白术。

兼肾阳虚，并见面色青白或晦黯，精神不振，腰腿酸痛，四肢欠温，脉兼迟或稍沉者，加杜仲15g，巴戟12g，肉桂2g（焗服），楮实子10g，以温补肾阳。兼血瘀阻络，并见面色黧黑或唇色紫黯，胁痛明显，胁下瘀块（肝大，质较硬易扪及），舌质紫黯，或有瘀点，脉弦缓或涩者，加丹参15g，茜根12g，桃仁10g，土鳖虫10g，以活血祛瘀。兼湿郁化热，并见有口苦，小便黄浊，或轻度黄染，或低热，舌嫩红，苔黄白厚浊，脉数者，加金钱草25g，田基黄（或鸡骨草）25g，土茵陈25g，以太子参18g易党参，以清利湿热。上述治法，总的原则不离健脾，组方的核心是四君子汤加川萆薢、黄皮树叶。这是邓老通过长期的临证、科研，摸索到脾虚是慢性肝炎的共性而确立的。随证加减则按辨证论治之原则处理。

（十七）软肝煎

【组成】 太子参30g，白术15g，云苓15g，川萆薢10g，楮实子12g，菟丝子12g，鳖甲（先煎）30g，土鳖虫（研末冲服）3g，丹参18g，甘草6g。

【功效主治】 健脾护肝，化癥软坚，治早期肝硬化。

按语 肝硬化，应属中医之"积聚"、"癥瘕"范畴；肝硬化腹水则属"臌胀"之范围。肝硬化的早期诊断，西医的诊断手段、生化检查以及B型超声波、CT及X线等检查值得借鉴，给中医药的治疗提供有利条件。当然，论治离不开辨证，辨证仍要靠中医之四诊。

此方对肝炎所致之肝硬化及酒精中毒性肝硬化都有一定的效果。此方健脾养肝肾为主，软坚化瘀为辅。软肝煎与慢肝六味饮乃姊妹方，均取义于"见肝之病，知肝传脾，当先实脾"之旨。六味饮治慢性肝炎，健脾为主配黄皮树叶（近年多用珍珠草）以疏肝解毒行气化浊。早期肝硬化，病久伤及肝肾，故以楮实子、菟丝子、鳖甲以养肝肾，病已及血分，故用土鳖虫、丹参以祛瘀活血。此方辨证加减耐心久服，一则以阻慢其硬化进程，再则冀其软化。通过几十年的摸索，邓铁涛发现舌底静脉充盈曲张常与 X 线检查之食道静脉曲张多相吻合,并对早期肝硬化逐步拟出一条有效方——软肝煎,治疗效果与病之浅深成正比。因此,早期发现、早期治疗最为重要。当然,患者的精神因素对于此病影响甚大,精神负担过重者虽浅尤深,做病人的思想工作,是不可缺少的心理治疗。此病治疗必须彻底,不能但见症状改善或肝功能正常便行停药,必须继续服药半年至一年以巩固疗效。另外,坚持太极拳之类的柔软运动,注意饮食营养及节减房事是十分重要的。

软肝煎加减法:肝炎所致之早期肝硬化,转氨酶高者,加黄皮树叶30g;酒精中毒所致之肝硬化,加葛花 10～15g;肝阴不足,舌红苔少者加旱莲草、女贞子各 10g,石斛 15g,更兼剥苔者加龟板 30g;牙龈出血或皮下有出血点者加仙鹤草 30g 或阿胶 10g;有黄疸者,加田基黄 15～30g。

化验检查,白蛋白低,或 AG 比值倒置,西医多采取滴注白蛋白治疗,直接补充白蛋白,似较先进,但邓铁涛认为直接给予,不如间接使之内生为佳。除辨证论治能帮助内生之外,邓老体会用鳖或龟约斤许加淮山 30g,薏苡仁 15g 炖服,每周 1 次或 10 天 1 次,对白蛋白的提高有较好的作用,注意不要食滞便可。

(十八)肝舒胶囊

【组成】 太子参(党参),茯苓,白术,川草薢,楮实子,丹参,珍珠草,白芍,白花蛇舌草。

【功效主治】 益气健脾,活血解毒,治疗慢性丙型肝炎。

按语 本方为四君子汤加味。太子参、茯苓、白术、甘草,补气健脾;川草薢祛除困郁脾土之湿浊,楮实子疏肝行气解郁;珍珠草清热利湿解毒,可代黄皮树叶;丹参活血化瘀,冀防慢性肝炎出现早期硬化;白芍柔肝养阴,缓解胁肋胀痛;黄芪益气健脾。诸药合用,有健脾疏肝,活血解毒,治疗丙肝之效。

治疗过程中,经常加减的药物有,若兼湿浊上泛,并见脘闷、恶心呕吐、舌苔厚浊、脉缓滑者,加法半夏 10g,砂仁 6g 以和胃降浊;若湿浊中阻,以身肢困重、腹胀便溏明显者,加薏苡仁 15g,以通阳除湿。兼肝气郁结,并见胁痛较明显,易急躁、头晕头痛、脉弦者,加柴胡 12g,郁金10g 以舒肝解郁;兼肝阴不足,并见头目眩晕、失眠多梦、舌边尖红、苔少、脉弦细弱者，加桑寄生 30g，女贞子 12g，兼肾阴虚，并见面白唇红、头晕、口干咽燥、腰膝酸痛、舌质红嫩、苔薄白或苔少、脉细数而弱者，加首乌 30g，山茱萸 12g，熟地黄 20g，桑寄生 30g，旱莲草 12 克；兼肾阳虚，并见面色青白、精神不振、腰腿酸痛、四肢欠温、脉兼迟或稍沉者，加杜仲 15g，巴戟天 12g，肉桂 2g，以温补肾阳；兼血瘀阻络，并见面色黧黑或唇色紫暗、胁痛明显、肋下症块、舌质紫暗或有瘀点、脉弦缓或涩者，加丹参 15g，茜草根 12g，桃仁 10g，以活血祛瘀；兼湿郁化热，并见口苦、小便黄浊，或轻度黄染，或低热，舌嫩红，苔黄白厚浊，脉虚数者，加金钱草 25g，茵陈 25g，鸡骨草 25g，以清利湿热。

临床研究：将 59 例病人随机分为肝舒胶囊合干扰素组即联合组（20例）、干扰素组（21 例）、肝舒胶囊组（18 例）。3 组患者经治疗后丙氨酸转氨酶（ALT）与治疗前比较均有明显改善（$P < 0.05$ 或 $P < 0.01$）；在治疗 4 个月后，3 组 ALT 复常率分别为 55.0%、33.3%、27.8%，经统计学处理，差异有显著性（$P < 0.05$）；丙肝病毒核糖核酸（HCV-RNA）复常率分别为 30.0%、19.1%、5.5%，统计学处理差异无显著性。结果表明，联合组的疗效优于干扰素组和肝舒组。说明中药制剂肝舒胶囊可提高干扰素治疗慢性丙型肝炎的疗效，且有助于减少复发。（肖会泉，罗日永，吴婉芬，邓铁涛．中药肝舒胶囊对慢性丙型肝炎疗效的影响．广州中医药大学学报，1999 年第 1 期第 16 卷）

验案撷英

编者按 邓铁涛临证逾七十年，经治病例无数。治验案例中资料保留较完整并经整理的亦有数百例。邓老十分重视中医医案的作用，尝指出："自宋元明清以来，不少名医医案是临床医生不可少的参考书，直至今天仍可以看作是大学毕业之后的临床教材。""中医药学之发展，不是依靠实验室之实验研究，主要靠在中医系统理论指导下，反复进行临床研究，而病案就是临床研究的资料或总结报告，无数的临证实践，验证了前人的理论又可发展成新学说。"本篇贯穿这一思想，选录邓老临床医案，在按语中辑附邓老相关的医论或学生整理心得，体现了邓老在实践中形成治疗学术思想，又具体指导于临床实践的过程。

一、重症肌无力

1. 儿童重症肌无力（少年型）治验案

娄某，男，15 岁，1971 年 12 月 7 日初诊。

病史：患者于三个月前感冒发热后，突然出现左眼睑下垂，早上轻，晚上重；继则眼球运动不灵活，上、下、内、外运动范围缩小。约经月余，右眼睑亦下垂，并有复视现象。经某医院检查，X 线片示胸腺无增大。用新斯的明试验确诊为"重症肌无力"。经抗胆碱酯酶药物治疗无效而来就诊。

诊查：症见眼睑下垂，眼球运动不灵活，运动范围缩小，复视，身体其他部位肌肉未见累及，饮食、睡眠、呼吸、二便、肢体活动均正常，仅体力较差，舌嫩无苔而有裂纹，脉弱。

辨证：证属脾肾两虚，脾虚为主。

治法：以补脾为主，兼予补肾。

处方：黄芪10g，升麻9g，白术12g，菟丝子9g，党参15g，桑寄生18g，当归12g，石菖蒲9g，柴胡9g，首乌9g，橘红5g，紫河车15g，大枣4枚。

每日服一剂。另每日开水送服六味地黄丸18g，并配合针刺脾俞，肾俞，足三里等穴。

二诊：1972年3月2日。经上述治疗三个月后，病情稍有好转，原晨起后约半小时即出现眼睑下垂，现眼睑下垂时间稍推迟，余症同前。上方黄芪倍量，每周服六剂，每天一剂。另每周服后方一剂。

处方：党参9g，云苓9g，白术9g，炙甘草6g，当归6g，熟地15g，黄芪12g，白芍9g，五味子9g，肉桂心1.5g，麦冬9g，川芎6g。

补中益气丸12g，另吞服。

上法治疗月余，症状明显好转，晨起眼睑正常，可维持至下午三时左右，两眼球活动范围增大，复视现象消失。

三诊：6月6日。服前方药三个月，除左眼球向上活动稍差外，其余基本正常。舌嫩苔少有裂纹，脉虚。治守前法。

处方：黄芪60g，白术12g，党参15g，当归12g，柴胡9g，升麻9g，枸杞子9g，大枣4枚，阿胶3g，橘红3g，紫河车粉6g（冲服）。每周六剂，每日一剂。另每周服下方一剂。

处方：枸杞子9g，云苓12g，淮山药12g，丹皮9g，山萸肉9g，熟地12g，生地12g，巴戟天6g。

四诊：1973年3月。服前方药半年多，两眼球活动及眼裂大小相同，早晚无异。嘱服上方药2个月以巩固疗效。

追踪观察13年，病无复发。

2. 成人重症肌无力（Ⅱ-A型，轻度全身型）治验案

温某，女，25岁，1989年4月7日入院，住院号52987。

患者因四肢全身无力，复视，视物模糊四个月入院。起病前四个月前因反复患"流行性结膜炎"后，渐觉全身乏力，行走易跌到，上下公共汽车困难，伴视物模糊，复视，病情以午后及夜晚为甚。偶有咀嚼乏力。无吞咽困难及呼吸困难。3月13日本院肌电图检查，注射新斯的明前肌疲劳试验左三角肌平均衰减20.3%，左小指展肌平均衰减13.3%，注射新斯的

明后一小时复查，左三角肌平均衰减13%，左小指展肌平均衰减11%，肌疲劳试验和新斯的明试验均阳性。入院诊断为重症肌无力（成人Ⅱ-A型）。中医症见四肢全身乏力，视物模糊，咀嚼乏力，舌谈红，边有齿印，苔薄白，脉细弱。诊断为脾胃虚损，辨证为脾胃气虚，法宜健脾益气，予强肌健力饮，方中黄芪用至120g，治疗112天，全身乏力、视物模糊及复视等俱消失。复查肌电图，肌疲劳试验左三角肌衰减10.5%，左小指展肌平均衰减5%，肌疲劳试验阴性，肌电图检查结果与临床观察结果相一致。于7月27日出院，出院后继续以强肌健力饮巩固治疗，恢复正常上班。追访现仍健在。

3. 成人重症肌无力（Ⅱ-B型，中度全身型）治验案

沈某，女，18岁，1989年7月14日入院，住院号54923。

因吞咽困难，构音不清4个月入院。患者于89年3月起出现吞咽困难，每餐时间约1~2小时，时有饮水反呛，继见讲话带鼻音，自感发音困难，甚则讲话断断续续。近来四肢无力，颈软抬头无力，尤以活动后为甚，面部表情呆滞，舌谈红，苔白，脉细弱。6月1日本院肌电图结果：肌疲劳试验左眼轮匝肌平均衰减14.3%，左三角肌平均衰减15%，左腓肠肌平均衰减12.8%。入院诊断：重症肌无力（成人Ⅱ-B型），中医诊断：脾胃虚损，辨证为脾胃气虚，法当益气健脾，予强肌健力饮，黄芪用至90g，病情日渐好转，黄芪用量减至60g，最后45g。往院43天，吞咽困难、构音不清均消失，仅时感乏力。8月23日复查肌电图：肌疲劳试验左眼轮匝肌和左腓肠肌均无衰减，左三角肌平均衰减4%，疲劳试验阴性，于8月25日出院。出院后继续服强肌健力饮巩固治疗。现已大学毕业在某医院工作。

按语：邓铁涛教授有关重症肌无力的治疗思想，可参见本书第一部分"重症肌无力论治与研究"有关章节。此处所选几个案例，反映出邓老对本病既有规律性的认识，也有具体的灵活加减变化。

4. 重症肌无力危象救治案

案一 陈某，女，38岁，住院号146581。

缘患者八岁时出现眼睑下垂等症，诊断为重症肌无力，治疗一年后病情好转，之后一直未再服药。2002年3月初出现全身乏力、四肢酸痛、右

眼睑下垂等症，经某西医院检查，新斯的明试验阳性，治疗一月，病情逐渐加重，于2002年4月8日转入广州中医药大学第一附属医院。1999年发现高血压病，一直服用心痛定控制血压，有家族高血压史。

入院时症见神倦，右眼睑下垂，复视，眼球活动尚灵活，吞咽困难，呼吸不畅，颈软无力，四肢乏力，肌力Ⅳ级，舌淡胖苔薄黄，脉沉细。

入院体查摘要：体温36.6℃，脉搏80次/分，心律22次/分，血压140/80mmHg。慢性病面容，精神倦乏，自动体位，右眼睑下垂，眼球活动尚灵活，口腔有痰涎分泌物，颈软乏力，心率80次/分，率整，心音低钝，各瓣膜区未闻病理性杂音，双肺呼吸音清，未闻干湿啰音，肝脾未触及，双肾区轻度扣击痛，四肢乏力，腱反射存在，舌质淡胖，苔薄黄，脉沉细。

中医诊断：①痿证（脾胃虚损）；②大气下陷。

西医诊断：②重症肌无力（迟发重症型）；②高血压病。

中医治以升阳举陷，益气健力，予补中益气汤加减。处方为：

黄芪30g，五爪龙30g，牛大力30g，千斤拔30g，党参20g，白术15g，当归10g，升麻12g，柴胡8g，法夏12g，陈皮3g，甘草5g。

并给予强肌健力口服液1支/次，3次/日。西药继续按患者原先用溴吡斯的明60ml/次，每8小时1次，及口服心痛定降压，并予静滴黄芪注射液、川芎嗪注射液以益气活血。

按此原则治疗约一月余，期间患者发现泌尿系感染，中药以珍珠草30g易陈皮，同时配合针灸合谷、丰隆、足三里等穴位治疗，4月18日患者出现感冒，加用抗生素以预防感染，泼尼松由5毫克生理量逐渐加大量至50mg/次，1次/日，中药在上方基础上略有加减。

5月4日患者症状好转，吞咽及呼吸较顺利，寐差多梦，舌质淡胖，苔浊，脉弦细。诊查：心肺未见明显异常，血压120/80mmHg。效不更方，继续按邓铁涛治疗原则，中药用上方减去桑螵蛸，加上紫河车温肾补精，夜交藤、素馨花疏肝养心安神。

5月28日患者恶寒半天，呈阵发性，手指、双肩臂和双下肢小腿处麻木感，双下肢乏力，大便质稀烂，量中，日一行，舌淡红，寸脉浮，尺脉弱。特邀邓铁涛教授会诊。邓老分析病情，认为重症肌无力为虚损病，患者用抗生素和激素等免疫抑制剂后，脾胃之气更伤，易感受外邪，故诊其脉寸脉浮，微有外感，尺脉弱，为肾虚之故也，应先祛除外感为先。中药处方：

北芪150g，五爪龙50g，太子参30g，白术15g，云苓15g，升麻10g，柴胡10g，陈皮3g，豨莶草10g，菟丝子10g，甘草3g，薏苡仁15g，当归头12g。

5月31日二诊：服药三剂，外感愈后，应适当加强补肾。处方：

北芪150g，五爪龙50g，党参30g，白术15g，云苓15g，升麻10g，柴胡10g，巴戟天15g，菟丝子15g，当归头15g，陈皮5g，甘草3g。

6月14日三诊：服药半月，患者能下地行走，月经来潮，量少淋沥不净，色暗红，伴下腹胀满不适，寐可，大便质稀烂，日二行，舌红苔薄，脉细数。重症肌无力患者对于珍珠层粉、龙骨、牡蛎等重镇药必须慎用。中药处方调整如下：

北芪90g，五爪龙50g，太子参30g，白术15g，云苓15g，熟地24g，首乌15g，肉苁蓉15g，益母草30g，薏苡仁30g，陈皮5g，甘草3g。

月经过后去除益母草，继续服用。

6月24日四诊，患者病情好转，吞咽及呼吸困难明显减轻，但由于患者三日前洗澡时不慎摔倒，膝关节酸软乏力，坐立困难，寐差，纳可，二便调，舌暗红，苔薄黄，脉弦细。中药以上方加千斤拔30g，牛大力30g，夜交藤20g，熟枣仁15g。

7月16日五诊，患者双膝乏力，头晕，寐差，月经约40日仍未来潮，观其鼻头明亮有光泽，提示病情好转，舌质红，苔薄黄略浊，寸口脉浮，提示患者稍有外感。中药处方：

北芪90g，五爪龙50g，太子参30g，云苓15g，白术15g，千斤拔30g，牛大力30g，浙贝母15g，薏苡仁30g，千层纸10g，甘草3g，陈皮3g。

月经过时不行，全身不适，可加路路通20g，益母草20g通经。

7月18日患者月经来潮，无明显不适，步行出院。随访半年，病情稳定，生活自理，泼尼松已减量为30mg/d。

案二　易某某，男，12岁，湖南人，2003年4月10日由湖南某著名西医院转入广州中医药大学第一附属医院ICU，住院号158344。

家长代诉患儿眼睑下垂两个月，四肢无力，不能吞咽、呼吸困难一个月。缘患儿于2003年2月初无明显诱因出现眼睑下垂，复视，朝轻暮重。3月5日突然病情加重，四肢无力，呼吸气促，吞咽困难，遂入住湖南湘雅二院，行头颅、胸腺CT检查未见异常，先后用甲强龙冲击疗法，并口服溴比斯的明、泼尼松、弥可宝、抗生素等药治疗，因病情逐渐加重，呼吸困难、吞咽困难不能改善，于3月8日行气管切开术使用呼吸机辅助呼吸。经抢救后病情好转，但无法脱机拔管，遂于4月10日入住广州中医药大学第一附属医院。接诊时情况，呼吸困难、自主呼吸将停，口唇紫绀，四肢全身无力，精神极差，气管切开套管口分泌物涌出，双肺闻及痰鸣音，血氧饱和度83%。中医诊断：大气下陷（脾胃气虚），西医诊断：重症肌无力危象；肺部感染；营养不良（中度）；气管切开术后。入院后即按ICU常规护理（特级护理），及其他药物对症处理。

4月13日，患儿开始发热，体温最高达39.5℃，血像白细胞29.1×10⁹/L，床边胸片右肺上叶不张，右肺上叶、左肺感染，痰液细菌培养"鲍曼氏溶血不动杆菌"，考虑重症肌无力危象合并严重肺部感染，长时间气管切开通气困难以至肺不张，长时间不能进食导致严重营养不良，时体重仅17公斤。4月17日，患儿家属绝望，自行拔出呼吸机接口离去。

4月18日，复查胸片示：右肺上叶及左肺不张，伴右中下肺代偿性气肿。邓铁涛亲自来到ICU看望患儿，并拿出5000元，说小儿生机蓬勃，也许还有生还之机。ICU主任当即重上呼吸机，鼻饲溴吡斯的明、强肌健力口服液60ml/d，中药以补中益气汤加减，处方：北芪45g，五爪龙30g，太子参30g，白术15g，当归10g，升麻10g，柴胡10g，山萸肉10g，薏苡仁20g，紫河车5g，甘草5g，陈皮5g。

4月21日，病情好转，神志清楚，体温下降至37℃，痰涎分泌物减少。患儿用手写字问邓爷爷为什么要救他？邓铁涛教授回答患儿两句话，一是学雷锋，二是希望孩子长大报效祖国。中药仍以上方加减，患儿病情渐趋稳定，并于5月7日顺利拔管。

5月12日，患儿危象情况基本得到控制，转入二内科。患儿虽渡过了危险期，但体质非常虚弱，只有18kg，邓铁涛教授认为脾胃后天之本，要让患儿吃饱饮足，不拘泥儿科会诊的意见（其意见是按照每公斤每天50ml

入量，患儿 17kg 每天不超过 800ml，包括补液鼻饲体在内），患儿体重轻是由于长期吞咽不下造成，要利用胃管，多鼻饲营养膳食，同时鼓励患儿自行吞咽。除能全力每天 500ml 外，可加医院营养室配制"力衡全临床营养膳"200ml/次，2 次/日。中药仍以强肌健力口服液鼻饲，黄芪注射液静滴。由于患儿鼻饲进食量增加，体重在一周内增至 21kg，精神好，体力增，可下地行走。

5 月 19 日查房症见：患儿举颈无力，构音较前转清，可以自行吞咽，眼球运动左转、上翻较差。行走自如，体重明显增加，10 日左右增加 5kg。舌淡苔稍腻，右寸脉浮滑，双尺脉弱。邓铁涛教授认为证属脾肾亏虚，拟方如下：

北芪 40g，党参 20g，当归 10g，白术 12g，升麻 6g，柴胡 6g，桑寄生 30g，薏苡仁 20g，菟丝子 12g，狗脊 30g，五爪龙 30g，楮实子 12g，甘草 5g，水煎服，日一剂。

至 5 月 23 日，拔除胃管，饮食恢复正常，重症肌无力危象基本治愈。

5 月 29 日查房，患儿呼吸吞咽顺畅，四肢有力，声音响亮，惟眼睑轻度下垂，而体重已增至 24 公斤。舌淡苔薄黄，脉弱。邓铁涛教授认为证属脾肾虚损，适当活动，避免剧烈运动，症状消失后仍需服药两年以巩固疗效；继续加强营养支持，每餐不要过饱。中药以健脾益肾为主，守上方加大五爪龙用量至 50g。嘱可带药出院，患儿于 6 月 9 日出院，家属赠送锦旗："最好医院，救命之恩"。随访至今，患者病情未再反复，已能正常上学。

按语 重症肌无力危象，病势凶险，死亡率高，患者表现为呼吸困难，气短不足以息，或努力呼吸，有似乎喘，或气息将停，危在顷刻。由于危象多是呼吸道感染诱发，这时患者痰涎分泌物很多，容易堵塞气道窒息，情况危殆。中医认为重症肌无力危象属于"大气下陷"范围，与心肺脾肾有关。人之呼吸，由肺所司，肺之所以能司呼吸，全赖以宗气。宗气又名大气，胸中之气，清末民初名医张锡纯《医学衷中参西录》认为大气充满胸中，司肺呼吸之气，是元气之根本，以脾胃水谷之气为养料，以胸中之地为宅窟，称为大气者，诚以其能撑持全身，为诸气之纲领，内连心之血脉包举肺之卫外，总司人身之呼吸，并制定"升陷汤"主治大气下陷之证。大气下陷的呼吸困难是虚损病症，其与实证之呼吸困难如麻杏石甘汤症有所区别，西医可同样给予吸氧，但中医则不可不辨虚实。

二、肌萎缩侧索硬化症

蔡先生，男，46岁，马来西亚华侨，1999年6月26日初诊至今，在广州中医药大学第一附医院综合区住院治疗，住院号116792。

患者于1996年起病，由左上肢无力渐发展致全身肌肉进行性萎缩，在马来西亚、新加坡等医院确诊"肌萎缩侧索硬化"，经利鲁唑治疗1个疗程后，病情加重，遂来该院综合区请邓老诊治。入院症见：全身肌肉萎缩，四肢无力，肌束震颤，吞咽困难，只可进食少量流质饮食，饮水反呛，痰多难咯，张口困难，舌缩不能伸，眼屎多，口臭，烦热不渴，大便排解困难只能靠泻药或灌肠，舌淡嫩，苔少，中根腻，脉右手反关，左脉轻取浮弦，沉按弱而无力。体检：体温36.5℃，脉搏80次/分，心律25次/分，血压140/80mmHg，被动体位，心肺未见异常，四肢肌力Ⅱ级，肌张力增强，腱反射亢进，巴氏征（＋），双踝阵挛（＋）。实验室检查：血乳酸UA3.49Umol/L，血钾2.69mmol/L，心电图：心肌缺血，肌电图：神经源损害。

1999年6月26请邓铁涛教授一诊，认为属中医痿证范畴，辨证属脾肾阳虚夹痰夹瘀。予补中益气汤加减，静滴黄芪注射液20ml/d，配合悬灸百会、足三里、三阴交，并取黄芪针2ml，交替注射脾俞、肾俞、大肠俞、足三里、三阴交、阳陵泉等穴位，每次分别取2~4个穴位。中药内服、外洗、灌肠三者结合。

内服中药处方：北芪60g，党参30g，五爪龙30g，巴戟12g，寄生30g，白术30g，鸡血藤30g，归头12g，川芎10g，赤芍15g，全蝎10g，僵蚕10g，水蛭10g，地龙12g，柴胡9g，升麻9g，陈皮6g，法夏12g。

外洗方：海桐皮12g，细辛3g，吴茱萸15g，生川乌12g，艾叶9g，川断10g，羌活10g，独活10g，荆芥6g，防风10g，归尾9g，川红花6g，生葱4条，米酒40g，米醋40g外洗并用药渣浸左上肢。

灌肠方：五爪龙60g，枳实10g，玄明粉6g。

服药两剂，眼屎多及饮水反呛症止，口臭、痰多之症亦减轻，进食量增加，可进食两碗流食。继续上述治疗方案，北芪渐增60g、90g、120g、150g、180g，温阳药如巴戟天，杜仲，寄生，川断，菟丝子，肉苁蓉等交替使用，白术增至60g，虫类化痰化瘀药水蛭，全蝎，蜈蚣，土鳖虫，僵蚕等交替使用。同年9月份，患者四肢肌力增加，可张大口，微伸舌于外。曾分别于9月24日、10月21日两次外感，出现鼻流清涕，咳嗽，痰多。邓老辨证为体虚外感，以桂枝汤合止嗽散加五爪龙治愈，未用抗生素及其他中成药。由于并发症处理得当，患者的症状改善明显，肌张力由亢进渐减弱，至12月份可在他人的搀扶下站立5～10分钟。

11月改灌肠方如下。方一：五爪龙60g，枳实15g，玄明粉6g；方二：桃仁10g，归尾6g，地龙12g，菖蒲10g，川红花6g，牛膝15g，大黄5g（后下），朴硝3g（冲），赤芍15g，丹皮10g，川芎10g，冬瓜仁30g。

2000年1月，停用灌肠方，此后大便一直畅通，2～3日自行排便一次。1月27日，血乳酸1.98mmol/L，心电图：正常。

2000年4月11日，患者又再出现吞咽困难，晨痰涎多等症。当时正逢春夏之际，雨多湿重，邓老即根据病情变化，选加化湿行气之品，处方如下：北芪150g，五爪龙60g，巴戟天15g，川断12g，党参30g，陈皮6g，白术30g，云苓12g，全蝎12g，僵蚕12g，炙甘草10g，当归12g，柴胡9g，升麻9g。悬灸百会日二次。处理后患者痰涎减少，吞咽困难改善，进食量增加。至2000年7月，患者可自行抬腿，肌力增至Ⅲ级。此后，在邓老指导下，维持原方案，选加露蜂房、益智仁等温阳之品交替使用。

2000年8月，再次外感，发热，体温37.8℃，微恶风，鼻塞，流涕，予桂枝汤合止嗽散加减：桂枝12g，白芍12g，大枣5枚，防风6g，百部9g，芥穗6g，炙草10g，白前6g，苍术6g，紫菀12g，藿香6g（后下），五爪龙30g，日二剂，二日后汗出热退，外感症状消失，续服补中益气汤加温肾化痰化瘀之品如上方。

2000年10月秋季，邓老考虑秋燥伤阴，在补益脾肾之品基础上加养阴之品：生熟地12g，杞子12g，余方同前，患者病情稳定，症状无进退，每餐进流食两碗，牛奶等加餐。

2000年11月外感，咳嗽痰多，痰黄色，质黏稠，症状以午后为重。邓老考虑体虚外受风寒，肺有痰热，改处方如下：苏叶6g，杷叶12g，紫菀 10g，百部 10g，橘络 10g，川贝 6g，胆星 10g，千层纸 10g，龙俐叶 12g，五爪龙 50g，甘草 6g，上方服五剂，诸外感症消失。续治疾病之本，用回前述温补脾肾之方，考虑此次外感伤阴之征，再加生熟地各 12g，杞子 12g，石斛 12g，去行气之品厚朴，以防伤阴。

2000 年 12 月 13 日，牙龈出血，以早晨为主，伴见痰多，脉沉弱，舌淡瘦，苔薄白，考虑出血系因阴药碍脾胃之运化，以致脾肾之阳虚证加重，去养阴之品，改服前述温补脾肾之方，服两剂后，牙龈出血止，早晨痰减，续守上方。2001 年 1 月至 6 月，患者病情稳定，每餐进食两碗流食。基本中药处方为：北芪 150g，淮山 90g，党参 30g，法夏 12g，白术 20g，巴戟天 15g，五爪龙 60g，川断 15g，柴胡 9g，升麻 6g，全蝎 9g，当归 12g，橘络 10g，加减的药物有僵蚕、全蝎、首乌、水蛭、杞子等。随访患者生存时间达五年以上。

按语 肌萎缩侧索硬化属运动神经元疾病，该病预后极差，国外权威学者认为"平均存活时间仅 2～5 年"，国内学者统计平均为 3.1 年，并认为其病因机理不明，无合理治疗药物。迄今国际上公认能够延长患者生命的药物为利鲁唑，该药的研究者也客观地警告说："虽然利鲁唑可延长生命，但却无法控制变质性神经疾病，不能修复神经系统，甚至病人没有好转的感觉。"

邓铁涛教授治疗肌萎缩侧索硬化运用中医虚损理论学说、脾胃学说、痰瘀相关学说指导临床。患者来自海外，多年接触化学肥料，工作环境恶劣，起病之后拖延日久，致脾肾虚损，痰瘀内生。其证据何在？气短懒言，四肢肌肉萎缩，纳呆，大便秘结，舌淡嫩，苔薄滑，脉轻取弦大有力，沉取微。此因病重阳虚，临床见症又有似实之处，口臭，眼屎多，为真阳失职，运转力弱，兼有积滞内停，脉轻取弦大有力，沉取微为元阳大虚为虚阳外越之势。气短，痰涌，为脾肾阳虚，不能温煦心肺之阳，以致不能制僭上之肾水肾火；大便秘结，为阳不化阴，即阴结证，在治疗过程中，曾因秋燥，虑温阳之品伤阴，曾加用生地、熟地、杞子等几味养阴之品，出现齿缝流血，而其他阳虚之症痰多，体倦等症反而加剧，因此四诊合参，此齿缝流血亦为阳虚不统血之故。故停用养阴药，用大剂温补脾肾温化痰湿之品两剂，齿缝流血即止，余症口臭，痰多，体倦之症亦止，纳食量增加。失眠亦为心肾阳衰，水火不能正常升降所致。在上述加养阴药阶段，患者日嗜睡，入夜辗转难于安眠，经前述改方之后，不但齿缝流血，口臭，痰多等症状缓解，睡眠亦改善。

治疗该病，北芪从少量开始60g渐增至90g，150g，180g；白术初期脾虚便秘用30~60g，后期便秘改善，用20g；温阳之品，初期因便秘用肉苁蓉30g，巴戟天，并且多种温阳之品交替使用，如寄生，菟丝子，杜仲，川断类，上述温阳药温而不燥；化瘀之品用虫类药，取其入络，如土鳖，水蛭，全蝎，僵蚕，蜈蚣等交替使用；结合四季不同气候选加药，如广东春夏多雨季节，化痰化湿之品增加苍术，法夏，陈皮，橘络，胆星，白芥子，秋冬干燥少雨之季，上述化痰湿之品斟减，加用淮山30~90g，以补脾之阴，取阴中求阳之意。邓老还重视外用药及艾灸、穴注、按摩等多种手段，配合辨证治疗。用外洗方薰洗化痰通络；便秘配合灌肠方；穴注、悬灸取阳明经穴位，督脉穴位等，以提升阳气；用捏脊疗法，行补法手法按摩等。

在治疗过程中，还要妥善处理标症。患者在2年的住院时间内，曾先后共4次外感。均出现发热恶风，鼻塞流涕，咳嗽痰多等外感症状。前三次症状以晨重，涕清，痰白不黏不黄。辨证为表虚外感风寒兼肺气郁滞，予桂枝汤合止嗽散加五爪龙治愈。2000年11月外感，症似前三次而不同。症以午后为主，涕结，痰黄，因此辨证为除表虚外，有化热之势。在桂枝汤合止嗽散加五爪龙基础上，加龙俐叶、胆星治愈。在整个治疗过程中，均未用抗生素、激素。

两年来中医中药综合治疗，未用抗生素、激素、利鲁唑等西医西药，患者能够生存至今已5年，且生活质量尚好。（贾晓林整理）

三、硬皮病

案一　熊某某，男，48岁，青海省某单位会计。

症见双乳至下腹皮肤局限性增厚，硬如皮革，自述活检时极难进针，伴有心悸。1978年2月在经当地省医院活检结果确诊为硬皮病，曾用激素治疗无效。当年4月经人介绍，按《新中医》发表的邓铁涛教授治硬皮病验方自行服药，自觉症状好转，遂与邓铁涛教授通信，予函诊治疗。基本方：炙黄芪45g，党参30g，当归15g，红花6g，丹参15g，川贝6g，首乌30g，熟地

15g，丹皮 9g，山药 15g，泽泻 9g，云苓 15g，山萸肉 12g，白术 10g。

经加减治疗近二年，患者局部皮肤软化明显。1980 年 3 月 5 日，远道来广州初次面诊，症见：精神、体力较前增加，局部皮肤变软，心悸基本消失，纳可眠可，大便偏结，3～4 天一行，常有咳嗽，痰多而稠，脐周及腰背出汗多。体查：面色红润，心肺听诊无异常，腹平软，胸腹部皮肤较正常略硬，可捏起皱褶。舌嫩有齿印，苔白厚，脉虚右大尺弱。处方：黄芪 60g，丹皮 10g，熟地 15g，泽泻 9g，当归 10g，党参 30g，橘络 5g，川贝末 3g 冲服，山萸肉 12g，红花 6g，麦冬 10g，五味子 10g，生地 10g，云苓 15g，山药 18g。

此后患者仍以通信治疗为主，在上方基础上，随症状加减，有时加用桑寄生、沙菀、蒺藜或女贞子以养肝肾，兼有腹胀纳呆加大腹皮、砂仁或晚蚕砂，咳多咽痒加桔梗、玄参，1980 年 8 月来信表示"服药二年有余，病况基本排除"。

案二　谭某某，女，58 岁，香港籍，病历号 125068。

患者以四肢皮肤渐进性绷紧半年，于 2000 年元月 6 日收入广州中医药大学一附院住院治疗。患者双上肢肘关节以下皮肤绷紧，硬如皮革，手指屈伸受限，双下肢小腿处亦稍有绷紧，四肢末端麻木，经香港玛利皇后医院确诊为"硬皮病、肌炎、神经炎"，曾用强的松治疗无明显改善。患者伴有乏力、气短，声音嘶哑，消瘦。X 光检查示"肺纤维化"，其余正常。当天邓铁涛教授诊视病人，患者舌偏红苔少，脉弱，诊断考虑为，中医：皮痹，西医：系统性硬皮病。证属肺肾阴虚为主。予处方如下：

北芪 20g，生地 12g，熟地 12g，丹皮 10g，云茯苓 10g，泽泻 10g，山萸肉 15g，淮山 30g，阿胶 12g（烊服），红花 5g，太子参 30g，石斛 15g。

元月 14 日查房，患者诉四肢远端皮肤绷紧明显减轻，双肘关节以下皮肤较前软化，尤其以左上肢远端改善为明显，声音已正常，无嘶哑。予原方继服。元月 31 日查房，患者症状继续好转，近日大便略偏稀，舌红苔少，脉弱，尺脉尤甚。邓老处方如下：

北芪 30g，熟地 24g，丹皮 10g，云茯苓 10g，泽泻 10g，山萸肉 15g，淮山 30g，阿胶 12g（烊化），红花 6g，太子参 30g，砂仁 3g（后下），石斛 15g，白术 10g。

2月18日查房，患者述双上肢皮肤已明显软化，手指可自如屈伸，生活自理。近日脱发较多。遂于原方稍加当归、黑豆等养血之品。2月28日患者因病情明显改善，出院带药治疗。

按语　硬皮病可分为局限性和系统性两大类，前者病变局限于皮肤；后者则兼有内脏病变，是一种全身性疾病，病情缓慢进展，故又称之为进行性系统性硬化症。常发病于50岁左右的女性，男女之比约为1∶2～3。邓铁涛认为，从硬皮病患者的临床表现来看，当属中医的虚损证。本病病因，可归纳为先天禀赋不足，后天失调，或情志刺激，或外邪所伤，或疾病失治、误治，或病后失养，导致脏腑亏虚，积虚成损。肺主皮毛，肺之气阴亏损，失却"熏肤充身泽毛，若雾露之溉"的作用，故皮肤失其柔润，变硬如革，干燥，无汗；脾主肌肉、四肢，本病常伴脾气虚亏，脾失健运，气血衰少，饮食不能为肌肤，故常有肌肉萎缩而四肢活动困难；肾主液，为人体元阴元阳之本，本病皮肤干枯变硬，为阴液不足，病虽在皮毛与肺，其本在肾。所以本病病机，以肺脾肾气阴不足为主，形成多脏同病，多系统、多器官受损害的局面。以上二例病人虽仅皮肤肌肉受损，然本病久病亦可损及骨，病人可有骨质脱钙，头骨凹凸不平等。

在治疗上，以补益肺脾，养阴活血为主要法则，基本方以六味地黄丸培补元阴为主，加用黄芪、党参或太子参等益气健脾，其中黄芪又能走肌表输布津液，是为要药；加阿胶以养肺阴，阿胶为"血肉有情之品"，这是根据吴鞠通所说的填阴塞隙，必需用血肉有情之品之意，而且病在肌肤，用阿胶也符合中医"以形养形"的原理；皮肤硬如皮革，是久病而兼有血瘀，故在养阴血基础上可配合红花、阿胶或丹参等活血而不燥的药物。如患者舌淡阳虚明显可加桂枝走表而通阳，助行津液；久服滋补药须防其碍脾，可少加砂仁或陈皮助运化，兼有痰多可加橘络、川贝等，化痰而不燥烈伤阴。总之本病病位在肺，而其本在肾，以阴液不足为基本病机。邓铁涛以此理论和相应方药治疗硬皮病多例，效果均满意。

四、乙型脑炎

蔡某，男，7岁。

初诊：1958年7月9日。（广州市儿童医院会诊）

病史：发热已5天，今早体温极高（40.3℃）。

诊查：面红唇赤，口渴，神志模糊，间有抽搐。舌苔厚黄，脉滑数。

辨证：证属暑温。

治法：清热化湿开窍。

处方：生石膏60g（先煎），知母9g，甘草3g，石菖蒲1.2g，连翘12g，银花15，芦根12g，花粉12g，滑石15g（先煎）。

紫雪丹1支，分2次隔3小时服1次。

二诊：7月10日晨。热度略低（39.6℃），其他症状如前。

处方：生石膏60g（先煎），滑石24g（先煎），川连4.5g，芦根30g，知母9g，甘草3g，花粉12g，全蝎3g，连翘12g，石菖蒲1.2g，钩藤7.5g，金银花15g。

安宫牛黄丸1粒，至宝丹1g，两药合作3次服，每隔2小时服1次。

三诊：7月10日午。前服汤药1剂，证无大变化，继予下方药服之。

处方：淡竹叶12g，甘草3g，知母9g，生苡米12g，生石膏60g。另用冬瓜、莲叶、生苡米煎汤作茶。

四诊：7月11日。热略退，面赤唇红，手指微有蠕动。舌质深红，苔黄白，脉滑数。

处方：生石膏60g（先煎），生苡米12g，知母9g，甘草3g，淡竹叶12g，石菖蒲4.5g。至宝丹1.8g，分3包，每3小时服1包。冬瓜、莲叶煎水作茶。

五诊：7月12日。热退，面微赤唇红，嗜睡，神志未完全清醒。舌苔黄，脉数。

处方：黄芩9g，金银花12g，菖蒲4.5g，黄连4.5g，西瓜皮15g，竺黄9g，竹叶9g，连翘9g，滑石15g（先煎），鸡内金9g。至宝丹1g，分两次服。冬瓜、莲叶、苡米煎汤作茶。

六诊：7月13日。热退，眼赤，神志较清醒，不大便数日。舌苔黄较前薄，脉数。

处方：西瓜皮15g，谷芽9g，天竺黄9g，鸡内金9g，黄芩9g，竹茹9g，枳壳4.5g，金银花9g，元明粉9g（冲服），甘草3g。另以冬瓜、莲叶、苡米煎汤作茶。

七诊：7月14日。已无发热，神志较清醒，眼赤减退，未下大便，舌苔薄黄，脉数。

处方：西瓜皮15g，冬瓜仁30g（打），甘草3g，土银花9g，黄芩9g，苡米12g，谷芽15g。

八诊：7月15日。神志清醒，唯神疲肢怠，已大便，胸出白㾦，舌微有黄苔，脉滑数。

处方：冬瓜仁30g，生苡米13g，甘草3g，云茯苓15g，淮山药12g，鸡内金9g，花旗参4.5g（另煎）。

是日下午5时半针足三里、合谷（双）。

九诊：7月16日。神志清，唯神疲肢怠，胃纳不爽，胸部白㾦稍退。舌苔微黄，脉滑数。

处方：花旗参4.5g（另煎），苡仁12g，云茯苓15g，淮山药15g，甘草3g，西瓜皮12g，冬瓜仁24g（打）。

十诊：7月17日。神志清晰，白㾦已退，仍疲倦，不思食。舌苔微白，脉略数。

处方：花旗参4.5g（另煎），生苡仁24g，淮山药15g，云茯苓9g，南豆花6g，谷芽9g，甘草1.5g，竹叶6g。

十一诊：7月18日。神志清，能起床步行，二便如常。舌苔白薄，脉略数。

处方：党参30g，白芍9g，云茯苓25g，淮山药24g，甘草6g，谷芽6g，鸡内金9g。观察3天，病愈出院。

按语　1958年，广州地区出现乙型脑炎，根据治疗过程中的观察，它同1955年石家庄流行乙型脑炎（偏热）、1956年北京市流行乙型脑炎（偏湿）都不相同。石家庄流行者偏热，故治疗以大剂清热为主；北京者偏湿，所以以化湿浊为主。而此次广州流行乙型脑炎之前多雨，发生之时天气极热，所以发病一般多表现为热盛湿伏，所谓外邪热盛而内有伏湿，这是中医辨证所不能忽视的。

从上述病例及同期治疗的其他病例来看，以白虎汤去粳米，加苡米或其他清暑去湿药，如西瓜皮、鲜荷叶、冬瓜、淡竹叶等适用于发热前期，容易退热和减轻症状。后期昏迷抽搐，则量度症情而使用牛黄丸、紫雪丹和至宝丹。至于热盛生风或热极者宜酌用犀角、羚羊角，或以羚羊角骨代羚羊角，亦可收到一定功效。熄风则重用石决明。湿气留连中焦气分，应注意其脉象，见有虚象，应加入人参以固气，但湿脉亦似虚象，其间宜细辨。后期宜及时固脾，因湿乃脾土之邪，及时固土，则四肢健运；气足脾旺，可以减少后遗症而加速体力的恢复。但应注意用得其时，否则助邪。

清代医家叶天士说："或透风于热外，或渗湿于热下；不与热相搏，势必孤矣。"这是指导温病治疗的至理名言。而清代医家王孟英加以发挥说："或遇阴雨连绵，湿气感于皮毛，须解其表湿，使热邪易外透而解，否则湿闭其热而内侵，病必重矣。其夹内湿者，清热必兼渗化之法，不使湿热相搏，则易解也。"推之则外风宜透达于外，内风宜降熄于内，则热势孤而得清，暑温亦不例外也。

五、急症

1. 头部损伤

案一 叶某，男，30岁，于1998年4月6日酒后驾车，跌伤头部。

诊见：神志昏迷，牙关紧闭，肢体强痉，面赤身热，气粗口臭，尿黄赤，大便不行，舌质瘀黑、苔黄腻，脉右滑左涩。双侧瞳仁不等大，CT检查示：脑疝，广泛脑挫裂伤，脑水肿，左侧颞顶叶硬膜下出血，蛛网膜下腔出血，为重型颅脑损伤。

西医常规治疗三天，无明显好转，遂请邓氏会诊。邓老认为：患者乃暴力损伤脑部，元神受伤，脑受震击，经脉受伤，血不循经，溢于脉外，而成颅内积瘀，内闭心窍，出现神昏、牙关紧闭诸症；苔黄、尿赤，则为积瘀化热伤津之象，属血瘀内闭证治以祛瘀开窍，佐以清泄里热。处方：

红花、赤芍、当归尾各6g，川牛膝15g，桃仁、牡丹皮、地龙、生大黄（后下）、芒硝（冲）、石菖蒲、川芎各10g，冬瓜仁30g。煎汁灌肠，每天1次，辅以安宫牛黄丸溶化涂舌。次日大便得解，但仍发热。

守上法治疗一周后热退，痛刺激见四肢回缩；两周后，刺痛可睁眼，未能言语，可进食果汁等流质，遂守方去大黄、芒硝，加五爪龙30g，黄芪20g，煎汁内服一周后，可唤醒，但对答错误，躁动。守二诊方加羚羊角30g，水蛭10g。再服一周，诸症消失，痊愈出院。半年后随访，无明显后遗症。

案二 叶某，男，30岁，个体户。

患者于1998年元月3日下午9时喝酒后骑摩托车后面被汽车撞倒。当时昏迷不醒，左额部流血，由他人发现送到广州中医药大学第一附属医院急诊科。查脑部CT示：①广泛性脑挫裂，脑水肿；②左侧颞顶叶硬膜下出血；③蛛网膜下腔出血；④左侧额颞顶头皮下血肿。予吸痰、脱水、抗感染等对症处理后，为进一步治疗，于元月4日上午10时收入本院骨一科。查见体温37.7℃，心率80~130次/分，呼吸30~70次/分，血压15/9kPa。神志不清，浅昏迷状态，伤口渗血。颈软无抵抗，双瞳孔不等大，左4mm，右4.5mm，对光反射迟钝，外耳道、鼻腔无脑组织液外溢。呼吸不规则，双肺可闻及干湿性啰音。心界不大，心率80~130次/分，无杂音，腹平软，无压痛，反跳痛。肝脾未触及，肠鸣音正常。四肢肌力减退，神经系统检查见膝反射、腱反射减弱，腹壁反射及提睾反射未引出。巴氏征（＋），双下肢微肿。血分析：白细胞：$26.9 \times 10^9/L$，红细胞：$5.6 \times 10^{12}/L$，血小板：$264 \times 10^9/L$。给予甘露醇脱水、止血敏止血、先锋V抗感染等对症支持治疗，效果不理想，为全力救治，邀邓老会诊。

元月6日初诊：症如上述，神昏不识，气促不匀，肢体瘫软，下肢肿，口唇色暗，舌暗苔黄焦，脉弦涩。西医诊断：脑挫裂伤。中医诊断：头部内伤，证属气滞血瘀，瘀阻清窍。治以行气活血，醒脑开窍。处方：以安宫牛黄丸半丸，研细冷开水10毫升调匀，鼻饲，日2次。

生大黄10g（后下），桃仁10g，红花6g，地龙12g，赤芍15g，当归尾6g，牛膝15g，丹皮10g，朴硝10g。水煎保留灌肠，日1剂。配合脱水、抗感染、营养支持疗法。

元月9日2诊：嗜睡，识人不语，头痛，导尿尿量为320毫升。体温38.5℃，双瞳孔不等大，右3mm，光反射灵敏，左2mm，光反射迟钝。颈稍抵抗，四肢肌张力升高，折刀样。巴氏征（＋），双下肢水肿消退。血分析：白细胞$18 \times 10^9/L$，舌暗苔焦黑，脉弦涩。辨为气滞血瘀，热毒未清。治法：行气活血，化瘀清热解毒。处方：

大承气汤保留灌肠，引瘀热下行。

鼻饲安宫牛黄丸如前。

桃仁12g，红花10g，丹皮10g，当归尾6g，赤芍15g，地龙12g，石菖蒲10g，川芎10g，玉竹15g，冬瓜仁30g，石斛12g，金银花24g，连翘24g，水煎鼻饲，日1剂。

元月16日三诊：患者神清，简单对话，进食流质。热退，生命体征稳定。双瞳孔等大等圆，四肢肌力正常，无病理反射。血分析：白细胞$8.7 \times 10^9/L$。舌偏红，苔黄腻，脉浮弱偏细。辨证气滞血瘀，气血亏虚兼瘀热内蕴。治以行气活血清热兼益气扶正。处方停用安宫牛黄丸及大黄液灌肠，中药：豨莶草12g，五爪龙60g，枳实10g，桃仁12g，红花10g，瓜蒌皮20g，赤芍15g，地龙12g，川芎10g，当归尾6g，黄芪30g，远志3g，石菖蒲10g，水煎服，日1剂。

元月24日4诊：患者元月20日作脑CT复查示右额叶脑出血吸收消失，蛛网膜下腔出血明显减少，左额颞顶叶硬膜下出血转为慢性。结论：脑外伤较前明显减轻。查见：神志尚清，嗜睡，醒时言语较前增多，反应稍迟钝，时诉头痛。无寒热、恶心、纳差，大便硬，小便调，舌质红干，有裂纹，苔黑燥，脉虚。辨为内有瘀热，正气虚，以益气活血润下，不可过用苦寒泻下之品。处以上方减枳实、远志，加沙参18g，水煎服，日1剂。

2月4日五诊：患者神志转佳，对答合理，纳可，睡眠一般，略烦躁，大便干结，小便调，左下肢乏力，用力则颤，舌胖嫩舌根苔厚浊，脉虚。辨为气虚血瘀，痰瘀阻络，治以益气活血，祛瘀通络，养阴润肠，加用羚羊角骨清心除烦。处方：

黄芪30g，五爪龙60g，桃仁12g，红花10g，生地15g，赤芍15g，川芎10g，当归尾6g，地龙12g，水蛭10g，羚羊角骨30g（先煎），沙参18g，水煎服，日1剂。

经以上治疗，患者于2月17日好转出院。出院时神志清楚，对答合理，反应略钝，活动自如，左下肢略乏力。随访3个月未见异常，近于平人矣。

按语 邓铁涛治疗颅脑损伤之昏迷重症，注重灌肠治疗。颅脑损伤病人多因伤后自主神经紊乱，肠动力减弱，即例鼻饲给药，也易停留胃内，不能有效吸收。中药灌肠法使药物吸收完全，生物利用度高，且直肠给药

50%～70%药物不经肝脏而直接进入大循环，减轻肝脏损伤，对急症患者有利。同时采用逐瘀通腑灌肠治疗，也有利于减少颅内出血机会，同时降低颅内压，可使脑水肿得以纠正。

邓铁涛所用灌肠方脱胎自《伤寒论》之桃核承气汤。此方在《伤寒论》中为蓄血证而设，主证是少腹急结、其人如狂，病机乃因瘀热内结于下焦所致。古代对蓄血部位有所争议，或云膀胱，或曰子宫，或谓肠腑。邓老认为不可拘泥于部位，临床上只要是瘀热内结、伴有可下之证，都可用之。急性颅脑损伤，由于猝受暴力，导致气血逆乱、脑络受损，瘀血阻窍，神机不出，故见神昏；神昧不能驭下，肠腑失于通降，故治宜通腑、化瘀。因桃核承气原方中桂枝辛甘而温，有助火之弊，故往往代之以石菖蒲通窍醒神，并加用活血祛瘀之品。而口服中药则谨守补阳还五汤益气活血之旨，视病情进退而加减，收到较好效果。

2. 一氧化碳中毒

吴某某，男，26岁，住院号30046。

患者于1983年9月16日上午6时30分，在清理砖窑时，突然晕倒在地，五十多分钟后，被工友发现时已昏迷不醒，8时30分送至广州中医学院第一附属医院急诊室。

体查摘要：血压140/70mmHg，脉搏120次/分，呼吸28～40次/分，体温37.6℃。神志昏迷，体位被动，双瞳等圆等大，对光反射迟顿，颈软，吸呼浅促，节律快慢不等，心率120次/分，律整，双肺闻及痰鸣音，肝脾未触及，生理反射（角膜、腹壁、提睾、腱反射）均减弱，但未引出病理神经反射。

诊断：一氧化碳中毒。

病势危急，立即抢救。给予吸氧、气管插管、吸痰、停留尿管，心电监护、冰敷头部、开两条管补液，先后使用了呼吸兴奋剂（洛贝林、可拉明）、脱水剂（甘露醇、速尿）、能量合剂（三磷酸腺苷、肌苷、辅酶A、细胞色素C、维生素B_6、维生素C、激素（地塞米松）、抗生素（青霉素、链霉素，后用氨苄青霉素）、冬眠合剂（氯丙嗪、非那根）、强心剂（西地兰）、输A型血600ml、纠正电解质平衡（氯化钾、乳酸钠）等等。

虽经上述抢救，但患者仍呈深昏迷状态，且从当日下午（16日）起，持续高热39.8℃，双瞳不等，左侧4mm，右侧2mm，对光反射及生理反射均消失。病人痰涎壅盛，双肺布满湿啰音，四肢不时抽搐。心电图报告：心肌损害。血检白细胞30.7×10⁹/L。因输液不入，做周围静脉压测定，数值为200mmHg，后请外科施行腹股沟大隐静脉切开术，测定中心静脉压掌握补液量。

9月17日上午9时，病情仍无起色，急诊室邀请邓氏会诊。

初诊检查：患者昏迷不醒，呼之不应，面色瘀黯，全身肿胀，肌肤灼热，呼吸喘促，痰涎壅盛，戴眼反折（瞳仁瞧下瞧内，仅见瞳仁边缘），口气臭秽难闻，二便闭塞不通。舌瘀黯，苔厚浊，脉洪大而数。

辨证：煤气乃温毒之气，此乃温邪毒气上侵肺系，逆传心包，致使患者痰毒蒙心，闭塞清空，昏迷不醒。

治法：因患者喉头水肿痉挛，吞咽反射消失，无法插胃管鼻饲中药。根据中医学理论，舌乃心之苗，给药于舌，其作用可通过经络到达于心；肺与大肠相表里，灌药入大肠，可收通利泻肺热之效。

拟处方如下：

①点舌法：用安宫牛黄丸一丸，溶水10ml化开，棉签蘸之，不停点于舌面上，通过舌头吸收药物。

②灌肠法：生大黄30g，崩大碗30g，苏叶15g，煎水200ml，紫金锭三片研细入药，保留灌肠，一日两次。

从9月17日至9月19日三天内，共用安宫牛黄丸九丸，灌肠六次。

二诊：9月20日早晨，病人体温下降至37.5℃，痰涎明显减少，吸痰机停止使用，解除心电监护。检查病人，压迫眶上神经有痛苦表情，角膜反射存在，瞳孔对光反射存在，从深昏迷转为浅昏迷。邓氏再次会诊安宫牛黄丸改为牛黄粉每日1g溶水点舌，灌肠方同前。

三诊：9月21日，病人小便常规发现真菌，加大牛黄粉用量，1日3g，溶水点舌。灌肠易方：上午用苇茎30g，桃仁12g，冬瓜仁30g，薏苡仁20g，丹参20g，红花6g；下午用大生黄30g，崩大碗30g，鲜车前草30g。22日处理同上。

9月23日，患者已有吞咽反射，插胃管鼻饲中药：陈皮6g，法夏10g，胆星12g，竹茹10g，枳壳6g，菖蒲6g，远志8g，郁金10g，桃仁10g，羚羊角骨 25g（先煎）。灌肠药同前。

从 9 月 26 日起，患者体温 37℃，双肺啰音全部消失，能够睁开双眼，辨认家人，神志渐渐苏醒。9 月 26 日拔除氧管，停止吸氧；拔除胃管，自行吞食全流质饮食。小便常规正常，血 K^+、Na^+、Ca^{++}、CL^-、CO_2CP_2、NPN 等生化检验正常，心电图正常，血检：白细胞 14，800/立方毫米。患者病情日趋稳定，遂转送入病房。继续调治，未再会诊。

按语 本案客观记录了抢救昏迷病人的中西医治法。初次会诊时，因喉头水肿，吞咽反射消失，无法鼻饲，似已无法下手使用中药（注：当时因体内静脉压高于体外压力，西药也无法通过静脉输液进入体内）。但细分析，中医认为"心主神明"，"舌为心之苗"，况且五脏六腑都通过经脉直接或间接与舌相联，于是确定舌上给药法；又因患者是吸入煤气而中毒，煤气乃温毒之邪气，温邪上受，首先犯肺，再逆传心包，蒙闭心窍；肺与大肠相表里，若能打通腑气，使邪毒从下而解，有助于通窍，故选用中药灌肠之法。

患者面色瘀黯，全身肿胀，痰涎壅盛，高热、昏迷，这是毒盛病危之重候，急须清热解毒，祛痰通窍，安宫牛黄丸实为首选。故令其用水化开点舌给药，这是多年之经验。又因患者二便闭塞不通，全身肿胀，舌苔厚浊，这是湿毒之邪弥漫三焦，充斥脏腑内外之恶候，若不迅速排解，邪无出路，正亦难复，故重用大黄、崩大碗灌肠，意在去菀陈莝，通利三焦，清热解毒。加入苏叶一味，在于上应肺系，开发水之上源，疏利上下，使热毒痰湿从下而解。经过三天抢救，病者由深昏迷转为浅昏迷，痰涎壅盛之候消除，此时改用单味牛黄粉重用点舌，是因病已有转机，如再过用芳香走窜之药，有伤其正气之弊，一味牛黄，药重力专，足能解神明之困。与此同时，将重点转移到灌肠用药上，并加大淡渗利湿、活血通腑之药，意在通利下阴二窍，使湿邪热毒从下而出。当病者进一步苏醒、能鼻饲给药时，则用温胆汤以清化热痰，合菖蒲、远志、羚羊角骨以通心辟浊。证治相合，故效。

3. 死胎

患者陈某，35 岁，女，农民

妊娠八月，胎动消失七天入院，胎心音消失。西医诊断：过期流产。

诊其舌苔白薄，中有剥苔，舌质淡嫩，脉大而数。问知其妊娠反应较甚，呕吐较剧，故伤津、耗气，是病人病实之证。经用一般下死胎法如平胃散加芒硝及脱花煎（川芎，当归，牛膝，车前，桂枝）等攻之无效。乃采用开骨散（当归一两，川芎五钱，龟板八钱，血余炭一团烧炭）加黄芪四两（龟板缺药未用），一剂煎服，下午三时许服药，六时多开始宫缩，约 10～20 分钟 1 次，是夜八时为之按摩三焦俞，肾俞以行脏腑之气，但按摩后，宫缩反而减慢减弱，显然用泻法与体虚病实证情不符，乃改用艾灸足三里以强壮体力，灸 30 分钟宫缩加强。继而针刺中极每 2～3 分钟捻转1 次，针后每 1～3 分钟宫缩 1 次，宫缩甚有力，共 5 分钟左右，停止针灸治疗。晚 11 时，死胎产下，为脐带缠颈致死。

4. 烧伤

彭某，男，23 岁，炼钢工人。

1958 年 10 月 23 日因转炉喷钢水事故引致全身严重烧伤，烧伤总面积达 60%（其中三度烧伤 40%，二度 20%）。10 月 26 日会诊，症见：神志尚清，呼吸促迫，面赤唇红，发热，呕吐，呼痛，脉弦数，舌无苔有裂纹，舌干而红。处方：熊胆五分，沙糖一两，开水冲服。

11 月 11 日会诊，发热、胃纳转佳，背部烧伤创面疼痛，腹胀腹泻，大便二次绿色黏稠，脉数，舌绛而干，病情严重。处方：

西洋参（另炖合服）9g，熊胆（冲服）1g，连翘 15g，银花 30g，木通 9g，花粉 15g，麦冬 12g，丹皮 12g，陈皮 4.5g，小生地 15g，甘草 6g。

11 月 12 日会诊：仍发热（因输血反应），气促，腹胀，腹泻，神志清醒，舌绛而干，脉滑数。照前方西洋参加至四钱。

11 月 13 日会诊：仍发热，气促、腹胀、腹泻减轻，有皮疹出现，舌绛干，脉洪大而数。处方：

西洋参（另炖合服）12g，田三七片（先煎）15g，熊胆（冲服）1g，连翘心 15g，银花 30g，知母 12g，黄柏 9g，麦冬 18g，枳壳 9g，小生地 18g。

11 月 14 日会诊：一般情况安定，病人要求左右翻身和起坐，大便两次绿色，仍发热，嗜食甜粥，舌色脉象无大变化。（体温 39～39.4℃）处方：
西洋参（另炖合服）9g，田七三片（先煎）9g，银花 30g，连翘 15g，花粉 15g，小生地 15g，麦冬 12g，陈皮 4.5g，冬瓜皮 30g，丹皮 12g，甘草 6g。

11月15日会诊：腹胀减少，欲食，情况比前较好，仍发热，脉数（体温38~39℃）。处方：西洋参（另炖合服）9g，熊胆（冲服）3g，银花30g，连翘15g，花粉15g，小生地15g，麦冬12g，丹皮12g，冬瓜皮30g，陈皮4.5g，甘草6g。

11月16日会诊：微热，胃口佳，大便四次，成形量少，小便如常，舌色脉象无大变化（体温37.6~38.2℃）。处方：西洋参（另炖合服）9g，银花30g，连翘15g，麦冬12g，小生地15g，花粉15g，陈皮3g，甘草6g。

11月17日会诊：眼明神旺，腹胀减少，大便四次黑绿色，欲食，尿多，自汗多，微热，脉数（体温37.5~38℃）。处方：西洋参（另炖合服）9g，银花30g，连翘15g，花粉15g，小生地15g，麦冬12g，陈皮3g，糯稻根30g，甘草6g。

11月18日会诊：神志清爽，睡眠欠宁静，大便两次量少，胃口佳，出汗少，舌色脉象无大变化，体温38℃。处方：西洋参（另炖合服）9g，银花30g，连翘15g，麦冬12g，小生地15g，川连9g，陈皮3g，糯稻根30g，鸡子黄（冲服）1个，甘草6g。

11月20日会诊：精神佳，食欲好，小便多，出汗止，舌苔薄白，舌有裂纹，脉数。体温37.8℃，处方：西洋参（另炖合服）12g，麦冬9g，干地黄12g，银花15g，浮小麦30g，连翘12g，陈皮3g，谷芽12g，甘草3g。

11月22日会诊：精神清爽，胃口好，口渴减，小便多，脉有缓象，舌苔薄白，舌上裂纹减少，（体温37~38℃）。

11月24日会诊：胃口好，大便成形黄色，小便量多，脉数。体温38℃，处方：西洋参（另炖合服）12g，麦冬9g，干地黄15g，白芍9g，丹皮9g，银花15g，连翘12g，蒲公英15g，紫地丁12g，甘草6g。

11月26日会诊：胃口好，大便四次成形，小便频多，脉数，体温37.8~38.6℃。处方：西洋参（另炖合服）12g，麦冬12g，大枣4枚，炙甘草6g。

11月29日会诊：胃痛，消化不良，大便成形，口渴，小便多（7000ml），脉数。体温38℃。

11月30日会诊：小便仍频多，大便四次成形，脉数，体温37.6~38.8℃

处方：熟地 24g，淮山药 24g，连须 9g，山萸肉 9g，覆盆子 9g，生牡蛎 30g，生龙骨 30g，谷芽 15g，鸡内金 9g，陈皮 3g。

12 月 1 日会诊：精神平常，已无腹痛，能安静入睡，胃口较好，大便二次成形量少，口干，喜热饮，味觉差，自觉上腹部有发热感，脉数，体温 38.1℃。处方：熟地黄 24g，淮山药 24g，覆盆子 9g，连须 9g，龙骨 30g，生牡蛎 30g，谷芽 15g，陈皮 3g，鸡内金 9g，当归 9g。

12 月 2 日会诊：病情稳定。处方：熟地黄 24g，淮山药 24g，覆盆子 12g，莲须 9g，菟丝子 9g，鳖甲 18g，龟板 18g，鸡内金 9g，谷芽 15g。

12 月 3 日会诊：胃口欠佳，大便一次，小便多，脉微数，体温 37 ~ 38℃。处方：熟地黄 15g，淮山药 15g，覆盆子 9g，菟丝子 9g，鸡内金 9g，谷芽 12g，陈皮 7g。

12 月 8 日会诊：数日来病情平稳，处方服药大致如前，今诊，病人胃口较好，大便两次黄色成形，昨夜睡眠欠佳，脉微数，体温 37℃。处方：生石决（先煎）30g，生牡蛎 30g（先煎），熟地 15g，淮山药 15g，连须 9g，牛膝 6g，鸡内金 9g，谷芽 12g。

12 月 10 日会诊：胃口平常，尿多，脉微数，体温 38℃。处方：熟地 15g，生牡蛎 30g，淮山药 15g，山萸肉 9g，菟丝子 9g，浮小麦 24g，桑螵蛸 3g，谷芽 15g，鸡内金 9g。

12 月 11 日会诊：精神甚佳，血压正常，胃口佳，体温 37 ~ 38℃，小便如常略黄浊，脉微数，舌有津液，舌色淡薄无苔，病人一般情况好转，至此渐康复。

处方：熟地 15g，淮山药 15g，山萸肉 9g，菟丝子 9g，谷芽 15g，云苓 12g，鸡内金 9g，沙苑子 9g，浮小麦 24g。

西医曾采用氯丙嗪、各种抗生素、输液、植皮等法，但未曾采用中医的外治法。

按语 该案一日一诊一方，复诊极多，近三十多诊，记录十分详尽。更难得的是，邓铁涛在救治本案后对中医治疗烫伤的经验进行了系统总结，介绍了其在广东中医药专门学校就读时的老师、外科名医管季耀的验方，并辑录了历代外科医书的有效验方，内外治兼用，说理详明。今附于此，以供研究。

中医治疗汤火烫伤有悠久的历史，早在公元三世纪晋代葛洪的《肘后方》和四世纪刘涓子的《鬼遗方》已有汤火灼伤的处方记载。公元六世纪《集验方》，《巢氏病源》已对于火烧伤的治疗提出了初步理论，认为不宜冷水冷物外治，以免热气内攻。到唐代《千金要方》继承了唐代以前的经验而提出了辨证处理方法：火伤闷绝不识人的治疗方法，以新尿冷饮或冷水和蜜饮之；及火烧坏烂的治法。唐代以后，对于烫伤的治疗方法日渐增多，并受《千金要方》的启发，除了外治法外，还开始重视内服药治法，认识了烫伤对全身的影响，进而进行整体治疗。

【病机】

烫伤本非六淫之邪，与六淫之火本不相同。病人原无内病，与温病由于冬不藏精，阴分先伤，星星之火足以燎原，热自内外并发者有所区别。但烫伤的原因不离于热，热伤皮肤，当小面积烫伤时，热不足为害；当烫伤面积较大时，对人体就会产生很大的影响。从中医五脏相关学说来看，皮毛与肺为表里，皮毛为表，肺为里；皮毛烫伤则热首先及于肺，肺气原输精于皮毛，皮毛伤无所输布，这又与温病的温邪上受首先犯肺的机理相同。热极伤津，必伤血分，加之热甚则迫血妄行，故易引起内部出血。皮肤为热所伤，人身水分必外出以自救，企图将热毒排出体外，故初起必肿，创口水液外渗。

由于病人本无内病，初起热邪在表（但与一般六淫表证不同），进一步的发展，可能热邪深陷，或则热盛在肺，而致呼吸粗，多痰；热陷阳明则作呕便秘，热传心包入营入血便发谵语，入血又或可出斑疹，这一系列情况则又近于温病的传变了。其后期往往由于津液大伤之后而出现夜不成寐，或盗汗自汗等等热伤阴分的症状。

本病除热之外，还有毒，肌肤腐烂，外毒时有内攻的可能。所以，本病的严重性便在于热毒夹攻。同时，本病的演变，除了如温病的入营入血之外，更有由于两邪相加正气不支，不足以抗邪，而出现邪盛正虚的凶险现象。因此，更为重要的是必须时刻保持正气，以抗拒热毒内攻。峻剂的使用，也必须细加斟酌。

【辨证】

（1）轻证　烫伤面积较小，未烫伤重要部位，浅在表皮，未损肌肉，全身症状不显著。如开水烫伤等。

（2）重证　烫伤面积较大，深入肌肉筋骨，炭化褐黑；或烫伤身体的重要部位，如头面部，肾囊睾丸，或身体之心部，伤处虽狭，亦甚可危。电火，钢水，石油，火药等烫伤多重。

（3）火毒热气内攻　令人烦躁，作呕，便秘，甚至神昏闷绝，狂言谵语。

①热入阳明：壮热，便秘，腹满，舌起芒刺而干。②肺热盛：呼吸粗，痰多或咳，体温升高。③入营入（血传心包）：壮热谵语，舌绛无苔，或舌心黑而边绛，或舌起芒刺，出现斑疹。④热毒入肾：小便闭，或尿血。⑤热毒内陷：病人身热突然增高，或忽然骤降，神疲色败，脉数而虚空，或神志昏沉，呼吸气短，则危在顷刻。大便稠且青黑恶臭者，乃属热邪，清剂不必顾虑。出疹者，为热有出路。出斑较重，黑斑可虑。若热度不高，舌转红润或披薄白苔，病人胃口转佳，大小便转趋正常，面有华色，准头明亮，脉微数有神或带有缓意，则病有向愈之机。

至于本病重证，则可因病人的体质与邪气的消长而变化他证，是难于预计的。

【论治】

烫伤病因多为皮肤热伤而起。轻证者，病在于表，施外治便解。重证者，亦当外治其表，使火毒不致内攻；但邪气盛，迅即及里，损伤五脏六腑，又必须药治其内，行内外兼施两解之法。

外治法

（1）初期　外治必须以止痛，解火毒，防腐为主，切忌用冷水或其他冷敷。

处方：①清凉膏，管季耀氏修订《医宗金鉴》方。制腐，清凉，止痛，生肌。石灰冰500g（陈石灰热水浸一宿，将水面如冰者取起，趁湿乳细），大梅片30g（乳细），生油2000g。上药搅匀，用消毒砂纸开贴，热即换。

②保生救苦丹，《证治准绳》方。治汤火伤，止痛，防脓。生寒水石，不拘多（少研极细末，香油调涂）。此方王肯堂氏认为可预防并发破伤风。

③退肿去腐油，管季耀方。治烫火伤不论新久。大黄500g（切），麻

油 1000g，将大黄入油炖至药黑，取起连渣入罐密封，放阴湿处去火气后用。临时将油 30g，开石灰水 60g，熊胆 1g（浸化），冰片 0.3g，搅匀外搽。

（2）中后期　若已化脓腐烂，则以去腐生肌为主，除采用清凉膏，保生救苦丹之外，还可用下方：

①珠珀生肌膏，谢培初老医生方。正蜜蜡 660g，川白蜡 240g，琥珀 105g，珍珠末 28g（后入），安息香油 90g，猪脊肥肉煎成油 1200g，将上药煎成软膏。

用法：用时以药刀将膏搓软于消毒纱布上，敷在患处。如炎症剧烈应在每 30g 药膏上加入熊胆 0.3g，每日换药 2～4 次。炎症减轻，则可酌情每日换药 1～2 次。若病者体弱，则施以内服托里补血之方，增加体力，以助生肌。

适应证：对一般疮疡烂肉或烧灼所致烂肉创口，能生肌复原，疗效甚好。此方曾用于一个 8 岁女孩被开水烫伤，腹背部会阴及下肢烫伤，一度至三度，面积 31%，伤口继发感染。内服中药，外敷此方，生肌甚速。

②退肿去腐膏，管季耀方。治烫伤日久，红肿腐烂。

当归 120g，川连 60g，田七末 6g，麻油 500g。将各药放入熬枯，入黄蜡 120g 搅匀，隔火炖二枝香，取起密封放阴处去火气，用消毒纱布开贴。

③生肌玉红膏，《外科正宗》方。

白芷 15g，甘草 36g，归身 60g，血竭 12g，轻粉 12g，白蜡 6g，紫草 6g，麻油 500g。先将白芷、甘草、归身、紫草入油浸 3 日，慢火熬微枯，滤清，入血竭化尽，次下白蜡，茶盅 4 个放水中将膏分 4 处，各投轻粉 3g，搅匀涂敷。

【内治法】

（1）初期　烧伤面积不太大，身热，欲吐，口渴，脉数。此时热犹未甚，火毒仍未内攻，可用下方：

①玄妙饮：《疡伤大全》方。川连，花粉，玄参各 6g，桔梗，陈皮，黑山栀各 4.5g，加淡竹叶 20 片。煎服。

②四顺清凉饮：《证治准绳》方。赤芍、当归、甘草、大黄各 4.5g，加薄荷 1.2g，清水净煎，冲白蜜糖，不拘时服。如病人觉心中烦闷，烦

躁，即是火毒热气内攻，急用白砂糖30g，熊胆1.5g温汤调服，冀免火毒内攻。陈实功《外科正宗》用四顺清凉饮下之。如烟熏不醒，急用萝卜汁灌之，或用温水和蜜灌之。

（2）中期　如热甚或光绛无苔，可按温病入营治法，大剂清热养毒内攻而致高热神昏，舌绛苔黄，少津，用清营汤或增液汤之类加田七，熊胆。

壮火食气，又需固其元气。脉有虚象，可加西洋参，吉林参之类，以扶元气。出斑疹，用化斑汤加减治之。胃肠出血，肺有出血，宜用清热地黄汤加田七等治之。夜不成寐，可酌用黄连阿胶鸡子黄汤。血压高，可于清剂中加生石决明或双钩藤之类（钩藤可用至30g，后下力更佳）。肺热盛呼吸粗，而壮热脉实，可酌用石膏，知母，杏仁，苡仁，枇把叶，或千金苇茎汤之类清肃肺气。小便少，可酌用甘草梢，白芍，木通之类。血尿，可于清热药中加小生地，山栀。毒盛热高，可于清热养津药中加蒲公英，地丁，甘草节，并重用银花，连翘。

（3）后期　腐毒内攻，正不足以胜邪，患者危急，可酌用陈士铎《石室秘录》的逐火丹（去大黄，加人参）。原方如下：

当归120g，白茯苓90g，黄芪90g，大黄15g，生甘草15g，荆芥穗9g（炒），黄芩9g，防风9g。清水煎服。（此方《串雅》吴庚生按谓：有起死回生之功）

虚甚则独参汤主之。伤处死肉不作痛者，用四君子汤加当归，川芎，连翘。伤处死肉不溃者，宜八珍汤加黄芪，白芷以补气排脓，不效加肉桂。伤处久不收口，宜四君子汤加川芎，当归，黄芪，不效加炮姜。盗汗，自汗，宜当归六黄汤，或于清热养津中加糯稻根30g治之。曾会诊一例，自汗，盗汗严重，当归六黄汤一剂即止。胃口不佳，可于清热养津中加陈皮，谷芽甚效。

六、风湿性心脏病

案一　方某某，女，31岁，1991年以"心悸反复发作10月余"来就诊。

患者1990年7月份起出现心悸时作，伴有胸闷欲呕，夜眠欠佳，胃纳二便尚可，舌质嫩，苔薄白，脉结代而细，寸弱。体检：心率136次/分，房颤律，心脏向左向下扩大，心尖呈抬举性搏动。做心电图检查为：心房纤颤（快速型），胸片提示：风湿性心脏病（二尖瓣狭窄合并二尖瓣关闭不全），并肺循环高压，间质性肺水肿。中医诊断：心悸。西医诊断：风湿性心脏病，二尖瓣狭窄并关闭不全，心衰二度，快速心房纤颤。

1991年4月29首诊：症如上述。患者除心悸疲乏、脉细寸弱等虚象外，且舌质嫩色淡，亦为虚象。《辨舌指南》："舌质浮胖兼娇嫩，不拘苔色灰黑黄白，病多属虚"。而据邓老经验，舌淡嫩者多为脾气既虚，脾阴亦虚的表现。此病人属气阴虚为主，其病机兼有血瘀，处方如下：

太子参30g，云苓15g，白术15g，麦冬10g，五味子6g，威灵仙15g，鸡血藤30g，桃仁10g，红花3g，炙甘草6g。

此即四君子汤合生脉散合桃红饮，唯易后者之当归、川芎为鸡血藤。

1991年6月1日续诊：服前药三个月后自觉心悸、疲乏等症状明显改善，但于休息不好时心悸仍易加重，并有失眠，胃纳二便可。原方得效，酌行加减调理：

太子参30g，云苓15g，白术15g，麦冬12g，五味子6g，威灵仙15g，鸡血藤30g，桃仁10g，红花3g，淮山12g，五爪龙30g，夜交藤30g，炙甘草6g。

其中五爪龙是广东草药，又名五指毛桃，也叫南黄芪，功同黄芪善补气，但质润无黄芪之温燥，故为邓老喜用。本方加强了益气，兼以安神。

1991年7月6日续诊：患者症状时有反复，近日伴左胁不适，最近月经量多，夜眠仍差，舌嫩红苔薄，脉细寸尽俱弱。患者心气虚基础上，因月经量多，又兼有血虚，气能生血，因此仍当加重益气。

生晒参10g（另炖兑服），太子参30g，云苓15g，白术15g，麦冬10g，五味子6g，威灵仙15g，鸡血藤30，桃仁10g，红花3g，夜交藤30g，炙甘草6g。

此后患者一直以上方为主，酌加五爪龙、熟枣仁等进退服用，症状一直控制较好。

1993年3月9日再诊：患者近因人流术后，月经量多，一月有时三次来潮出血，每次量均与平时相等，质稠色暗，无血块，右腰酸胀，经来时腹胀便溏，大便日二次，胃纳尚可。舌淡嫩苔薄白而润，脉结促。适逢小产之后，说明了目前患者气虚血亏明显。处方：

生晒参10g（另炖兑服），黄芪30g，云苓15g，白术15g，麦冬12g，党参15g，益母草12g，鸡血藤30，赤芍15g，法夏12g，首乌30g，柴胡10g，炙甘草6g。

加用北芪、柴胡，是用补中益气汤之意，升提阳气，并用首乌加强养血。

1993年5月18日再诊：用上方后，患者月经基本回至正常，余症同前。因此改回基本方：太子参30g，云苓15g，白术15g，麦冬10g，五味子6g，威灵仙15g，鸡血藤30g，桃仁10g，红花3g，千斤拔30g，大枣3枚，炙甘草6g（当时无五爪龙，故代以千斤拔，亦是广东草药，能补中气强筋骨）。此后长期以此方调治，结合患者月经情况有时予经前服八珍汤，经后服胶艾四物汤等。患者病情逐步好转，至1997年已恢复参加工作，正常上班。

案二　郑某某，男，34岁，以反复胸前闷痛为主诉来诊，诊之倦怠乏力，食纳可眠可，二便正常，舌嫩苔浊，脉缓左滑右涩。

1991年4月29，首诊：症如前述。患者缺少有关检查，既往无相关病史，当时疑诊"冠心病"，中医诊断为"胸痹"，证属气虚兼有痰瘀。拟方：

竹茹10g，枳壳6g，橘红6g，法夏10g，云苓15g，党参18g，田七末2g（冲服），丹参15g，甘草6g。

此方温胆汤加参益气除痰，再加活血化瘀药，为邓老治疗冠心病气虚痰瘀型的基本方。此后在此方基础上，先后予瓜蒌皮、胆星、五爪龙等加减进退服食一年余，症状有所控制，但无明显改善。

1992年11月18日续诊：患者症见胸前闷痛，近来因台风天气，气压低而加重，伴疲乏头昏，舌嫩苔浊，脉稍数左涩。患者最近进行了一系列检查，心电图示：窦性心动过缓伴不齐。超声心动示：主动脉瓣关闭不全并返流（轻→中）。西医诊断为：风湿性心脏病。据此结合脉证调整处方如下：

太子参30g，云苓15g，白术15g，桃仁12g，红花6g，麦冬12g，五味子 10g，炙甘草 6g，千斤拔 30g，威灵仙 15g，大枣 3 枚。

患者服上方后症状有明显缓解，效果较以前用方显著。此后长期以本方加减调治，后期加用生晒参 10g 另炖兑服以增强益气。痰浊明显时合温胆汤，眠差加夜交藤、熟枣仁，血瘀明显则加丹参、田七末，关节疼痛加用豨莶草、鸡血藤等。现患者病情平稳，胸闷疼痛、倦怠乏力等症状明显减轻，发作次数也大为减少。

按语　慢性风湿性心脏病（以下简称风心病）是临床常见心脏病，此病在出现症状或为现代医学仪器检测到时，多已有心脏器质的改变，如心脏不同程度扩大、心瓣膜损害、变形等，西医内科治疗常难有确效，现代虽有如瓣膜置换等手术，但除价昂难为一般群众接受外，疗效也并非绝对理想，且有手术风险。

风湿性心脏病虽是西医病名，但中医无此病名并不等于不能治疗。邓老认为，本病的主要病机是本虚标实，以心之阳气（或兼心阴）亏虚为本，痰瘀为标；以心病为本，他脏（肾脾肺肝）之病为标，认识这一点是关键。邓老认为，西医强心利尿扩血管都是治标之法，中医认为心为阳中之阳，靠心气推动血脉，使一身气血流利。本病由于心脏瓣膜病变，使心之泵血功能减弱，先是心脏尽力代偿，耗竭自损，继而诸脏失养，五脏皆虚。在虚的基础上，开成痰、瘀。本病的基本证候为心气虚证，表现为心悸怔忡，气短乏力，动则尤甚，神疲纳呆，舌淡苔白，脉细弱或结代等。所以治疗上，益气扶阳是治本病的基本大法，邓老习用的基本方是四君子汤加黄芪或五爪龙，以增强益气之功。有时稍佐桂枝，取其有温阳之功，以少火生气，且与原方中炙甘草合成桂枝甘草汤，《伤寒论》用以治心阳虚，"其人叉手自冒心"者。如出现肢冷畏寒，面黯汗泄，脉微细或虚迟、细涩等，为气损及阳，在原方上加桂枝、熟附子，或迳用四逆汤加人参，以温阳固脱。由于体质、病情的不同，临床上也常见阳损及阴，气阴两虚或阴阳两虚之证，如见心悸怔忡，头目晕眩，颧红烦热，夜卧不安，或见咳痰咯血，此时则当以生脉散加味，如加沙参、玉竹、生地、女贞子、旱莲草、西洋参等，俟阴热一清，仍当复用益气扶阳之品。在以上把握病本的基础上，其他各种标实病变，依瘀或饮邪的不同表现，可随证加减。如心痛怔忡，面色晦黯，唇甲紫绀，或咯血，或肝脏肿大，舌青紫，脉结代或散涩，为瘀阻心脉或肺肝之象，邓老喜合《类证治裁》之桃红饮（桃仁、红花、当归、川芎、威灵仙）。如心衰水肿，以双下肢为甚者，若一般症状不重，可在益气扶正的基础上加用五苓散、五皮饮以健脾利水消肿。若病情重，气急喘促，怔忡烦躁，此乃心肾阳气大虚，水气凌心射肺，当急用独参汤合真武汤浓煎频灌，温阳利水以解危。在补益处方中往往还稍加枳壳、陈皮等行气之品，使补而不滞。

第 2 例病人治疗过程中，西医诊断的确立对治疗起到一定帮助。邓老历来认为，中医的辨证论治包含辨证→辨病→辨证的循环上升认识过程。其中的辨病，也包括了西医的诊断，由于此病人现诊断明确，故用方转为治风心病方，以益气养阴，加以活血为主，其辨证大方向未变，而于选药中有出入，以适合风心病之病因病机。（郑洪整理）

七、心功能衰竭

案一 梁某，女，65 岁。于 2003 年 9 月 27 日入院。

反复气促、心悸，肢肿 7 年，加重 3 月。今年 6 月患者自觉小便少（具体量不详），腹胀，气促心悸，胸闷肢肿逐渐加重，服上药症状无改善来医院求治。急诊予静脉推注速尿 20mg，西地兰 0.4mg，并静脉滴注生脉注射液后，收入本病区。入院体查：体温 36.5℃，心率 88 次／分，呼吸 22 次／分，血压 98/64mmHg。神清，消瘦，口唇轻度紫绀，气促胸闷，心悸，不能平卧（以夜间为甚），颈软，颈静脉怒张，肝颈静脉回流征阳性。双肺呼吸音粗，两下肺闻及湿性啰音。心前区无隆起，心尖搏动弥漫，3～4cm²，心界向左右扩大，心率 90 次／分，房纤征，心尖部可闻及 3/6 收缩期杂音，吹风样，向左腋下及左肩胛下传导。腹膨隆，未见静脉显露，上腹轻压痛，无反跳痛，肝肋下 3cm，质软、触痛，腹水征阳性。双下肢及腰骶部凹陷性水肿。口干不欲饮，腹胀，双下肢及腰骶部重度水肿，纳差，尿少，大便尚可，无咳嗽、咯痰，舌质暗红，苔黄干，脉结，未发现药物过敏史。患者曾经 3 次行多发性甲状腺瘤部分切除术，末次在 1985 年，否认高血压、糖尿病病史。血常规：白细胞 6.4×10^9/L，中性 0.71，淋巴 0.23，红细胞 3.66×10^9/L，血色素 107g/L，血小板 199×10^9/L。心电图示：心房颤动，电轴右偏，频发室早（多源性），短暂阵发性室速，肢导联低电压，高侧壁异常 q 波，前壁等位性 q 波，ST－T 改变，心脏顺钟向转位。急诊生化检查：Cr（酐）73μmol/L，Na^+（钠）138mmol/L，K^+（钾）3.3 mmol/L，Cl^-（氯）103 mmol/L，TCO_2（总二氧化碳）22mmol/L，Glu（血糖）9.8 mmol/L，Urea（尿酸）7.7mmol/L。8月1日行肝脏 B 超示：肝脏多发性血管瘤、肝大、肝瘀血、少量腹水。心脏彩超：全心增大，主动脉瓣退行性变并轻度关闭不全，二尖瓣病变并中重度关闭不全，三尖瓣增厚并中重度关闭不全，肺动脉瓣轻度关闭不全。EF（射血分数）33%。

中医诊断：心悸。证属气阴两虚，水停瘀阻。西医诊断：①冠心病，全心扩大，心律失常，心房纤颤，频发室早，慢性心功能不全，心功能3级；②老年性退行性联合瓣膜病，主动脉瓣轻度关闭不全，二尖瓣中重度关闭不全，三尖瓣中重度关闭不全，肺动脉瓣轻度关闭不全；③多发性甲状腺腺瘤部分切除术后；④肝脏多发性血管瘤。入院后发病重通知，低盐饮食，给予心电、血压监护，持续低流量吸氧，西药予速尿、安体舒通利尿，鲁南欣康扩冠，蒙诺合倍他乐克抗心衰。同时给予肠溶阿斯匹林抗血小板聚集，加强补钾等，因患者长期服用地高辛、速尿，见多源性频发室早，为防止洋地黄过量，暂不用地高辛。邓老初诊以益气养阴，活血利水为法。

处方：黄芪25g，茯苓皮30g，葶苈子、白术各12g，泽泻、党参、大枣、麦冬各15g，石斛20g，桃仁10g，红花、炙甘草、砂仁（后下）各6g。每天1剂，水煎温服。

次日复查洋地黄浓度正常，给予地高辛0.125mg，每天1次，口服。1周后患者心悸、气促略好转，但复查洋地黄浓度2.53mg/L，即停用地高辛。10月15日患者突然病情变化，烦躁不安，气促加重，张口抬肩，伴多汗、头晕、胸闷、口唇苍白稍紫绀，颈静脉怒张，心率150次/分，房纤律，并随即出现心跳骤停，经心肺复苏成功，但血压为75/45mmHg，尿少，予维持可达龙，多巴胺、多巴酚丁胺泵入，复查生化：Cr 286μmol/L，Na^+135mmol/L，K^+7.3 mmol/L，Cl^-93 mmol/L，TCO_2（总二氧化碳）14mmol/L，Glu（血糖）5.7 mmol/L，Urea28.7mmol/L。血气分析示严重代谢性酸中毒。请肾脏内科会诊，考虑患者血压低，存在严重的心衰，全身状态差，故暂时不行床边 CRRT（透析）治疗，给予深静脉插管，予血流动力学监测，并静脉滴注利尿合剂，补碱，以及纠正水电解质平衡等措施．同时静脉滴注参附注射液益气回阳。患者小便增加，但仍气促心悸，腹胀满，大便可，纳差，舌淡、苔白，脉促。邓老二诊：以益气温阳，活血利水为法。拟真武汤加减。

处方：黄芪 25g，茯苓皮 30g，桃仁 10g，党参、木香（后下）、泽泻各 15g，附子（先煎）、葶苈子、白术各 12g，红花、炙甘草各 6g。每天 1 剂，水煎温服。

患者精神略好转，仍腹胀，大量腹水，气促，咳嗽，痰多，皮肤巩膜黄染，舌淡、苔少，脉促。考虑患者肝功能异常系由于心力衰竭致肝瘀血所致，予以腹穿抽腹水，静脉滴注古拉定护肝。

邓铁涛教授三诊：患者已阴损及阳，湿热蕴结，治以益气温阳，利水消肿，佐以清热利湿为主。方以中满分消丸和真武汤加减。

处方：黄芪、益母草、泽泻各 30g，制川乌（先煎）8g，蒲黄（布包）9g，茯苓、党参各 15g，法半夏、厚朴、升麻各 12g，木香（后下）、柴胡、干姜、吴茱萸各 10g，黄连、炙麻黄、附子（先煎）各 6g，水煎服。

患者尿量增多，气促心悸明显减轻，纳食增加，无咳嗽，双下肢水肿明显减轻（仅踝关节附近浮肿），血压波动在 75~98/53~60mmHg 之间，心率 80~115 次/分之间，继续用多巴胺、多巴酚丁胺维持，并静脉滴注速尿利尿、西地兰减慢心率，蒙诺和倍他乐克每 2 周根据病情变化，调整增加剂量分别至 10mg 和 18.75mg，适当补镁。经治疗患者明显好转，无心慌气促，能自行下地缓慢行走，纳可，无腹胀，二便调，舌淡、苔薄白，脉结。血压 98/63mmHg，心率 82 次/分，房纤律。复查心脏彩超 EF46%，全胸片示：双肺纹理及肺门结构较前清晰，心影较前缩小，心衰好转，血气分析和各项生化指标均基本正常，病情好转并稳定，于 12 月 12 日出院。

案二　吴某某，男性，52 岁，广东省惠东籍，退休，因"反复心悸气促 2 年余，加重伴头晕 2 天"于 2001 年 1 月 10 日入院。

患者两年前开始出现心慌，劳后气促，2 个月前开始症状加重伴恶心、乏力，无尿，于广东省某医院诊为"扩张型心肌病，心功能 3 级"、"急性肾功能衰竭"，行"抗心衰，血透"等治疗，心衰、肾衰缓解，但恶心乏力、纳差一直未愈，两天前症状再次加重，伴头晕、血压低（50/20mmHg）入院，查体：神清，精神极差，慢性病容，发育正常，营养较差，半卧位，唇稍紫绀，颈静脉稍充盈，双肺呼吸音稍粗，双肺底少许湿啰音。心尖搏动无弥散，叩诊心界向左下扩大，心率 140 次/分，闻及早搏 3 次/分，心尖区可闻及 SM4/6 级吹风样杂音，向左腋下传导。腹稍膨隆，腹软，肝右肋下 2 横指可及，叩移动性浊音（+），双下肢无浮肿。化检及辅检：血生化示：肌酐 249μmol/L，尿素氮 23.7mmol/L；心电图示：心房扑动，频发室性早搏，心肌劳损。西医诊断：①扩张型心肌病，心功能 3 级；②急性肾功能不全；③休克。

邓老诊：患者气促心悸，神萎困倦，气短息微，头晕，呕恶，纳食即吐，尿少，阙庭暗淡，准头晦滞，口渴欲饮，大便 3 日未行，肢体尚温。舌嫩，色暗，苔浊。尺脉弱，余脉虚。

邓老分析：按八纲辨证，属里证，阴阳俱病，虚实夹杂，病位与心脾肾有关，病理因素涉及痰瘀，按气血辨证，主要为"气"病，综合起来，属于气阴两虚，痰瘀互结，闭阻于脉，枢机不利，治宜益气养阴，化浊行瘀，处方如下：

橘红 6g，法夏 12g，茯苓 15g，枳壳 6g，竹茹 10g，党参 30g，北芪 12g，田七末 3g（冲服），麦冬 10g，五味子 6g，白术 5g，生姜 2 片，益母草 30g，甘草 5g。

方中法夏、橘红化痰燥湿，入脾胃、肺经，为君药，党参、白术、北芪益气培正，脾气旺而痰浊自化，竹茹降逆化痰泄浊，共为臣药，田七活血化瘀，麦冬、五味子养阴，为佐药，再以甘草调和诸药、生姜降逆，益母草化瘀，共奏益气养阴，化浊行瘀，调理枢机之功。

邓老二诊：患者药后，头晕、呕恶已愈，气促心悸大减，小便频数量多，口干饮多，双下肢始现浮肿，按之凹陷，腹稍膨隆，血压恢复正常，脉虚，尺脉弱、舌质嫩、暗，准头、厥庭转亮。检查肾功能示：血清肌酐 156μmol/L，尿素氮 8mmol/L。心电图示：阵发性室上性心动过速。

邓老分析：胃气来复之象，中焦脾胃功能渐复，枢机一转，故诸症皆减轻。但为何反见肢肿？盖胃气来复，患者引水自救，但中焦运化功能、肾主水功能、心化气行水功能仍未及恢复，加以痰瘀未去，阻碍水液的正常运化，故入水不化，津液泛于肢体。治法仍宜抓住中焦脾胃、痰瘀阻络的病机关键，治疗继予原方案治疗，是谓不治水而治水。现口干，尿多，慎防伤津，原方加石斛 12g，另以生晒参 10g 炖服，进 7 剂。

结果：患者药后小便量多，次数减少、肢肿腹胀尽退，无气促，纳食如常，口稍干，稍觉疲劳，大便正常。查体：血压 130/70mmHg，心率 84 次/分，肾功能：血清肌酐 125μmol/L，尿素氮 8mmol/L，恢复正常；心电图示：肢体导联低电压。临床症状痊愈出院，继以二诊方调理。

按语　邓铁涛教授对充血性心功能衰竭论治的主导思想是五脏相关、重视阳气。心衰与五脏相关，以心为本，他脏为标。即其病位在心，但不局限于心。在心衰的发生发展过程中，肺脾肾肝都与心互相制约，互相影响。心衰关联五脏，但以心病为本，他脏为标，治疗应重点调理心脏的气血阴阳。此病病机则是本虚标实，以心阳（或兼心阴）亏虚为本，瘀血水停为标。

因此，邓铁涛教授对心衰形成阴阳分治，以温补阳气为上为治疗思想。辨治时主要分为两大类型，即心阳虚型与心阴虚型，分别立"暖心方"与"养心方"以主治。但临床情况复杂多变，在以两方为主的基础上，还应根据症状和病情进退及时加减变化。以上两个案例，即体现了邓老临床上处理具体问题的思路与方法。

八、哮喘

案一　常某，女，56 岁，河北省冀州市人。

2000 年 11 月 19 日初诊，患者患哮喘 30 余年，加重四年。每年立冬之后即发作。经市医院透视诊为慢性支气管炎，输液疗效不明显。刻下：白天发作轻，晚上加重，吐白痰，甚则汗出，哮喘，喉中有哮鸣音，影响睡眠。腰酸疼，畏寒怕冷，手足发凉，胃弱，受凉则不适，舌稍紫边尖赤，苔薄稍黄，脉沉细弱似无。

本病乃本虚标实，叶天士云虚喘治肾，实喘治肺，先以温肺化饮为法：

射干 10g，炙麻黄 6g，桂枝 10g，白芍 10g，干姜 10g，细辛 3g，法半夏10g，五味子6g，款冬花10g，桃仁10g，杏仁10g，炙甘草5g，补骨脂12g，5剂。

另嘱患者每晚嚼服核桃肉3个，生姜三片，红参一片，久用有益肾敛肺化痰之功。

2000年11月30日二诊：前方服五剂后，咳喘痰减大半，白天基本不发作，每晚9点左右凌晨三点左右咳喘一阵，先咽痒后咳嗽，甚则喘，喉中有哮鸣音，仍畏寒怕冷，手足发凉，有时呃逆，晨起口干，苔薄白，舌稍紫，脉沉弱。

继用上法：

射干10g，炙麻黄6g，桂枝10g，白芍10g，干姜10g，细辛3g，姜半夏12g，五味子6g，杏仁10g，苏子10g，白芥子10g，炮附子5g，炙甘草5g。

上方加减服十余剂咳喘缓解，仍觉怕冷，嘱其服金匮肾气丸、参蛤散调理。

案二　李某某，男，中学教师。患咳嗽或时见咳血、哮喘八年，每当秋冬之际大发作至明春始休。哮喘发则不能卧，呼吸困难，痰鸣如锯，口唇发绀，大汗淋漓。经西医院诊断为支气管扩张合并哮喘。曾用麻黄素、氨茶碱，青霉素、链霉素等治疗，迁延难愈。1961年秋由60级同学带来就诊。患者面色少华，舌嫩苔白，脉滑细数。为拟丸方：麻黄9g，白及30g，蛤粉15g，百部120g，百合120g，共研细末为一料，炼蜜为小丸，每服6g，日服二次。并嘱其注意休息和营养，加强锻炼，以增强体质。服上药一剂后，患者觉口干唇裂。嘱其以猪肺熬汤饮。一取肺主皮毛之意，以猪肺养肺；二则猪肺汤可养阴而治咽喉。丸药照服至第三料后，患者自觉症状减轻一半，发作间隔时间延长，每次发作时间短而症减轻。嘱其继服。1962年秋虽仍发作一次，但瞬间即过，不致影响工作及睡眠。以后每年夏季服3~4料，秋后便不再发。两年后停药。追踪13年，未再发作，体质与精神均胜于前。

按语　邓铁涛治哮喘，注重标本兼治。第2案以丸药配猪肺汤取得良好疗效，方法独出心裁尤出人意表。时有60级杨同学见此例奇效，她按此法治此类症亦多奏效，亦将其治疗之病案寄邓老存。可证此法有其研究价值。

九、慢性胃炎

案一 严某，男，49岁，干部。

患胃痛多年，症见上腹部胀痛放射至背部，空腹时恶心，胃口一般，不泛酸（胃酸检查偏低），胃部有灼热感，大便时溏，唇黯，舌嫩红有齿印，苔白润，脉细。血压偏低。X线检查为胃窦炎、胃黏膜脱垂。治以健脾舒肝，兼降虚火。处方：

太子参15g，云苓12g，白术12g，柴胡6g，黄连1.5g，黑山栀4.5g，郁金6g，升麻4.5g，吴茱萸9g，枳壳4.5g，炙草4.5g。

二诊：服7剂后，胃痛减轻，恶心减少，郁金改为12g，山栀改为3g，每天2剂。以后按此原则加减为方，于胃部灼热消失后，去郁金、山栀。

服药三个月后症状基本消失，精神振作，X线检查接近正常。

案二 李某，男，54岁。1991年1月31日初诊。

胃脘胀痛两年余，每次进食后胃脘胀痛，良久得矢气而痛渐止，但下次进食后胀痛复作。无嗳气、吐酸、口苦、口干等症，大便尚可。以往检查示"慢性胃炎，胆囊炎伴结石"。查腹无结聚及压痛，舌边尖红苔白，脉弦细。处方：

柴胡15g，郁金12g，太子参18g，琥珀末2g（冲服），枳壳6g，云苓15g，白芍15g，蒲黄6g，五灵脂6g，甘草5g，7剂。

1991年2月7日二诊：服药7剂后，胀痛之症大减，食后仍有隐痛，但持续较短，苔白，脉弦细。处方：

太子参30g，云苓15g，佛手片6g，柴胡12g，白芍15g，石斛15g（先煎），炙草6g，救必应15g，丹参15g，郁金12g，7剂。

案三 吴某，女，47岁。1978年3月9日初诊。

患胃病30余年，近三个月加剧，纳呆消瘦，间歇性呕吐，某医院作纤维胃镜检查诊断：浅表性萎缩性胃炎及十二指肠球炎、胃下垂。经治疗未见好转，入本院后经补液、解痉止痛、镇静、消炎等治疗，呕吐止，继以助消化药后渐好转，能进半流质食物，但每日进食只一两左右，故体重仍在下降，几个月来共减重12kg。

诊见：面色黄滞少华，唇黯，舌黯嫩、齿印、舌边有瘀点瘀斑，苔剥近于光苔，只于舌根部尚有疏落之腐苔，脉左弦细，右虚寸弱尺更弱，低热，大便七天未行，背部夹脊有多处压痛点。此乃气阴大虚，胃失煦养，血失鼓动，瘀阻脉络之候。治宜补气健脾和胃，养阴救津，佐以活血通络，兼退虚热。处方：

太子参24g，云苓12g，淮山药12g，石斛9g，小环钗9g，丹参12g，鳖甲30g（先煎），麦芽18g，甘草5g。

另：参须9g，每周炖服一次，7剂。

3月15日二诊：低热退，精神较好，食量稍增，唯大便尚秘结难排，面色由黄滞转稍有润泽，唇黯，舌嫩色黯，苔薄白（中根部），舌边见瘀斑，脉右细弱，左细而弦，稍滑缓。病有起色，治守前法，于前方中加白术9g，火麻仁18g，另炖服参须9g，每五天一次。

3月22日三诊：又见低热，开始有饥饿感，大便仍靠开塞露始能排出。舌嫩胖色黯，舌边有瘀斑，苔薄白润，脉缓细弱，右稍弦。处方：

太子参30g，云苓12g，淮山药18g，石斛18g，小环钗10g，丹参15g，鳖甲30g（先煎），麦芽18g，百合15g，甘草5g。另：炖服参须9g，每四天一次，7剂。

3月29日四诊：头痛头晕，月经来潮已3天，翌日将净；胃纳转佳，每餐能尽半两米饭；唇黯稍淡，舌黯嫩，瘀斑稍减少；苔薄白，尖部少苔；脉细数，右稍弦。照上方加百合24g，炙甘草6g，去丹参（因月事未完），并嘱从第4剂起加丹参18g，百合加至30g，连服10剂。仍四天炖服参须9g一次。

4月12日五诊：体重比入院后最低时（41kg）增加3kg多，有饥饿感，面色转好，面部较前饱满。舌黯，白苔复长，舌边瘀斑减少，脉细稍弦。处方：

太子参30g，云苓12g，淮山药18g，小环钗18g，龟板30g（先煎）百合30g，素馨花6g，麦芽30g，丹参18g，大枣4枚，炙甘草6g，7剂。

4月18日六诊：病况继续好转，纤维胃镜检查：慢性浅表性溃疡（注：已非萎缩性胃炎）。活检亦为慢性炎症细胞。舌质淡黯，苔薄白（全舌有苔），舌边瘀斑缩小，脉缓稍弦。照上方小环钗改为15g，百合24g，丹参15g。共服半个月。

5月3日七诊：患者自觉良好，每天可食3～4两米饭，面色转润，颧部仍黯。唇淡，舌质淡嫩，有瘀斑，但色变浅，苔薄白，脉左细右稍弦。处方：

太子参30g，黄芪15g，云苓12g，白术9g，淮山药18g，龟板30g（先煎），小环钗12g，丹参15g，麦芽30g，大枣4枚，甘草5g。

病者带药出院，继续到杭州疗养，半年后恢复工作。追踪观察7年余，未见反复。

按语 慢性胃炎是指由各种不同原因引起的胃黏膜慢性炎症性改变，为最常见的胃部疾病。慢性胃炎从胃黏膜的病变来分，以慢性浅表性胃炎和慢性萎缩性胃炎为多见，浅表性与萎缩性胃炎可同时并存，故有慢性浅表———萎缩性胃炎之称。

慢性浅表性胃炎可发生于任何年龄，而萎缩性胃炎的发生率常随年龄的增长而增高。本病进展缓慢，大部分患者表现为反复发作的消化不良症状和胃纳减低、恶心、嗳气及中上腹不规则的隐痛、钝痛、烧灼痛。有的疼痛亦呈周期性与节律性，服抗酸药可缓解，酷似消化性溃疡。饱胀感也是常见而突出的症状，尤以餐后为明显。上述症状的出现有时与饮食不慎、情绪变动及气候变化有关。浅表性胃炎伴糜烂者有时可伴呕血及解柏油样便。长期少量出血或大出血，则可发生缺铁性贫血。慢性浅表性胃炎经积极治疗，症状常可完全消失，而病理的改变有时需经数月或数年才能完全恢复，但也有部分患者可发展为萎缩性胃炎。慢性萎缩性胃炎病程长而不易治愈，部分病例有癌变之虑，故引起人们的广泛关注。邓老认为，运用中医理论治疗本病，是可以收到一定效果的。

中医将慢性胃炎归在"胃痛"、"痞满"等范围。本病的病因病机，多由烦劳紧张，思虑过度，暗耗阳气，损伤阴液而引起；亦可因长期饮食失节，缺少调养，致使后天损伤而发病；还可因先天不足，后天失养，大病失调所致。从中医辨证角度，个人认为本病是本虚夹标实的病。其虚，主要为脾胃亏虚。脾亏虚于阳气，胃亏虚于阴液，此为发病的前提和本质。本病之实，多为虚损之后所继发。如脾气亏虚，血失鼓动，血滞成瘀阻络，此为一；脾失健运，湿浊不化，痰湿停骤，此为二；瘀阻湿郁，加之阴液亏损，则易引起虚火妄动；此为三。脾阳亏虚，故见身倦乏力，脘腹胀闷，纳呆，体重下降，面色淡白，舌胖淡嫩，齿印，脉虚弱；胃阴亏损，则见胃部隐痛，甚则烧灼痛，舌嫩苔少或光剥，脉细数；血瘀阻络，则胃脘疼痛明显，上腹及背部夹脊压痛明显，舌暗、唇暗、舌边见瘀点、瘀斑；痰湿凝聚，则脘腹胀闷，恶心，嗳气，甚至呕吐；阴虚内热则见低热，五心烦热，急躁易怒，烧灼感，大便干燥等。

对于本病的治疗，在治法上，补脾气，养胃阴，这是大法，是治疗的根本。但标实不除，不能很好的固本，所以活络祛瘀，除湿化痰，清退虚热，亦不可忽略。邓老常用基本方为：太子参30g，云苓12g，淮山12g，石斛12g，小环钗9g，麦芽30g，甘草5g，丹参12g，鳖甲30g（先煎）。方用太子参、云苓、淮山、麦芽、甘草以培补脾胃健运其气；用石斛、小环钗、淮山急救已伤之胃阴，用丹参鳖甲益阴活络，通脉祛瘀兼清虚热。本证以亏虚为本，瘀热为标，故遣方用药以培中气，救阴津为主，祛瘀热为辅，方与证合，故能建功。加减法：脾胃气虚较甚者加黄芪、白术或参须另炖；湿浊偏重者加扁豆、鸡蛋花、苡仁等；肝气郁结者加素馨花、合欢皮、郁金；疼痛明显者加木香、元胡、佛手等；嗳气频作者加代赭石、旋覆花等；大便干结者加火麻仁、郁李仁等。

慢性胃炎是伤于后天，其本既虚，脾胃消化吸收功能甚差，故培补不能急功求成，骤投大温大补之厚剂。如按此法，只能滞其胃气，灼其胃阴。同时，救护胃阴亦不宜用过于滋腻之品，以免壅阻脾脏阳气的恢复。此外，活络祛瘀要防破血太过，清退虚热要防伤阳，亦同上理。个人认为，治疗本病培元时，宜用太子参、淮山、云苓、炙草等，虽补气之力不及党参、黄芪，但不会滞气助火；再反佐以麦芽使之易于受纳，这对于消化吸收功能甚差、胃阴已伤的患者，是恰如其分的。至于救胃阴，石斛、小环钗、淮山最为适宜。活络通瘀、清降虚热，丹参配鳖甲较为妥贴。至于化湿浊，宜选用扁豆、云苓、鸡蛋花、苡仁等药性较平和的药物，切忌用温燥之品，因为易伤元气与胃阴，胃阴不足，病机不转，则犯虚虚之弊。

本病乃慢性疾病，病程较长，日久穷必及肾。脾胃属土，肝属木，脾虚往往使肝气乘之，故治疗时不能忽视与肝肾的关系，同时亦应注意肺脾的关系，故应先抓主要矛盾，于适当之时选加调养肺、肝、肾之品。同时，注意消除可能致病的因素，如戒除烟酒，治疗口腔、咽喉部慢性病灶，忌用对胃有刺激的药物，避免过劳及精神紧张。注意饮食，戒刺激性、过热、过冷及粗糙食物，以软食为宜，少食多餐，细嚼慢咽。

十、消化性溃疡

案一　周某，男，74岁，教师。1973年11月2日入院。

患者参加教材会议，于1日曾食丰盛之午餐，下午如厕发现柏油样便，晚餐纳减，只食面条少许。次日凌晨3时半，觉腹部不适，恶心呕吐，呕出食物残渣及咖啡样液约70ml，大便排出全柏油样便约500ml。被发觉扶起后，又吐出浓血一大口约20ml，头晕，汗出，肢冷，面白，头倾。即以中指叩击其人迎穴，并擦药油，扶卧床上。患者面色稍好，汗止，要求继续叩击人迎穴，云能降胃气之上逆，使胃部稍舒适。送就近医院，西医即按溃疡病合并出血常规治疗。会诊：患者久有溃疡病史及肺结核病史，20年前曾作过胃修补术，去年因肺结核咯血住院。诊其脉浮弦稍数，舌苔厚浊，神疲懒言，周身不适，但无发热。从脉舌及其发病经过分析，此为食滞兼感外邪而诱发溃疡病出血。脉稍数为里有热。治宜清热导滞，兼透外邪。处方：

荆芥穗6g，金银花12g，连翘15g，白茅根30g，白及15g，侧柏叶9g，鸡内金10g，竹茹9g。

3日二诊：服上方后，微汗出，全身不适解除，仍困倦乏力，口干，舌质红嫩，苔薄黄而干，脉右虚大，左弦滑。可见表虽解而内热未除，仍拟清热止血消滞。处方：

白及25g，侧柏叶13g，白茅根30g，天花粉13g，金银花13g，谷芽15g，鸡内金10g，大枣3枚。

4日三诊：停用一切西药，并转回广州中医药大学第一附属医院治疗。照上方服1剂。

5日四诊：精神转佳，胃纳好，仍口干，两天未解大便，舌红苔黄，脉缓，右脉稍有涩象。照前方去银花，2剂。

7日五诊：昨天大便1次，便色转黄，软条便，无其他不适，脉左弦右大微涩，舌胖嫩，苔白。宗前法2剂。

案二　张某，男，52岁。1973年2月10日初诊。

患者上腹部间歇性疼痛十余年，伴吞酸嗳气，神差纳减。近月来症状加剧，发作频繁，饥饿则发，进食缓解，纳差口淡，时而口干苦（可能与服阿托品有关），脘腹痞胀，大便溏薄。胃肠钡餐检查：胃小弯距贲门约2cm处有一0.9cm×1.6cm椭圆形龛影，诊为"胃溃疡合并慢性肥厚性胃炎"。入院后曾用西药治疗八天，症状不减，疼痛反而加重。X线检查，其龛影增大为1.1cm×1.6cm，深约0.9cm，似穿透至浆膜下层。经会诊主张及时手术，但病人不愿意接受手术治疗，要求中医诊治。

诊见舌质淡黯，苔白厚浊，脉弦细。此为脾虚运化失职，气血湿浊郁滞所致。以健脾胃化湿浊方药（党参、云苓、白术、扁豆花、薏苡仁、川萆薢、藿香、甘草）治疗。

2月11日二诊：胃痛甚，每半小时至1小时剧痛一次，腹胀，吞酸如故，但胃纳略有改善，大便溏，舌淡，苔白厚，脉沉弦。拟健脾舒肝化湿治之。处方：

黄芪12g，党参12g，白术12g，素馨花6g，川连5g，法半夏10g，肉桂心1.8g（焗），鸡内金9g，枳壳6g，甘草5g。

1天2剂。另为病人行按摩手法，点按肩井穴，按后阵痛减轻，次数减少。

2月12日三诊：痛减，发作次数亦减少，自觉舒适，苔转薄，脉稍有力而弦。仍守前法。处方：

党参12g，黄芪12g，白术12g，茯苓15g，柴胡9g，白芍12g，枳壳8g，川连3g，肉桂心1.8g（焗），鸡内金9g，麦芽15g，甘草5g。

加田七末3g，空腹冲服。上方加减连服10天。

2月22日四诊：胃痛已很少发作，吞酸嗳气亦大为减少。精神、胃纳渐恢复，进食米饭无不良反应，大便成形。继续守前法治疗。处方：

黄芪12g，党参12g，茯苓9g，白术9g，法夏6g，柴胡6g，川连1.5g，肉桂1.5g（焗），浙贝母9g，炙甘草5g，丹参12g，乌贼骨18g，饴糖30g（冲服），每天2剂。

另田七末3g，空腹冲服。

3月1日五诊：症状基本消失，为巩固疗效，上方再服一剂。

3月7日六诊：无明显不适。处方：

黄芪 15g，党参 15g，桂枝 9g，白术 15g，乌贼骨 18g，大枣 4 枚，炙甘草 5g，生姜 6g，饴糖 30g（冲服），另田七末 3g，空腹冲服。

服至 3 月 18 日，一直无不适，X 线复查，龛影直径仅为 0.5cm。上方或去桂枝，或加白芍、陈皮、法夏，或加麦芽、鸡内金等，继续连服。

4 月 18 日七诊：头晕，睡眠差，检查血压、五官均正常，舌质稍红，苔白而润，中心稍厚，脉弦细数。此可能为肝盛所致，治宜和肝健脾。处方：

太子参 15g，茯苓 12g，竹茹 9g，生牡蛎 15g（先煎），枳壳 9g，旱莲草 18g，橘红 3g，女贞子 9g，熟枣仁 12g，甘草 5g。

上方服 3 剂后，头晕消失，睡眠亦好。乃改用四君子汤加柴胡、白芍、吴萸、黄芪等药连服。共住院 46 天，龛影愈合出院。出院后续服中药数月。以后数年断断续续服中药，追踪 5 年，每年定期 X 线检查，溃疡病未见复发。

按语 中医没有胃、十二指肠溃疡病的病名，但本病常见的症状为胃部疼痛，故可概括于胃痛证中。胃、十二指肠溃疡病的病因病机，多因几种因素的反复作用而成。于诸种因素之中，较为重要的有三大因素———饮食因素、精神因素、体质因素。三者之中又以体质因素为关键性的因素。体质因素即脾胃虚。从脏腑的关系来看，病生于胃，受侮于肝，关键在脾。脾气虚常为本病的重要一环。

本病临床可分肝胃不和、脾胃虚寒、脾虚肝郁兼瘀和胃阴亏损四型。脾胃气虚为本病之根本，因此不管原属何证型，最后均需健脾益气或健脾益气再加养胃阴，巩固治疗 2~4 个月，乃可停药。脾主肌肉四肢，欲脾胃常健运者，必须坚持体育锻炼，药物治疗终非长久之计，故用药的同时，应衡量体质进行适当的体育活动，特别是疾病基本治愈之时，坚持锻炼是达到根治的重要措施，不可因病愈而懒于锻炼。

十一、慢性肝炎

1. 乙型肝炎

案一 邓某，男，38 岁，1997 年 4 月 8 日初诊。

5 年前体检发现两对半为大三阳（HbsAg 阳性、HbeAg 阳性、HBcAb

阳性,),半年前肝功能出现异常,ALT120u/L,一直采用西药护肝、降酶治疗,但停药后 ALT 升高,两对半一直为大三阳。查皮肤、巩膜无黄染,未见肝掌及蜘蛛痣,肝肋下 1cm。剑突下 3cm,轻度压痛,脾未及,舌暗红,胖嫩有齿印,苔薄白,脉弦细。诊断为慢性乙型肝炎(中度),证属脾虚血瘀,治以健脾益气,理气活血。药用:

太子参30g,五爪龙、茯苓、丹参、白芍、虎杖各 20g,白术、益母草、茜草根、郁金各 12g,柴胡6g。

每日一剂,水煎服。坚持服 6 个月后复查,ALT32u/L,两对半为小三阳,后继续服药3 个月,停药后未见复发。

案二 卢某,男,20 岁。

初诊:1979 年 12 月 13 日。

病史:患者于1979 年 5 月初突发恶寒发热,高热达 39℃,并见头痛全身不适,当地卫生院按"流感"治疗,3 日后热退,惟觉易疲劳,胃纳不佳,失眠多梦,右胁部时觉隐痛。直至 9 月 13 日查体,发现肝大胁下 1.5cm,即到广州某医院检查:肝功能谷丙转氨酶 217U,其余项目正常,HBsAg 阳性,超声波示较密微小波。诊为"乙型肝炎"。至今已 7 个月。

诊查:诊时除上述症状加重外,并见烦躁,右胁肋闷痛持续而明显,舌淡嫩,有齿印,苔浊,脉弦稍数,两寸稍弱。

辨证:胁痛(乙型肝炎),证属脾虚肝郁。

治法:健脾舒肝。

处方:①太子参18g,云茯苓15g,白术 12g,川萆薢 10g,麦芽 30g,大枣 4 枚,甘草 5g,黄皮树叶 12g。

②柴胡 10g,枳壳 6g,白芍 15g,太子参 24g,云茯苓 15g,白术 15g,黄皮树寄生 30g,甘草 5g。

嘱两方药交替服用,每方药连服 3 天后即转用另方药。

治疗过程中曾根据病情需要,适当选加淮山药以健脾,郁金以舒肝,玄参、石斛、沙参、花粉、旱莲草、楮实子以养护肝阴。连续服药至 1980 年 7 月 3 日,上述症状基本消失,精神胃、纳均佳,再到该医院复查,肝功正常,HBsAg(-),超声波示肝区稀疏微波,未见明显炎症波型。至此病已基本痊愈,唯肝区时有不适,难入睡易醒等肝炎后综合征症状,乃嘱服健脾之剂以善其后。

案三　孔某，男，13 岁，学生。

因患乙型肝炎 3 年多而于 1976 年 11 月 10 日到诊。

缘患者 3 年多前罹患乙型肝炎久治未愈，到诊时症见纳差、怠倦、心悸，舌嫩红，尖有红点，脉细弱而结。检查：肝大胁下 2cm，频发期前收缩，GPT512U，HAA 阳性。

诊断：虚损证（乙型肝炎）。

辨证：气阴两虚。

治法：补气养阴。

处方：太子参 15g，云苓 12g，怀山药 12g，甘草 4.5g，川草薢 10g，旱莲草 12g，沙参 10g，糯稻根 30g。

根据病情需要，曾在上方的基础上加白术以健脾，女贞子以养阴，山楂、谷芽以开胃。治疗半年后检查：GPT 正常，HAA 阴性，诸证消失而愈。追踪 3 年多至今未再发病，身体壮实，发育良好，对紧张的学习生活胜任愉快。

按语　病毒性肝炎从流行病学来看，包括甲、乙、丙、丁、戊五型；根据病程的长短又可分为急性肝炎和慢性肝炎，慢性肝炎反复难愈，而且容易引起肝炎后肝硬化。

西医对本病的认识是：肝炎病毒进入人体后即在肝细胞内复制，继而释出病毒颗粒，在潜伏期和急性期引起病毒血症，并导致机体的一系列免疫反应。各型肝炎的基本肝脏病变特征为弥漫性肝细胞变性、坏死、再生、炎症细胞浸润和间质增生。急性肝炎时，肝细胞坏死呈局灶性，慢迁肝炎病变与急性肝炎相似，但程度较轻，慢性肝炎病变则较急性肝炎为重，可形成桥状坏死，并可发展为肝硬化。有人囿于西医的病理认识，辨证时多着眼于肝，治疗亦以调肝为主，或清肝热，或清肝利湿，或舒肝解郁，或养肝阴，总不离乎肝脏。

根据脏腑学说可知，中医学所论之肝与西医在解剖学上无异，如《医学入门》所说："肝之系者，自膈下着右胁肋，上贯膈入肺，中与膈膜相连也。"但从生理上看，则大不相同。西医所论肝脏，属消化系统，主要参与三大代谢，是人体中最大的营养加工厂。而从中医角度来看，这种消化、吸收的生理功能除与肝（肝主疏泄而助脾之健运）有关之外，更主要是属于脾的功能（脾主运化）。再从临床上来看，慢性肝炎患者大都表现为倦怠乏力、食欲不振、肢体困重、恶心呕吐、腹胀便溏等一系列脾虚不运之症，亦有胁痛、胁部不适、头晕失眠等肝郁的症状。因此，邓铁涛认为，本病病位不单在于肝，更重要在于脾，从脏腑辨证而论，应属肝脾同病而以脾病为主之证。

本病的病因病机：若患者湿热邪气外袭内蕴于脾胃与肝胆，则发为急性肝炎；若患者脾气本虚，或邪郁日久伤脾气，或肝郁日久横逆乘脾，或于治疗急性肝炎的过程中寒凉清利太过伤及中阳，均可导致脾气虚亏，而转变为慢性肝炎。此时矛盾的主要方面已由邪实（湿与热）转化为脾虚（正虚），故此慢性肝炎之本乃为脾虚。

在疾病发展过程中，由于脾虚不运，可致湿浊内生，湿郁日久则可化热；或气血运行失畅，而致瘀血内留；或气血生化之源不足，阳损及阴，而致肝阴不足；或脾虚及肾，而致脾肾两虚。临床上则可出现各种相应的兼夹证候。但脾气虚这一基本证候，始终作为共性而在绝大多数的慢性肝炎患者身上表现出来。

从论治的角度来看，根据《难经·七十七难》："见肝之病，则知肝当传之于脾，故先实其脾气。"张仲景赞成此说，于《金匮要略·脏腑经络先后病篇》中说："夫治未病者，见肝之病，知肝传脾，当先实脾，四季脾旺不受邪，即勿补之。"根据这一宝贵的理论，治肝炎应注意"实脾"，故提出健脾补气，扶土抑木以治疗慢性肝炎的总原则。邓老在"实脾"这一思想指导下，积累了一些经验，拟一方名"慢肝六味饮"，方药及加减见第二部分。总的原则不离健脾，组方的核心是四君子汤加川萆薢、黄皮树叶。这是笔者通过长期的临证、科研，摸索到脾虚是慢性肝炎的共性而确立的。随证加减则按辨证论治之原则处理，如例1证属脾虚血瘀，治以健脾益气，理气活血；例2证属脾虚肝郁。治以健脾舒肝；例3证属气阴两虚，治以补气养阴。

案四　邓某，男，38岁，推销员。

患者四个多月前开始发现目黄、身黄、小便黄，伴疲乏、纳减，右胁部疼痛，黄染迅速加深，症状日益增剧，遂于香港某医院留医，诊断为黄疸性肝炎，经用西药（初为护肝药，后加用激素）治疗一个多月后，病情曾一度好转，黄疸基本消退，谷丙转氨酶由 760U 降至 180U。但后来病情又加重。见黄疸加深，疲乏，右胁痛等症状加剧，胃纳极差，每餐只能食二、三匙饭，肝功能检查提示肝损害加重，遂于 1978 年 8 月 25 日返穗求医。

27 日初诊，患者皮肤中度黄染，面色黄而黯晦无华，满月脸，唇红、舌黯、苔白厚，中心微黄，脉滑缓。肝大肋下 2.5cm，质中等，压痛（＋）；麝浊 2U，麝絮（阴性），锌浊 12U，谷丙转氨酶 463U，HBsAg 阴性，尿胆原阳性，胆红素阳性，尿胆红素阳性（＋＋＋），血红蛋白 104g/L，红细胞 $3.8 \times 10^9/L$，白细胞 $8.7 \times 10^9/L$，杆状 4%，中性 59%，淋巴 36%，伊红 1%；B 型超声波示：肝上界第五肋骨间，剑突下 4.5cm，肋下 2cm，肝厚 11cm，脾厚 4cm，肋下未触及，肝内稀疏平段波，脾内较密微小波，胆囊排泄功能好。诊断为活动性肝炎合并肝胆道感染。处方：

金钱草、黄皮树寄生各 30g，田基黄、土茵陈、麦芽各 24g，郁金 9g，云茯苓、白术各 15g，甘草 6g。

每日 1 剂，共服 15 天，第 7 天加用茜根 9g，停用一切西药。

1978 年 9 月 10 日二诊：黄疸消退，面色稍华，唯胃纳仍差，肝区仍痛，并见左胸胁部时痛，舌嫩，部分色黯，苔白润，脉细缓。处方：

金钱草、黄皮树寄生各 30g，白术、云茯苓各 18g，广木香 5g（后下），甘草 3g，郁金、茜根各 9g，麦芽 24g，田基黄 18g。

每日 1 剂，复渣，共服 28 剂，第 14 剂后田基黄减为 10g。

1978 年 10 月 8 日三诊：黄疸基本退去，胃纳增加，满月脸亦基本消失，面色转华，舌嫩红，有瘀点，脉细稍涩。按上方（田基黄 10g）加太子参 20g，共服 7 天。

10 月 15 日四诊：症状消失，惟时觉胸闷。肝功能麝浊 2U（阴性），锌浊 12U，谷丙转氨酶正常，尿三胆均阴性，尿常规正常，胆固醇 230mg%。舌嫩红，瘀点退，苔白薄，脉细寸弱。处方：

太子参、白术各 25g，丹参、麦芽各 15g，云茯苓、金钱草各 18g，广木香 5g（后下），郁金 9g，黄皮树寄生 24g，甘草 3g。共服 27 剂。

12 月 12 日五诊：仍觉胸闷，肝区稍觉胀。肝功检查谷丙转氨酶（阴性）、麝浊 2U、麝絮（阴性），HBsAg 阴性。舌红、苔白，脉缓稍虚。

处方一：金钱草、云茯苓各 18g，茜根 9g，乌豆衣 15g，黄皮树寄生 24g，太子参 30g，淮山药 12g，甘草 5g，麦芽 20g，大枣 4 枚，两剂。

处方二：太子参、桑寄生、黑豆衣各 30g，首乌 24g，云苓、白术各 15g，淮山药、玉竹各 12g，郁金 9g，麦芽 20g，甘草 3g，5 剂。

以后以第二方加减善后，服药月余以巩固疗效。追踪十余年，病未见复发。

按语 邓铁涛认为，黄疸的论治，在中医学的宝库中，内容甚丰，但在近年会诊一些黄疸患者的过程中，发现有些医院，着重辨病而忽视辨证。黄疸指数一高便重用茵陈、栀子、大黄、虎杖等。诚然，急重症肝炎引发的黄疸，往往需要大剂清热解毒才能解决，但不能只看验单而忽视辨证论治。在会诊中，就有这样的情况，有一患者，体质素差，有胃病史，黄疸已月余，住院期间服用大剂茵陈蒿汤加味：茵陈 60g，栀子 15g……，但黄疸指数还在 120U 上下。会诊时，诊其面色黄而欠光亮，消瘦，皮肤痒甚，胃纳差，大便条状色略黑不黄亦不白，舌嫩苔润，脉弦不任重按，是邪未退而脾胃已伤。处方以四君子汤以扶其脾胃，选用味带芳香之土茵陈 15g 及兼能散瘀消肿之田基黄 15g 以退黄，佐郁金以利肝胆，服后纳增痒减。后因输液反应及饮食不当而呕吐，继而消化道出血，医院为之输血并邀再诊，急予西洋参 12g 炖服（血脱益气之法），仍予健脾为主退黄为辅并加止血之药以治之。守方加减，黄疸消退而病愈。

治疗黄疸，邓老重视叶天士《临证指南·疸》中蒋式玉的按语，以及吴鞠通在《温病条辨》的疸论中，从中深受启发。本案为活动性肝炎合并肝胆道感染，患者面色黄而暗晦无华，满月脸，唇红，苔白黄厚，此为湿郁化热之象，故治以清利湿热为主。金钱草、田基黄、黄皮树寄生、土茵陈等利湿化热效果甚佳，为邓老所喜用。随着湿热的减退，而逐渐减用利湿之药，同时予以行气活血，后以补脾益肾而收功。

2. 丙型肝炎

庞某某，男，32 岁，以乏力、纳差三月，于 1996 年 11 月初诊。

患者三年前因"胆石症"手术而输血 300ml。最近神疲倦怠乏力，少气自汗，食欲不振，胁部不适感，腹胀便溏。查皮肤、巩膜无黄染，未见肝掌及蜘蛛痣，肝肋下未及，肝剑突下 2cm，无压痛，脾未及，舌淡红、胖嫩边有齿印、苔薄白、脉弦细。化验：谷丙转氨酶 102U，AST 86U，抗 HCV（＋），HCV－RNA（＋），A/G 比值 1.2∶1，诊断为慢性丙肝，证属脾虚肝郁，治以健脾疏肝，佐以活血解毒。

药用：太子参 20g，茯苓 15g，白术 15g，甘草 5g，萆薢 12g，楮实子 15g，黄芪 20g，丹参 30g，珍珠草 25g，白芍 20g，每日 1 剂，水煎服。

坚持服上方四个月后复查：ALT 26U，AST 18U，抗 HCV（＋），HCV－RNA（＋），自诉纳食增加，精神好转，体力明显好转，已无不适之症状。

按语 从临床上看，慢性丙型肝炎大多表现为倦怠乏力、食欲不振、腹胀、失眠、胁痛、头目眩晕等症状，结合体征、舌脉表现等，属中医"胁痛"、"郁证"，出现黄疸者，属"黄疸"范畴，但大多数病例为无黄疸型、早期症状不明显，不少患者一经诊断却已成慢性，本病例即如此。邓氏认为，湿热毒邪内侵是发生丙型肝炎的基本原因。若患者湿热邪气外袭内蕴于脾胃与肝胆，则发为急性丙肝；若患者脾气本虚，或邪郁日久伤及脾气，或肝郁日久横逆乘脾，或于治疗急性丙肝的过程中寒凉清利太过而伤及中阳，均可导致脾气虚亏，而转变为慢性丙肝。本案例治疗以健脾补气为主，基本方药还是四君子汤加味。太子参（党参）、茯苓、白术、甘草，补气健脾；川萆薢祛除困郁脾土之湿浊，楮实子疏肝行气解郁；珍珠草清热利湿解毒，可代黄皮树叶；丹参活血化瘀，冀防慢性肝炎出现早期硬化；白芍柔肝养阴，缓解胁肋胀痛；黄芪益气健脾。诸药合用，有健脾疏肝，活血解毒，治疗丙肝之效。

十二、肝硬化

案一 刘某某，女，50 岁，外籍华人。1983 年初就诊。

自述患肝炎多年，由于失治，病情发展，遂成肝硬化，在广州某某医院住院治疗，虽经西药护肝、静脉注射血清白蛋白，时达二周之多，但病情未见明显好转，反而症情日渐加重，出现腹水。肝功能检查：麝浊 6 单位，麝絮（＋＋＋），锌浊 16U。谷丙转氨酶 400U。血清总蛋白 4.6g%，白蛋白 2g%，球蛋白 2.6g%，B 型超声检查示肝脾肿大，肝硬化图象。医院主治大夫告知其丈夫，病情有急转直下之势，乃邀邓老会诊。

患者症见精神不振，神疲气短，说话有气无力，纳差，形体瘦弱，胁肋胀痛，肋下癥块，舌质淡，苔白，脉沉弦细无力，诊为脾虚，肝木克土，血瘀邪实。治以健脾为主，遂投四君子汤合黄芪，佐以理气活血、利水之法。医治一个月，精神日振，胃纳渐进，胁肢胀痛大减，腹水消退，临床诸症好转。后转来中医学院附院治疗，邓老重用党参、白术、云茯苓、黄芪，加强实脾，继守前法，佐以补益肝肾，用楮实子、女贞子等，再进药两个月，面色红润且有光泽，体重增加，肝脾回缩至常态，肝功能复查：麝浊2单位，麝絮（＋），锌浊9单位，谷丙转氨酶正常范围，血清总蛋白6g%，白蛋白3.6g%，球蛋白2.4g%，B型超声波复查显示：肝脾无肿大。出院后随访一年余，病情稳定，肝功能多次复查均属正常范围，能自理家务，参加工作。

案二 陈某某，男，38岁，工人，10年前患急性肝炎，因久治不愈，遂成肝硬化，入院求治，时1984年11月。观其面色晦黯，目身微黄，形体羸瘦，食欲欠佳，胁肋胀痛，胸前、面颈，双上臂多处有散在性红缕，舌苔薄黄，舌质紫黯，有瘀点，切其肋下有癥块，脉弦细涩。肝功能检查：麝浊8单位，麝絮（＋＋＋），锌浊18单位，谷丙转氨酶470单位，血清总蛋白5.5g%，白蛋白2.8g%，球蛋白2.7g%，黄疸指数10单位，血清胆红素1.4mg%，B型超声波示：肝硬化图象。

邓老诊治，谓脾虚，气滞血瘀，肝胆湿热未清，治宜扶正祛邪，以四君子汤合黄芪益气健脾，以茜根、丹参、柴胡、枳壳活血理气疏肝，加减选用川萆薢、黄皮树叶、田基黄清热化湿，医治两个月，肋癥块软缩，目身黄疸消失，精神日振，面色转为红润光泽，食欲增加，胁肋胀痛缓解，脉来有力。肝功能复查：麝浊3单位，麝絮（＋），锌浊10单位，谷丙转氨酶100单位。黄疸指数4单位，血清胆红素0.6mg%，血清总蛋白6.4g%，白蛋白3.4g%，球蛋白3g%。出院之时，红缕消失，体重增加3kg，B型超声波复查示：肝属正常，脾大左肋下1cm（入院时脾大左肋下3cm）。因病邪已去，正气渐复，出院后乃以四君子汤为君，健脾扶正，调理脾胃，佐以理气活血消癥有关药物，以善其后，巩固疗效，出院半年，据来信反映，病情稳定，已参加日常工作。

按语 肝硬化，应属中医之"积聚"、"癥瘕"范畴，肝硬化腹水则属"臌胀"之范畴。肝硬化的早期诊断，西医的诊断手段、生化检查以及B型超声波、CT及X线等检查值得借鉴，给中医药的治疗提供有利条件。当然，论治离不开辨证，辨证仍要靠中医之四诊。通过几十年的摸索，邓铁涛发现舌底静脉充盈曲张常与X线检查之食道静脉曲张相吻合，并对早期肝硬化逐步拟出1首有效方——软肝煎，方肝炎所致之肝硬化及酒精中毒性肝硬化都有一定的效果。此方健脾养肝肾为主，软坚化瘀为辅。

软肝煎与慢肝六味饮乃姊妹方，均取义于"见肝之病，知肝传脾，当先实脾"之旨。六味饮治慢性肝炎，健脾为主配黄皮树叶以疏肝解毒行气化浊。早期肝硬化，病久伤及肝肾，故以楮实、菟丝子、鳖甲以养肝肾，病已及血分，故用土鳖、丹参以祛瘀活血。此方辨证加减耐心久服，一则以阻慢其硬化进程，再则冀其软化。治疗效果与病之浅深成正比。因此，早期发现、早期治疗最为重要。当然，患者的精神因素对于此病影响甚大，精神负担过重者虽浅尤深，做病人的思想工作，是不可缺少的心理治疗。此病治疗必须彻底，不能但见症状改善或肝功能正常便行停药，必须继续服药半年至一年以巩固疗效。另外，坚持太极拳之类的柔软运动，注意饮食营养及节减房事是十分重要的。

化验检查，白蛋白低，或A/G值倒置，西医多采取滴注白蛋白治疗，直接补充白蛋白，似较先进，但邓老认为直接给予，不如间接使之内生为佳。除辨证论治能帮助内生之外，邓老体会用鳖或龟约斤许加淮山药30g、苡米15g炖服，每周1次或10天1次，对白蛋白的提高有较好的作用，注意不要食滞便可。

案三 薛某，男，61岁，香港居民。

1996年7月因疲劳，走路不稳，纳差，经香港玛丽医院诊断为：①肝硬化失代偿期；②胃溃疡；③高血压病。住院期间出现肝昏迷、黄疸、腹水、食道静脉曲张致便血等，B超检查发现肝脏有2个肿块，性质待查。经治疗2个月，9月30日复查肝功能：TP63g/L，A30g/L，Tbil20，腹查AFP：3，患者病情基本稳定，带药出院（主要药物有：激素、利尿药、胃药和降压药）。患者仍感到疲劳，走路腿发软，于1996年11月30日来广州求诊于邓铁涛教授。诊见：疲劳，腿软，腹稍胀，胃纳不佳，面暗，唇紫，脉涩。邓老诊察后拟攻补兼施，益气健脾养肝肾，佐以软坚化瘀，利湿逐水。处方：

西洋参（另炖兑服）、白芍、土鳖虫、穿山甲各10g 太子参、鳖甲（先煎）、牵牛子各30g，甘草5g，白术、茯苓各15g，薏苡仁15g，酸枣仁20g，楮实子、菟丝子、萆薢各12g。

每天1剂，水煎服。患者坚持服此方近1年，诸症悉减。

1997年11月10日二诊：患者疲劳、腿软好转，腹胀消失，胃纳尚可，面色暗红，舌嫩红，苔白厚，脉右大涩，左弦尺弱。邓老仍以益气健脾养肝肾为主，原方去牵牛子，加麦芽30g，大枣4枚，酸枣仁改为24g。

患者服药期间每隔2个月到香港某医院复查1次，用药1年后，胃镜检查胃溃疡已愈，肝脏扫描肿块阴影消失，因食道静脉曲张便血未再发生，TP60g/L，恢复正常。但红细胞偏低，BPC低，凝血功能欠佳，BUN、Cr高于正常值，提示肾功能有损害，血氨偏高，慢性肝性脑病仍存在。继续服中药治疗，于1998年3月底又在香港某医院复查肝功能、血液生化等项目及肝脏MRI均正常。

1998年5月29日，患者给邓老来信说："现在感觉吃的好睡的好，走路踏实，精神更饱满，身体更健康。"邓老根据患者寄来的检查结果，嘱其将二诊处方加黄芪、益母草各15g，改西洋参为5g，加吉林参5g。

2001年3月7日患者致电邓老，告知复查肝功能正常，生活起居均正常，唯血压仍高120~180/95~105mmHg。邓老拟下方调理：

太子参、鳖甲（先煎）、玉米须、生牡蛎、生龙骨各30g，茯苓、白术、菟丝子、怀牛膝各15g，山药24g，楮实子12g，何首乌、草决明各20g，甘草3g。

按语 肝硬化晚期出现腹水，症见腹胀大而四肢消瘦，饮食不振，怠倦乏力，面色苍黄少华，甚或黧黑而无华，舌胖嫩有齿印或舌边有瘀斑瘀点，脉虚细或涩。四肢消瘦、饮食不振、怠倦乏力，是一派脾虚之象，而腹大青筋，舌有瘀斑瘀点，或二便欠通则属实证。多数病例单靠补脾疏肝益肾，无奈腹水何。腹胀病人饮食减少，更兼运化失职，越食少，营养越不足，腹越胀，如此恶性循环，实者愈实而虚者更虚，治疗原则必先攻逐，寓补于攻，俟其腹水渐退，然后再予攻补兼施，辨证论治。攻逐治腹水是比较常用之法，但若体质过虚，强用攻伐必死。健运脾胃以化湿亦治肝腹水之一法也。可攻不可攻在于辨证。本例攻补兼施，很好地根据患者实际情况辨证用药，效果满意。

十三、胆结石

案一　陈某，男，22岁，学生。

患者自6~8岁不时上腹疼痛发黄，发作频频，以后数月到数年发作一次不等。1954年10月（19岁）发作入某医院，诊断为胆石症，进行胆囊摘除手术，术后痊愈出院。一年后复发，某医院X线检查诊断为胆管结石，拟再行手术治疗。1956年12月7日经另一医院X线检查诊断与前同，拟采用保守疗法，一年曾三次发作。症状为上腹疼痛，发热呕吐，巩膜及皮肤发黄。第二次发作时曾诊断为胆管周围炎，再用保守疗法，经11天治疗，出院后三天又再复发，比前次疼痛，故又疑为胆石症，拟剖腹探查，病人阴历年出院后，没去医院进行手术。1957年2月5日来诊时，症见腹部时痛，巩膜黄，小便深黄，腹泻，消化不佳，脉滑任按，舌质深红，苔白，两颧赤色，鼻梁色微青，唇红，症脉俱实，此中医所谓阳黄，治以清热疏肝活血为主。

处方：郁金、五灵脂、白芍各12g，柴胡、枳壳各9g，桃仁、蒲黄、当归尾各6g，绵茵陈24g。

服药后肠鸣腹痛，小便更黄，大便溏黄中带黑，每天二三次，每次量不多。2月6日再服，服后腹中不适减少，精神较好，胃口好，大便有时结硬。9日再诊，照方白芍改为赤芍、白芍各9g。服后腹中无痛，巩膜黄色渐退，小便清，大便正常，胃口好，精神好，症状已消失，但感力气不足。

2月19日病又复发，20日痛甚，22日处方如下：绵茵陈30g，山栀子、延胡索、柴胡、赤芍各9g，五灵脂、蒲黄、郁金各12g，黄芩、桃仁各6g。服后痛不再发展，继服两剂，病势减退，基本痊愈。25日再诊，已无任何症状，再方以善后，处方：

首乌、白芍各12g，蕤仁肉8g，绵茵陈18g，五灵脂、柴胡、郁金各9g，枳壳6g，每隔3天服1剂，10多天后停服，以后每月服几剂，追踪两年末复发。

案二　简某，30 岁，教师。

患胆石症，经 1972 年手术治疗，至 1973 年 5 月胆绞痛又再发作，巩膜黄染，肝功能改变。从 5 月至 9 月发作 7 次（牵拉样痛）。医院建议再一次手术治疗，未做。于 1973 年 11 月 4 日来诊。症见胆区钝痛，每天上午 10 时、下午 5 时左右其痛必增，舌黯苔白，舌边齿印，脉稍滑。治则：舒肝利胆活血。

处方：太子参、白芍各 12g，柴胡、郁金各 9g，金钱草 24g，蒲黄、五灵脂各 6g，甘草 5g，服 12 剂。

11 月再诊病减，未见大发作，舌稍红活，齿印明显，脉缓滑。治守前法。

处方：金钱草 30g，太子参 15g，柴胡、郁金各 9g，白芍 12g，蒲黄、五灵脂各 6g，甘草 5g。

服上药 10 剂后已无痛，稍见口干，加白芍 18g，以后每周服二三剂，至 1974 年 3 月已能上班工作。服之日久，曾出现贫血，乃减去蒲黄、灵脂，加首乌，金钱草亦减量，或予四君子汤加味以健脾间服。至今已 20 余年，据患者说已能掌握什么情况服攻、补之剂，并曾介绍该药方给其同类病症之友服用，均能取效云云。

按语　胆石症与胆囊炎一般属于肝胆郁结兼湿热内蕴的一类疾患，是常见急腹症之一，以胆绞痛、黄疸为临床特征。病因病理：胆腑以疏泄通降为顺，若肝胆郁结或中焦湿热滞结，均能引致胆道不通而发生痛证。气郁与湿热多与精神刺激、气候失常和饮食不节有关，加上局部某些刺激因素，如胆道内的异物、寄生虫体、虫卵或细菌等，引起胆道的感染与结石。

本病出现的寒热往来、恶心呕吐等，均属少阳胆经证。出现其他消化道的证候，是由于肝气郁结，侵犯脾胃，脾胃运化障碍所致；如果湿浊停留，郁湿化热，可以出现黄疸，所谓"瘀热在里，身必发黄"。以上两案之诊治，均不同于古法，实受启发于吴鞠通《温病条辨》之疸论也。

对于胆石症与胆囊炎，邓老常分湿热、气痛、化脓溃疡、正虚邪陷等四种类型论治。

（1）湿热型（相当于胆总管急性梗阻和急性胆管、胆囊炎）

证候：起病急剧，右上腹剧痛，恶心呕吐，厌食，口渴喜饮，高热，恶寒，发黄。右上腹硬满拒按（压痛、反跳痛，肝及胆囊肿大），小便少，大便秘结，粪便白色。舌质微红，舌苔黄腻或白腻。脉弦滑或洪数。

治法：以清热、利湿、利胆为主。

方药：①胆道排石汤一方：黄芩10g，枳壳10g，枳实10g，木香20g，大黄6g，茵陈蒿30g，银花15g，芒硝30g（冲），加水约400ml，煎至200ml，每日2剂，分4次内服，即每6小时服100ml（孕妇不忌，但芒硝、大黄应减量）。

②胆道排石汤二方：黄连3g，黄芩10g，枳实10g，木通10g，大黄6g。每日1剂。上两方可酌情加入金钱草30g或大叶蛇总管（虎杖）30g。

（2）气痛型（相当于无明显梗阻与感染的肝管、胆总管及胆囊结石及某些慢性胆囊炎）

证候：右上腹短暂的或轻度的隐钝痛，间歇时如常人。常有口苦，恶心，食欲不佳，或食后心窝部不适，或有轻度巩膜黄染，上腹部轻度或明显压痛，小便清利或黄，大便如常，舌苔薄白或净，脉弦或弦滑。

治法：舒肝、和胃、理气、通瘀。

方药：胆道排石汤三方：黄芩10g，枳壳10g，茵陈蒿30g，白芍12g，柴胡6g，青皮10g，陈皮6g。

（3）化脓性溃疡型（相当于胆石症并发坏疽性胆囊炎、胆囊积脓、胆囊穿孔、急性弥漫性腹膜炎、肝脓肿等）

证候：除有湿热型证候外，尚有寒热往来、谵妄神昏、持续腹痛、肌紧张、拒按或反跳痛、休克等征象。

治法：宜及早采取手术治疗。

（4）正虚邪陷型（相当于胆石症伴有急性肝功能衰竭、胆昏迷者）

证候：隐钝痛持续存在，神智不清或昏迷，面色枯萎，语声低微，皮肤黄晦，间或青紫，甚至有出血倾向；腹呈气膨，轻度压痛，肝脏肿大，并多有触痛，小便黄短，大便秘结。舌质绛紫，舌苔干枯如砂皮样。脉弦数或沉数。

治法：芳香开窍，镇静，清热解毒。

方药：发生肝昏迷时，可选用安宫牛黄丸或紫雪丹。若舌质紫绛而干，宜用清营汤。若语声低微，可加西洋参（或党参）。

本病亦可采用针刺及其他疗法。针刺疗法取穴：胆囊穴、阳陵泉、胆俞（第10胸椎棘突下旁1.5寸）、太冲、内关、足三里。每次选2~3穴，取中强刺激。亦可用电针。

本病预防要注意饮食卫生，有寄生虫病者，要彻底治疗。患过胆囊炎的，应注意不要过食燥热食品，或定时煎服金钱草作清凉饮料，以预防复发。

十四、慢性肾炎

案一 余某某，男，11岁，学生。

因患慢性肾炎（肾病型）经某医院治疗，除浮肿消退外，其他症状未见明显好转，于1973年9月26日就诊。时症见面色淡白，唇淡，眼胞微肿，疲乏，纳差，腰酸，大便时溏，舌嫩白苔，脉细尺弱。血压：126/84mmHg，总胆醇550mg%，血沉130mm/h，尿蛋白（＋＋＋），管型（＋）。诊断为脾肾两虚之水肿，治以健脾固肾，佐利湿化浊。处方：

黄芪15g，龟板30g（先煎），淮山药15g，苡仁15g，粟米须30g，杜仲12g，扁豆15g，谷芽15g。

每日服1剂，服20剂后浮肿全消，精神胃纳好转，血压降至110/70mmHg，总胆醇降为300mg%，血沉为30mm/h，尿蛋白（±），管型（－）。

再服上方35剂，各项检查均已正常，而告痊愈，追踪至今未再复发。

案二 黎某，男，22岁。1980年3月16日初诊。

患者几个月前脸部浮肿两次，均未治疗而自然消退。今年2月3日，眼睑、头部出现水肿，渐蔓延至全身而住院，西医诊为慢性肾炎急性发作，经用激素、利尿药，与五苓散、五皮饮等治疗，水肿在一周内消退。而后隔日服泼尼松80mg共50余天，其中加服环磷酰胺半个多月，但蛋白尿持续，逐渐出现激素副作用，全身毛细血管扩张而发红，脸上长满痤疮，两颞有搏动性头痛，服安眠药始能入睡但易惊醒，易兴奋激惹，头发脱落。

诊查：眠差易惊，头发脱落，食欲一般，口微苦，不渴。大便正常，小便稍少，色淡黄。舌边尖略红，有齿印，苔灰黄浊腻。脉弦滑，左关尤甚，重按无力。尿蛋白（＋＋＋＋）。处方：

黄芪15g，玉米须30g，淮山药30g，茯苓皮15g，生苡仁30g。

每日1剂，水煎，连续服用。

服上方一周后，小便蛋白（＋＋）；两周后，小便蛋白（＋）；三周后，小便蛋白（±）；第四周末，小便蛋白（－）。以后连续服药三周，小便蛋白都是阴性。嘱其以后仍服此方药，酌加龟板，以图巩固（治疗期间仍隔天服泼尼松80mg，曾因预防感冒注射过丙种球蛋白1支）。

案三　杨某，女，32岁，干部。

因慢性肾炎复发并慢性肾功能衰竭1个多月而于1968年1月转来广州中医学院附属医院住院治疗。缘患者二年多前发现慢性肾炎，曾二次发作全身浮肿，经西医治疗浮肿消退。去年11月底第三次发作，再次入该县人民医院住院，经西药治疗1个多月，病情未缓解，且出现腹水，遂转院治疗。时症见全身重度浮肿，腹大如裹水状（腹水征阳性），每日小便仅半小杯（量约40ml），尿色如浓茶，面及全身皮肤白，精神萎靡，眩晕、少气，声抵乏力，不欲食，时恶心，腰膝痠软，舌暗红，苔白灰浊，脉沉细弱稍数。

诊断：水肿证（肾病型慢性肾炎并慢性肾功能衰竭）。

辨证：脾肾阳虚。

处方：附子12g，黄芪18g，白芍12g，白术15g，茯苓皮30g，姜皮15g，大腹皮12g，猪苓12g，陈皮4.5g，桂枝10g。

加减为方，每日1剂，另用甘遂末1g装空心胶囊晨早白粥一次吞服，并结合西药治疗，初用HCT，后用右旋糖酐及水解蛋白。

浮肿消退后（时体重减轻20余斤），改予健脾补肾收功。处方：

党参15g，黄芪25g，白术12g，云苓15g，淮山药15g，苡仁12g，肉桂1.5g（焗），牛膝15g，菟丝子12g，甘草4.5g。

治疗5个月后浮肿完全消退，精神胃纳转佳，肾功能恢复正常，尿蛋白（±）而出院。嘱继续服用四君子汤合自拟消尿蛋白饮以彻底根治。追踪12年今未再发病，尿蛋白阴性，治愈后一直全日上班。近三年来出现高血压，但经县医院小便常规及肾功能检查均正常而排除肾性高血压。

按语 慢性肾小球肾炎（简称慢性肾炎），是较常见的泌尿系内科病，它与急性肾炎在中医同属水肿证的范围。中医学认为水肿证的发病机制主要与肺、脾、肾三脏有关。若肺失宣肃，不能通调水道，或脾失健运，不能为胃行津液；或肾阳虚衰，不能气化、蒸腾津液，或开阖不利失去主水的作用，均能导致水湿停留，泛滥溢于肌肤，而成水肿之病。

慢性肾炎则主要因脾肾两脏虚损所致，多属"阴水"。早期主要表现为脾虚湿困，症见面色㿠白或萎黄不华，身重倦怠，身肢浮肿轻重不一。浮肿严重者，可并见腹胀大如裹水之状，脘闷纳呆，气短自汗，大便时溏，小便短少，舌淡胖有齿印，苔薄白或白腻，脉缓弱。脾虚则气血生化之源不足。若血虚明显的患者，可并见头目眩晕，心悸易惊惕，手足发麻，唇甲淡白，脉兼细等症。至中后期，由于先天与后天密切相关，往往因脾虚损及肾，而表现为脾肾阳虚，症见面色㿠白或灰黯，形寒怕冷，四肢欠温，精神萎靡，腰膝酸软，纳呆便溏，或五更泄泻，浮肿显著，以腰以下为甚，或可伴有胸水、腹水，咳逆上气不能平卧，小便短少，少数亦可表现为浮肿不太甚，小便频数而清长，舌淡而黯，苔薄白，脉沉细，软弱无力。这一阶段，少数患者可因阳损及阴，或经过治疗，病向好转，但由于温阳或利水太过损伤阴液（尤其是经过激素治疗的患者），而表现为肝肾阴亏，症见浮肿不甚，面白颧红，眩晕头痛，心悸耳鸣，腰酸腿软，失眠盗汗，遗精，咽干，舌质嫩偏红，或边尖红，苔少，脉弦细稍数。若正气日虚，脾肾衰败，湿郁化浊上蔽心窍，则除见上述脾虚湿阻或脾肾阳虚证之外，可并见恶心呕吐，心悸气短，或皮肤瘙痒，或口有尿臭，或呕血便血，或胸闷喘息，烦躁不宁，甚则抽搐惊厥，昏迷不醒，舌苔黄浊或舌光无苔，脉象虚大或沉微细数。

对本病的辨证分型，邓老主张分为四型：

（1）**脾虚湿阻型** 邓老较常用的是参苓白术散加减以健脾利湿。基本方为：党参15g，白术12g，云苓皮25g，甘草4g，山药12g，苡仁15g，黄芪20g，牛膝12g，猪苓15g，桂枝12g［或肉桂心1.5g（焗）］。方中党参、白术、山药、黄芪、甘草健脾补气，苡仁、云苓皮、猪苓利水而不伤正，桂枝温阳利水，牛膝引水下行。加减法：若湿重，而见苔白厚腻者，去山药，加防己 12g，砂仁 8g；血虚明显者，去猪苓、桂枝，加当归 12g（或鸡血藤 30g），枸杞子 12g 以养血；若见血压升高者，重用黄芪（用至30g 以上），去桂枝、山药，加生石决明 30g（先煎），代赭石 30g（先煎）以潜虚阳；若见血尿（镜下血尿）者，去桂枝，选加小叶凤尾草 15g，淡豆豉 30g，田七末 3g（冲服）；若水肿严重，尤其是胸腹腔有大量积水，则先治其标。若经治疗后病人症状基本消失，唯尿蛋白长期不除者，则改用自拟消尿蛋白饮：黄芪 15～30g，龟板 30g，淮山 15g，苡仁 15g，玉米须 30g，旱莲草 12g，菟丝子 12g，本方具有健脾固肾，利湿化浊之功，经临床验证效果尚好。

（2）脾肾阳虚型　可用真武汤合五苓散、五皮饮加减化裁。基本方为：熟附子 10～15g，姜皮 20g，白芍 12g，白术 15g，云苓皮 30g，肉桂 3g（焗），大腹皮 12g，猪苓 15g，泽泻 12g，党参 20g，黄芪 20g。方中党参、白术、黄芪补气健脾，附子、肉桂温肾，白芍以制附子、肉桂之温燥，姜皮、苓皮、腹皮、猪苓、泽泻利水，合成温阳利水之功。其加减法可参考上述脾虚湿阻型。

（3）肝肾阴亏型　多用杞菊地黄汤加牛膝、车前子等。若为阴阳两虚者，则喜用济生肾气丸；若血压升高者，则加生牡蛎 30g，草决明 25g。

（4）脾肾衰败浊蒙心窍型　除按上述脾虚湿阻或脾肾阳虚辨证用药口服之外，还可用生大黄 30g 水煎保留灌肠，每日 1 次，连用数天，有时能使血氮下降，对消水肿亦有帮助。若出现昏迷不醒时，宜即针灸人中与涌泉；如湿浊化热患者见舌苔焦黑而干的，则兼灌服或鼻饲安宫牛黄丸。本型病情危急，宜采用中西医结合治疗。

在各型中，脾虚是本病的共性，治疗过程中应时时注意调补脾气，保持脾气的健运，这是愈病不可忽略的关键环节，在上述三个案例中都体现出这一原则。

十五、泌尿系感染

案一　某妇，48 岁，1973 年 10 月初诊。

患慢性泌尿系感染、肾性高血压已一年多，经肾盂造影，诊断为双肾先天性畸形，肾图检查认为左肾已失去功能，小便检查有红、白细胞，尿蛋白（＋＋），小便培养有大肠杆菌生长，曾用各种抗菌素均不敏感，血压 130/110mmHg。

症见：头晕，神疲，胃纳不好，小便频少，不能工作。诊其人瘦，面色少华，下腹隐痛，舌淡嫩边红，苔白，脉细稍弦而寸弱，此乃虚实夹杂之症，虚者脾肾虚，实者湿浊下注，予以珍凤汤加味治之。处方：

小叶凤尾草、珍珠草、桑寄生、云茯苓各12g，黄皮树寄生15g，百部、太子参、白术各9g，鸡内金6g，茅根18g，小甘草5g。

服上方半年多，胃纳转佳，精神振作，已恢复全天工作，小便检查尚余蛋白微量，白细胞几个，多次尿培养已无大肠杆菌生长，血压稳定在110/90mmHg～120/100mmHg。病至此，湿浊邪已近净，转用补脾肾以收功。追踪数年未见复发，并告之曰某妇幼保健院院长试用此方治疗此病数人，亦收良效云云。

案二　周某，女，67岁，干部。

患者于1998年10月尿检查：红细胞（＋），白细胞（＋），无明显症状，经用抗生素治疗，11月复查尿常规正常，12月24日尿常规：红细胞（＋＋＋＋），白细胞（＋），收住院治疗。经B超等检查排除泌尿系结石，诊断为泌尿系感染。经中西药治疗，1998年1月8日痊愈出院。3月11日查尿常规：红细胞（＋），复用抗生素治疗而正常，5月28日因旅途劳累发热，尿检：红细胞（＋＋＋＋），白细胞（＋），又用抗生素治疗而正常。7月6日小便又出现红、白细胞各（＋）。因小便异常，反复发作于7月7日来诊。

诊见：形体稍胖，面色少华，唇稍暗，舌胖嫩苔白润，脉沉细。证属脾虚湿困，以健脾去湿法。处方：

桑寄生、太子参各30g，茯苓、白术、百部各12g，白及10g，山药20g，黄芪、小叶凤尾草、珍珠草各15g，甘草6g，大枣3枚。

药后尿检正常，继续服药至10月5日。因过度劳累，外加精神刺激等因素，复查尿常规，白细胞（＋），舌象同前，脉细稍弦。仍守法续进，佐以疏肝理气。处方：

黄芪、桑寄生、太子参各30g，茯苓、白术、小叶凤尾草、珍珠草各15g，百部12g，素馨花10g，三叶人字草、山药各20g，甘草6g。

药后复查小便正常，续服上药巩固疗效。11月1日至15日因感冒、出差停药，尿检又见白细胞（＋）。诊见其面色转华，舌胖嫩少苔，脉沉细尺弱。此正虚邪却，治宜扶正稍为侧重。处方：

太子参、山药、桑寄生各30g，三叶人字草、黄芪各15g，茯苓、白术、百部、薏苡仁各12g，炙甘草6g，鳖甲（先煎）20g，大枣4枚。

共服60多剂至春节停药。患者于2000年1至3月，每月尿复查2～3次均正常，停药1年，于2000年12月复查尿常规未见异常。

案三　蔡某，女，17岁。

患者小便频数，几乎每分钟都要小便，而尿量甚少，苦不堪言。先求于市人民医院，住院按泌尿系感染治疗一月余无效，转某军医大学附属医院，亦按泌感治疗并行膀胱冲洗。住院二月亦无效。来诊时病已三年，面色萎黄，唇淡黯，脉弦细涩，舌边左右各有淡墨色如带状约0.5cm从舌根至舌尖，翘舌之底面亦有，带状墨色与舌面之墨带相连，好象在边镶了一条墨边。按张景岳的理论所谓"独处藏奸"，再追查其起因，由于学骑自行车被车座撞了下阴部。病已多年，体质已虚，但体虚而病实，治疗原则应以消补兼施，先补多于消，使体质日复，疾病可愈。处方以四君子汤健脾益气以固其后天之本，兼予祛瘀。药用：党参、云苓、白术、五爪龙、蒲黄、五灵脂为基本方，或用乳香、没药易蒲黄、五灵脂。

后期增加活血祛瘀药，同时更加黄芪以行气，偶或用轻量小叶凤尾草或珍珠草或琥珀末为引。病情稍有好转，坚持治疗，约半年舌边之淡墨长斑逐步变窄变淡，共治疗两年始愈。追踪十多年未有复发，数年前结婚生子矣。

十六、头痛

案一　李某，男，62岁，干部，已婚。住院号：10525。

患者因左眼眶及左侧额颞部胀痛三个月，于1974年6月24日入院。

缘患者于三个月前自觉戴眼镜后双眼疼痛，尤以左眼眶为甚，每天自觉于眉心及左眉棱骨位置大痛2～3次，每次约持续20～30分钟，影响工作及睡眠。以后虽然取下眼镜，左眼眶疼痛亦未见减轻，有时伴眩晕、胸闷或觉口苦，平素喜饮水，大便日2～3次，大便成形，舌暗红，苔白滑，脉弦细略滑。某医院曾诊为"视神经炎"，予维生素 B_1、维生素 B_{12} 等药治疗未见好转。既往双眼无特殊病变，曾有高血压及前列腺炎史。

入院后，本院眼科检查：右侧玻璃体稍混浊，眼底视神经乳头边界清楚，颜色淡红，血管：动脉反光度增强，静脉充盈，A∶V = 1∶3，未见交叉压迫现象。眼科诊断为左眼眶上神经痛，眼底动脉硬化（双）。8 月 15 日又请某医院会诊，同意眶上神经痛诊断，中医诊断为眉棱骨痛。

初时多以肝肾不足论治，取杞菊地黄丸加减出入，并隔天用维生素 B_{12} 和普鲁卡因作左眶上神经穴位封闭，按此治疗一月有余，自觉似效非效，眉棱骨处疼痛仍时时发作，于 8 月 15 日改用选奇汤合温胆汤加减治疗，以祛风除痰通络论治。方用：

羌活三钱，防风三钱，竹茹三钱，枳壳一钱半，橘红一钱半，法夏三钱，云苓三钱，小甘草二钱，小生地五钱，木通二钱。

服上方后自觉眉棱骨处疼痛逐渐减轻，眩晕、胸闷等症状亦见改善，精神及胃纳转佳，以后照此方加减，至 8 月 24 日，症状好转出院。出院后患者继续服用上方药约二个多月，穴位封闭由隔天 1 次改为 3 ~ 4 天 1 次，1 周 1 次，1 月 1 次，10 月 30 日最后一次封闭后，便停止封闭疗法，单服中药，眉棱骨处疼痛基本无发作。

按：眉棱骨痛属内伤头痛范围，多因痰涎风热，郁遏经络有关。清代林佩琴《类证治裁卷六头痛论治》谓："眉棱骨痛，由风热外干，痰湿内郁，选奇汤。"（选奇汤：防风三钱，羌活三钱，黄芩一钱，甘草八分）。清代沈金鳌《杂病源流犀烛·目痛源流》亦谓："大约选奇汤，上清散二方俱为总眉棱骨痛之剂。"（本书之选奇汤多法夏与生姜）。本例主要症见除眉棱骨痛外，还有眩晕、胸闷、纳减、口苦、苔白滑、脉弦滑等一派痰浊内阻的征象。痰浊中阻，故见胸闷、纳减、口苦、苔白滑；痰浊夹肝风上逆，则见眩晕，脉弦细滑；痰阻经络则眉棱骨痛。处方在前人治疗眉棱骨痛经验方基础上，配合温胆汤以除痰通络。且因患者有前列腺炎史，小便宜通畅，故以生地、木通清热利小便以易黄芩。

案二　郑某，女，72 岁，退休工人。

因头痛头晕一个多月，于 2002 年 6 月 8 日入院。患者自 5 月 4 日起出现颈部疼痛伴后枕痛，前额、眉棱骨痛，有时出现双肩麻木，恶心呕吐伴异常出汗，面部发热，在当地卫生所予葡萄糖盐水静滴好转。但一天后又出现头痛，予参麦针静滴，症状未能缓解，遂于17日到广东省人民医院治疗，予扩张血管药物，并作颅脑MR示：未见异常；颈椎MR示：颈椎退变，C4/5、C5/6椎间盘突出，相应水平黄韧带肥厚，椎管狭窄。住院20余天，因医疗关系转入广东省中医院。在神经科、骨科治疗效果不明显，6月9日住入心脏中心。入院时血压146/84mmHg，心肺检查无阳性体征，神经系统检查未引出病理反射。颈4~6压痛，颈左转45度时眩晕加重，颈部拔伸眩晕减轻。舌暗红，苔少，脉滑。诊断为：中医：头痛（肝肾阴虚，痰热内扰）。西医：①颈椎病；②脑血管硬化症。予灯盏细辛针、脑脉2号等，中药汤剂以川芎茶调散加减，头痛无好转，于7月4日请邓老会诊。

查患者头痛以前额、眉棱骨为甚，无恶心呕吐，面色淡白泛青，鼻准缺少光泽，唇四白暗青，口唇淡暗，苔薄黄腻，脉弦无力。邓老认为患者病位以阳明经为主，且挟有痰热，痰阻络脉，络中瘀滞，故尔头痛，其脉无力，面色白，鼻准偏暗，皆是脾气不足之象。故病机为气虚痰热瘀阻，本虚标实，而以标实为主，拟方以清化痰热，通络止痛为法：

法半夏10g，云苓15g，橘红6g，枳壳6g，竹茹10g，明天麻6g，茺蔚子6g，蔓荆子10g，甘草6g，五爪龙30g，白芷6g，蜈蚣2条。

上方服7剂后头晕明显减轻，头痛好转，时间及程度减轻。但每于晨起及中午有头痛，邓老于7月11日二诊：患者面色青好转，准头较有光泽，舌苔已净，舌质暗，脉弦无力。邓老认为，痰去而瘀存，立法转予化瘀通络为主，以血府逐瘀汤加减：

柴胡10g，枳壳10g，赤芍15g，生地12g，熟地12g，川芎10g，桃仁10g，红花6g，牛膝15g，当归10g，车前子10g，甘草5g，五爪龙30g。

上方服7剂后头痛明显好转，有3日已经完全不痛，后因家事生气，又出现头痛，但程度已不重，邓老于7月18日三诊：患者诉口干，面色仍较暗，舌苔少，舌质暗，脉弦象转为柔和。上方去车前子，加石斛15g。

患者坚持服用上方，至8月1日头痛治愈出院。二月余之顽固头痛得以蠲除。

案三　邓某，男，69岁，顺德市乐从镇水藤乡人，自诉一年前患上了头痛及对新的事物容易忘记，初时到佛山第三人民医院检查，经 CT 照片，诊断为脑萎缩，服用西药，但效果不佳，后经介绍到中医药大学邓铁涛教授诊治，服用中药两月后头痛基本消失，疗效明显好转，特别是第三号处方现在仍间断服食。目前，已能恢复建筑设计，测量及绘图工作。

邓老诊治过程如下：

1998 年 2 月 15 日一诊：头痛时作，记忆力差，手震，睡眠尚可，大小便如常，舌苔白厚，脉弦滑数。

竹茹 10g，枳壳 6g，橘红 6g，法夏 10g，白术 15g，云苓 15g，泽泻 10g，朴花 10g，白芍 15g，五爪龙 30g，甘草 5g，丹参 18g，太子参 18g。7 剂。

1998 年 32 月 1 日二诊：手震减少，睡好，胃纳尚可，饿则两侧头不适似晕眩。

竹茹 10g，枳壳 6g，橘红 6g，法夏 10g，白术 15g，云苓 15g，朴花 10g，白芍 15g，五爪龙 30g，甘草 5g，丹参 18g，太子参 18g。7 ~ 15 剂。

1998 年 5 月 23 日三诊：健忘，手震减少，时感头痛，舌苔浊腻，舌边左侧有黑边，脉滑数。

竹茹 10g，枳壳 6g，橘红 6g，法夏 10g，白术 15g，云苓 12g，胆星 10g，赤芍 15g，三棱 10g，莪术 10g，甘草 6g，太子参 30g，远志 5g，薏苡仁 15g。7 ~ 30 剂。

按语 上两案均以温胆汤为主加减治疗，为痰瘀相关之治。郑某疼痛明显，加以驱风止痛或虫类药物，标本兼治；邓某病情较缓，则以治本为主。

十七、斑秃

案一 黄某某，男，14 岁。

患者于 1976 年 8 月间，因尿频尿急而饮服清凉药数剂后，发现脱发并形成斑秃，经西医中医治疗数月未见效果，于 1977 年 4 月上旬前来就诊。

症见：患者头部脱发斑四块，如银元大，余无其他症状，面白、唇淡、舌嫩红，脉虚。治则：滋补肝肾，养血益气生发。拟方：

黄芪 15g，当归 9g，熟地 12g，黄精 12g，黑豆 30g，首乌 12g，桑椹子 12g，茯苓 9g，白芍 9g。

经服上方 14 剂后复诊，见斑秃已有细发生长，仍见秃痕，但已不易脱发，未见新脱发区，原来脱发斑已缩小，舌嫩红，唇红，苔薄白，脉缓寸弱。

治守前法，拟方为：

黄芪 15g，太子参 15g，茯苓 12g，熟地 9g，生地 15g，黑豆 30g，黄精 9g，当归 5g，桑椹子 12g，首乌 15g。

如此治疗二月余，患者的脱发斑由大变小，斑内长出的毫毛由细变粗，由棕黄变黑色，直至秃痕完全消失，斑秃全愈，一年后随访，未见复发。

案二　关某，男，14 岁。

患者于 1977 年 2 月某天早上起床偶然发现斑秃，先在左耳之后出现斑秃，继则在后枕部、右耳前三处出现脱发斑，每处斑痕大小如拇指大，经用中西药治疗一个多月无效，前来诊治。

诊见：除上述的见症外，并见唇红舌红，舌尖边见有突起的小红点，舌根部薄白苔，脉虚寸弱。治则：滋养肝肾，补血益气。拟方：

五爪龙 30g，鸡血藤 24g，白芍 15g，首乌 15g，黑豆 30g，生地 12g，桑椹子 30g，黄精 12g。

一周后复诊，见舌前半部仍有红点，脉虚寸弱，余症同前。考虑患者阴虚生内热，血燥而发失所养，故在原方的基础上加强养阴清热之品，配合使用了二至丸（女贞子 15g，旱莲草 15g），同时用毫针表浅平压挑刺患部。

如此治疗了三个月，患者的斑秃完全治愈，三年随访，未见复发。

案三　梁某某，女，8 岁。

患儿于 1974 年初因感冒，咳嗽、发热，服草药数剂后，发现前额有一小块地方头发脱落如指头大，后渐发展为大片脱落，头皮光秃，发痒，但没有皮屑，余无其他不适，曾用生姜及白酒外搽，不见效，后在当地找医生诊治，服用中西药达一年多，病情未见好转，于 1976 年 3 月前来就诊。

诊见：面色青白，头发全秃，皮肤光亮，仅枕后有一处如手指头大的一撮头发，色尚黑，无皮屑，舌质嫩红苔薄白，脉虚。

治则：滋补肝肾，养血生发。

拟方：熟地 15g，当归 9g，白芍 9g，川芎 9g，杞子 9g，桑椹子 9g，首乌 9g，黑豆 30g，甘草 5g。

配合压刺法，先刺百会，留针，然后用毫针平压挑刺整个头部，隔一天一次，同时用白兰地酒遍搽头部。

经用上方治疗一个月后，头顶部开始有少许毳发长出。守上方，再治疗两个月后，除枕部左侧有铜钱大小的头发仍光滑未见毳发外，头部其他地方均已长出毳发，新长的毳发大部分已变长，呈棕黑色，渐变粗硬，遂改用八珍汤加减，调补气血，停用针刺。如此再治疗一月余，至 1976 年 7 月底，头发已全部长出，长约一寸，色棕黑，粗硬。至 11 月随访，停药已三个月，头发全部长出，继续增长，达三寸，1978 年中已能梳成长辫，秋后又见少许头发脱落，再依前法服药一月，至今未见再脱发。

按语　斑秃并非危重疾患，病况大多良好，但易复发，有些病人甚至长期不能恢复，给患者带来精神上的苦恼，因而影响工作，学习和生活。斑秃一证，其临床主要表现为头发成片脱落，可发生于久病，重病，体弱未复的患者，亦可在夜间"无缘无故"突然一片脱落，脱落处全无头发而平滑，边缘部有断发存在，秃发处皮肤正常。如病势继续发展时，脱发斑会相继出现数处，而且秃斑向四周扩大，甚至和其他秃斑融合，形成全秃。西医学对其病因尚未明了，有人认为可能与神经系统功能失调或内分泌等有关。邓铁涛认为，本病主要与气血肝肾的充足与否有关。正如《素问·上古天真论》所说："女子七岁肾气盛，齿更发长……男子八岁肾气实，发长齿更。"明代张景岳注曰："女至七岁，肾气稍盛，肾主骨，齿者骨之余，故齿更；肾为精血之藏，发者血之余，故发长。"汉代张仲景《金匮要略》亦谓："夫失精家，发落，脉极虚，芤迟。"足见头发与血和肾的密切关系。此外，对于头发的脱落，元代张子和有"血热发落"之说；清代王清任有血瘀脱发之说。故脱发之辨证，还有热证，实证之分，不可偏执。但邓铁涛所治之斑秃病，多属虚证。

治疗宜用补血之中加以益气，补肾之中加以养肝之汤药治疗为主，配合外治法：

①每天晨起用白兰地酒擦全头发脚，脱发处多擦一些。

②如脱发面积较大，则在脱发处配合运用毫针平压挑刺患部。其针法是：先用 3.3cm 毫针向后斜刺百会穴，并留针至结束；继而选用 3.3cm 毫针 3~5 枚，并排摄在拇指、食指间，然后平压在患部的皮肤上，再一齐平提起，此时患部的皮肤则被轻轻挑起，如此往返操作，把整个患部的皮肤

平压挑刺一遍，每天或隔天一次。

从上述 3 例斑秃患者的证候来看，都有肝肾不足，气血亏虚之象。肝藏血，肾藏精，肝肾互为子母，精血互生，当肝肾得养，精足血旺，毛发则生长旺盛；反之，如果肝不藏血，肾精耗伤，则毛发失其滋养，故发枯脱落。这就是为何脱发者都有肝肾不足见证的内在依据。邓老常运用地黄，黄精，桑椹子以滋肾益精；用黑豆、当归、首乌、鸡血藤、桑椹子以养肝生血。特别是黑豆、首乌、地黄、桑椹子为治疗脱发的必用之药。在益精补血之药中，常加入鸡血藤等养血活血之品，使滋而不腻，活血生新。

气为血帅，血为气母，血虚则气亦虚，气虚则血更虚，当肺气虚时，则宣发无权，"外合皮毛"的功能也就低下，这就更易导致脱发，同时也是头发难以复生的原因之一，亦是脱发者在出现血虚的同时兼见气虚证候的内在联系。故此，在治疗脱发一证中，除抓住补血之法不放外，还应紧密配合补气。补血能为头发的生长提供物质基础，补气则为头发的生出提供推动力。只有既补精血，又补气分，才能相得益彰。笔者常用黄芪，五爪龙，太子参，云苓补益肺脾之气，以达补气之目的。

邓铁涛认为还需要强调的是，肝肾不足者，易导致阴虚内热，临床上多表现为失眠，多梦，烦躁，脉细数，舌红，舌尖有大头针帽样的红点，特别是最后一体征，是判断患者有否阴虚内热的重要依据。如有阴虚内热者，则应养阴清虚热，故用"二至丸"以达此目的。为了防止阴虚内热的出现，补血不宜太温热，补气不宜太温燥。故在补血药中除用温热之性不大的药物外，有时还用生地易熟地；补气药则多选用太子参和五爪龙。至于针刺和酒搽患部，目的全在于通过局部的刺激，增强局部的血液循环，改善血运，促其生发。

通过上述几例斑秃患者的治愈，可见"肾为精血之藏，发者，血之余"的理论是有其实用价值的。只要根据前人的理论，在实践中灵活运用，便能收到满意的效果。

十八、杂证

1. 呕吐

案一 某女，24 岁，2000 年 12 月 5 日初诊。

每日清晨起床后吐清痰已三年余，疲劳或受凉后加重，剧则呕酸。早上胃纳差，勉强进食，上午则有饥饿感。有某中医诊为脾虚，服中药未效。建议其行胃镜检查以明确诊断。

中医认为脾主运化，胃主纳，纳差、呕吐清痰，不是脾虚而是胃寒，脾虚宜升运，胃寒须温降，升降不明，宜乎未效，以阳明寒呕例治之。

党参12g，吴萸4g，姜半夏12g，茯苓30g，桂枝6g，白术10g，炙甘草5g，生姜3片，大枣3枚，5剂。

2000年12月15日二诊：服药二剂后呕吐止，早餐胃口也有所改善中，为巩固疗效求方，另外，询问坚持每天早上吃两片生姜对病情有没有帮助。

回复其可以吃点生姜，有温胃止呕的作用，要保持乐观，不要紧张，前方略作调整以资巩固。

党参15g，吴萸3g，姜半夏10g，茯苓30g，桂枝6g，白术10g，炙甘草5g，陈皮5g，生姜3片，大枣3枚。

上方服7剂后再服中成药香砂六君子丸。

案二 某女，26岁。2000年11月11日初诊。

患者经商，两年来因工作关系，饮食一直无规律，常有反胃、恶心、呕吐，有时吐清水，口臭等症状，曾到上海求医，效果不明显。建议其做胃镜检查，以明确诊断。

口臭多因胃热，吐清水又属胃寒，寒热错杂，中焦痞塞，予半夏泻心汤为法：

姜半夏12g，黄芩10g，姜汁炒川连2g，干姜10g，太子参12g，茯苓15g，陈皮10g，炒竹茹10g，炒枳壳10g，炙甘草5g，沉香曲6g，生姜3片，大枣3个，5剂。

11月29日二诊：前方服了5剂，已无反胃及呕吐，胃纳好转，舌苔白。前方黄芩减半，太子参加至15g。

12月8日三诊：上方服后胃胀，局部有发冷感，舌苔白。前方加麦、谷芽各12g，继服。

12月19日四诊：上方服用10剂后，已无反胃。以上方配合香砂养胃丸服用，以资巩固。

2. 冷症

李某，男，71 岁，印尼华侨。1999 年 6 月 14 日初诊。患者 30 年前无明显诱因下出现下肢发冷，后逐渐发展至全身畏寒，怕风，每天早晚自觉从身体内部向外透寒气，饭后稍有缓解。曾在印尼、新加坡、美国、加拿大等多个国家求医无效，病症未改善。经实验室检查：抗链球菌溶血素"O"阴性，类风湿因子阴性。X 线检查：心肺无异常，腰椎退行性病变；主动脉硬化。B 超示：左肾囊肿，胆囊较小，肝脾无异常，前列腺肥大。体温、血压均正常。诊见：面色暗红，流涕，头戴双层帽子，内为羊毛，外为太阳帽。时至六月却身着羊毛衣裤并带护膝，纳差，大便干，小便频，夜尿多。舌胖嫩，色暗瘀，苔淡黄厚润，舌下络脉充盈，脉数，右寸浮滑，尺无力，左脉沉细尺弱。从病史知其阳气素虚，症见流清涕而右寸浮滑，乃兼外感所致。治疗宜先治标后治本，予桂枝汤加减，处方：桂枝、白芍各 15g，生姜 3 片，大枣（去核）4 枚，五爪龙 50g，甘草 6g。4剂，每天 1 剂，水煎服。

二诊：患者自述药的后有一股股暖流从腹部向上涌动，畏寒怕风症状减轻。诊其脉已不浮滑，表邪已解，苔稍薄。证属脾肾阳虚，治以潜阳健脾法。处方：

桂枝、白术、白芍各 15g，甘草 6g，生龙骨（先煎）、生牡蛎（先煎）、党参、茯苓各 30g，五爪龙 50g，神曲 10g。5 剂。

三诊：患者已除去羊毛帽和羊毛衣，身觉温暖，但下肢寒冷仍未减轻，舌嫩，色淡红，苔薄白，脉沉细，两尺弱，夜尿减少。续守前法，温补脾肾。处方：

茯苓、白术、桂枝、白芍各 15g，黄芪、党参、生龙骨（先煎）、生牡蛎（先煎）各 30g，炙甘草 10g，巴戟天 12g，牛膝 9g，干姜 6g。7 剂。

药后全身及下肢寒冷感已除，续服 10 剂，身体继续好转，已近正常。

3. 汗症

案一　李某，男，39 岁，广西北海人。2000 年 10 月 22 日初诊。

异常出汗 18 年，遇事紧张，常心悸神疲，多梦，午后潮热、怕热，与人言谈时（尤其是领导）或精神紧张时（如开会发言、吃热东西、运动）

时汗出，汗出前身热脸红，夏天更明显。曾到重庆、南宁、广州等医院检查，心电图、脑电图、肝脏、胆肾均正常，诊断为"自主神经功能紊乱"。经中西医久治不愈，曾用生脉散、当归六黄汤、甘麦大枣汤等方不愈。

"汗为心之液"、"肾主五液"，心火亢旺，肾水不足，水火失济，故尔汗出、多梦，"暑气通于心"，逢夏季则病剧。"肝苦急"，紧张、焦急则肝火旺，肝木更助心火，故本病是木火偏亢，金水因之不足，《难经》云："东方实，西方虚，泻南方，补北方"，用黄连阿胶汤法：

黄连4g，黄芩10g，阿胶（烊）10g，生地30g，白芍15g，龙齿（先煎）30g，生牡蛎（先煎）30g，浮小麦30g，炙甘草5g，鸡子黄1枚，5剂。

二诊：2000年10月30日，服药后症状明显好转，出汗渐减，睡眠良好，梦少，神安，与人言谈除脚心、手心、腋下出汗外，其他部位（头、上身）汗出正常。

上方加糯稻根30g以加强止汗之力，7剂。

三诊：2000年11月6日，服药后出汗渐减，寝好，梦少，心安，症状明显好转，下午有时面潮红，有时感到脚有点累，言谈时脚心、手心有少许出汗，其他正常。

前方加怀牛膝15g，继服7剂。

后患者诉汗出已愈，惟感下肢酸软，予上方配合六味地黄丸调理，一度症状消失，后停药又出现汗出、怕冷等症，予桂枝龙牡汤而愈。

案二　文某，男性，42岁，汉族，山东人，已婚，部队干部。

症见每遇风吹则大汗不止，伴心悸不安五个月。于1973年6月，因胃脘剧痛到某医院急诊入院。经体检及胃肠钡餐透视检查，未发现器质性病变，住院20天左右出现白天或夜间稍一吹风则大汗不止，伴心悸、恶寒、乏力、头痛、失眠、腹胀、胃痛等症状。大汗过后，各种症状相继缓解，但仍觉周身酸软无力。在该院诊断为"神经官能症"，治疗未效出院。后又曾到某院会诊，诊为"自主神经功能紊乱"。

另于同处5月发现尿蛋白（＋），自感骶骨部及膀胱两侧有时隐痛不适，尿次数较少，12~14h/次，量不多，曾在某院诊为"慢性前列腺炎"。既往史无余特殊记载。

1973 年 11 月住某医院。体检：体温 37.4℃，脉搏 92 次/分，血压 100/64mmHg，一般情况好，发育营养中等，体质较消瘦，面色较红，脉细数而紧，舌质淡红，舌尖红，苔薄黄，皮肤及巩膜无黄染，全身浅表淋巴结不大，头颅无异常，眼睑无下垂，双眼球活动自如，瞳孔等圆等大，对光反射正常，颈软，甲状腺不大，气管居中，胸廓对称，双肺呼吸音正常，未闻啰音，心界不大，律整，心率 92 次/分，未闻杂音，腹软，肝脾未触及，左侧脐旁轻度压痛，肠鸣音正常，脊柱无畸形，四肢活动无障碍，膝反射正常，无病理性神经反射。

西医诊断：自主神经功能紊乱。中医初诊为"表虚自汗"。予玉屏风散全牡蛎散加减及补肾法治疗多月，曾一度好转，后又反复，仍然风吹汗出，心悸不安。

患者于 1974 年 6 月 17 日来诊，证如上述，诊其舌质稍红，苔白，脉弦，两寸弱，治之以甘麦大枣汤加味：浮小麦一两半，甘草三钱，太子参五钱，大枣四枚，糯稻根一两，黄芪四钱，云苓五钱，白芍五钱。共服 20 剂（1 剂服两天，共服 40 天）。

再诊：症见好转，恶风，出汗减少，精神体力见佳，舌红，边有齿印，苔白稍厚，脉两寸弱，关尺稍弦。处方：照上方加白术二钱。共服 7 剂（14 天）。

三诊：见风出汗的症状明显好转，心已不慌，胸闷改善，小便较前增多，膀胱区及骶部不痛，胃纳改善，大便正常，两下肢及腰背部肌肉酸痛消失，但迎风仍有小量汗出，睡眠差。诊其舌质淡嫩，苔白，上有薄黄苔，脉右稍滑，左稍弦，两寸弱。照前方继服 30 天，诸证悉愈。

追踪一年半未见复发。

4. 梦遗

陈某，男，17 岁，柬埔寨金边市人，2003 年 7 月 23 日入院。因梦遗 3 年余，症状加重伴发热、咳嗽、咯痰 4 天。患者自 1999 年始出现梦遗，每 2～3 天 1 次，2000 年始伴有头晕乏力，精神不集中，在当地行包皮环切术后，症状仍未见好转，并服中药治疗。效果不明显，症状反复发作，于 2003 年 6 月 7 日在广州中医药大学第一附属医院门诊求治，予以补肾止遗等治疗后，症状反加重。入院前 4 天不慎外感受凉后，梦遗加重，并出现发热，体温38.2℃，伴咳嗽、咯痰。继续在广州中医药大学第一附属医院门诊求治，予中药清热及西药抗感染，体温波动在36.5～38.5℃之间，症状改善不明显，故再次来广州中医药大学第一附属医院急诊求治。体温36.5℃，血检查：白细胞6.8×10⁹/L，中性细细胞0.63，淋巴0.24。X线摄胸片示：右上肺野结核与炎症相鉴别，为进一步治疗而收入住院。诊见：神清，精神不振，倦怠乏力，怕冷，无发热、恶寒，时有咳嗽，咯痰量少，质黏，色黄，口干口苦，少寐多梦，梦则遗精，纳眠差，腰酸软，二便调，舌质红。苔薄黄，脉浮滑。患者否认其他病史。入院体查：体温37.5℃，心率100次/分，呼吸21次/分，血压98/60mmHg，咽充血（＋），双侧扁桃体不大，双肺呼吸音清，未闻及干湿啰音，心率100次/分，律齐，各瓣膜听诊区未闻及病理性杂音。实验室检查：血常规：白细胞5.3×10⁹/L，中性粒细胞0.53。生化检查：正常。入院诊断：中医：①发热（外感风热，痰热阻肺）；②梦遗（君相火动，心肾不交）。西医：①发热原因待查；肺部感染？肺结核？②遗精。中医治以清热解毒，疏风解表为法。处方：黄连、当归各9g，生地黄、酸枣仁、党参、莲子各15g，茯神20g，远志、甘草各6g，天冬10g，石菖蒲12g，龙骨（先煎）30g。静脉滴注鱼腥草注射液、穿琥宁注射液以清热化痰，口服七神安片、养心安神口服液以安神。

7月25日二诊：患者体温已正常，因外感渐去，以治疗梦遗为主，治以泻火，祛痰湿为法。处方：柴胡，黄连、橘红各6g，黄柏、竹茹、远志各12g，法半夏，石菖蒲、萆薢、车前子各20g，土茯苓30g。

7月28日三诊：患者未行抗痨治疗，复查胸片未见异常，故考虑发热原因为肺部感染，停用鱼腥草、穿琥宁、清开灵口服液等消热之剂。因其有面色㿠白、腰酸软、夜尿多，守上方去土茯苓，加陈皮3g，熟附子9g。服4剂后患者仍有梦遗、失眠。

7月31日邓铁涛教授查房：患者神清，精神好转，前额头痛，仍有咳嗽、咯白色痰，腰膝酸软，双下肢乏力，小便稍急，每晚夜尿2～3次，大便正常，梦遗隔天1次。舌暗淡、苔根浊，左脉涩、寸脉弱，右脉弦浮、稍数。查体：体温36.5℃，心率85次/分，呼吸21次/分，血压98/60mmHg。咽无充血，双侧扁桃体不大，双肺未闻干湿啰音。邓铁涛教授认为：患者面色暗，黑眼圈，是长期患病脾肾不足的表现，舌质暗淡、苔白根部厚浊，乃痰湿，虚中有实，下焦湿热之证，左脉涩乃血瘀，寸脉弱则脾气不足；左脉弦浮，兼有咳嗽，是表邪未净虚实错杂；患者胃纳差，与前用补阴致败胃及脾失健运有关；而患者遗精，腰膝酸软，双下肢乏力，小便稍急，每晚夜尿2~3次，为肾虚表现，但尺脉不弱，经补肾治疗后遗精症状加重，且患者肛门有下坠感，考虑到与前列腺炎，即下焦湿浊有关，也是引起遗精长期不解的原因之一。患者久病，不可能短期治愈，如治疗后面色有光泽则为有效；表里同病，不能专治肾，且伴胃纳差、神倦乏力，是后天之本虚弱，应先治脾，健脾不碍邪，方用补中益气汤加减，该方又可治虚人外感，以清其未尽之邪，再以桂枝茯苓丸加减以治其本。

补中益气汤处方：柴胡、升麻、扁豆花、当归各10g，党参、黄芪、薏苡仁各15g，白术20g，甘草5g，陈皮3g。4剂，每天1剂，水煎服。

桂枝茯苓丸处方：桂枝、茯苓、赤芍、桃仁、扁豆花、牡丹皮各10g，王不留行15g，两头尖12g，五爪龙、桑寄生各30g，白术20g。4剂。

8月7日邓铁涛教授再诊：7天未见梦遗，睡眠及面色改善，继续守桂枝茯苓丸加减及补中益气汤加减治疗，交替服用，服药1月以巩固疗效。患者遂携方药返回柬埔寨。

按语 治疗梦遗应先查脏腑，用心过度或杂念妄想，君相火旺，引起遗精的为心病；精关不固，无梦滑泄的多为肾亏。但单凭有梦、无梦不足为辨证依据，须结合患者健康状况，发病新久及脉证等，才能正确辨证。其次应分清虚实：初起多见实证，日久以虚证为多。实证以君相火旺及湿热痰火下注，扰动精室者为主；虚证则属肾虚不固，封藏失职，若虚而有热象者，多为阴虚火旺。治疗实证以清泄为主，虚证属肾虚不固、封藏失职，治宜补肾固精，偏阴虚则滋阴，偏阳虚则温阳，若阴虚有热当养阴清火。

本例为17岁青年患梦遗多年，症见面色暗、黑眼圈、舌质暗淡、苔根浊、左脉涩、寸脉弱、右脉弦浮、稍数，辨证属久病、虚实夹杂，兼有表邪未净，虚实错杂，从脏腑辨证，涉及肺脾肾。治疗以表里同治、先予治脾。治疗根据患者具体情况，结合四诊辨证指导治疗，故临床疗效显著。

尤其慢性前列腺炎引起遗精，以益气健脾，活血化瘀，祛湿通络为治则，予桂枝茯苓丸治疗。本案例体现了邓铁涛教授重视脾胃的学术观点，先天不足时当扶助后天脾胃，使中气充足而肾气渐盛，其症自消。

5. 弄舌身摇

叶某，女，63岁，初诊日期：1999年10月21日。

主诉：不自主咀嚼，磨牙，弄舌，腰腹摇摆3年余。

简要病史：1996年下半年无特殊诱因出现不自主地咀嚼磨牙，伤及牙齿。遂在当地（香港）西医私家诊所诊治无效。1997年初找脑专科医生检查，疑为帕金森病，服用治疗帕金森病西药半年未效。1997年下半年至98年间，先后转诊于内科、神经科及精神病科，曾做作脑部CT、MR等多项检查均未见异常。加服精神科药物后，上症未减，并出现思睡，不能持续做算术加减法运算，还逐渐出现吐舌弄舌，右上肢前臂掌腕部震颤摇摆。1999年4月因白内障做左眼玻璃体消除术，术毕醒后护士更衣时发现其腹部不自主运动，坐起时伴腰腹前后轻微摆动，以后日渐加重，凡坐姿或站姿均腰腹不自主地前后摆动，行走平卧时得以减缓。此时西医又增加治疗癫痫之药物，使内服药由原来的2~3种增加至6~7种（药物不详），但症状未能得以控制，病者苦不堪言，不思茶饭，日渐消瘦。1999年9月，经友人建议前往澳大利亚某医院诊治，经三位西医专家会诊，排除帕金森病，对咬牙、吐弄舌头、手震、腰腹摇摆未能确诊。并认为以往所服药物过多且剂量过大，建议减停所服的西药，保留服心宁美片（1#，2次/日），手震逐渐缓解。10月中旬回家，病人对服西药失去信心，遂寻中医诊治。

诊查：患者除不自主咀嚼咬牙、吐弄舌头、腰腹摆动等主要症状外，还症见口腔溃疡，言语不畅，思睡，记忆力下降，不能写字，不能做加减运算，纳呆，消瘦，大便秘结，情绪低落，时而烦躁，眼花，头痛，气促，喉间有痰。

神经科检查肌张力正常，腱反射正常，未引出病理性神经反射。颅脑CT、MR检查未见异常。

舌暗红，苔黄浊稍腻，脉弦稍数。

诊断：弄舌身摇证。

辨证：肝风内动，痰热上扰，腑气不通。

治则：平肝熄风，清热通腑，除痰醒窍。

处方：钩藤12g（后下），蒺藜12g，蝉花10g，防风12g，天麻10g，川连3g，木香6g后下，石菖蒲10g，天竺黄10g，丹参10g，大黄6g（后下），琥珀末6g（冲服），甘草3g。21剂。

二诊：1999年11月11日，患者服上药3周，口腔溃疡接近愈合，疼痛缓解，大便已通，惟时干结，咬牙弄舌程度减轻，腰腹部摇动幅度减少，患者情绪转佳，纳增。

药已对症，效不更方，只是以赤芍易丹参，另加僵蚕，意在加强疏肝熄风之力，处方如下：

钩藤12g（后下），蒺藜12g，蝉花10g，防风12g，天麻10g，川连3g，木香6g（后下），石菖蒲10g，天竺黄10g，赤芍12g，大黄6g（后下），琥珀末6g（冲服），僵蚕10g，甘草3g。

三诊：1999年12月20日，患者坚持服上方中药一个多月，其中因宗教信仰问题自动除去僵蚕，又因睡眠不佳，曾通过电话联系做部分药物调整：丹参易赤芍，加龙齿30g。经过一个多月的治疗，患者咬牙弄舌，腰腹摇摆等主要症状明显减轻接近缓解，口腔溃疡愈合并无复发，对答主动切题，精神面貌转佳，与服药前判若两人，胃纳正常，体重增加，眼已不花，惟觉眼蒙，气短，睡眠不宁。舌稍暗红，苔白浊，脉稍弦数。

处方：天麻12g，钩藤12g（后下），蝉花10g，蒺藜12g，防风12g，天竺黄10g，丹参12g，大黄6g（后下），白芍10g，太子参30g，象牙丝15g（先煎），楮实子12g，磁石15g（先煎），甘草6g。

患者一直服上汤药至2000年3月初，其中过节喜庆或外感小恙时间有停服。经过上药近3个月的治疗，弄舌咬牙身摇等症状消失且无再发，言语思维如常人，后因胃痛，腰脊病再来诊治，这则又另当别论，不在本案讨论范围。患者于2000年10月再次前往澳大利亚曾为她做过诊治的医院复诊，做颅脑CT、腰脊X线、腹部B超及血液相关项目等检查均未见异常，认为该病已痊愈，并对中医药治愈此怪病表示赞叹。追踪至今，病无复发。

按语 以咬牙弄舌，腰腹摇摆为主症，西医诊断不明，历经数年难愈的疾病确实罕见。中医应如何诊治，还是要靠"审证求因"、"辨证论治"

这一法宝作指导。患者身摇，咬牙及早期手震，此乃"风胜则动"之候，《素问·至真要大论》："诸风掉眩，皆属于肝。"掉，即摇摆振动貌，可见，患者腰腹摆动，咀嚼咬牙，头痛眼花，心烦气躁，皆因肝气郁结，肝风内动所致。患者舌头上下左右不停伸缩，中医称之为"弄舌"，"弄舌"之症多发生于小儿，成人间有发生。《中医临证备要》："小儿时时伸舌，上下左右，有如蛇舐，多因心胃蕴热，挟有肝风。"《小儿卫生总微论》："弄舌者，其证有二，一者心热，心系舌本，热则舌本干涩而紧，故时时吐弄舒缓之。二者脾热，脾络连舌，亦干涩而紧，时时吐弄舒缓之，皆欲饮水。因心热则发渴，脾热则津液耗，二者虽引饮相似，惟心热面赤，睡即口中气热，时时烦燥，喜冷咬牙，治宜清心经之热。脾热者，身面微黄，大便稠硬，赤黄色，治宜微导之。"以此分析，本病例不但挟有肝风，且有心脾胃热。此外，脾胃蕴热，故使患者口腔溃疡，大便秘结，腑气不通，反过来又更障碍脾胃的受纳与运化，故见纳呆，消瘦，湿聚成痰，苔黄浊腻等证。心有热，肝有风，风火相煽，引动痰湿上扰神明，故见语言不畅，神疲思睡，运算不能，舌红，脉弦数等证候。总的来看，本例病位在心、肝、脾、胃，病理变化为肝风内动，挟痰上扰，湿热内蕴，腑气不通。

治法上，则根据上述的辨证，执平肝熄风，清热通腑，除痰醒窍之法。

处方中，钩藤、天麻同能入肝熄风，治肢体挛急，前人认为："钩藤，去风甚速，有风症者必宜之"；"天麻为治风之神药"，"风虚内作，非天麻不能治。"钩藤兼清肝热，"舒筋除眩，下气宽中"（《本草征要》），两者合用，相得益彰；再加刺蒺藜、蝉花、防风以疏肝明目，祛风通络，不但能协助钩藤、天麻平肝熄风，且能兼治患者的目疾。针对痰热上扰之病机，处方中选用了天竺黄和石菖蒲，我国中医耳鼻喉专科泰斗干祖望教授认为：天竺黄既能清化热痰，又能安神镇惊，滋补五脏，是一味有百利而无一弊之药；石菖蒲除湿豁痰，通心辟浊，《重庆堂随笔》："石菖蒲，舒心气、畅心神、怡心情、益心志，妙药也。清解药用之，赖以祛痰秽之浊而卫宫城，滋养药用之，借以宣心思之结而通神明。"两药合用，除痰醒窍相得益彰。根据"痰瘀相关"的理论认识，除痰不忘理血，故用丹参活血通心，琥珀安神化瘀。腑气不通，也是本病例不可忽视的病理变化环节，不然，热难清泻，气失流畅，肝失疏泄，风痰外煽内窜，更生他变，则难收拾矣，故选用泻下力雄的大黄，能走气血而推陈出新。此外，方中还有川连与木香，此为香连丸，治痢之方，根据笔者的经验，此方可治急慢性口腔溃疡，而川连能清心火，木香能理气止痛，配甘草为佐使之品。后期加入太子参以益气健脾，楮实子以滋水涵木柔肝熄风，用象牙丝与磁石镇惊安神。总之此病在肝，辨证用药不离治肝，但肝之失调往往与五脏相关，随证治之，都没有离开中医的理论指导。若舍中医之理论而从西医微观理论从脑、从神经去思维，千方百计要去辨属西医何病，则理、法、方、药何所依从，欲愈此病难矣。

邓铁涛教授认为，这一医案充分说明了他在《碥石集》第三集序中所说的"微观（西医）是科学，宏观（中医）也是科学"的论断。本病例为西医典籍所无，历经香港与澳洲的著名西医治疗无效，香港西医之治疗用药，如果不是澳洲名医纠正，可能把病人治坏。按微观研究，可以说是无法可施，故西医治疗三年多无效。而根据中医宏观的理论，认定病本在肝，五脏相关之理辨证论治，坚持治疗，时间虽近两年多，但终于治愈了。

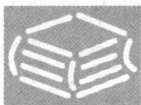

薪火相传

编者按　邓铁涛教授从事中医教学工作逾70年，1990曾代表全国首批500名继承老中医药专家学术经验指导教师在人民大会堂发言。1999年开始，又积极参与历届全国名老中医专家临床经验高级讲习班的讲课活动。此外还有不少在其他各种场合的教学与讲话，均很有意义。本部分收录了他部分讲课及讲话稿，均按原文未作改动。

一、学我者必须超过我

在全国继承老中医药学术经验拜师大会上的发言

各位首长、各位专家学者、各位中医未来的栋梁之材、各位同志：

首先让我热烈祝贺这次大会的召开！解放前，我们自称为"一代完人"。所谓完人，就是中医药将在我们这一代人的手上完蛋之意！现在能参加这样一次具有划时代意义的大会，我们心里有多高兴就难以笔墨形容了。

十一届亚运会的成功，使人们看见了中华民族振兴的曙光，这次拜师大会使我们看到中医学将重现新光耀于世界。我代表全体中医药老师向党向人民表示我们的决心和信心，我们一定毫无保留地尽我们之所有交给我们心爱的学生，并希望他们超过我们。我们的口号是——学我者必须超过我。继承是手段，振兴中医，发展中医，为中国人民和世界人民的健康服务，走在世界的前头，才是我们共同之目的。振兴中医是振兴中华的一部分，意义重大而深远。

今天的大会证明中国共产党新一代领导人对中医学这一宝贵文化遗产的继承与发扬极为重视；今天的大会证明卫生部、国家中医药管理局贯彻党的中医政策是真心实意的，决心很大，措施英明。我谨代表全国新老中医，代表所有希望中医药发扬光大的人们，向党中央、国务院，以及人事部、卫生部、国家中医药管理局致以最崇高的敬意和衷心的感谢！

（1990 年 10 月）

二、中医与未来医学

——邓铁涛学术思想国际研讨会（广州 2004）特别演讲

西方医学是当今世界医学的主流，它植根于西方文化。中医学是世界上唯一有五千年连续历史的，独立于西方医学的医学，它植根于中华文化。西方医学传入中国不过 200 年，13 亿人的中国，五千年来的卫生保健，一直依靠的是中医。中国的传染病史足以为证：中国自东汉以来传染病流行次数不少，但好象欧洲，14 世纪、16 世纪鼠疫流行，及 1918 年西班牙流感一次死亡人数过 2000 万者，未之有也。为什么？中医之功也。2003 年 SARS 流行，世界统计，中国大陆死亡率最低，广州的死亡率更低。溯其原因，是广州中医介入治疗最早之故。

论文化，近四五百年，西方文化发展很快，造福于人类不少，但并不是十全十美的。估计 21 世纪开始，将是西方文化与东方文化相融合的时代。现在世界的诸多难题，要靠推广东方文化去解决。中国是东方文化的代表，论未来医学，将是西方医学与中医相结合而成为更加完美的医学。

1. "仁心仁术"是未来医学的最高精神境界

"仁"是儒家的核心思想，"仁者爱人"，作为医生，对病人有爱心，这是天职，故曰"仁心"。中医另一格言："痌瘝在抱"，就是说把病人的病痛看作是医生自己的病痛，必然处处全心全意为病人着想。绝不能为了搞科研写论文甚至为了金钱就对病人多作不必要的检查，随便给病人做手术以谋利，若做人体器官买卖则更是犯罪的行为。

如何表达医生的爱心？——要求医生施行"仁术"，这是对医生十分严肃的要求。现代医学是一门生物医学，许多治疗措施与技巧都是从动物身上练出来的。不少治疗手段，看来对某一个病，可能已解除了，但会落下另一个终身遗憾。例如小孩发热，用抗生素治疗，热是退了，但耳朵却聋了！据报导，中国每年制造三万聋哑儿童。又如胃溃疡潜出血（＋＋＋＋），血止不了便把胃大部分切除；又如糖尿病足，病在脚趾上，治疗方法却把脚切掉，未能治愈又把腿切去了！这样的技术，就不能称为"仁术"。不论现代手术已发展到如何高明的程度，但大方向肯定是错了。中医学对不少急腹症，可以用"非手术治疗"治好。用"仁术"来考量，这才是未来医学的方向。中医学在公元3世纪《金匮要略》就已经用"大黄牡丹皮汤"口服治疗"阑尾炎"。这一方法至今仍可重复。非手术治疗宫外孕，保住了生殖器官，治愈后还能生孩子，这多好呢！"仁术"是未来医学重要的灵魂。

2. 医学模式将向"人天观"发展

西方医学的模式原来是生物模式。20世纪后期才发现不对，最后承认医学的模式应该是生物、心理、社会模式。这是一个进步，但我认为仍然不全面。虽然已重视了心理和社会对疾病的重要性，还没有把人提到最重要的地位。中医与西医有一个很大的区别就是西医着重治病，中医着重治病人。中医学是把人放在首位，根据宏观理论把人放在天地人群之间进行观察、诊断与治疗的。中医学受中华文化"天人合一"观的影响，如果要找个中医学的模式的话，应是"天人相应"观，简称"人天观"。即把人放在时间、地域、人群、个体，进行健康保健预防与治疗的观察研究。中医诊治疾病，不单单在追求"病"上，而是按"时、地、人"把大环境以至个体的整体进行辨证论治与预防的。比方2003年SARS流行，中医无法追求确认"冠状病毒"，而是根据当年的气候环境、地理条件与病人的证候表现，确认SARS是湿邪为主的瘟疫病。实行辨证治疗与预防，结果取得较好的效果。

试举一个具体的例子，我曾治一个运动员的腹痛病，经广州市某大医院治疗无效，为了把病确诊，便进行剖腹探查，把腹部全部器官全检查了，找不到病根，无从治疗，然后缝合，腹痛如故。后来我诊断为气血两虚、气滞血瘀，用补气血药加活血药把她的病治好了。这一病例说明西医要从腹部找病根，中医则从整体调整治病人。

3. 养生重于治病

中医有句格言——"上工治未病"。

这是一个重要的指导思想，它包括未病先防，已病早治。重点在于防病。西方医学也很重视预防，讲卫生。但两者比较西医是消极的中医是较为积极的。西医的预防讲外部的防御，如绝对无菌、消毒，而中医比较重视发挥人的能动作用，发挥人的抵抗作用。中医养生学，有几千年的积淀，内容十分丰富。未来医学必将把养生放在最重要的地位。富如美国也支持不了日益增长的天文数字般的医疗开支。资本主义制度下的大药厂是不会支持能根治疾病的药物的。一个高血压病人必须天天服药，药物有副作用，便要不断更换新药，新药新价格，价格越来越高，这才符合生财之道。中医的气功既能防病又能治高血压。

根据现代的生产力，在合理的制度下，一个成年人每周工作 5 天，每年工作 8 个月，大概已足够了。一年分两段，半年工作 4 个月，两个月是养生、娱乐、体育、美术及其他自己喜爱的，毫无忧虑与压力地愿意干什么就干什么。这样一来人的健康与寿命一定会更美好。

人的欲望是无穷的，因此仍要靠中医的养生理论去教育那些纵欲无度的亚健康者。

4. 未来医学之路

医学不仅仅只有重视微观的西医才是唯一的医学科学，立足于宏观的中医学也是科学。

SARS 的防治，西医千方百计用电子显微镜抓到"冠状病毒"。然后再找寻防治之法，目的在于杀灭病毒。中医则根据时间、气候环境、病邪的属性、个体差异、证候表现进行辨证论治，针对时、地、人这一宏观现象进行预防与治疗。事实证明中医防治 SARS 效果胜于西医，已可定论。中医用药物预防，其优势相当明显。

重症肌无力，西医研究了上百年，从微观着手，可谓已够深入，并能做出动物模型。治疗方法也不少，认为切除胸腺是一张王牌，但其总的效果，多数治疗只能达到缓解之目的，仍然会反复发作，能根治者很少。中医对此病之研究才 40 多年，我们没有走按神经学说研究的路，按中医理论进行研究，我们的结论认为是"脾胃虚损，五脏相关"。我们的经验：凡病程短又没有用过吡啶斯的明、激素、胸腺切除等西医治法患者最好医治。更易达到根治的目的。

心脏搭桥围手术期的治疗，我们才合作了数年，但已经可以肯定，此法优于单纯手术之治疗。我们最终的目的是要用中医药的综合治法取代手术治疗。

中西医学全面而平等的合作，前途是光明的，共同创造未来的医学，为人类的健康与幸福做出更大的贡献，是可以做得到的。

5. 21 世纪的希望

未来医学是循序渐进的，21 世纪前半叶我们的希望是：

（1）人类将摆脱化学药品的副作用，摆脱创伤性的检查以及治疗技术带来的痛苦与后遗症。医学要讲人道主义，要达到"仁心仁术"的职业道德最高境界。

（2）实行"上工治未病"，医学将以养生保健为中心，使人人生活过得更愉快、舒适、潇洒。

（3）医学将以"保健园"的形式，逐步取代医院的主要地位，医院将成为辅助机构。

（4）医学除了属于科学范畴之外，将深入文化、美学、艺术，使医学从人体的健康需求上升到精神世界的美好境界。医学、文学、美术、书法、音乐、歌舞、美食、药膳、气功、武术、健康旅游、模拟的环境、梦幻的世界……将成为"保健园"的重要组成部分。接受保护健康，是快乐的事而不是苦事。

（5）第三世界要摆脱贫困与落后才能一起进入未来医学的世界，而使第三世界贫困与落后的原因是强权政治、种族压迫与掠夺战争。抢救一个垂危的病人，十分艰辛，但打死一个人，只要手指一扣扳机！

要实现未来医学的美好愿望，我们该怎么办呢？战争与医学，杀人与救人，永远相伴吗？人类这个万物之灵，总会觉醒的。解除人类痛苦的曙光出现在东方。

（2004 年 10 月 15 日）

三、岭南

——1988 年在岭南医学研讨会闭幕式上的发言

1988 年 9 月，中华全国中医学会广东分会及中华医学会广东分会医史学会在广州共同召开了岭南医学研讨会，会议委托我作总结。兹将该总结发言节录于下。

这次大会和上次（1986 年）大会比较，可以看到有明显的进步。

第一，就大会的规模来看，上次会议只由广东一个省的同志参加，而这次会议有广东、广西、海南三省的同志和香港、新加坡等同道们参加，共提交论文达 92 篇，其范围之广，内容之丰富均胜于上次会议。

第二，从论文的作者层次来看，这一次会议的作者大多数是医师以上职称及硕士学位研究生，这次会议论文的作者有医生、讲师、副教授、教授、硕士研究生、博士研究生，还有本科生。由此可见，一个研究岭南医学的老、中、青队伍在这次大会上出现了，说明了这次大会是生机勃勃的大会，也说明了我们医学史的队伍是后继有人的。

第三，从大会的内容来看，这次会议探讨了岭南医学的渊源和特色，比较全面系统地探索了岭南医家。如研究了若干岭南医家的传略、著作、学术思想和成就，特别是对葛洪及其《肘后方》、刘昉及其《幼幼新书》、陈复正及其《幼幼集成》、何梦瑶及其《医碥》的研究较多，形成了重点。对岭南地区的近现代医家如陈伯坛、杨鹤龄、黄省三、刘赤选等也有较深入的研究，有的还点校了他们的著作，例如《岭南儿科双璧》，这个工作不单是保存绝版的文献，对临床也是很有意义的。有篇广州医学院附院杨医生写的文章，他通过实践证明虽然由于时代变迁，古代儿科四大症——麻、痘、惊、疳现在没有了或少发了。但岭南儿科名家程康圃"平肝泻心补脾"六字法则，现在儿科临床上很常用、很有用。另外还有研究岭南少数民族如壮族、黎族医学史；研究香港、亚细安地区的中医沧桑史；还有不少同志研究了所在地区的医学教育史、医学会史、医院史、药厂史、疾病史、医疗技术史等。此外，广州中医学院还组织力量，将岭南医学研究伸展到其他学科，如运用电子计算机处理岭南名医资料，有专门研究岭南温病学的博士研究生等，这都是很有价值的工作。我们这个会议还有一个特色，就是有药厂的同志参加，这是将中药制药业纳入中医药管理局管理的体现，也是中医与中药不可分割的体现。

新加坡中医学院李金龙先生认为参加这次会议，才知道亚细安中医与岭南医学有血缘关系。亚细安（即东盟六国）两千多万华侨人口中，粤籍人士约占60%，还有40%是福建籍，粤籍中医当然是岭南的一个分支。他表示今后将加强对岭南医学这个分支的历史研究。

研究岭南医学的意义。自1977年，美国的恩格尔教授提出医学模式理论以来，现代医学正在由"生物医学模式"向"生物-心理-社会"医学模式转变。中医学一开始就重视心理、环境因素，如果将《内经》时代的医学用医学模式来概括的话，就应当是"生物-心理-社会-自然"的医学模式。《内经》提出的"天人相应"观，钱学森概括为"人天观"，我认为"人天观"这个医学模式更先进、更科学。因为人有能动性，会适应自然、征服自然。医学研究不能脱离地理环境、社会环境、个人体质，应该因时、因地、因人制宜地去研究疾病和治疗疾病。我国幅员辽阔，由于地理环境的差异和历史上开发的先后，各个地区的情况千差万别，医学发展也表现出明显的不平衡性，岭南医学就有地方与时代的特色。五岭以南旧称岭南、岭表、岭外，包括了现在的广东、海南、广西大部地区。由于五岭横亘于湘赣与粤桂之间，形成了一个不同于中原的地理环境，不仅气候、风土、人情有异，人的体质、疾病亦不尽相同，因此岭南医学重视南方炎热多湿、地处卑下、植物繁茂、瘴疠虫蛇侵袭等环境因素，着眼于南方多发、特有疾病的防治，勇于吸取民间经验和医学新知，充分利用本地药材资源。这就逐渐形成了以研究岭南地区医疗保健、药物资源为主要对象的岭南医学。岭南医学是中医学的普遍原则和岭南地区医疗卫生保健实践相结合的产物，研究岭南医学的意义及其研究之成果，不仅可以表现岭南地区医学发展的特殊性，通过对这些特殊性的研究，反过来也有助于认识整个中国医学发展的全进程。那种认为地方医学研究成果只适用于局部，其实是一种误解。所以深入研究地域性医学，并不是"搞地方主义"，而是丰富发展我国传统医学内容。

要深化对岭南医学之研究，必须注意提高史学研究水平，掌握先进的科学方法，深入探讨阐述历史表面现象与本质，从理论角度加以提高，不可草率下结论。例如最近反响强烈的电视连续剧《河殇》，我们赞成对我国几千年的文化要进行反思，但文化的辉煌成就不能贬低。该剧对历史事实的处理也有其不足之处，剧中有关张仲景等三人墓大小的评论欠准确。诸葛亮、张仲景、张衡三人比较，诸葛亮不但是政治家、军事家、文学家，而且对自然科学也很有研究；张仲景是医圣，创立辨证论治理论体系，对后世中医学发展影响实在太大；而张衡对后世的影响远远不如前两人。这绝不是因为前者的官越高墓越大。张仲景是否曾任长沙太守？我国医史学界还在争论呢。

岭南医学研讨会虽然行将结束，而岭南医学史的深入研究方才开始。关于岭南医学的渊源，岭南医家的传略、学术思想、著作的研究；关于岭南地区的诊法、治法、疾病史的研究；关于少数民族医、药厂史的研究；关于岭南与海外中医史的研究；以及我省有特色的专科史的研究等还需要我们进一步探索，而岭南医学学派的形成与发展，更有待于我们在医疗实践中去努力。

四、关于中医近代史研究的几个问题

——1999 年 10 月 21 日在《中国医学通史》近代卷编纂会议上的讲话

研究近代中国医学发展的历史，编写一部《中国医学通史》近代卷，是一项艰巨的任务，要做好这项工作，首先要有正确的指导思想。医学史是介乎自然科学和社会科学之间的一门交叉学科，作为社会科学研究讲求立场观点，而自然科学研究则不能违背客观规律。我们编写中国近代医学发展史必须实事求是，决不能人为地篡改历史；研究近代中国医学史要树立正确的观点。我们要以符合党和人民利益为准则，要为社会主义建设服务，为振兴中医服务。研究医学史要以辩证唯物主义和历史唯物主义作为指导思想，以翔实的史料为依据，正确分析和论述近代中国医学发展的历史进程，努力探索和揭示她的客观规律，并总结经验教训，对后人有所启示。

我们要以历史唯物主义的观点看问题。近代中医的命运是和鸦片战争之后中国的历史、社会背景紧紧相连的，所以要写好中国医学通史近代这一部分，必须吃透我国近代的历史背景，医学史要与近代史合拍。

中国在经历了清代的闭关锁国以后，一旦门户开放，外来的冲击波遍及传统固有文化的各个领域。近代西洋医学大规模的输入中国，在人体解剖等方面我们显然是落伍了。面对着世界先进的科学技术，中国国民开始反思，认识到要发展前进必须吸收外界最新的技术。起初是经过反思，想搞点汇通，旨在吸收外来的新知识。汇通者意识到我们自己有不足之处，他们希望"以西补中"，出发点是好的。

余云岫等提出废止中医案，此时中医已处于生死存亡的严峻关口。全国中医界为了生存乃奋起抗争。消灭中医不仅仅涉及到中医的利益，而且是一个涉及国计民生的大事。因为当时全国西医人数只不过数千人，广大城乡的医疗保健主要依靠中医来承担。维护中医药的抗争运动中，中医为求得生存与西医论争，争论的实质问题是祖国医学遗产，这一民族文化的结晶是加以发扬还是废弃。如果把中医这个民族遗产丢掉了，那将是民族的罪人。近代中国社会上，一批买办阶级大肆宣扬民族虚无主义，对我国传统文化全盘否定，所以说中医受到摧残这是半殖民地社会下的必然命运。

近代中医界有识之士为了捍卫中医，与余云岫等展开旷日持久的论战，这一代人的精力都放在抗争和论战了，必然疏于学术研究，使中医在冲击之下停滞不前。当然，中医在外界冲击下得以保存于世，在斗争中求生存之路也是一种发展，尽管很缓慢，比起当时科学技术突飞猛进的潮流则可以说它是停滞不前的。解放后，中医事业蓬勃发展，20世纪80年代中医开始走向世界，试想如果没有国家的大力支持，现代中医能够取得如此辉煌的成就吗？相比之下，解放前中医备受摧残，处于自生自灭状况，与西医的境遇不同，因此我们不能否认近代中医事业之所以停滞不前，是有其社会因素的。当然若从中医学自身相比，中医学术还是有所进步的，但和世界医学的突飞猛进相比，我们便显得停滞不前了。

在近代中国社会，中医在医疗保健中占据什么样的地位呢？

我们史学工作者要给予客观的评价，要恰如其分地记述其历史事实。中国在明代以后科技落伍，逐步与世界上先进国家拉开了距离。但是中医学的发展与我国的其他自然科学不同，直至清代，中医仍然处于发展的高峰期。近代史则是中医学受压走下坡路的开始。清代温病学说的发展，对传染病的治疗达到世界高峰。西洋医学传入中国，在人体解剖学等领域较为先进，若从治疗学水平临床疗效而言，中医仍然比较高。例如麻疹特别是麻疹合并肺炎中医疗效远远超过西医。解放前夕，西医人数只不过一万人，广大城乡医疗保健工作主要靠中医。我们应当正确估价中医学术水平及其对人民的贡献。西医广泛应用抗生素还是第二次世界大战后的事，有了抗生素并不见得中医方药就逊色，中医治疗还很有疗效。如老年肺炎，中医主张扶正与祛邪并用，这个办法效果好，很多例子可以说明不是有了抗生素对传染病及感染性疾病就不要中医药了。

即使在医学理论的指导思想方面，中医仍然有很多精华，这些往往为西医所不道。至于中医理论精华所在，不搞临床的人很难领会。中医不仅在治疗水平方面有一定造诣，而且基础理论也决不是可有可无。虽然解剖学等中医确是落伍了，而中医的脏象学说就很有道理。况且，在没有揭开中医理论深奥机理之前，还要依靠固有的经典理论去指导临床，遵照中医理论进行辨证论治才能取得好疗效，所以对中医理论的评价要得当。近代中医的历史是处于低潮时期，跌入马鞍形的低谷，从某种意义上说，处于低谷也意味着孕育更新发展高度的起点。

必须弄清楚中医学发展的动力源泉。近代中国中医能够生存，其生命力是它富有合理的辩证法内涵，中医的阴阳学说、八纲辨证等学说自发地符合唯物辩证法的地方不少。余云岫坚持以机械唯物论的观点看问题，主张废止中医，否定《内经》理论，陆渊雷和余氏论争时，由于不懂得运用辩证法这一武器，似乎斗不过他。而杨则民在近代史上应该突出介绍，他是一个革命的地下工作人员，接受共产党的教育，掌握唯物辩证法。由于运用了先进的哲学指导思想钻研中医理论，在维护中医学上作出了很大的贡献。杨则民之批评，击中余云岫之要害。

讲到辩证法，中医理论中不乏例子，如阴阳五行、八纲辨证，能对立统一、辩证地讨论医学问题。我们要以中医固有理论为基础，去创造现代化的最新的实验研究，以揭示其科学机理，从而创生新的理论。

有些同志剖析近代史上中医停滞不前的因素时，一味在认定中医理论落后上找原因，而否定历史背景和社会原因。忽视民族虚无主义者对传统优秀文化的打击。我倒认为中医理论不少是超前的。如脾的功能，中医1700年前就讲"脾旺不受邪"，现在证明很有道理。脾旺不得病，是与机体免疫有关，并在很早就有这个论点，不是很超前的理论吗？又如经络系统，是很了不起的学说。我们要以中医理论为基础，创造现代化的实验研究方法。要正确评价中医理论，中医是从临床实践中总结出来的，即运用符合控制论中的黑箱论的信息反馈而总结出来的，因此中医学可以不依赖解剖学发展而能获得深邃的科学理论的。

关于中西医汇通。近代中医受压，汇通旨在求得自我发展。出发点无疑是好的，但没有多少成就留给后人，汇通"成效甚微"。有关中西医汇通的一些问题，还有待进一步研究探讨。中西医汇通是代表一种思潮，但不是所有的人都是汇通派。是在编写教材时才给这种思潮定出来的名词。"中西医汇通派"的桂冠是编写医学史及各家学说讲义时给定的名称。起先汇通是一种反思，一些先驱者要把西医知识引荐给中医界，中医部分学者是在受到压制以后引进西医知识，要搞中西医汇通，想借用西医原理解释中医。意图接收外国的先进东西，补自己的欠缺，想"以西补中"，以后就分化了。很不幸，有些人走到了废医存药的邪路上去了，个别近代名医，抛弃中医理论指导，成了废医存药论者。（当然这些名医经验还是很丰富的，疗效也很好，那是因为早先均受过严格的中医理论培养，功底深，所以晚年虽然表面上否定中医理论体系，实则仍然治疗有效果）。有位医家甚至说："中医若存无天理，中药若亡无地理"，这是最典型的废医存药论。余云岫抓住了问题的根子，他想从否定《灵枢》、《素问》来否定整个中医理论体系，企图从根本上消灭中医。

"中西医汇通派"，应该从广义上还是从狭义上理解，这个问题可以讨论。汇通的含义很广泛，但中医还有经方派、时方派，应该说近代中医的主流不是汇通派。特别是临证上极少能汇通者。从汇通人物讲，要从整个历史来看，要根据一个人前后发展的动态来分析，不能只引用几句话就说他一生都搞汇通。总之汇通派有一些代表性的人物，有些学者还很有名望，但不能说他们是近代史时期、时代的代表。代表中医学术的主流，仍然是传统的中医理论体系。这一主流形成有：伤寒派温病派、杂家、家传、一技之长等等。如恽铁樵、陆渊雷亦可归入伤寒派。张锡纯其最大的成就不是衷中参西而是一位临床药理学家，其所得之成就是运用中医系统理论之结果。

五、充血性心力衰竭的辨证论治

（全国名老中医专家临床经验高级讲习班第 3 期，上海，2001）

充血性心力衰竭（简称心衰）是临床上极为常见的危重症，是多数器质性心脏病几乎不可避免的结局。其发病率在普通人群中约为 1‰，随着年龄的增加，发病率相应升高，在 65 岁以上人群中约达 8‰。而且心衰死亡率高，在确诊后 5 年死亡率达 45%～60%，严重心衰（休息时亦有心衰症状）的 1 年死亡率达 50% 以上，因此，心衰的防治一直是倍受重视的研究课题。

近年来，现代医学对心衰的研究虽有长足的进步，但在治疗方面仍无一种堪称理想的方法，作为一线药物的利尿剂、强心苷、血管扩张剂都具有较大的毒副作用，且远期疗效尚不肯定。中医中药防治心衰的研究也已做了大量工作。由于中医注重整体机能的调理，纠正心衰所存在的阴阳失调，从根本上纠正心衰的病理生理基础，加之中药副作用少，适于长期使用，因而在心衰的治疗方面具有良好的前景。

心衰一般属于中医学"怔忡"、"心痹"、"心水"、"喘证"、"水肿"、"气衰阳脱"等病证的范畴，根据本人的临床体会，对心衰的辨证论治，应该首先辨明病位，详审病机，同时宜与西医的辨病结合起来，从而找出新的规律，以提高辨证论治的水平。

1. 五脏相关，以心为本，他脏为标

辨证首先要辨明病位，不明病位则不知病之所处，治疗不能有的放矢，自然难望收效。心衰病位在心，但不局限于心。五脏是一个相互关联的整体。在心衰的发生发展过程中，肺脾肾肝都与心互相制约，互相影响。将心孤立起来看待就不可能正确地认识心衰的病因病机。如久患肺病，失于肃降治节之功，通调水道不利，水津不布，痰水内结，则可遏伤心阳，阻塞心气；久患肾病，肾精亏乏，命门火衰，精亏不能生血以上奉于心，火衰则气化不利而水饮内停，以致心体失养，水气凌心；"脾病不能为胃行其津液，气日已衰，脉道不利。"这些都可能是诱发心衰或使心衰加重的因素。反过来，心衰又可以引起多脏腑的功能衰竭。如心衰时，

血脉瘀阻，肺气怫郁而喘咳；母病及子，中阳不运而脘痞纳呆；水火不济，心肾两虚而水饮停积等。

辨证必须分清标本主次。正如《素问》所言："知标本者，万举万当，不知标本，是谓妄行"。就脏腑病位而言，也有标本之别。心衰虽关联五脏，但以心病为本，他脏为标，治疗应重点调理心脏的气血阴阳。

2. 本虚标实，以心阳亏虚为本，瘀血水停为标

病位确定，则应详审病机。心衰虽然病情复杂，表现不一，但病机可以概括为本虚标实，以心之阳气（或兼心阴）亏虚为本，瘀血水停为标。心主血脉，血脉运行全赖心中阳气的推动，诚如《医学入门》所说："血随气行，气行则行，气止则止，气温则滑，气寒则凝。"心之阳气亏虚，鼓动无力，血行滞缓，血脉瘀阻，从而出现心衰。故心脏阳气（兼阴血）亏虚是心衰之内因，是心衰发病及转归预后的决定因素，标实则由本虚发展而来。阳气亏虚可以导致血瘀，也可以导致水饮停积。

心居胸中，为阳中之阳。心气心阳亏虚，则见气短，喘咳倚息，劳动则甚；重者张口抬肩，汗出肢冷，舌淡胖，脉沉细，甚者浮大无根。兼见口干心烦，舌嫩红少苔，则气（阳）损及阴，致气阴两虚。

阳虚水肿，则见水肿以下肢为甚，尿少，心悸，神疲，舌淡胖，苔白，脉沉细或虚数。甚则气促咳唾，胸胁胀痛，肋间饱满，形成悬饮。

阳虚血瘀，则见心悸气促，胸中隐痛，咳唾血痰，唇紫，爪甲紫暗，颈部及舌下青筋显露，胁下痞块，舌质紫暗，脉沉细涩。

一般认为，水肿形成主要与肺脾肾三脏有关，所谓其标在肺，其本在肾，其制在脾。但就心衰而言，水饮停积的根本原因还是心阳不足。另外，水饮亦与血瘀有关，所谓"血不利则为水"。瘀血水饮虽继发于阳气亏虚，但一旦形成又可进一步损伤阳气，形成由虚致实，由实致更虚的恶性病理循环。因此，截断这一恶性循环的关键在于补虚固本，在补虚的基础上兼以活血化瘀，利水祛痰消肿，绝不可标本倒置，专事攻逐，愈伤其正。

3. 阴阳分治，以温补阳气为上

根据上述的认识和辨证，治疗必须重点调补心脏的气血阴阳。而气属

于阳，温阳即所以补气；血属于阴，滋阴即所以养血。因此，辨治心衰主要可分为两大类型，即心阳虚型与心阴虚型，故立温心阳和养心阴为治疗心衰的基本原则，代表方为暖心方（红参、熟附子、薏苡仁、橘红等）与养心方（生晒参、麦冬、法半夏、茯苓、田三七等），前者重在温心阳，后者重在养心阴，分别用于阳气虚和气阴两虚的心衰患者。

二方均以人参为主药，培元益气，一配附子温阳，一配麦冬养阴，薏苡仁、茯苓健脾以利水，法夏、橘红通阳而化痰，三七虽主功活血，但与人参同科，也有益气强心的作用。二方均属以补虚为主，标本兼顾之剂。除二方外，阳虚亦可用四君子汤合桂枝甘草汤或参附汤，加五爪龙、北芪、酸枣仁、柏子仁等；阴虚用生脉散加沙参、玉竹、女贞、旱莲、桑椹子等。在此基础上，血瘀者加用桃红饮（桃仁、红花、当归尾、川芎、威灵仙）或失笑散，或选用丹参、三七、鸡血藤等；水肿甚者加用五苓散、五皮饮；兼外感咳嗽者加豨莶草、北杏仁、紫菀、百部；喘咳痰多者加苏子、白芥子、莱菔子、胆南星、海浮石；湿重苔厚者加苡仁。喘咳欲脱之危症则用高丽参合真武汤浓煎频服，配合静脉注射丽参针、参附针或参麦针，以补气固脱。

阴阳为八纲之首，《景岳全书·传忠录》曰："凡诊病施治，必须先审阴阳，乃为医道之纲领。阴阳无谬，治焉不差，医道虽繁，而可以一言蔽之者，曰阴阳而已"，辨治心衰亦然。之所以阴阳分治，还有其病机根据：其一，心衰虽可累及五脏六腑，但以心病为本，调理心之气血阴阳，为治本之法。其二，心衰虽有气血阴阳虚损之不同，但气属阳，血属阴，辨明心阴心阳，则心气心血已在其中。其三，心气虚是心衰最基本的病机，在所有患者都有不同程度的存在，乃心衰之共性。若进一步发展，则有由气损及阴或气损及阳的两种可能，临床出现心气阴虚和心阳气虚两种证候。其四，标实证多以兼证出现，可见于各类型心衰患者，治疗也只能在补虚方药上加味。由此可见，虽然只分二证，但提纲挈领，概括其余。临证在辨明阴阳的基础上，可视脏腑虚实的具体情况，灵活变通，随症加减。

阴阳分治之中，又以温补阳气为上。《素问·生气通天论》说："阳气者，若天与日，失其所则折寿而不彰，故天运当以日光明。"心属火，为阳中之阳，人体生命活动有赖于心阳的温煦。心衰就是因为心阳气虚，功能不全，血脉运行不畅，以致脏腑经脉失养，功能失调。所以《素问·脏气法时论》说："心病者，日中慧，夜半甚，平旦静。"日中阳气盛，心脏活动增强，故患者一般情况尚好。而夜半，阴气盛，阳气衰，故心衰更为加重。故治疗重在温补阳气。

在用药方面，补气除用参、芪、术、草之外，个人喜用五爪龙，且用量多在30g以上。五爪龙为桑科植物粗叶榕（又名五指毛桃）的根。性甘温，有补气、祛痰、除湿、平喘的作用。温阳可用桂枝、附片。但应注意，附桂大辛大热，一般只用于阳虚阴盛，形寒肢冷，面白肢肿的患者。寒象不明显者，则多用甘温之剂，或配合温胆汤意在温通心阳。对于心阴虚患者，也宜在益气温阳的基础上，加用滋阴养血之品。这一点从养心方即可看出，方中用人参、茯苓、法夏三药益气祛痰通阳，而仅用麦冬一味滋心阴，退虚热。若虚热已退，气虚突出之时，仍当以益气扶阳为主。

4. 病证结合，灵活变通

对于心衰的辨治，虽然强调辨证论治，但也不能忽视西医辨病对治疗的参考意义。必须病证结合，灵活变通。根据心衰的不同病因，适当调整治疗方案。病因为冠心病者，多见气虚夹痰，痰瘀互结，可用温胆汤加人参、白术、豨莶草、田三七等，益气祛痰，温阳通脉。若属阴虚，则多用温胆汤合生脉散加减。病因为风湿性心脏病者，每有风寒湿邪伏留，反复发作，治疗则在原基础上加用威灵仙、桑寄生、豨莶草、防己、鸡血藤、桃仁、红花以祛风除湿，并嘱患者注意防寒避湿，预防感冒，防止风寒湿邪再次侵入为害。病因为肺源性心脏病者，可配合三子养亲汤、猴枣散，以及鹅管石、海浮石等温肾纳气，降气平喘。病因为高血压性心脏病者，大多数肝阳偏亢，则需配合平肝潜阳法，常用药物有草决明、石决明、代赭石、龟板、牡蛎、钩藤、牛膝等。若心衰尚不严重时，可先按高血压辨证论治，常常也可同时收到改善心衰的效果。原有糖尿病或甲亢的患者，证候多属气阴两虚，治疗一般以生脉散加味。糖尿病患者可加山萸肉、桑螵蛸、玉米须、仙鹤草、淮山药等，淮山药用量要大，一般用 60～90g。甲亢者则加用浙贝母、生牡蛎、山慈菇、玄参等，以化痰软坚、散结。

六、心主神明论的科学性

（全国名老中医专家临床经验高级讲习班第 4 期，西安，2002）

自从西医学对脑的深入研究之后，引发西学中与中医对中医的基本理论——心主神明论产生怀疑，出了不少文章，有人认为中医这个历经二千多年的错误理论，今天应该给予纠正了。

中医学和西医学，是两个不同的理论体系。西医学是微观医学，中医学是宏观医学，各有所长，互相补充。不能说只有微观的理论才是科学，凡与微观不合拍的便是不科学。早在 1983 年我在新加坡中医学院第十八届毕业生特刊曾发表《心主神明论》一文。20 年后今天重读，我认为此文的观点是对的。兹将该文抄录如下：

"中医理论认为心脏的功能，除了'心主血脉'之外，还认为'心主神明'，即是说除了是循环系统的主持者之外，还是精神活动的主持者。若从西医的解剖生理来看，这是不可理解的，因此有人怀疑中医的科学性。其实中西医是两种理论体系，不能说符合西医者就是科学，不符合的便不科学。

要理解'心主神明说'，首先要理解中医的脏象学说。所谓'脏象'就是：心、肝、脾、肺、肾五个脏的宏观现象，即人体的五大系统。心脏是五大系统的核心。这一学说是中医通过几千年的治疗与预防疾病的观察而升华为理论的。这一理论来源于实践，又反过来能指导实践，实践是检验真理的标准，因此'脏象'学说是科学的。

心主血脉与心主神明，显然中医是把循环系统与高级神经活动结合起来都属于——心，所以中医还有心为君主之官的说法，也就是说'心'居于五脏之首，它是五脏这个人体核心系统中的核心。

为什么中医要把心主血脉与心主神明合一起来？因为两者之间的关系特别密切，有不可分离的关系。在临床治疗上，我常用温胆汤加味以治疗冠心病，又用此方以治失眠、神经官能症同样取得一定的效果，就是一个证明。因此，我认为心脏这个实质器官，不仅只有血泵的机械作用，它一定能作用于大脑的分泌物。这绝不是毫无根据的空想。比如西医认识肺脏除了呼吸功能之外还有'非呼吸功能'（即肺还是机体很多内分泌素产生、释放、激活、及灭活的主要场所）是近年生理学上的新成就。而中医理论早就指出肺除了主气，司呼吸作用之外，还有"主治节"的作用，即是说肺有协助"心"来调节整体的功能。肺正是通过对内分泌激素的调节来维持人体内环境的稳定的。中医当然不知道这些内分泌激素，但在临床治疗，却知道运用理肺之药达到维持人体内稳态之目的。

我相信当进入人工心脏的使用扩大之时，就会发现心脏的内分泌物质的存在及其重要性，也就证明中医这个心主神明论的正确性了。当然道路是相当长的，正如英国生理学家哈里斯（G·Harris）在1937年就提出，如果下丘脑不是通过神经来控制垂体的话，那就一定是通过化学信号来控制的假设。罗歇·吉耶曼（Roger C·L·Guillemine）和安德鲁·沙利（Andrew Vschally）两个研究组用100万头猪和几百万只羊的下丘脑，进行了艰苦的研究才得以解决，1970年哈里斯的假说才被证明其正确性。我相信，"心主神明"说也一定会得到证实的。

上述文稿写于1982年1月17日。1983年3月24日外电报道，第一个植入人工心脏患者于3月23日死亡。外电引述为克拉克植入人工心脏的外科医生德夫里斯的话说："虽然塑料心脏不断泵血，但克拉克的血管变得松弛无力，发生膨胀，他的循环系统不能保持把带氧的血推向全身器官所需要的压力。他的结肠功能丧失了，接着他的肾功能丧失了，然后大脑功能丧失了。"笔者估计心脏被置换之后，"心激素"的分泌停止了，当肺脏代替心的部分功能维持超过了一定的限度，"心激素"在体内的储存用尽之时，生命便终止了。克拉克病例说明，要使人工心脏能长期显效，必须寻找心脏的内分泌素，并从而证实与提高"心主神明论"。（1983年4月10日）

心脏是否有激素分泌？这一问题，在上文发表后一年即1984年，初步得到证实。据报道黎巴嫩学者那莫尔博士发现心脏分泌一种直接进入血液的激素，能减轻动脉血管压力，并命名此激素为ANF。我相信能作用于大脑皮层的心激素总有一天会被发现的。当然，假设不等于现实。但中医从宏观得来的理论，不能用微观理论随便加以否定。检验真理的唯一标准是"实践"。光明日报2002年9月6日"刘海若恢复迅速"的消息指出："促使她苏醒及康复治疗中，中药、针灸、中医按摩显示出独特的优势。"如果视中医"心主神明"的理论是错误的，又如何解释中医药治疗使已被英国医生宣判为脑死亡之刘海若的苏醒显出独特的优势呢？

理论是指导实践的，不知主张"脑主神明"以改造"心主神明"论者，提出哪些高明的理、法、方、药以提高临床水平；或提出一整套脑主神明与中医理论相融合，从而大大提高中医的理论水平，使中医学上一个台阶。可惜从那些文章中，未看到这方面有建设性的东西。

以脑主神明取代心主神明是一种中医学的创新吗？脑主神明，西医学已取得使人叹服的成果，因此主张脑主神明论者用不着花大力气去研究，想研究也不会超过西方学者。此提倡无非是借西医学以改造中医学。要改造"心主神明"论将从何入手？有什么规划蓝图？有什么办法使脑主神明与中医之系统理论融合？这一切问题好像是该别人去做的事情了。写这样的文章太轻松了。但这好比把中医学殿堂的正梁拆掉，扎一些石棉瓦盖上去，或放上一个彩色的塑料支架，一个现代化的中医学就弄成了。实在太过危险了！大厦将倾，中医危矣！

回想汉代张仲景对传染病的研究，写成名著《伤寒论》，至金元时代刘河间主火，朱丹溪养阴，明代吴又可之《瘟疫论》；历经千多年到清代叶天士、吴鞠通等多少名医的深入研究，然后出现温病学说，补充了《伤寒论》之不足，但温病学说不能取代伤寒学说。用伤寒学说结合温病学说治疗传染病，在20世纪前半叶，在抗生素发明之前其治疗效果远远超过对脑神经认识深刻之西医学。至今，治疗乙型脑炎的疗效，中医仍然领先于西医。而今天欲把中医带向脑主神明论者，手中并无任何成熟的方法，更无任何成果之时，便提出以"脑主神明论"取代或曰变革"心主神明论"，取而代之不是简单的几个字，请问变革之内涵何在？我赞成中医理论要不断创新发展，但反对以创新为口号，丢掉中医学之精华。

中医学2000多年来不断在发展，有些理论看似落后实则先进。但无可否认，2000多年来中医学只在"量变"中发展壮大，却未发生"质"的飞跃。20世纪中医处于被怀疑、被轻视、歧视和排斥达半个多世纪，而20世纪的自然科学无法给中医以帮助，有的只能是给中医以阻力或微不足道的助力。估计21世纪的新技术革命，会给中医带来极大的帮助，中医药学与新科技相结合，会给中医学带来"质变"式的飞跃的发展。当然，这是在中医学自身发展规律下的飞跃发展。绝非是拿西医学说以改造中医学理论的"发展"。

（2002 年 9 月 20 日中秋之夜）

七、论中医论治非典型肺炎

（全国名老中医专家临床经验高级讲习班第 5 期，广州，2003）

中国中央电视台的开播格言——传承文明，开拓创新。可以看成是中华民族复兴的导言，中医振兴的指针。千万不能丢掉中医的精华，空想创新。当然世界各国文明也在传承之内，但世界人民都希望我们把中华优秀文化传给世界。

1. 战胜非典型肺炎我们有个武器库

非典型肺炎是全新的疾病，为 20 世纪以前所未见。无论中医与西医都遇到新问题，中医不能袖手旁观。我认为对病毒性疾病的攻克，中医自有其优势。从历史可以上溯至仲景时代，他宗族素多，十年不到却死亡了三分之二，伤寒十居其七，这个七就包括流行性病毒性疾病。故 1956 年石家庄流行乙型脑炎，师仲景法用白虎汤疗效超世界水平，并不因为中医无微生物学说而束手无策。1957 年北京乙脑流行，白虎汤效果不明显，蒲辅周用温病之法，疗效又达 90%。1958 年广州流行乙型脑炎，我曾参加救治，为暑热伏湿之证，凡舌苔转厚者必不死，暑湿得外达故也。统计中医之疗效亦达 90%，且无后遗症。20 世纪 60 年代广东麻疹流行，番禺等地麻疹肺炎死婴不少，我校医疗队所到之乡村，用透疹清热之法，死亡病例便被制止。广州 20 世纪 60 年代亦曾流行流感，用吴又可法——达原饮，又收到良好的效果。

这些事例说明中医的理论，不把着力点放在对病原体的认识上，而在于病原体进入人体，邪气与正气斗争所表现的证候以辨证论治，这些辨证论治的理论及方法历传 2000 多年，的确是战胜"非典"的武器库。

2. 战胜非典型肺炎的理论依据与特色

世人多不理解中医没有细菌学说，却能治疗传染病，对病毒性传染病的治疗效果甚至处于世界领先地位，其故安在？因为中医走的是另一条道路。

中医虽无细菌学说，但细菌早已被概括于"邪气"之中。吴又可的戾气、厉气、杂气学说，已非常接近对微生物的认识，惜明代无光学上的成就，致未能进一步发展耳！但温病的病原说发展到吴瑭，却使中医理论从另一角度认识发热性传染性及流行性疾病，提出独特的温病的病因理论。这一理论，今天看来科学性极高，足以破解中医虽无细菌学说，仍然能治疗急性传染病之道理所在。

吴瑭《温病条辨·原病》篇专门论述温病的病因、病机、证候、诊断、治疗与预防等方面的问题。其中关于病因理论的论述共三条。吴瑭曰："叙气运，原温病之始也，每岁之温有早暮微盛不等，司天在泉，主气客气相加临而言也。"吴氏继承传统之理论，承认气运的变化是温病发生的原因之一。他承认吴又可厉气之病因，但温病不能统由于厉气所致。他最后补充流行病发生的微与甚，还与凶荒兵火之后有密切的关系。即是说他承认大自然的变化规律与发病有密切的关系，大自然的变化既作用于人体，也影响致病物质的生长与广泛为害，又创造性地提出地理气候及社会因素与发病有密切的关系。

《温病条辨·原病》篇："〈阴阳应象大论〉曰："喜怒不节，寒暑过度，生乃不固。故重阴必阳，重阳必阴。故曰：冬伤于寒，春必病温。"吴瑭注曰："上节统言司天之病，此专言人受病之故。"瑭按伏气为病，如春温、冬咳、温疟，《内经》已明言之矣。亦有不因伏气，乃司天时令现行之气，如前所列《六元正纪》所云是也。此二者，皆理数之常者也。更有非其时而有其气，如又可所云戾气，间亦有之，乃其变也。温病之形成有内因与外因两大因素。"喜怒不节，寒暑过度"而致"生乃不固"，说明正气内存的重要性。"冬伤于寒，春必病温"，是说明"重阴必阳，重阳必阴"。冬天属阴，寒亦属阴，两阴相重，与正气相持（伏气）不即发病，至春天乃发，便成温病。总之用以说明邪正相争的观点。吴瑭承认吴又可的戾气这一致病物质的存在，承认戾气与司天时令现行之气同为致病物质，而区分引发疾病之轻与重，一般与特殊的发热性流行性疾病。

《温病条辨·原病》篇："〈金匮真言论〉曰："夫精者身之本也，故藏于精者，春不病温。"吴瑭注："《易》曰履霜坚冰至，圣人恒示戒于早，必谨于微。记曰：凡事预则立。经曰：上工不治已病治未病，圣人不治已乱治未乱。此一节当与月令参看，与上条冬伤于寒互看，盖谓冬伤寒则春病温，惟藏精者足以避之。…不藏精三字须活看，不专指房劳说，一切人事之能动摇其精者皆是。即冬日天气应寒而阳不潜藏，如春日之发泄，甚至桃李反花之类亦是。"这一条强调"内因"在发病上的重要性。其冬不藏精须活看之说，是吴氏的创见，吴氏把冬伤于寒与冬不藏精互看，统归之为内在致病因子，并处于重要之地位。吴氏之论符合唯物辩证法的内因与外因的辩证关系，即内因是物质变化的关键，外因是变化的条件。

总括言之，吴氏之病原说为：

（1）岁气、年时（气候与环境因素）

（2）藏精、冬伤于寒（人体内在因素）

（3）戾气、时行之气（致病物质）

致病物质活跃

气候环境的变化 —— 发病

正气不足以拒邪

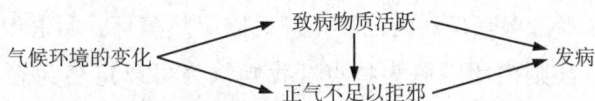

这样的病原说比之只重视病原体的现代医学理论似略胜一筹。当然吴氏对于微生物的认识与现代微生物学相比，就有天壤之别了。如果我们今天把微生物学的知识，取代比较含糊的戾气与时行之气，那就是比较完满的传染病流行病的病因学说了。

我们的治疗不在一直只知与病毒对抗，而是既注意祛邪，更注意调护病人的正气，并使邪有出路。正如叶天士所说，或透风于热外，或渗湿于热下，不与热相结，势必孤矣。这是一个多么高明的战略啊！

中医注意祛邪或透邪，不是杀病毒。所谓祛邪，叶天士认为可以汗解，也可以从小便去，而仲景早就有三承气汤之法以祛邪，吴鞠通又将三承气汤扩而广之，还有杨粟山升降散之法，可谓丰富多彩。西医知道发汗可以退热，今天不少青年中医也学了西医用退热针退热，而不知应该以微汗出才能祛邪，大汗淋漓病必不除。大汗能一时退热，过后又热。西医还有一个理论就是高热会损脑，故一遇高热便用冰敷，不知一冰便使邪气内伏，邪无出路，病必缠绵或有后遗症，特别是乙脑之类属暑热之证。前人说："暑当予汗出勿止"，故中暑证冰敷者多死也。中医之三宝是高热护脑的圣药，但今天的药监部门又认为三宝有重金属！药监部门无中医药之才，中医则无权，可悲又可叹！

我们的中青年中医，学了不少西医这应是好事，但欠缺独立思考，更因中医教育把四大经典作为选修课，便放弃了中医的辨证思维，以西医理论为指导，对非典型肺炎之发热病人，不敢不用抗生素，还认为可以对抗继发感染之类，而现在的新抗生素强力杀菌也强力抑制病人的正气，使人体菌落失常。而中医若辨证准确，因势利导，增强正气后邪可拒。故非典不宜随便使用抗生素，白细胞偏低便是正气不足的表现之一。中医有扶正驱邪之法应注意善用之。故非典后期往往可用人参以培其根本也。仲景的人参白虎汤早就启示我们了。

3. 非典型肺炎属于春温病（伏湿）

根据广东省中医院收治本病患者112例的临床观察和初步总结，认为该病属于中医春温湿热疫病的范畴，病机以湿热蕴毒，阻遏中上二焦，并易耗气挟瘀，甚则内闭喘脱为特点。我则认为可以定名为春温病伏湿之证。我同意广东省中医院所订之辨证论治方案。

[非典型肺炎中医治疗方案]

早期

多在发病后1～5天左右，病机以湿热遏阻，卫气同病为特点；治疗上强调宣透清化。常见证型有湿遏肺卫、表寒里热挟湿2型。

（1）湿热遏阻肺卫证 症见发热，微恶寒，身重疼痛，乏力，口干饮水不多，或伴有胸闷脘痞，无汗或汗出不畅，或见呕恶纳呆，大便溏泄，舌淡红，苔薄白腻，脉浮略数。

治法：宣化湿热，透邪外达。

方药：三仁汤合升降散加减。

药用：杏仁12g，滑石15g，通草6g，白蔻5g（打、后煎），竹叶10g，厚朴6g，生苡米20g，法半夏10g，白僵蚕6g，片姜黄9g，蝉衣6g，苍术6g，青蒿10g（后下），黄芩10g。湿重热不明显，亦可选用藿朴夏苓汤加减化裁。

（2）表寒里热挟湿证 症见发热明显、恶寒，甚则寒战壮热，伴有头痛，关节痛，咽干或咽痛，口干饮水不多，干咳少痰，舌偏红，苔薄黄微腻，脉浮数。

治则：辛凉解表，宣肺化湿。

方选麻杏甘石汤合升降散加减。

药用：炙麻黄6g，生石膏30g（先煎），炒杏仁10g，炙甘草6g，白僵蚕10g，片羌黄9g，蝉衣6g，薄荷6g（后下），连翘15g，银花15g，黄芩10g，芦根15g，生苡仁20g。

中期

多在发病后3～10天左右，病机以湿热蕴毒、邪伏膜原、邪阻少阳为特点；治疗上强调清化湿热、宣畅气机。

（1）湿热蕴毒　症见发热、午后尤甚，汗出不畅、胸闷脘痞、口干饮水不多，干咳或呛咳，或伴有咽痛，口苦或口中黏腻，苔黄腻，脉滑数。

治则：清热化湿解毒。

方选甘露消毒丹加减。

药用：生石膏30g（先煎），炒杏仁10g，茵陈15g，虎杖15g，白蔻6g（打、后煎），滑石20g，法夏10g，僵蚕10g，蝉衣6g，苍术6g，姜黄10g，石菖蒲10g，柴胡12g，黄芩10g。

（2）邪伏膜原　症见发热、恶寒，或有寒热往来，伴有身痛、呕逆，口干苦，纳差，或伴呛咳、气促，舌苔白浊腻或如积粉，脉弦滑数。

治则：疏达透达膜原湿浊。

方选：达原饮加减。

药用：厚朴6～9g，知母10g，草果1～3g（后下），黄芩12g，柴胡15g，法半夏10g，杏仁10g，生薏仁30g，滑石20g。

（3）邪阻少阳　症见发热，呛咳，痰黏不出，汗出，胸闷，心烦，口干口苦不欲饮，呕恶，纳呆便溏，疲乏倦怠，舌苔白微黄或黄腻，脉滑数。

治则：清泄少阳，分消湿热。

方药：蒿芩清胆汤加减。

药用：青蒿10g（后下），竹茹10g，法半夏10g，赤茯苓15g，黄芩10g，炒杏仁10g，陈皮6g，生苡米30g，滑石20g，青黛6g（包煎），苍术6g，郁金10g。

极期（高峰期）

本期多在发病后7～14天左右，临床的突出表现为气促喘憋明显，或伴有紫绀，病机以湿热毒盛、耗气伤阴，瘀血内阻为主要特点，少数可表现为邪入营血，气竭喘脱；治疗在祛邪的同时必须重视扶正，可选用白虎加人参汤、清营汤、犀角汤等加用活血化瘀之品，并静脉使用参附针、参麦针、丹参针等。

（1）热入营分，耗气伤阴 症见身热夜甚，喘促烦躁，甚则不能活动，呛咳或有咯血，口干，气短乏力，汗出，舌红绛，苔薄，脉细数。

治则：清营解毒，益气养阴。

方选：清营汤合生脉散加减。

药用：水牛角30g，生地15g，元参15g，银花15g，西洋参5g（另炖服），麦冬10g，山萸肉15g。并可静点参麦针以益气养阴。

（2）邪盛正虚，内闭外脱 症见发热不明显，喘促明显，倦卧于床，不能活动，不能言语，脉细浅数，无力，面色紫绀；或汗出如雨，四肢厥逆，脉微欲绝。

治则：益气固脱，或兼以辛凉开窍。

药用：大剂量静点参麦针或是参附针，并用参附汤或生脉散（汤）送服安宫牛黄丸或紫雪丹。

恢复期

多在发病后10～14天以后，病机以正虚邪恋，易挟湿挟瘀为主要特点；主要证候有气阴两伤，气虚挟湿挟瘀；治疗强调扶正透邪，并重视化湿、活血。

（1）气阴两伤证 症见热退，心烦，口干、汗出，乏力，气短，纳差，舌淡红，质嫩，苔少或苔薄少津，脉细或细略数。

治则：益气养阴。

方选：参麦散或沙参麦冬汤加减化裁。

药用：太子参15g，沙参10g，麦冬10g，白扁豆12g，炙甘草3g，山药10g，玉竹10g，法半夏6g，芦根15g。

（2）气虚挟湿挟瘀证 症见气短、疲乏，活动后略有气促，纳差，舌淡略暗，苔薄腻，脉细。

治则：益气化湿活血通络。

方选：据虚实不同可分别选用李氏清暑益气汤、参苓白术散或血府逐瘀汤等加减化裁。

药用：太子参15～30g，生白术15g，云茯苓15g，扁豆10g，生薏仁30g，佩兰10g，郁金10g，法半夏10g，桃仁10g，丹参12g，当归10g，赤芍12g，忍冬藤30g。

4. 典型医案

患者邓某某，女性，33岁，广东省三水籍，医务人员，因"发热伴恶寒2天"于2003年1月25日入院。

两天前自觉无明显诱因出现发热，入院当天自觉症状加重，测体温38℃，微恶寒，神疲乏力，稍口干，纳差，面红，无头痛，无流涕，无咳嗽，咯痰，无咽痛，无汗，无鼻塞流涕，睡眠一般，二便调。查体：体温：38℃；脉搏：68次/分；呼吸：20次/分；血压：90/60mmHg，神志清，全身皮肤、黏膜无出血点、亦无黄染，咽无充血，双侧扁桃体不大，气管居中，双肺呼吸音正常，未闻及干湿啰音，白细胞：5.0×10^9/L，中性粒细胞：63.9%，红细胞：4.31×10^{12}/L，血红蛋白：131g/L，血小板：95×10^9/L，行胸片检查示：右下肺少许模糊阴影。

诊见：发热，微恶寒，干咳，无痰，动则心慌气短，头痛，微感胸痛，口干口苦，纳差，神疲乏力；舌淡红，苔薄白，脉濡细。

西医诊断：右下肺炎（非典型肺炎）。

中医诊断：春温伏湿。

治宜清凉解毒，透热达邪。

处方：青蒿15g（后下），黄芩15g，柴胡12g，大青叶20g，板兰根30g，法夏12g，枳壳10g，浙贝12g，紫菀12g，天竹黄12g，杏仁10g，炙甘草6g，每日1剂，水煎服，配合清开灵静滴加强清热，西药则投以泰能、稳可信。

二诊：1月27日，仍发热，热势上升，以夜间及午后为甚，体温：38.6℃，肢体困倦，纳食减少，舌脉未变，二便通畅。化检：白细胞：2.9×10^9/L，中性粒细胞：57.7%，血小板：90×10^9/L；胸片与24日比较右下肺感染病灶明显扩大，大片灶；为湿热蕴毒，阻遏中上二焦之表现，治宜：清热解毒达邪，解表宣肺化湿，处方：炙麻黄8g，杏仁10g，石膏20g（先煎），甘草10g，柴胡10g，黄芩10g，半夏10g，竹茹10g，茅根15g，前胡15g，桑枝10g，苡仁20g，滑石18g，藿香6g，佩兰6g。

三诊：1月28日，热势仍未遏止，反有上升之势，体温：39.2℃，症状未减，疲倦加重，双肺呼吸音粗，肺底闻及少许湿啰音，舌淡红，苔薄白，脉濡细。化检：白细胞：2.5×10^9/L，中性粒细胞：50.96%，血小板：67×10^9/L，邓老意见：湿热蕴毒，毒势盛，并易耗气挟瘀，毒瘀互结，且变证多端，有入营之势，治宜加重清热凉血解毒，化瘀软坚散结，少佐益气之品，原方继续服用，加服安宫牛黄丸，并加用仙方活命饮，加服西洋参10另炖服，方药如下：

金银花30g，浙贝15g，赤芍15g，白芷12g，陈皮3g，升麻6g，防风12g，当归6g，虎杖20g，皂角刺12g，穿山甲12g（先煎），乳香6g，没药6g，连翘18g，五爪龙15g，根据西医观点，此时属于炎症渗出期，需要注意肺纤维化的问题，而运用仙方活命饮以化瘀软坚散结，甚为合拍。西药则停用泰能、稳可信，改用可乐必妥，复达欣。致1月30日，应用可乐必妥后出现头晕，故停用所有抗菌素，停用后头晕等症状大减，体温降至37.5℃。

四诊：1月31日，体温降至正常，但神疲，乏力，头晕，偶有咳嗽，白黏痰，无口干，舌淡，苔薄白腻，脉濡细，白细胞：2.3×10^9/L，中性粒细胞50.2%，红细胞：3.12×10^{12}/L，血红蛋白：97g/L，血小板：90×10^9/L，胸片：病灶增多，密影；热势已退，胸片虽病灶增多，强弩之末势也，未足为虑，此乃正虚邪恋，治当清热养阴，扶正透邪，此时舌苔呈现白腻，为伏湿外达之象，治疗上并重视化湿、活血。处方：炙麻黄8g，杏仁10g，甘草10g，黄芩10g，半夏10g，竹茹10g，茅根15g，桑枝10g，苡仁20g，太子参20g，五味子20g，麦冬15g，藿香6g，佩兰6g，仍加服仙方活命饮方，并加大补气而性温和之五爪龙至30g；热势既退，停用清开灵，改以参麦针益气生津。

五诊：2月4日，已无发热，乏力，偶咳嗽，未闻及干湿啰音，舌淡，苔厚微腻，脉濡细。胸片示：有所吸收；白细胞：2.4×10^9/L，中性粒细胞：47.8%；红细胞：3.62×10^{12}/L，血红蛋白：131g/L，血小板：$191 \times$

10^9/L；病势渐衰，但湿性缠绵，如油入面，且易伤气，又易挟瘀为患，治宜：清热利湿，益气活血。

处方：杏仁 12g，甘草 6g，青皮 6g，桃仁 12g，当归 6g，苍术 9g，五爪龙 30g，太子参 20g，橘红 6g，升麻 10g，白术 10g，神曲 12g，麦冬 10g，加服：太子参 15g，土茯苓 30g，茯苓 12g，枳壳 6g，陈皮 3g，威灵仙 20g，杏仁 10g，苡仁 30g，苍术 9g，大枣 3 个。

2 月 8 日 6 诊：自觉身轻体爽，舌苔腻转淡，脉细；白细胞 6.5×10^9/L，中性粒细胞：46.2%，红细胞：3.62×10^{12}/L，血红蛋白：131g/L，血小板：161×10^9/L，2 月 12 日胸片示：右肺炎症全部吸收。守方加川太 20g 运脾除湿。治愈出院。

总结：该病案有以下发病和病机特点：起病有接触同类病患者的病史，感受戾气，即邪气，具有传染性，初期即有肢体酸痛湿重的表现。为伏湿所致，较之普通的风温不同，故诊断为春温伏湿。起病后进展较快，2 天右下肺即出现大片阴影，毒力强，出现白细胞、血小板下降表现，患者神疲乏力、发热加重，为毒盛伤正的表现；患者初期之所以感邪受传染发病，是因为先有正气不足，邪乃干之，感受毒邪之后，热、毒、湿使正气更损，内因外因共同导致的结果，此外，患者神倦较重，与抗生素的使用，同样损人正气，根据上述病机，治疗上注重祛邪，所以初期注重透邪，给以清热解毒达邪，解表宣肺化湿，结合伏湿特点自始至终注意利湿渗湿使邪有去路，后期注重增强正气，益气养阴，因势利导，扶正驱邪。

本病由戾气、湿、瘀、毒、虚，随证而治之，早期应用安宫牛黄丸，防邪毒内陷心包，防传变；早期应用人参扶助正气，及时停用抗菌素；早期应用活血软坚散结，防止肺纤维化，防止病灶扩散，以及加快病灶早日吸收。效果满意。其一：发热至退热仅用 6 天，比之同类病患者，退热较快，另外如自 1 月 27 日，热势较高，体温：从 38.6℃ 开始计算，至 1 月 30 日，体温降至 37.5℃，历时仅 4 天；其二：症状改善快，整体调理后，较之同类病人，纳食始终正常，大便通畅，胃气未受影响；其三：多数病例终至演变为双肺炎症，而本例未蔓延至双肺，且较低的白细胞、血小板，迅速恢复正常，肺部病灶吸收快，应归功于扶正去毒之法。

（邱仕君、邹旭协助整理 2003 年 4 月 20 日）

八、胃痛与消化性溃疡的辨证论治

（全国名老中医专家临床经验高级讲习班第 5 期，广州，2003）

胃 痛

胃痛或称胃脘痛，文献亦有称"心痛"或"心气痛"。心痛与胃痛不同，但临床上心绞痛与胃痛有时的确容易混淆（心绞痛易误诊为胃痛），心绞痛《内经》名为"真心痛"，有些文献因《内经》有"胃脘当心而痛"一语，便将心痛与胃痛并论。但明清两代已十分强调心痛和胃痛的鉴别了。如明代《证治准绳》："或问丹溪言心痛即胃脘痛，然乎，曰：心与胃各一脏（腑），其病形不同，因胃脘处在心下，故有当心而痛之名，岂胃脘痛即心痛者哉。"清代的有关著作论述更为详明。不过，病形的不同，并不妨碍治法有时会相同，这是异病同治之故。今天看来，不仅"心痛"与胃痛应予以鉴别，而且应该和西医的辨病结合起来，从中找出更深一层的辨证治疗规律，以提高对本病的防治水平。

【病因病机】

胃为六腑之一，与脾相配。胃为表，脾为里；胃属阳，脾属阴；胃主受纳，脾主运化，互相配合，互相调节。胃禀冲和之气，为水谷、气血之海，为三阳之总司，五脏六腑十二经脉皆受气于此。胃有病则会影响各脏腑经络，各脏腑经络有病亦可影响于胃，故胃痛的成因甚多。但不管怎样，必先致脾胃受伤，冲和之气失调而成病。现就其常见的病因病机概括介绍如下：

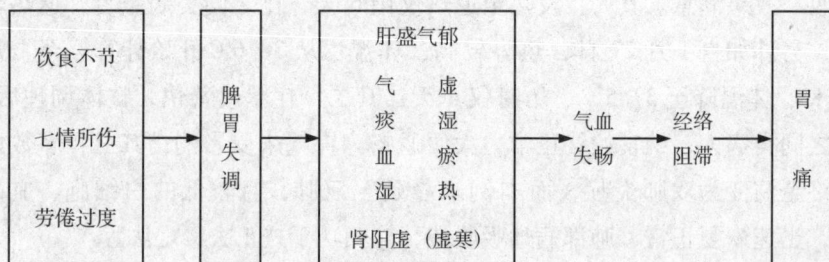

饮食不节		肝盛气郁			
七情所伤	脾胃失调	气 虚 痰 湿 血 瘀 湿 热	气血失畅	经络阻滞	胃痛
劳倦过度		肾阳虚（虚寒）			

饮食不节，包括暴饮暴食、过食生冷、偏嗜食、饥饱无常等。当胃气受损不能自复，脾胃阴阳失调时，便成此病。

七情所伤，主要指忧思、恼怒。忧思伤脾多属虚证，恼怒伤肝多属实证。肝气郁结又兼脾胃虚弱，或脾胃虚弱又兼湿困，甚至郁久成痰、湿困成痰等，均见虚实错杂之证。

劳倦过度，包括体力过劳与脑力过劳。至于久坐、久卧，亦能伤气损脾，不可不知。

上述病因往往相加而至，脾胃元气损伤难复，所以反复发作，病难速愈。但不管什么因素，必先致脾胃失调不能自复，然后成病。脾胃的健旺是防治本病的关键所在。

前人对胃痛的成因还有虫积、外邪、外伤等论述，这里从略。

痛的发生，前人认为"不通则痛"。气血不畅，胃之经络不通，因而疼痛。寒则凝滞，热则迫经络，气虚则血不行，气郁血亦不畅，而湿痰及瘀血更是经络不通的常见病因。对于痛的位置，前人有新痛在经、久痛入络之论。所谓在经在络，清代林佩琴《类证治裁》解释说："治法须分新久，初痛在经，久痛入络，经主气，络主血。"这句话对治疗胃痛是有价值的。我个人的体会是，治胃痛一般比较重视调肝气，补脾气，对于久痛证，则往往因证加活血祛瘀药于方剂中。

从脏腑的关系而言。胃为病位之所在，但从病机来看，热证、实证多因胃所致；虚寒、痰湿多因脾所致；虚寒过甚则往往由于脾肾阳虚而致；气郁、气滞多与肝失条达或肝气太盛所致。辨证论治均应注意胃脾与肝肾之间的相互关系。

【辨证论治】

（1）一般胃病的辨证

①气痛：分虚实两种。

气虚痛：气怯声低，痛而喜按，手扪于胃部则痛减，舌嫩或胖或有齿印，苔白润，脉虚或虚大，或细或弱。

气实痛：胸中气塞，攻刺痛，拒按，得嗳气为快，或痛连胁背，舌质老或边红，脉沉弦。

②瘀痛：其痛如刺，拒按，或往来寒热，或大便黑，舌有换点、破斑

或深红，脉涩，若舌胖嫩有齿印，脉细涩或虚大而涩者多兼脾虚。

③寒痛：其痛暴发，或其痛绵绵不休，手足欠温，口淡，喜热恶凉。若因外感寒邪而痛，则兼见表证表脉。

④热痛：时痛时止，口渴，喜冷畏热，舌燥唇干，尿赤便秘，舌红，苔黄，脉数。

⑤食痛：伤于饮食，心胸胀闷，手不可按，或吐酸嗳腐。

⑥饮痛：胃痛而嘈杂不宁，或心下悸，时欲吐，吐多痰涎，吐后稍为舒畅，舌苔厚腻，脉滑。

（2）一般胃病论治

①气痛：分虚实两种。

气虚痛：若烦劳伤气，得食稍缓，宜甘温和中，用小建中汤、黄花建中汤或六君子汤加减；若气怯声低，宜补中益气汤。

气实痛：兼胁胀痛，易怒而气逆者，宜辛酸制木法，用吴荣英、白芍、青皮、元胡、佛手片、云苔、木瓜之属，或四逆散加减治之。

②瘀痛：血瘀实证，宜四逆散合失笑散，或手拈散加减；若兼脾虚，宜四君子汤加桃仁、红花、元胡之属。

③寒痛：若外感寒邪而痛者，宜桂枝二陈汤合方；内寒甚者，宜大建中汤；若吐涎沫而呕逆者，宜吴荣英汤；若痛而肢冷，脉微欲绝者，急予挂心泡服，继进参附汤或四逆汤之类。

④热痛：宜金铃子散或芬连桅子之属。

⑤食痛：宜保和九、着香正气散或平胃散加神曲、麦芽之属。

⑥饮痛：宜二陈汤或导痰汤之类加减。

病是千变万化的，有寒热虚实错杂，有各种兼证，必须因时、因地、因人、因证而综合辨证论治，不可刻舟求剑。

胃、十二指肠溃疡病的辨证论治

中医没有胃、十二指肠溃疡病的病名。但本病常见的症状为胃部疼痛，故可概括于胃痛证中。其病因、病机可参考前述的胃痛论述。据个人体会，本病的成因较为复杂，多因几种因素的反复作用而成。于诸种因素之中，较为重要的有三大因素，即饮食因素、精神因素、体质因素。其中又以体质因素为关键性的因素，体质因素即脾胃虚。金代李东垣的内因脾胃为主论，对本病的防治确有指导意义。

从脏腑的关系来看，病生于胃，受伤于肝，关键在脾。脾气虚常为本病的重要一环。

【分型与治疗】

（1）肝胃不和

主证：胃脘疼痛拒按，痛连于胁或胁背，易怒，口苦口干，嗳气或反酸，甚或吐血、便血，舌质如常，或偏红，尖边红，或有红点，舌苔薄白，脉弦。

治法：宜疏肝和胃。用四逆散加云苓、白术、大枣。四逆散用以疏肝，云苓、白术、大枣用以和胃，使肝得条达，胃气安和，疼痛自止。若胃胀嗳气可加砂仁或佛手之属；反酸可加煅瓦楞、海螵蛸或左金丸之属。肝郁易化火，切忌过用辛燥止痛药，否则伤津耗气，反而不愈。肝郁减轻之后，宜用四君子汤加柴胡、白芍，健脾和肝，以作善后。最好能服药一两个月，以巩固疗效。

若胃部攻刺痛，胁痛易怒，脉沉弦有力，偏肝郁甚者，宜柴胡疏肝汤或四逆散合左金丸。前方适用于肝郁偏寒，后方适用于肝郁偏热。若肝郁减轻，痛已缓和，则宜疏肝健脾，用四君子汤加首乌、柴胡、白芍、乌豆衣之属以善后。

若兼见心烦口苦，口干喜饮，舌质红，舌苔薄黄，脉弦数，是肝郁化火或胃热过盛所致，宜三黄泻心汤加川楝子、元胡、郁金之属，以清热疏肝和胃止痛，热减后宜调理脾胃与疏肝。若热盛迫血妄行而吐血，宜清胃热与止血，方用三黄泻心汤加侧柏叶、生地、白及、阿胶、田三七。三黄泻心汤以清泄胃热，所加诸药以凉血、止血。

（2）脾胃虚寒

主证：胃脘隐隐作痛，空腹痛增，得食痛减，喜按喜暖，食后腹胀，时或泛吐清水、酸水，胃纳较差，神疲怠倦，四肢乏力，手足欠温，便溏或大便潜血，舌质淡嫩，舌胖或有齿印，苔白润或浊腻，脉虚或缓或迟。

治法：宜健脾温中，方用黄芪建中汤。方中黄芪补气行气，小建中汤温运脾阳。若偏寒则痛增痛剧，四肢不温，宜附桂理中汤，或再加高良姜。若寒减痛轻，可继用黄芪建中汤或香砂六君子汤以善后。

若脾胃虚寒而见呕吐清水冷涎，胃部有水声，舌苔厚腻者，是胃中停饮，宜温中行痰。方用平胃散加桂枝、云苓、法半夏。

（3）脾虚肝郁兼瘀

主证：胃脘时痛，或痛连于背，过饥过饱痛增，或吐酸，嘈杂，或大便黑，舌质嫩，有齿印或黯滞或淡或有瘀斑、瘀点，或唇黯，齿龈黯黑，脉弦细或虚大或兼涩象。

本证若肝郁甚则痛增加，或痛连于胁。脾虚不统血，则大便潜血或便血，再加肝郁甚气血逆乱，而致吐血，这种吐血，其势较缓，脉不太数，舌不红，苔不黄，而脉虚，舌嫩是其特点。

治法：健脾祛瘀或兼舒肝。用四君子汤加黄芪、红花、桃仁、柴胡、白芍、海螵蛸之属。若大便潜血，可用四君子汤加黄芪、侧柏叶、阿胶、白及、血余炭之属。兼便血宜用四君子汤合黄土汤。

（4）胃阴亏损

主证：胃脘疼痛或有灼热感，口干欲饮，干呕，或食后胃胀，便秘，舌红少津，苔少或花剥，甚则舌光无苔，脉细数或弱。

治法：宜益胃养阴。用麦门冬汤加减（麦冬、党参、沙参、石斛、玉竹、云苓、甘草、乌梅）。若胃阴亏而两手脉虚大者，宜加吉林参以大补元气。

体会：本病虽成因多种，但必因脾胃元气受损至不能自复而后成病，常常是慢性而反复发作，故不能满足于症状的缓解而中止治疗。既然脾胃气虚为本病之根本，因此不管原属何证型，最后均需健脾益气或健脾益气再加养胃阴，巩固治疗2～4个月，乃可停药。脾主肌肉四肢，欲脾胃常健运者，必须坚持体育锻炼，药物治疗终非长久之计，故用药的同时，应衡量体质进行适当的体育活动，特别是疾病基本治愈之时，坚持锻炼是达到根治的重要措施，不可因病愈而懒于锻炼。

西医治疗本病重视制酸，个人认为，制酸并不能根治本病，但在调理脾胃药中加入一些制酸之剂，使标本兼顾，亦是良策。如配合用乌贝散（乌贼骨85%，浙贝母15%研为极细末），每服2～3g，1日3次，对制酸止痛有一定的疗效，但制作必须注意研成极细末，否则反而不美。

止痛药亦是治标，止痛药多辛燥，久用则耗气伤津，有损脾胃，不可不知。

笔者不成熟的意见认为：舒肝与健脾有调节神经与肠胃功能的作用，故常以下方为基本方：党参 18g，白术 12g，云苓 15g，柴胡 9g，佛手片 5g，乌贼骨 15g（或煅瓦楞子），甘草 5g。随证加减。

九、为中医药之发展架设高速公路

——国家科技部 219 次北京香山科学会议报告

（全国名老中医专家临床经验高级讲习班第 5 期，2003，广州）

1. 时代背景

21 世纪一开始，美国的 9.11 事件震惊了世界，接着是阿富汗之战及伊拉克之战，炮火硝烟笼罩着世界。今天的世界与我国战国时代有些相似，可以说我们现在处于"世界的战国时代"。

这世界战国时代的形成是西方文化统治的结果。要扭转这一局面，应向东方文化寻出路，特别是大力发扬中华文化会使世界达到和谐与进步之目的。

中华文化的精粹是——天人合一，与大自然的和平相处观；世界大同，和而不同，与世界人民和平共处观；老吾老以及人之老，幼吾幼以及人之幼的社会观。解放后我国就是贯彻这几个方面，如和平共处五项原则是周恩来总理解决世界纷争的一个很有力的武器，它的来源就是传统文化。十六届三中全会提出五个统筹：①统筹城乡发展；②统筹区域发展；③统筹经济发展；④统筹人与自然的和谐发展；⑤统筹国内外的统一发展。其中第 1~3 与第 4 个统筹就是老吾老以及人之老思想和天人合一思想的发展。

还有最近的《珠海宣言》，这个世界经济发展宣言写了三年还没有取得统一的意见，从纽约、新德里、赞比亚，最后到中国的珠海才解决了。《光明日报》文章说："纷纷扰扰的世界将在中国的声音里找到平衡，多少年的难解难分的国家集团和利益集团将在有跨时代意义的《珠海宣言》中取得共识，人们期待着一个由中国倡导，建立在平等、诚信、合作、发展的基础上，平等互惠，相互依存和共同发展的世界经济新秩序，给饱经沧桑的人类带来福音。"① 中华文化教育要参与到世界文化和世界文化合流才能够更好地让世界人民幸福和谐。所以我们国家的科学界必须认识到这个问题，过去自从鸦片战争后我们失去了对本国文化的信心，现在 21 世纪了，我们必须对优秀的中华文化树立信心并加以发扬和发展，造福于人类世界，这是我们的责任。过去对传统文化批评过了头，所以我们现在必须重新去认识我们的传统文化，而且要发展传统文化。

中医学是中华文化的瑰宝，发扬中医以造福于全人类。中西医互补，互相不能取代，经历一二百年可能会走到一起，这是历史发展的必然规律。

中华文化大发展始于战国时代，如果说今天是"世界战国时代"的话，估计中华文化的爆炸式的新发展将起始于 21 世纪，中医学的发展亦将同步。中医药学之腾飞的条件已开始具备了，那就是中医药学与世界第二次科学革命相结合，走自己的路，中国医学就会走在世界的前头了。但必须得到政府的大力支持，为中医药的发展架设一条高速公路，实为当务之急。

对于世界科技发展，有人这样说："第二次科学革命正在到来，自 20 世纪末期开始，世界科学正在发生一场全新的革命，它是继 400 多年前开始的西方科学革命后，人类历史上第二次重大的科学革命。……第二次科学革命的思想和方法与中国古代科学一脉相承。一些现代科学家发现，中国传统科学思想中关于和谐的思想、有机论的思想，演化发展的思想、相反相成的思想与第二次科学革命的新思想十分吻合。令人惊讶的是，第二次科学革命不仅在思想上，而且在方法上也源于以'解决实际问题'为特点的中国古代实用化科学方法。……东方科学与西方科学、东方文明与西方文明应当而且必然结合在一起，共同为经济发展和社会进步提供动力"。他还说："高科技革命正在并且即将出现四次浪潮。在未来 50 年内，正在

---

① 杨连成，刘箴. 世界在倾听来自中国的声音——写在《世界经济发展宣言》发表之际. 光明日报. 2003 年 11 月 7 日，A3 版.

和将要先后以信息技术、生物技术、纳米技术和航天技术为核心的第四次浪潮。"①

我认为以上的观点是符合 21 世纪发展现实的。21 世纪中医药学将以崭新的面貌出现在世界科学之林。

如果认为上述的意见是正确的话，那么目前最流行的一个口号——"向世界接轨"应予改正。什么都向世界接轨的话就把自己处于从属地位了。21 世纪是重新评价中华文化，发掘中华优秀文化的时期，世界文化的发展不能缺少中华文化的参与，东西方文化是互补性很强的两种文化，我们不应妄自菲薄，把中华文化处于"自我从属"的地位。该口号应改为"中华文化与世界文化双向接轨"，简称为"与世界双向接轨"。

中国科学家有志气、有骨气、有智慧、有能力，创造中华民族更美好的未来。

2. 中医科研的历史回顾

现代中医的科研，通常要借鉴西医的实验研究方法。其实，历史上中医也有过实验研究，《本草纲目》转述八世纪陈藏器关于脚气病的病因，认为本病与食白米有关，并说："小猫、犬食之，亦脚屈不能行；马食之足重。"这其实就是一种验证病因的动物实验。古代也有对照研究，如据文献记录，鉴别党参真假时，以两个人嘴里嚼着党参跑步，看谁坚持得久则嘴里的党参就是真的，这就是对照实验。最早的实验诊断方法也出现在中国，晋唐时代，医生为了观察黄疸症状的变化，逐日用白布浸染病人小便后晾干，加以比较就可以知道黄疸病情每日的进退。应该说，在实验研究方面，古代中医有很多创造是走在世界前面的。

不过，中医后来的发展，并没有沿着动物实验这条路走下去。是不是不走实验研究的道路，中医学就没有发展呢？历史证明不是。中医历史上的每一次突破都有赖于新的科研成果出现。当然对科研的理解，我们不能局限于实验一途，不能说不搞实验的中医就不是科学研究。下面不妨从科学研究的角度，回顾一下中医学的发展历史。

---

① 姜岩．世界科技发展九大展望．《瞭望》新闻周刊．2003 年 2 月 3 日，第 5～6 期：86－88.

众所周知，汉代名医张仲景被称为"医圣"，他对临床医学作出了重大贡献。张仲景的主要著作《伤寒杂病论》，可以说就是他的科研成果，这一科研成果是如何得出来的？张仲景的科研方法，用他本人的话来说是"勤求古训，博采众方"。在汉代以前，医学有四大流派，分别是医经、经方、神仙和房中。张仲景主要继承前两家的学术，以医经家的理论结合临床实践（平脉辨证）去整理经方家的方药。《汉书·艺文志》记载当时有医经九家，经方十一家，所谓"勤求古训"，"训"就是理论；"博采众方"就是整理众多经方家的方药。张仲景在前人的基础上研究出的成果，主要是确立了辨证论治这一中医精华，并整理出"以脏腑论杂病"和"以六经论伤寒"两大临床辨证系统，这使中医临床医学有了一个完整的学术体系。到今天我们还要深入学习《伤寒》和《金匮》的理、法、方、药，可见其影响深远。

晋代医家王叔和，在《脉经》中把晋代以前中医关于脉学的研究作了一次整理和探讨，整理出 24 种脉象，至今仍在应用，并没有过时，这也是很了不起的科学成就。到了隋代，巢元方研究病因学、病理学，著《巢氏病源》，这也是一种研究。唐代的王冰，专门研究《内经》，做了很多订正工作，整理出现在最流行的版本，另外还补充了七篇大论，中医理论的很多精华都出自这七篇大论，这也是了不起的科学研究。

唐代著名的药典《新修本草》，宋代的本草巨著《证类本草》，还有宋代官定的方典《和剂局方》，都是众多学者悉心研究的成果。宋代还有一项更重大的科研工程，就是点校医书。点校，即把错字校正，句子理顺，然后加以注解。政府组织了一批文人和医家，成立了专门机构来开展这样一个系统工程，至今我们所看到的古代医学经典，多数是经宋代点校后流传下来的优良版本，这对医学的普及和发展是有重要意义的。过去有人认为点校不是科研成果，实际上为了点断一句话、校正一个字，往往要查阅大量资料和比较各种版本，而且单纯文字比较还不行，还要用医理来推理。所以点校并不是一个简单的工作，它要花费大量心血，其结果往往影响到对中医理论的正确理解。好的注解也是有创造性的劳动，所以点校等文献整理，应该属于科研工作。

宋代的医学普及和哲学上的争鸣，带来了金元时代的医学争鸣，刘、张、李、朱四大家出现，对后世影响很大。以李东垣为例，他可以说是创立脾胃学说的鼻祖，广州中医药大学现在设有脾胃研究所，研究脾胃学说，这反映出李东垣的研究成果是很有价值的。李东垣是怎样取得研究成果的？他所处的时代，由于宋金元对峙，战乱连年，社会上常见的疾病，跟过去的认识不完全一样。例如《伤寒论》时代出现的发热，多为伤寒，用六经辨证；但李东垣所见的发热，多属内伤，他经过临床研究，对外感和内伤发热作了鉴别，认为内伤发热不能用黄芩、黄连、黄柏等苦寒之药，而是要用黄芪、党参、白术这些甘温的药来除大热。即所谓"甘温除大热"，是退39℃以上的热，吃黄芪、党参能退热。例如，我校一位毕业生的母亲，膝关节手术后发热，每天38～39℃，曾用各种最新最贵的抗生素和其他药物治疗近一个月，发热如故，邀我会诊，我按甘温除热法，用李东垣的补中益气汤。该生不敢与服，晚上电话询问，我让她先服半剂，二小时无不良反应时再服半剂。第二天来电话，睡眠较好，精神略佳。嘱其日服两剂，体温逐步下降，上方加减调理，半月后治愈出院。现代一些年青医生受到西医的影响，碰到发热，就按感染处理，上抗生素，或用相当于中药的清热解毒药。实际上有的病人不适合这样处理，反而用补中益气汤或其他补益药能退热，这种"甘温除大热"的成果，到现在还是超过世界医学水平的。李东垣的科研，完全立足于临床，取得的成果能突破前人理论禁区，有效指导临床。

中医发展到明清，出现了温病学说，这是一个伟大的成就。真正把温病学说树立起来的医家是吴鞠通，他的著作有《温病条辨》。吴鞠通又怎样研究，写成本书的呢？从《温病条辨·序言》可知，他受到刘河间、朱丹溪和吴又可《温疫论》的影响，而影响他最大的则是叶天士。叶天士对温病有重大的创见，但没有十分系统的著作，主要思想和经验反映在《温热论》和《临证指南医案》中。象《临证指南医案》，是他的学生收集他的医案，加以整理和评论而成，这个工作也是科研成果，既整理了老师的经验，也有自己深入的体会。吴鞠通进一步发展叶天士的学术，他的《温病条辨》不但确立了使温病自成体系，而且整理了叶天士很多临床处方成为名方，使温病的方药得以丰富。他能够以叶天士的学术与经验为材料构建新的大厦，是有创造性的科研成果。温病学说的理论，在今天治疗各种传染性、感染性疾病，包括 SARS，处处在发挥作用，这一含金量极高的成果也是科学研究实践的产物。

明代还有世界性的药物巨著《本草纲目》出现。李时珍一生用三十年的时光研究中药，写成《本草纲目》，流传世界各国。他的成就之取得，除了来自深入的文献检索和广泛的实地调查外，也不能忽视李时珍的临床实践，他常常根据临床应用的反馈来订正药物的药效说明。李时珍的成就超越了医药学的范畴，是一个百科全书式的博物学家。

清代有革新精神的王清任（1768～1831），使人敬佩。他认为治病不明脏腑，有如瞎子夜行。他三十岁时遇疫症流行，不避臭秽到荒野观察弃尸研究脏腑，他说："犬食之余，十人之内，看全者不过三人，连视十日，大约看全者不下三十余人。"因而著《医林改错》一书。但可惜其解剖部份，对后世除了"灵机记性不在心在脑"之外，其余无何影响。该书 3/4 的篇幅论祛瘀法之运用，其 30 多张独创之方剂却影响深远。这几十张新方充满中医传统理论的内涵。如他祛瘀不忘益气，就源于《内经》气血之论，他说"治病之要诀，在明白气血"，从而又发展了传统理论。反之当今之研究血瘀证者，却把"气"丢了，因此虽做了不少费力的研究，但仍然未有超过王清任也！反而自王清任之后用王清任之方药治病取得很大的成绩，至今仍可以说是超过世界之水平。例如民国时期治天花、鼠疫[①]，解放后治出血性、缺血性中风，腹部肿瘤，不孕症，战伤之血胸[②]……等。足见中医之系统理论并未过时，离之则事倍而功半，从之则事半功倍。

从历史的经验看，中医学的发展必须按照自身的发展规律，以我为主，就是以中医的系统理论为主导，以临床实践为依据，在辩证唯物论指导下，多学科相结合以求发展。传统中医的研究方法，是宏观的，但也取得了伟大的成就，说明不只是微观研究才是科研。当然现在我们应该是宏观加上微观，那就不同于往日了。

3. 道路坎坷中医仍发展

中医就象和氏璧。和氏拿着和氏璧送给厉王，专家鉴定说是石头，砍

---

① 清光绪 23 年（1897）医家罗汝兰著《鼠疫汇编》，仿照王清任法，以活血祛瘀消肿散结主治鼠疫取得成效。

② 广州 157 军医院于越战时用血府逐瘀汤治血胸之伤者取得良效。

掉他了一只脚。武王在位了，和氏又去献宝，专家还说是石头，他又被砍掉一只脚；文王在位了，他抱着和氏璧在楚山下哭了三天三夜，眼泪流干继之流血，感动了文王，把石头打开，发现了和氏之璧，后来还有完璧归赵的故事，证明它确是国宝。中医就象这块玉，解放以前国民党要消灭中医，砍掉了中医的左脚；解放后王斌要改造中医，又砍掉了中医的右脚，幸好党中央毛泽东主席发现了问题，制定了中医政策。直到1986年12月国家中医药管理局成立的时候，中医才喘了一口气，才有了娘，有了单列的财力、物力、人力。但是，虽然这样，近百年来试图消灭中医是失败了，但改造中医实际上成功了。表面上中医发展很兴旺，凡西医有的中医都有，职称有教授、副教授，学位有硕士、有博士，机构有大学、研究院，有大医院，但真正中医的内涵却日渐缩小，西医的成份越来越多。对这一现象，我名之曰"泡沫中医"！此乃按西医之模式以改造中医之结果也。如不深化改革，则中医将名存而实亡矣！不过无论如何中医是有生命力的，在坎坷的道路上仍然发展。试举例以证之。

（1）抗SARS，中医之作用　21世纪SARS突然袭击，使人类措手不及，中医药发挥了无可取代的效力，受到国际卫生组织两位专家的称赞，认为值得研究推广。现在SARS暂时过去了，但在国内仍然有人认为中医药只起辅助的作用，怀疑单纯中医不能治SARS，要经过循证医学的论证才行。除了吴仪副总理对中医治"非典"加以肯定之外，各种报导与总结，很少有称赞在这场战斗中中医所起的作用，真是长使中医泪满襟！

WHO有如下一个统计数字：全球共有32个国家共出现8400多例SARS患者，其中中国（包括香港和台湾）有7700多例。全球死亡率为11%，香港为17%，台湾为27%，中国大陆为7%。（注：广东非典死亡率为3.8%，广州非典死亡率为3.6%，这一数字在全球是最低的）

广州与香港地理气候、生活习惯都有可比性，为什么差别那么大呢？其差别在于有无中医参与治疗。香港卫生署经过两次到广东省中医院调查，确认中医的作用，最后请广东省中医院派两位女专家参与治疗SARS严重之患者及新病人，并一再延长其预定之留港日期。

再看看我校第一附属医院，没有用类固醇，本院60例、院外会诊几十例均无一例死亡。全院服中药预防药，医护人员无一例感染。如此看来，对香港及北京的西医大剂量激素治疗方案，是否应重新检讨呢？台湾、加拿大的病死率及新加坡的病死率之高，我认为亦与缺乏中医之参与有关。

请看看广州呼研所潘俊辉等中医写的《中医药介入SARS 71例临床研究》一文，该文统计5月30日以前收治确诊患者88例，其中中医介入治疗71例，病死率较低，只有一例。据查，该所88例共计死亡有好几例（文章见2003年8月18日《中国中医药报》）。

有人说没有西医，没有中西医结合中医就治不了非典，错了。中日友好医院仝小林教授主持的课题组对该院第十二病区收治的16例新发病的SARS病人进行了单纯中医中药治疗观察，结果显示：中药在SARS治疗中不仅有退热快、不反复、有效缓解症状的特点，而且中医药早期干预在这一疾病的发展中对减轻肺损害程度有一定作用。单纯中医中药治疗期间，无一例病情发生恶化。治疗结果：16例患者应用中药后在1~7天内退热，平均退热时间为4.44±1.46天，且热退后体温一直保持在相对稳定的水平，临床观察没有发现反复的现象。11例入院时有咳嗽的患者在3~8天内全部缓解，平均缓解时间为5.27±1.49天。7例入院时呼吸急促的患者在3~7天内缓解，平均缓解时间为5.15±1.87天。全部患者在2~10天内全身不适症状基本缓解，平均时间为6.37±2.49天。16例患者影像学改变在6~16天内完全吸收或明显好转，其中9例完全吸收，7例明显好转，平均吸收或好转时间为10.87±2.92天。16例患者无一人使用抗生素、激素及其他西药。这是能否单独用中医药治疗SARS的一个最好的回答。

如果对非典前期用药对了，它根本就到不了肺严重病变的程度。西医对病人上来就用激素，按中医理论来说激素是入里的药，它能引邪入里，到病情重了还要上呼吸机。不到这样的程度下不了诊断，就说中医治的不是非典，这是不客观的。我有个学生，太太是广东省中医院急诊科的护士长，感染了非典，开始也是用大剂量的激素，但是没有效果，我让他赶紧把这些西药停掉用中医治疗，果然停了西药后换成中医治疗，病情得到了控制，三天烧就退了。另一个护士长感染非典是用西医方法治疗的，后来牺牲了，我这个徒弟的太太却好了。所以说现在的很多标准是以西方的游戏规则为准的，按西方的那些标准，我想我的研究要进入自然科学基金，难矣！因为我没有进入基因水平，也不搞分子生物学、动物模型。问题的关键是游戏的规则是西医的不是中医的，西医是微观的，我们是宏观的，我们把人放在大自然中观察。举个例子，为什么经络研究来研究去都没有结果？我肤浅的看法认为，在经络的研究中，好比是用有线电话的模式去研究手机，手机会响能通话，但是找不到连线，你说它不科学！中医的经络研究问题就出在这里。

中医还能预防SARS。广州中医药大学的终身教授刘仕昌89岁了，仍然去传染病医院会诊病人，可能有人说他"无知所以无畏"，可是他不但制订了有效的治疗方案，本人也没有感染，因为他吃中药预防。现在世界上对冠状病毒的疫苗研究还要搞一年、两年，我们广州一开始就预防了。我也出了一个药叫做"邓老凉茶"，我的学生在香港大学教书，他替人买了这个药供应了二千人的预防，其中包括香港的五、六个西医，喝了这个凉茶无一例发病。北京有个工地老板拿着这个药方到同仁堂花了四十万元买药，发给工地的工人，原来已经有两个职员发病了，但是发给工人这个药之后无一例再发病。所以说我们为什么不投大力量去研究预防流感，预防这些病的药呢？一定要跟外国去搞，争那个冠状病毒。冠状病毒的金牌已经被加拿大、德国拿走了，有人写文章：常使英雄泪满襟，说这个金牌应该是我们中国得的。为什么治疗上的金牌那么大就没有人看见?! 这次SARS显示了中医的潜在威力，传染病不少都是病毒性的，治疗上都是中医药处于领先地位，但是我们的国家就没有大力投放人力、财力去研究。不着力去研究我们已经领先的这些，而是跟着外国的研究去搞其他的微观研究，不沿着中医的宏观思路去走，而是光想怎样去追赶西方，这是"从属思想"之典型例子。

（2）50年代以来中医之成就　1958年毛泽东对西医学习中医的报告作了批示："中国医药学是一个伟大的宝库，应当努力发掘，加以提高。"随即掀起了全国西医学习中医、研究中医的高潮之后，几十年来虽有反复，但成果仍然十分显著。如：

①传染病方面，如乙型脑炎、钩端病、流行性出血热、麻疹合并肺炎等病毒性之类传染病，都取得超世界水平的效果。病毒性肝炎在传染病医院也要用中药治疗。

②非手术治疗急腹症之研究，如胃穿孔、急性胰腺炎、肠梗阻、麻痹性肠梗阻、宫外孕等急腹症可以采用中医药治疗不用开刀，这是世界医学所不能的。

③针麻与中药麻。用针刺代替麻醉药，可以进行胸腹部手术，这也是世界的创举，手术时麻而不醉，在手术中病人可以和医生对话。由于针麻之成就，20世纪70年代以来在世界形成针灸热，现在所有发达国家都有针灸师为人治疗并纳入医疗保险。

特别值得表彰的是我国生理学家研究了针麻之原理是针刺之后大脑产生"脑啡呔"故能止痛，为针刺之推行世界奠定基础，但世界各国现在仍未有完全学会中医之针灸学术。

与针麻同样成功的是中药麻，一味洋金花提炼的中药麻醉剂，因为它能提高血压，因而填补了世界麻醉药对休克患者禁用之空白。

④重症肌无力是难治之病，当重症肌无力出现呼吸危象时，死亡率相当高。如詹国华文章报道广东省人民医院抢救重症肌无力危象14例，死亡6例，死亡率为40%。[①]

章成国等文章统计1981年以来国内重症肌无力危象抢救之报告195例，死亡71例，死亡率为36.2%。[②]

我们课题组于1999～2003年共抢救26例，无1例死亡，近期疗效100%。出院后随访，半年内死亡2例，为再发危象在当地医院抢救无效或放弃抢救死亡；随访一年后，再死亡2例（1例因其他疾病死亡，1例在外院行胸腺瘤手术诱发危象抢救无效死亡），其余17例患者健在，生活能自理，可从事轻度工作，远期疗效为80.95%。

重症肌无力西医学以神经学说指导诊疗，我们则是以中医的脾胃学说指导诊疗的。

4. 战略与策略

当前我国正沿着邓小平同志指引的"建设有中国特色的社会主义"道

---

① 詹国华. 抢救14例重症肌无力危象的经验与教训. 广东医学，1993，14（2）：79.

② 章成国，陈理娥. 重症肌无力危象抢救体会（附国内资料196例报告）. 临床神经病学杂志，1992，5（2）：93.

路前进。文化科学必须随着这一指引行进，发展中医药亦不例外。发展中医药不是为科学而科学，不是中西学术之争。发展中医药首先是为保证13亿人民人人享有医疗保健的权利的重要依靠，发展中医药是为中国社会发展服务的。

中医药是最具中国特色的医学，必将为社会主义中国的建设发挥巨大之作用。

按照"三个代表"的要求和我国宪法规定，必须贯彻中西医并重的方针，必须加大对中医药事业的投入，为中医药的发展架设高速公路。因为中医药的特色是简、验、便、廉，乃解决目前"因病致贫"、"因病返贫"的特效良方。医学研究的目的如果首先放在13亿中国人民保健事业这上面来，就非得提倡发展中医药不可，"非典"就是一个很好的例子，香港治疗一个非典病人少则几万，多则几十万，我们第一附属医院治疗费最贵的一个非典病人才是五千元。

从学术本身来看，中医学具有独特的理论体系。西医是微观医学，中医是宏观医学，西医在现代科学扶持下飞速发展，中医有几千年的精华积淀，它没有停滞不前，而是与时俱进。中医学将与21世纪的新科学技术革命相结合，会得到像战国时代那样的又一次飞跃的发展。那么中医药学的发展又不仅为13亿人民的健康，将为世界人民的健康作出伟大的贡献，中医药学将无愧于"中国第五大发明"之荣誉。

中医药学几千年来，不断在发展，但只是"量变"的发展，在21世纪的今天，世界科学已进入第四次浪潮的今天，世界科学将帮助中医来一次"质变"的飞跃发展，而在发展中医的同时，因为吸取了中医的精华，会反过来给世界科学以创新和发展。

兹就几个具体问题分述如下：

（1）与临床相结合　中医的理论，早期在古代哲学的影响下形成，然后形成理论与临床紧密结合的特点，中医在古代是不分基础学科与临床学科的。中医的理论对实践进行指导，反过来实践又给理论加以提高，没有临床实践就不容易体会中医理论的正确与科学性。这一点在现代的中医实践中依然没有改变，所以中医基础理论的研究一定不能脱离临床。当代名中医的临床经验总结，是一个既宝贵又丰富的矿藏。

（2）基础研究使中医学飞跃发展　上述强调中医研究必须与临床相结合，而和几千年以来的各家学说相结合也很重要，这就要进行深入的发掘、整理。文献研究不能忽视，这是中医学独有的特点。中医的各家学说，值得去验证，并在验证中继续发展。

若论中医要飞跃发展，则必须在上述的基础上进行实验研究，实行多学科相结合，沿着中医的系统理论进行研究，中医学才能有突破性的"质"的飞跃发展。

深入挖掘中医理论之精华，与新科学技术革命的成就相结合，是中医药"质变"的必由之路。

（3）要解放思想，走自己的路　西医是医学，中医也是医学，西医的发展与现代科学同步，而中医近百年来受尽打击，在形式上三个指头加草根树皮，容易被世人误解。我们要多学科相结合，那么要求各科参与研究的学者，必须解放思想，尤其是西医学者。必须承认：检验真理的唯一标准是实践。必须认识微观是科学，宏观也是科学，最终使宏观与微观相结合，产生"介观医学"。这要求先在研究方法上走出新的路来。

（4）要以科学的哲学为指导思想　科学重实践，但也要有正确的指导思想。正确的指导思想，我认为就是马克思主义的哲学。用历史唯物主义与辩证唯物主义作为我们进行研究的指导思想，这样会少走弯路，事半而功倍。马克思的哲学思想帮助毛泽东打败蒋介石，毛泽东的《矛盾论》与《实践论》足以说明毛泽东又是一位哲学家。我相信在以科学的哲学研究中医药学的同时，可能反过来丰富马克思主义哲学。

（5）对重点研究项目的意见

①对中医学术的系统整理：在现代的认识论条件下，对中医的基本概念、理论学说进行历史的、逻辑的整理是基础研究重要的工作。同样一个概念，在不同医家的理论中有不同含义，其前提条件是什么，其实质内涵有什么区别，分别应用于什么样的不同情况下……这属于中医学术史、概念史研究，是研究中医理论的基础性工作，只有把这些内容继承好才能进一步发扬，这个系统性工程有必要组织队伍认真进行。

②对核心理论的深入研究：象阴阳、五行、脏腑和经络，都是中医理论的核心，百年来也有不同的争议。有必要在总结近数十年研究成果的基

础上，进一步研究。象心主神明还是脑主神明？经络是否存在？这些问题离开中医临床就不能作出准确的评价。又如五行学说，被视为玄学，为什么中医还在用？实际中医五行学说的实质是五脏相关理论，这些都要结合临床进行阐释。

③对辨证论治的研究：不少人将辨证与辨病相对立，甚至贬低辨证论治的重要性。实际上，中医的辨证论治包含了辨证－辨病－再辨证这样一个综合的过程。对辨证论治的实质内涵应有一个统一的认识，并解决与辨理化指标、发展微观辨证以及与辨现代医学之病的关系。

④中药的研究：未来临床医学很多难题的解决要靠中药。但是，中药的研究一定要以中医理论的指导为基础，不要一味走分离、提取有效成分的植物化学研究道路。中医中药不分家，要认真研究中药的药性理论与中医理论的关系，以及临床应用的规律。

⑤养生保健理论的研究：中医提倡"治未病"，养生保健理论很丰富，包含了免疫防病、颐养益寿等预防医学、健康教育的内容。对这一部分内容不仅要从文献上整理，还应加以现代研究。中医优秀的养生文化应该在我国的公共卫生事业与学术中有所体现。

5. 结语

21 世纪的中医药学已踏入千载难逢的机遇之途，发展是必然的，但其发展之快慢取决于有无一条高速公路。这条高速公路架设之权在人民政府手中、在国务院决策之中，关键在于党的领导也。中医药学之发展不仅是中医药人员独有的职责。中医药之发展是中华民族的健康事业，事关中华文化之再创辉煌也。

十、试论吴鞠通病原说的科学性

（全国名老中医专家临床经验高级讲习班第 6 期，香港，2004）

世人多不理解中医没有细菌学说，却能治疗传染病，对病毒性传染病的治疗效果甚至处于世界领先地位，其故安在？因为中医走的是另一条道路。

中医虽无细菌学说，但细菌早已被概括于"邪气"之中。吴又可的戾气、厉气、杂气学说，已非常接近对细菌的认识，惜明代无光学上的成就，致未能进一步发展耳！但温病的病原说发展到吴瑭，却使中医理论从另一角度认识发热性、传染性及流行性疾病——温病的病因理论。这一理论，今天看来科学性极高，足以破解中医虽无细菌学说，仍然能治疗急性传染病之道理所在。

吴瑭《温病条辨·病原》篇专门论述温病的病因、病机、证候、诊断、治疗与预防等方面的问题。该文虽然首先引述《内经》有关温病的经文十九条作论据，其实他在引文后面的注解才是他的观点所在。他自称羽翼《伤寒》为避免遵经守旧者的批评，不能不精选经文以为己用。一则出于学术的继承，二乃当时的历史条件使然，也是吴氏苦心所在，以便于推广其学说的一种策略。

《温病条辨·病原》篇属于病因理论的论述共三条。试作分析，看其科学性之所在。

①《六元正纪大论》曰："辰戌之岁，初之气，民厉温病，卯酉之岁……。"吴瑭注："叙气运，原温病之始也，每岁之温有早暮微盛不等，司天在泉，主气客气相加临而言也。细考《素问》注自知，兹不多赘。"

"按吴又可谓温病非伤寒，温病多而伤寒少，甚通。谓非其时而有其气，未免有顾此失彼之消，盖时和岁稔，天气以宁，民气以和，虽当盛之岁亦微；至于凶荒兵火之后，虽应微之岁亦盛，理数自然之道，无足怪者。"

铁涛按：吴氏继承传统之理论，承认气运的变化是温病发生的原因之一。他承认吴又可厉气之病因，但温病不能统由于厉气所致。他最后补充——流行病发生的微与甚，还与凶荒兵火之后有密切的关系。即是说他承认大自然的变化规律与发病有密切的关系，大自然的变化既作用于人体，也影响致病物质的生长与广泛为害，又创造性地提出地理气候及社会因素与发病有密切的关系。

②《阴阳应象大论》曰："喜怒不节，寒暑过度，生乃不固。故重阴必阳，重阳必阴。故曰：冬伤于寒，春必病温。"

瑭注："上节统言司天之病，此专言人受病之故。"

"细考宋元以来诸名家，皆不知伤寒温病之辨。……论温病之最详者，莫过张景岳、吴又可、喻嘉言三家。……瑭推原三子之偏，各自有说，张氏混引经文，将论伤寒之文，引证温病，以伤寒化热之后，经亦称热病故也，张氏不能分析，遂将温病认作伤寒。喻氏立论，开口言春温，当初春之际，所见之病，多有寒证，遂将伤寒认作温病。吴氏当崇祯凶荒兵火之际，满眼瘟疫，遂直辟经文'冬伤于寒，春必病温'之文。盖皆各执偏见，不能融会贯通也。瑭按伏气为病，如春温、冬咳、温疟，《内经》已明言之矣。亦有不因伏气，乃司天时令现行之气，如前所列《六元正纪》所云是也。此二者，皆理数之常者也。更有非其时而有其气，如又可所云戾气，间亦有之，乃其变也。惟在司命者善查其常变而补救之。"

铁涛按：这一条主要说明，温病之形成有内因与外因两大因素。"喜怒不节，寒暑过度"而致"生乃不固"，说明正气内存的重要性。"冬伤于寒，春必病温"，是说明"重阴必阳，重阳必阴"，冬天属阴，寒亦属阴，两阴相重，与正气相持（伏气）不即发病，至春天乃发，便成温病。总之用以说明邪正相争的观点。

其所辨析张景岳、吴又可与喻嘉言是讨论温病的界限问题，且勿俱论。最重要的是他承认吴又可的"戾气"这一致病物质的存在。承认"戾气"与司天时令现行之气同为致病物质，而区分引发疾病之轻与重，一般与特殊的发热性流行性疾病。

③《金匮真言论》曰："夫精者身之本也，故藏于精者，春不病温。"

瑭注："易曰：履霜坚冰至，圣人恒示戒于早，必谨于微。记曰：凡事预则立。经曰：上工不治已病治未病，圣人不治已乱治未乱。此一节当与月令参看，与上条冬伤于寒互看，盖谓冬伤寒则春病温，惟藏精者足以避之。……不藏精三字须活看，不专指房劳说，一切人事之能动摇其精者皆是。即冬日天气应寒而阳不潜藏，如春日之发泄，甚至桃李反花之类亦是。"

铁涛按：这一条是强调"内因"在发病上的重要性。其冬不藏精须活看之说，是吴氏的创见，一些批评吴氏者亦不能不佩服他这一见解。吴氏把冬伤于寒与冬不藏精互看，统归之为内在致病因子，并处于重要之地位。吴氏之论符合唯物辩证法的内因与外因的辩证关系，即内因是物质变化的关键，外因是变化的条件。

综上所述，吴鞠通对温病病因的认识是比较科学的。其指导意义一直到今天。总括言之，吴氏之病原说为：

①岁气、年时（气候与环境因素）

②藏精、冬伤于寒（人体内在因素）

③戾气、时行之气（致病物质）

气候环境的变化 → 致病物质活跃 → 发病
气候环境的变化 → 正气不足以拒邪 → 发病

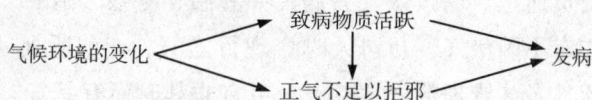

这样的病原说比之只重视病原体的现代医学理论似略胜一筹。当然吴氏对于微生物的认识与现代微生物学相比，就有天壤之别了。如果我们今天把微生物学的知识，取代比较含糊的戾气与时行之气，那就是比较完满的传染病流行病的病因学说了。其实近三四十年来，中医治疗传染病早已照此办理了。

1956 年石家庄乙脑流行，按暑热病因用白虎汤治疗，取得 90% 以上的治愈率，且基本无后遗症；1957 年北京乙脑流行，按暑湿病因治疗，又取得相同的效果；1958 年广州乙脑流行，证多属热盛湿伏，用清暑热祛湿法，与北京之清暑化湿法不同而疗效相同。

又如国家"七五"攻关课题——流行性出血热中医治疗。南京周仲瑛治疗 1127 例，其效果为：中医药组治疗 812 例，病死率为 1.11%。西医药对照组治疗 315 例，病死率 5.08%（$P < 0.01$），明显优于对照组。江西万友生治疗 413 例，其效果为：中医药组 273 例，病死率为 3.7%，对照组 140 例，病死率为 10.7%（$P < 0.01$），疗效明显优于对照组。

周氏病例在江苏省 6 个市县，万氏病例在江西省 6 个市县。因地理气候有别，虽西医诊断同属流行性出血热，但西医治法大致相同。而周氏的治疗以清气凉营为主，万氏则以治湿毒法为主。两学者之理论依据，统出于伤寒学与温病学，他们引入了流行性出血热的微生物病因说，又运用了温病学的病因说。由于地理气候环境不一样，患者的体质不一样，虽然同为出血热病毒引起的病，但中医药的立法处方差别很大，而疗效都优于对照组。或曰按周氏之法治江西之病是否会提高疗效？答案应该是否定的。因为两地的治疗都是在中医理论指导下进行的。北京治疗乙脑早已证明采用石家庄经验用白虎汤治乙脑，死亡率马上提高，成为否定中医疗效的把柄。后请蒲辅周老先生会诊，用清暑合用化湿之剂而提高疗效。

"中医不能丢"首先是中医的系统理论不能丢。近十多年来，中医药在中医院病房中，日渐处于从属地位。究其根源由于实践不力，对中医系统理论失去信心。近年来已有人进一步在中医理论上自愿从属，即以西医之理论为坐标去衡量中医，符合者对，不符合者为落后、为保守。视中医之精华而不见，只见毫毛而不见舆薪！例如用西医之模式去批评中医保守；或认为中医临床之所以落后皆由基础理论没有突破所致；更有提出"抗体内存"邪不可干以评说正气内存邪不可干；又有人认为胃溃疡之成因自发现幽门螺旋杆菌之后，就用不着寒温等理论了，果真如此吗？西医理论在几年前还认定"无酸不成溃疡"，现在则"无螺旋杆菌不成溃疡"，我们都跟着走吗？香港目前有西医主张用抗生素治疗胃溃疡，我们跟着用什么中药治疗胃溃疡病呢？难道理论自愿从属下去，就能达到中医现代化吗？我和王建华教授共带的一位研究生刘友章，利用电子显微镜从亚细胞水平研究脾胃虚寒型胃溃疡和肝胃不和型胃溃疡有什么差别。结果发现脾胃虚寒型的胃黏膜壁细胞线粒体受破坏而肝胃不和型之胃溃疡则线粒体无损害。这些问题，又如何用幽门螺旋杆菌去解释呢？

泛览一些中医论者的文章，着意于"破"者为多，用力于"立"者较少，而所云破者又多以西医为据。在今天而言，这等倾向是中医药学发展的最大障碍，不可等闲视之！

中医与西医发展的道路原不相同，所以互补性强，中西医结合是发展医学的一种理想方法。西医学全世界都在努力发展，中医药学的发展舍我其谁？若只用西医理论去改造中医，一直从属下去，哪里还有中西医结合呢？应该应用现代的新科技（包括西医新成就）去钻研中医，发扬中医，先别急于去否定中医。

（1998 年 2 月 23 日）

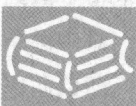

医话医论

编者按 邓铁涛教授多年来一直为中医药的发展而奔走、呐喊，他对中医药独特价值的认识及中医发展方向的思考，得到许多中医药同道的认同，也对国家的中医药政策有着积极的影响。此外，邓铁涛十分关注中医人才的培养问题，曾经多次撰文寄语青年中医，为年轻学子正确认识中医和早日成才指引门径。他所倡导的"铁杆中医"，已经成为众多中青年学子及同道立志以求的目标。本章所收录的，是邓铁涛在各个时期有关中医药发展和中医药学习的文章（包括一篇访谈），另外收录了部分邓铁涛论述医理医术的医话，以供青年中医学习、继承以提高。

一、正确认识中医

（一）中医之前途

转眼间已踏入新的世纪。当然如果按天文学家的定论，明年才是新世纪，但世人心急，已经说是千禧年了。我作为老同志，能看到两个世纪当然也是好事。

中医一百年来跟国家同呼吸、共命运，经历的坎坷可能在 21 世纪不会重演了，这是值得高兴的事。我们送走了沉重的过去，大踏步走向新世纪，中华民族吐气扬眉的时候到了。讲中医的前途是要讲未来，未来属于在座各位，与你们的关系非常之大。要讲前途首先要回顾过去，历史是一面镜子，要前进，要发展，回顾过去很重要。

前不久我收到国家中医药管理局副局长朱庆生给我的一封信。我送给他一本我与医史教研室的老师写的《中医近代史》，他回信说："您的著作《中医近代史》我正在拜读，感到很受启发。历史不能割断了解历史才能更好展望未来，中医如此，国家、民族也是如此。"

　　近代史时代的划分是从鸦片战争起，从全世界第一个禁毒运动开始。我们国家、民族的灾难从此到来，很多事情倒行逆施，民不聊生。我们经历过那个时代，深有体会。中医与中华民族同呼吸共命运，从民国元年北洋军阀教育系统漏列中医开始，历经了种种磨难。当时漏列中医，引起中医的反抗。上海神州医学会会长余伯陶联合各界人士抗争，1913年去北京向北洋政府递交请愿书，当时教育总长汪大燮公然说："余决意今后废去中医，不用中药。"后来由于舆论压力，不得不让步，表示无意废弃中医，但对中医加入学系的要求仍含糊其辞。这是对中医的第一次压迫，想从根本上让中医后继无人。

　　当时政府不办中医教育，民间私立有不少中医学校，广州也有几间，包括广州中医药专门学校，是广州、香港、澳门药业八行合资开办的。后来被迫改名为学社，不能纳入学校教育系统，这也是狠毒的一招。中医药界进行了斗争，争取回"学校"之名，上海、广东乃至潮州等地都有了中医学校，这样才在20世纪初把根植下来。

　　1929年2月，南京政府中央卫生会议通过了余云岫的《废止旧医以扫除医事卫生之障碍案》，引起悍然风波，取缔中医则药农、药工、药商、有关交通运输都要取缔，若实施30年后中医将要灭绝。象台湾，当年过去的中医都七、八十岁，后继无人，现在才重建，办了个中国医药学院。如果大陆不解放，结果也一样，我们这一代就会成为遗老遗少了。当时中医自身也在探索，如汇通派，想在中西医之间找出结合点来与余云岫论争。但余云岫带来的坏影响还是不小，他把中医称为旧医，影响到解放后某些领导，解放初卫生部还有人要我们承认是"旧医"，被我们拒绝了。广东中医药专门学校原在广东省教育厅立案，1952年中南卫生部还称"勿须培养新中医"，要取消该校立案，结果让1951年前入学的继续学，1952年入学的转到卫生学校去了。李国桥教授大家知道吧，他是世界热带病学的专家，前些年还带团参加世界热带病学会议，做了五六个报告。从一个原来落后的国家，到能在世界一流学术会议上作主题报告，还是主席团成员，这不简单，他就是广东中医药专门学校毕业的嘛，说明原中南卫生部是错误的。

　　解放初期，东北卫生部部长王斌，继承余云岫的衣钵。他改变手法，搞中医进修，让中医都去学西医。1953年我也去进修西医，光华医学院3年级的学生给我们讲解剖生理。中央后来察觉到了，扭转了局面，改为设立中医进修学校，主要学习中医，中医的水平从此又巩固、提高起来。这个时期也是经历斗争，如果没有毛泽东、周恩来不行，毛泽东在西学中的总结上批示："中国医药学是个伟大宝库，应当努力发掘，加以提高。"影响很大。在最艰苦、没有西医西药时，才能体会到中医有用。而王斌思想却是认为"中医在农民面前只起到了精神安慰作用"，要改造中医为"西医医助"。所以这一百多年来，中医所受的磨练是难以用语言来形容的，讲下来太长，大家可以看看我主编的《中医近代史》。年青同志有的认为中医没有用，老中医保守顽固，上海还有人说中医"变亦变，不变亦变"，要变到学习西医的路上去，张文康部长说此人是"数典忘祖。"

中医多灾多难，这段历史可以分为国民党前（中西汇通）、民国时期（消灭中医）和民国后至1986年（从属阶段）三个时期。从属阶段是指从属于西医。1986年国家中医药管理局成立，从属地位才开始改变，但还没有完全改变，所以我们还在不断呼吁、斗争。国家中医药管理局是在我给徐向前元帅写了一封信的影响下成立的，当时这封信作为中央文件，中央领导相继批示印发。1991年有人要撤销中医药管理局，我们八老上书江泽民主席，保住了。去年合并风，西医院校合并中医学院，西医院合并中医院，我们再次上书朱镕基总理，把这股风刹住了。所以我们一生，学习的时间不多，斗争的时间不少。

当前，国家中医药管理局成立后，从属地位改变了，却又出现了"自我从属"，中医院药房用西药比中药多。我们自己不去磨砺自己的学术，而是舍己之长而借他人之长，慢慢下去就会变样。所以我们中医表面上很完备，有助教、讲师、副教授到教授，有住院医师、主治医师、副主任医师到主任医师，从学士、硕士到博士、博士后，都有了，但如果实质不搞中医，就是泡沫，我称之为"泡沫中医"。研究出来的不是中医的东西，离开了你所应该做的，这是一大隐患。前不久参加一个座谈会，有人举例说有一个博士，出来后瞧不起老中医，但慢慢发现临床疗效不如老中医。这就说明，你的学历、知识结构虽强，但中医的根不深。学了很多东西，长了很多旁根，主根却没长好，结出来的果就会变味。

谈到国家中医药管理局的领导作用，在它成立后中医界的确起了翻天覆地的变化。以前卫生部根本不愿理中医院，中医院床位少，设备落后，现在中医院有了很大的发展，这就是斗争的结果。另外，中管局还办了一件好事，就是点校医书。宋代大规模点校医书后才有了金元四大家的发展，资料不准确，研究就不能开展。有人说点校医书不是科研，这也要与之斗争。还有，中管局搞了次500位老中医带徒，这也是很有远见的。多亏作了这个工作，因为不到3年，老中医已去世不少了。老中医有几十年的经验，带你几年你就学来了，再在这个基础上搞几十年，你不就踩着他的肩膀上去了吗？千万不要瞧不起老中医。因为你学了再多，临床还要过关才行。临床是中医的生命。一百年来中医为什么打不倒？靠的是疗效。赵某某在广州时，我给他治病，他血压105/90mmHg，脉压差小，眩晕不能起床，怎么治？西医没办法，还是用中医的辨证论治。我辨他是脾虚不运，阳气不振，用补中益气汤，几剂后就能起床了，后来脉压差拉开到30多（mmHg）。所以后来他主持国务会议时，大力支持通过了成立国家中医药管理局。所以如果看不到中医有用，能得到他的支持吗？

此外，国家中医药管理局抓中医科研，抓出了成效，我们广州中医药大学中医科研已走到前面去了，高层次的教育也上去了，不过还没有争取到出一个院士，还有待努力。

现在，中医已经开始走向世界。自20世纪70年代美国总统尼克松来华，随从的医生见到了针麻，很惊讶，此后美国对针灸热了起来，并席卷全世界。20世纪80年代中医开始走向世界，形势很好。但很重要的是我们这些继承人技术要过硬才行，不过硬就成了泡沫。我提出要回归中医，才能走向世界。比如，现在我在省中医院合作，他们做心脏搭桥术，我用中药辅助，在开刀前后调理。我说，以后人家不能开刀的，到你这里能开刀；人家要开刀的，到这里不用开，那这样下去你就得诺贝尔奖了。走向世界要靠本事。我会诊过一个中风病人，肺部感染高热，用尽了各种抗生素热都不退，在治中风方外，我开了2片紫金锭溶化，冷冻灌肠3天后体温降下来了。这就是中医的本事，不要认为中医不行。

谈到未来的形势，未来属于未来学，我不是未来学家，但通过一些资料，我们可以看到未来的趋势。很多人热衷于西医，但我可以介绍一下美国的情况。美国洛杉矶加州大学东西医学中心许家杰教授发表在《'99澳门国际中医药学术大会论文集》的一篇文章,《美国医学现状及发展的概况和若干思考》,介绍了美国医学发展概况和若干问题。该文认为:美国15年来医学发生了很大的变化,称之为一场革命毫不为过,"目前美国社会有一亿人患各种慢性病,……大量的事实表明,仅采用封闭式的医院为主的生物医学模式来防治这些疾病,是难以减低其发病率和死亡率的。这些因素促使美国医学从过去以急性病、传染病、住院开刀为主正在转变为慢性病、身心疾病和老年病、退行性病诊治和预防保健为主。医院数量不断减少,以住院手术为主的医疗模式也正在向社会化的网络模式,包括家庭病房和家庭护理方面转变。医学的主要任务已不是诊治患病个体,而是转向保护健康群体,防患于未然。"美国医学的这一变革,正是中医所长,中医药学、气功、保健运动(太极拳、八段锦、五禽戏之类)将是美国人民所最需要的医疗保健服务。

许氏又说:"美国医疗费用的暴涨是引发医疗制度变革的主要原因。据统计,1996年的全美国医疗费用高达1035.1亿美元,占国民总产值的14%以上,预计到2007年的全美医疗费用高达2万亿元。……高涨的医疗费用虽然对促进现代医学模式的深入认识疾病的机理,提高疾病的诊治能力等方面起到重要作用,但也不能不看到昂贵的医疗费用并未有效地解决临床上存在的许多实际问题,尤其是对某些慢性病、老年病仍然一筹莫展。"许教授的文章是世界医学最先进国家的医疗面貌的写照。一个经济大国不堪负担其天文数字般的医疗开支,值得我们深思。美国的出路何在?许教授创立了东西医学中心。该中心的求医者之多为该医院之冠。成功地解决了许多西医棘手的疑难病和慢性病,1994年开始为该医院4年级和1年级学生讲授中医课及技术,受到学生的欢迎。从这里看到,美国医学作为世界的龙头,也在向中医转移,所以我说人类不能没有中医,第三世界也更需要中医。

我国著名社会科学家田森教授说,中国不仅是四大发明,应是五大发明,这第五个就是中医。北大学者季羡林也认为,东方文化在21世纪将重现光芒,21世纪是东方文化的世纪,东方文化将取代西方文化在世界上占主导地位。中医就是东方文化,是整体的,综合的,将取代分析论。但取代不是消灭，而是以东方文化为主导，吸收西方精华，推动人类文明到达更高阶段。季教授还说，历史上，东西文化是三十年河东，三十年河西，西方文化已领导了几百年，现已强弩之末，出现了许多危害人类生命的弊端，其原因是植根于西方的基本思维方式。西方强调征服自然，穷追猛打，一段时间内是成功的，但久之危及人类生存。他认为现在人们脑中要有一根弦，即东方的天人合一思想。如果梦想科技有一天能解决所有问题，那后果将不可收拾。

人类要实现人人有卫生保健的权利，还是要靠中医药。我最近收到一本书，叫《麦觉理中医》，副题是第一部反映中医在海外创业的报告文学。写的是我的一个学生，医史硕士杨伊凡，他虽跟我研究医史，但我强调医史研究不能脱离临床，所以他也跟我临床多年，还把我的学术经验输入电脑。后来他去了澳洲留学、打工，经过多年努力，现在他已经是澳洲当地的侨领。他凭借中医的疗效，在澳洲创业，还教西医用中药，当地大学的医学院也跟他合作研究肝炎。现在，他打进了当地医院，在当地正规医院开设了中医科，这是绝无仅有的了不起的成就，所以有作家记述他的事迹。你看，中医在国外正在渐渐立足，我们自己还有人怀疑中医有没有前途，这不是笑话吗？

（2000 年 9 月）

（二）人类不能没有中医

中医中药是中华文化的瑰宝，是几千年中华民族同疾病斗争的伟大成就。中医药不仅是中华民族的宝贵文化，也是世界人民文化的精华。但这并不是所有中国人甚至身为中医者所共识！21 世纪已向我们走来，展望未来，我认为——人类不能没有中医。

最近美国洛杉矶加州大学东西医学中心许家杰教授发表在《'99 澳门国际中医药学术大会论文集》的一篇文章，《美国医学现状及发展的概况和若干思考》。该文读后深受启发，更认为我的看法是符合世界医学的发展规律的——人类不能没有中医。

美国是当今世界医学的前沿代表，它的发展趋向值得我们研究。许氏文章认为 15 年来医学发生了很大的变化，称之为一场革命毫不为过。他说："目前美国社会约有一亿人罹患各种慢性病，……大量的事实表明，仅采用封闭式的医院为主的生物医学模式来防治这些疾病，是难以减低其发病率和死亡率的。这些因素促使美国医学从过去以急性病、传染病、住院开刀为主正在转变为慢性病、身心疾病和老年病、退行性病诊治和预防保健为主。医院数量不断减少，以住院手术为主的医疗模式也正在向社会化的网络模式，包括家庭病房和家庭护理方面转变。医学的主要任务已不是诊治患病个体，而是转向保护健康群体，防患于未然。"美国医学的这一变革，正是中医所长，中医药学、气功、保健运动（太极拳、八段锦、五禽戏之类）将是美国人所最需要的医疗保健服务。可见钱学森所说世界医学要走中医之路是正确的推断。

许氏又说："美国医疗费用的暴涨是引发医疗制度变革的主要原因。据统计1996年的全美医疗费用高达1035.1亿美元，占国民总产值的14%以上，预计到2007年的全美医疗费用高达2万亿元。……高涨的医疗费用虽然对促进现代医学模式的深入认识疾病的机理，提高疾病的诊治能力等方面起到重要作用，但也不能不看到昂贵的医疗费用并未有效地解决临床上存在的许多实际问题，尤其是对某些慢性病、老年疾病仍然一筹莫展。"又说："医疗费用的高涨，使得社会大众、国民经济和医疗保健制度和保险制度不堪重负，无医疗保险人数超过四千多万人。"在美国无医疗保险的人，有病要自己掏钱，可不得了！

许教授的文章是世界医学最先进国家的医疗面貌的写照。一个经济大国不堪负担其天文数字般的医疗开支，值得我们深思。美国的出路何在？许教授说："由于现代医学对慢性病和许多疑难病缺乏有效、简易和经济的治疗手段，以及某些西药治疗副作用多等问题，很多病人为求疗效、解除病痛、安全经济，不得不寻觅他医。……全美现有35个州和哥伦比亚特区批准针刺医疗活动。每年有一百万以上的患者接受针刺治疗，治疗人次达1千万之多。目前从事针刺医师达一万多名，从事针刺西医师约三千名。……以教授针灸和东方医学为主的学校高达55所。1998年全美草药的销售额约达35亿美元。每年按摩的人数约7500万人次，太极气功作为健身和防治疾病的运动，也越来越受到美国人的喜爱。"许教授身为美国名医，对中医有独到的认识，自学中医甚为勤奋。1992年请我去加州大学医学院和他一起会诊疑难病人，治之以中医药法，疗效肯定，坚定了他搞中西医结合之信心，并以事实说服他的领导和同事，其后乃建成东西医学中心。该中心的求医者之多为该医院之冠。因为他是华裔，所以该中心不以中西命名，名为东西医学，亦统战之道也。该中心实行从临床医疗到预防康复系列化和综合性治疗服务，成功地解决了许多西医棘手的疑难症和慢性病，取得了良好的社会效益和经济效益。1994 年开始为该医学院 4 年级和 1 年级学生开展短期的试点教学，经过培训，大多数学生能应用中西医两法对病例进行思考和分析，提出治疗方案，并能进行一些简单的中医技能操作。受到学生的欢迎。许家杰教授建议设立以我的名字命名的奖学金，并由他资助，每年美金 500 元。这一奖项，在我校已颁发六年了，足见许教授对发展中医学的热心。

从上述可见美国医学及其体制，是被称为当今世界最先进的，但从社会效益来衡量，并不理想，从经济角度去衡量，第一富国也承受不了！那么第三世界国家能走这样的路吗？世界人口已 60 亿，美国人口才两亿多，按美国的模式，人类的健康谁来保护呢？21 世纪能有多少地方，多少人口能真正享受医疗保健的权利呢？我认为必须大力发展中医，推广中医，以简、验、便、廉的中医药学术造福于全人类，这是我们的职责。伊拉克如果有中医药，就不怕美国的医药封锁，不会因缺乏医药枉死无辜人民。

（1999 年 10 月 10 日）

（三）中医药必须深化改革

西医是微观医学，中医是宏观医学，两者都是科学。但在 20 世纪，中医药学一直受排斥，被拒于"科学"门外，这是错误的。当然其原因很多，而主要的原因是世界上只承认西方的科学模式才算科学，凡与该模式不符的，便是"不科学"，中医既然不是微观科学，虽然中医能治好西医治不了的病，也不能算"科学"！最近有人说这是文化上的西方霸权主义。例如法国哲学家德里达今天仍说："中国没有哲学只有思想。"[注1]

20 世纪我国文化学术界有些人对传统文化的评价与认识欠全面，形成一种观点，认为要发扬中医，必须用西医的模式及理论去帮助中医药学。在这一观点的影响下，中医药学无论医、教、研，都借鉴西医的模式，直到今天已达半个多世纪。但由于中西医是两个不同的学术体系，西医的模式给中医药学术带来的束缚多于帮助，历史已开始证明这一点了，今天应该是觉悟的时候了。

原卫生部崔月犁部长1979年访问日本时，日本医学会会长武田对他说："你们中国有传统医，我们没有了，这个传统医是21世纪的医学，到了21世纪将被各国所承认，所重视。"崔部长认为："他说的有道理，日本取消传统医是个悲剧，是个错误，我们中国绝不能消灭中医，'不科学'之说不能成立，我们要承认中医是科学，研究这个科学，不能用所谓'中西结合'的方法把中医代替了。若把中医消灭，就会走日本悲剧之路。"（《月犁》崔月犁自述及纪念文章81页）崔月犁部长在这个思想指导下，经过努力争取，才有1986年12月的国家中医药管理局的成立。但怎样才能真正贯彻崔部长的遗志呢？若果要改造中医的观念不改变，是永远达不到振兴中医之目的的。

最近我接到某中医学院一位硕士研究生的来信。他说："第一年理论课，在十几门研究生课程当中，中医课少得可怜，大部分是西医课，即使有几门中医课亦是走马观花，与本科相差无几，这如何能提高研究生的中医水平呢！第二年的临床实习中，医院用的几乎全部是西医西药，对于中药有的科室用一些，有的干脆一点不用，我们真可谓中医学院的西医学生，怎奈对于西医亦很难达到炉火纯青。还有就是英语的学习，……时间和精力投入可谓大矣，这如何能达到您们老中医的一小部分呢？……，第三年做课题，养白鼠，用西医的化验来验证我们中药的效果，这又如何能将中医发展呢？明年，我们将踏上工作岗位，但我们自知自己的实力，中医没有进步，甚至已经不如三年以前，西医一知半解，仅能对付临床罢了，说不上深度……现在同学们纷纷考博以图发展，但考取又谈何容易，因大家考的大多是西医院校的专业，以希脱掉中医的外衣，换之以西医的外罩，以图适应社会的潮流，就连我班一些对中医赞不绝口的人也是同样认识，这怎不堪忧，中医之前途何在？难道就这样使中医从内部消亡吗？……甚至有些中医院也表示不要中医院校的研究生，而要西医院校的本科生。中医到底怎么了！这让我们中医学生如何去面对，我不敢想像到几十年后如果再有一次国民党时期的废除中医事件，那还有几位像当时那些老中医的胆量、气魄和水平像样的中医。"

这是一篇檄文，我读着读着，汗毛都竖起来了！但这是带有普遍性的现实，使人可怕的事实！中医教育培养的高层次人才，竟然不是中医，不愿当中医或中医院都不要的中医。而同样用三年时间拜师，继承名中医的学术思想与临床技术的学术继承人却不算高层次的学历，不如硕士博士。这是国家中医教育必须改革的重大问题啊！

与此同时我接到在澳洲悉尼的学生来信说："如今喜见西方国家中医发展如火如荼。上月二日纽省（悉尼）卫生厅已发下本省中医注册草案，说明澳洲各省中医注册在即，此举其他国家亦将效仿，中医在不远的将来，在全世界生根开花。"

前后二函，都说的是中医的命运，国内国外，一悲一喜，差别何其太远?! 这个现象还不值得我们反思吗？中国为建设有中国特色的社会主义，经过改革开放，用20年的时间一个勇奔小康的大国出现在世界强国面前。对最有中国特色的中医药学，今天必须改变思想，深化改革，否则有一代不如一代直至消亡的危险。改革的中心在改变用西医的模式去限制中医和改造中医的思想观念。现在用西方管理化学药品的办法，管理天然药物的中药，完全脱离中药理论和经验，恐怕将来准许用的中药也会越来越少。难怪有老中医说："国民党废医存药，现在废药存医。""中药西管"不利于中医药的发展，而大大有利于洋中药的进口。

中医药在一片繁荣景象的后面埋伏着衰亡——后继乏人乏术的危机！我国必须防止"泡沫中医"的出现。

可喜的是这位充满对中医热爱的年青硕士，他最后说："总有一天人们会认识到中医的价值的，我想中医应按照自己应走的轨迹向前发展。不再受别人的驱遣了。"读到这里，心中宽慰，中医之振兴是有后来人啊！

有人怀疑今天是市场经济时代，凡跟随不上市场经济的步伐，应自然淘汰。中医药在市场经济面前，会被淘汰吗？最近传媒，一再提到广大农村和城市中的困难户，不少因病至贫或因病返贫。按照西方的医疗模式，富如美国，也受天文数字般的医疗费的困扰，何况我们这个发展中国家。美国洛杉矶加州大学医学院许家杰教授在《'99澳门国际中医药学术大会论文集》文章中指出：1996年全美医疗费用1035.1亿美元，占国民生产总值的14%以上。许教授说："花了那么多钱，并未能有效地解决临床上存在的许多实际问题，尤其对一些慢性病、老年性疾病仍然一筹莫展。"由于医疗负担重，无医疗保险的人口超过四千万。四千万人在美国不是个少数，相当于总人口的1/7。

试问西方这样的医疗模式，我们中国能承受得了吗？向世界接轨，接这样的轨，我们接受得了吗？中国要解决人人有医疗保健的权利，我认为非大力发展中医药事业不可。

目前由于用西方医疗模式管理中医院，硬要把一向医药一家的中医院强行医药分家。中医院资金不足，不如西医院有各项检查收入和昂贵的手术费收入，而经济困难重重了！有些中医院已向西医院转型，所以宁要西医院校本科毕业生也不要中医硕士生，这是一种错误的倾向。中医院的出路在于有没有高水平的中医人才。如果医院有三几个有中医特色又过得硬的专科，有三五个顶尖的中医人才，整个医院便会全盘皆活了。市场竞争就是人才的竞争。因此培养真正的中医人才才是当务之急。转向是没有出路的。

中医、西医都是科学，中西各有所长，中西互补，人类不能没有中医。中医具有简、验、便、廉的优势，对于我国、第三世界以至西方世界，中医药都将是人类健康事业不可缺少的重要组成部分。那么从中国13亿人口的需求来看，从世界60亿人来看，需要多少中医人员才能满足世界的要求呢？据统计，我国现有西医人员558.39万人，中医人员只有40.72万人，差额太大了！但更重要的是高水平的中医能占40万的几何？！40万比之60亿，差得太远了。据说当今5000万人口的英国有中医诊所3000个；1500万人口的荷兰有中医诊所1600个；3000万人的加拿大有中医诊所3000个；澳大利亚1900万人口有中医诊所4000个。[注2]还有广大的亚、非、拉呢？

如果办中医院没有信心，把全国的中医院都变成二流的西医院，对中国对世界的卫生事业有什么帮助呢？反之，全国的中医院人才辈出则中医药学将大放光芒于世界，这对中国对人类将是多么大的贡献呢？！

中医之振兴，教育先行。中国人民需要中医，世界人民亦不能没有中医药。但愿中医教育能进行深化改革，纳中医教育于正轨，培养出千千万万高水平的真正的中医人才。把中华文化的瑰宝、中国第五大发明——中医药学贡献于世界。

中医之兴亡匹夫有责，作为中青年中医，责任重大而神圣，该怎么办呢？我认为除了争取多参加全国性的学习班之外，必须端正对中医的认识，坚定信心，要树立为振兴中医而拼搏的精神，并在这种精神鼓舞下进行中医经典著作大温课；拜真正的高水平的中医为师。现在出版的名中医著作不少，其中有不少宝贵的值得学习的内容。边读边验证于临床，成为全国当代名医的私塾弟子，乐何如哉！

临证——读书——思考——临证——总结提高（或实验研究），如是循环往复，终身实践，是一条光明大道。

相信中医的医、教、研，实行深化改革走自己的路，则 21 世纪将是中医药学腾飞的世纪。

注1：见《光明日报》2003 年 1 月 21 日 B4 版《中国哲学的问题》。

注2：见《南方日报》2002 年 12 月 20 日对话栏目《将祖宗传下的衣钵打造成金饭碗》一文。

（2003 年 2 月 26 日）

（四）再论中医药必须深化改革——我的担忧及几点意见

引言

美国波士顿《环球报》2004 年 7 月 27 日报道：《医疗事故造成的死亡人数比原先估计的多》（记者斯科特·艾伦）一文指出："根据一项新的研究报告，死亡于本可避免的错误的医院患者数量可能比原先估计的多一倍，而且毫无减少的迹象。这一发现将使医疗事故在全美死亡原因中位列第三，仅次于心脏病和癌症。"（见《参考消息》2004 年 7 月 29 日 P6.）

这则报道把西方医学最先进的国家的医疗实况，真实地公之于世界了。

美国《洛杉矶时报》报道：《疾病社会的症状》（作者约翰·巴尔扎尔）一文指出"2003 年，要求美国人列出他们对未来的担心时，医疗费用被排在恐怖活动、犯罪、工作保障和股市投资亏损之前。……过去两年中，约 7500 万 65 岁以下的美国人曾有一段时间没有医疗保险，几乎占美

国三分之一，其中2000万是儿童。"（见2003年7月28日《参考消息》）

上述是西方头号国家医疗保健的真实写照。最富有的国家，按他们的制度与科技无法解决人人有卫生保健的问题。中国是发展中国家，按照西方的模式，能解决我们人民的保健问题吗？

中国医药绝对不能与西方国家接这样的"轨"。

可惜我国不少医院努力效法西方，甚至已超过西方。各种检查、手术、用药，不是以人为本，而是看是否有公费医疗，是否有钱，甚至不管有钱没钱。医院最关心的是医院医护职工的奖金与工资。这一风气也是造成中医院不姓"中"的主要原因之一。

赢利性医院的逐步出场，令高水平的医护人员将被挖走，为富有人家服务。数千年来有"仁心仁术"之美誉的职业、变成企业，再世华佗，变成赢利的工具，究其原由，是西方文化侵略的结果。一切高级贵重的仪器、检测试剂、药物都购自西方，到底我们是为谁服务呢？"三个代表"是不能只用嘴去实行的，我们应发挥独立思考去拟订政策。

1. 扫除障碍

（1）"科学"——中医头上的紧箍咒　"五四运动"提倡民主与科学，是一次成功的解放思想的运动，其功不可没。但有后遗症，就是对传统文化打击过了头。中医作为传统文化的重要组成部分，其受到冲击，自不可免。何况大学问家俞樾（1812～1906）早就提出"卜可废，医不可废乎？"成为废医存药论的始作俑者，他是余云岫的祖师爷。正如毛嘉陵同志《东方有科学》所指出的：查维新派梁启超患血尿，被西医错把他的无病的右肾切掉，他知道"这回手术的确可以不必用"。但他仍然愿意为西医打圆场，并不忘向中医踢一脚说："至于诊病要用这样严密的检查，不能像中国旧医那些阴阳五行的瞎猜。"（见《中国中医药报》2004年9月1日P5）

中医是不是科学之说至今已争论了一百多年了，可怜的是现在有些高学历、高年资的"中医"也承认中医不科学。根据我的观察，对中医产生怀疑的学者大多数是脱离临床的，或者是以西医学指导临床的。因其脱离中医临床，或不用中医理论指导临床，无法印证中医理论之正确与可贵。凡对中医热爱者，必是运用中医药治病有心得者。

什么是"科学"？必以西方理论为依据，并且某些专家又把"科学"神化了。依据西方的定义去衡量中医，中医就被拒于科学之门外。比如在20世纪80年代，有位老中医提出中医大学应招一些文科生，马上有人在《健康报》上质问他知不知道医学是自然科学，好像这位老中医很幼稚。其实当该专家发表高见的时候，世界科学已提倡自然科学与社会科学多学科交叉以发展科学了。我们现在不是已开办"非医攻博"的博士学位班了吗？由此可见中医不是落后，而是走在前头走得太远了，反而说你不科学，中医学应该说是后现代的科学。

邓小平提倡"实践是检验真理的唯一标准"，中医之真理在疗效，不在实验研究，是要病人点头，而不是要老鼠点头才算。

2003年SARS之战，广州中医药大学附一院治疗60例，无一例死亡、无一例转院、医护人员无一例感染，达到三个"零"的要求。广州呼吸病研究所治疗80多例，其中中医介入治疗者71例，在这71例中，死亡者仅1例耳！北京中日友好医院纯中医治疗16例亦无一例死亡。且至今观察凡中医介入治疗者激素用量少者，未见股骨头坏死、肺纤维化等后遗症。香港医管局请我校第二附院两位不满40岁的年青女专家林琳和杨志敏去香港会诊，得到香港西医专家的好评，获得香港特首董建华先生颁发的金质奖章。这两枚金奖，应该和奥运会的金奖同重！

以上的事实还不足以说明经受SARS考验的中医学的真价值吗？大唱"中医不科学"者，自己不科学也。

"科学"这一紧箍咒可以休矣！

（2）肃清"王斌思想"的影响　王斌认为中医是封建医，应随封建社会的消灭而消灭。但消灭中医会遭人民反对，他吸取余云岫的教训，提出"改造中医"的办法，以图达到消灭中医之目的。"王斌思想"虽然受到点名在《人民日报》公开批判，后来被撤去卫生部副部长之职。但"王斌思想"却象幽魂一样时隐时现，影响深远，从行政部门直至有些中医群中：几十年来改造中医是成功的。

无论教学、医疗与科研，一言以蔽之曰——重西轻中。很多问题都出在"轻中"上，其根源在于轻视中华文化而"崇洋"之故。中医是中华文化的瑰宝，应大力予以提倡以肃清"王斌思想"的影响，深入改革。

2. 大力贯彻宪法精神

我国宪法第二十一条："国家发展医疗卫生事业，发展现代医药和我国传统医药……"《中华人民共和国中医药条例》第三条："国家保护、扶持、发展中医药事业，实行中西医并重的方针……"以上条文说明在发展现代医学的同时，发扬传统医学，实行中西医并重。回顾历史，环望全国。中西医远远未能并重。以中医医院为例，不少县级中医院，有生存危机，因而意图向西医转型。已坠入恶性循环而此后将不再姓"中"了！

不少中医院是从民营"联合诊所"或在卫生院改一个招牌而成的，当一批名老中医安在之时，还可以过日子。由于不注意传承工作，形成断代，后继乏人乏术，日子不好过是必然的了。

当然也有不少例外，比如广东省佛山市中医院，是由几位名中医的联合诊所开始的。由于坚持中医为主的方向，主要靠自己的经营而有今天可喜的成就，坚持发扬中医特色带来了显著的效益，他们以自己经营为主筹建的中医院大楼的楼顶可升降直升飞机。但与佛山市人民医院的规模比较，还是差了一截。希望佛山市政府实行中西并重，今后对中医院的建设有所例重，让人民得到中西医的双重保健，以认真贯彻"三个代表"的重要思想。

3. 发扬中医之特色，以振兴中医

"建设有中国特色的社会主义"是邓小平理论的核心。《邓小平文选》指出："各项工作都要有助于建设有中国特色的社会主义"。近20多年来，落后的中国，就靠实行邓小平的总设计而富强起来了，这是有目共睹的。

中医药是我国医药最具中国特色的文化瑰宝。它是几千年来中华民族与疾病斗争的伟大文化精粹，这个精粹是不能丢掉也不能拿去市场出卖的。

最近有些文章说"特色不等于优势"，那中国近20多年之能够和平蜕起，靠什么呢？如果不按照邓小平"各项工作都要有助于建设有中国特色的社会主义"能成吗？苏联实行改革，中国也实行改革，但结果不一样，其精髓在于我们在建设有中国特色的社会主义。

还有一篇文章大谈市场经济，可以不要特色。他把"特点"看作"特色"，而且把应该改革的也看成是"特色"，把特色与改革割裂开来。把广东省中医院近四年来提倡"大温课、读经典、跟名师"（今年该院两位西医专家——博士生导师，也拜名中医为师），把大力发扬中医之特色说成是中西医结合的成果，这是对广东省中医院发展真相的歪曲。广东省中医院一天药材的配剂量今天已发展至每天配药 5 吨左右，用中药汤剂治病的分量明显可见。这还不足以说明是突出中医特色的结果吗？作者说中风急性期非西医治疗不可，可能作者和有些地方中医院是这样，但是任继学老教授等名老中医和广东省中医院则不是那样。

中医丢失得太多了，丢失了或者没有掌握到火候。以自己的水平称为"特色"，的确，这样的"特色"就不等于优势了。

论市场，中医在 20 世纪 80 年代就已走向世界了，市场大得很呢，根本问题在于有没有中医的真功夫。千万别把自己看成是中医学的代表。认为我这个能治，那个不能治，就是中医不能治。某省三甲中医院的心脏科主任，感叹地认为心脏病科已把中医开除了，但后来一个严重心衰的病人，西医办法用尽，越来越危殆，最后请一位民间老中医，辨证论治，重用附子，抢救过来了，这才惊叹原来是自己的中医未有学好，应开除者是不够格的中医。

应该说，中医药市场不景气，其原因直接与中医水平下降有关而不是其他。"酒香不怕巷子深"，市场是有的。广东省佛山市南海区有个妇幼保健院，原来是区级西医院，后来请我校毕业生当院长，把该院变成有中医特色的妇幼医院，用中药外洗内服加头皮针治小儿脑瘫出了名。常年接受从欧美等五大洲来的患儿。该院病人如潮，再不建新楼就不能满足病人的需要了。试问，如果保持原来西医妇幼保健那一套，没有中医之特色，会有这样的市场吗？

中医药学是中华文化的瑰宝，是世界人民的科学财富，我们必须继承发扬它，才能对得起祖宗和世界人民，中医药学不仅仅是一种谋生之术。

4. 解除西医模式的束缚

几十年来无论医、教、研、药，都以西医的模式为准绳。现在看来，这一模式，对中医之束缚多于帮助。必须按历史唯物主义与辩证唯物主义重新作深入的研究进行整改。

中医医院已越来越不姓"中"。一壶中药可有可无，成为摆设，因此中医院宁要西医院校本科生也不要中医硕士生。

当然中医教育也有问题，原卫生部部长崔月犁说："中医大学培养出来的本科生是两个中专的水平。"

上海中医药大学的一位博士生告诉记者（郝光明）："中医院校的硕士生做实验到细胞水平，博士生做实验到基因水平，这种中医还是中医吗？"可谓一针见血指出中医教育的病根在哪里？在于以西医之模式办中医之教育，难怪有人说有些博士不会用中医治病。

硕士、博士英语必须达到四、六级，但医古文水平可以不管。教授、主任医师之职称评定，必须考外语，后来毕业者已不准考医古文了。有些博士生写的字简直使人烦恼，说明中医之教育已远离中华文化，向往西方。请问一个高学历的中医，他的学术源头在中国还是在西方呢？机械地用西医教育去培养中医之专才。南辕北辙，如此下去，这样培养出来的硕士、博士，一旦居于领导地位，按他们的理念办中医一切事业，则中医之消亡，指日可待了！

一言以蔽之曰：以西医学之模式办中医药事业，是对中医药学执行"宫刑"也。或以为邓氏言之过甚了。下面让我谈谈中药方面的问题。

关木通问题。外国人用含关木通之药服用以减肥，出现肾衰。大事宣扬，不追究服药不当而归罪于关木通含马兜铃酸，借机以打击中医药。我国药监部门屈从于西方，舍弃中医之理论，竟将关木通列入禁药，最近又株连到青木香等药，这是一种自杀行为。《中华本草》644 页在关木通使用注意项下写道："内无湿热及孕妇慎服。关木通用量过大，可引起急性肾功能衰竭，甚至死亡。"写得明明白白，不归咎于用药不当，而禁用有用之药，这是愚蠢的行为。何况还加罪于凡含有马兜铃酸之药，青木香等也不能用。请看看西药，造成儿童聋哑的主要致病原因之一是由于抗生素的副作用，抗生素过敏可以致人于死地，……，我就有几个朋友死于青霉素针下。为什么西方没有因此禁止使用抗生素，而今短短 2 年在中国却已有三味中药被处以死刑了呢？！

"医师掌医之政令，聚毒药以供医事"。（《周礼·医师章》）有毒的药何止关木通。《素问·五常政大论》："大毒治病，十去其六，常毒治病，十去其七，小毒治病，十去其八，无毒治病十去其九"。如果凡药之有毒者都不能用，则中医可以休矣。中药有中药之理论，有炮制学之应用，今把中医药的理论与经验都一笔抹杀，唯西方之命是从，则中医之受"宫刑"才刚刚开始耳！

5. 建议

（1）中医之发展人才是根本

①中管局的名医工程，十分重要，希望抓紧进行。

②为了使人才的使用做得更好，建议名老中医之学术继承人，其出师之证书，应写明：该学历等同于博士学位。这一学历，按中医水平他们受之无愧，中医学术不致断代，这一辈学者的责任重大。

③名老中医学术研究纳入科技部中长期计划的确是当务之急，相信一定能做好。

④设三个科研项目：

——东西南北中进行教学效果之调研，包括

对历届本科毕业生，调查其中医学之水平；

对硕士、博士毕业生的中医水平及其研究项目与成果。

——调查全国 100 家中医院，中西人才结构情况，中医学术带头人的中医水平，中医治疗率，中西药的使用比例。参加查房观察其病例讨论中中医成分有多少等等。治疗率可以作假，观察病例讨论相当于剖腹探查。

——调查若干研究院的科研方向、项目及其成果，再组织中医科研论坛，寻找发展中医药的高速公路。

（2）中医高等教育必须培养出合格的中医　像外语评级一样，除了各科考试必须合格之外，另设三级中医综合考试。

一级：考中医基础理论及中药，方剂诊断，中药要记 400~500 味，方剂要记 300~400 首，舌诊、脉诊考实际操作。

二级：考四大经典及辨证论治（辨证论治可用病案分析的方法）。

三级：临床测试，可于实习后期面对病人临证诊治。

（3）研究生教育，应以中医临床型为主，兼及其余　现在全国以至全世界最欠缺的是有真本领的铁杆中医。即中医理论与临床技术都过得硬的高水平中医。因此硕士、博士生的教育，除少数搞实验研究之外，绝大多数应是临床硕士和博士，以便把中医的临床水平不断提高。培养成千上万这样的铁杆中医才能满足 21 世纪全中国以至全世界人民的需求。

当然一个铁杆中医，如果他的外语和西医都达到较高的水平，并能运用新科技与中医药相结合，进行临床研究与实验研究以振兴中医，这样的人才越多越好，但必须首先是一个铁杆中医。

（2004 年 9 月 25 日）

（五）中医院的改革与发展路在何方

中医院有两条生命线，一是市场，二是中医的学术。市场是存在的条件，中医学术是中医院之根本。中医院的改革与发展，既要争取市场，也要不断提高中医学术。在争取市场方面，有很多工作要做。例如首先是要提高服务质量，市场经济，病人是上帝，我们应提供高水平、高质量的服务，让病人满意。同时，争取市场还要培育市场和引导市场，加强宣传中医药的疗效及优势，纠正部分人对中医错误和不全面的看法等，中医院要加强"公关"力度。

但是中医院要发展，仅有服务还不够，还要靠我们的医疗水平。对于中医院而言，这当然是指中医中药的水平。这么说并不是排斥西医，中医院适当引进高水平的少量西医是有必要的，但是，其目的在于发扬中医。必须发挥中医简、验、便、廉的优势来解决好病人的问题，才能立足，因此提高中医药学术是我们的生命线。不少人反映在中医院病房里用西医多于中医，学生在病房里学不到中医，病房的中医生自己不相信中医等等，一下要纠正这些问题不易，但是必须下决心扭转，这是关系到中医院甚至中医药事业的生存和发展的问题。希望中医院能把提高对中医的信心作为医院当前的中心工作来抓。

该怎样做呢？近两年广东省中医院接纳我的一些建议，办出了一种模式，他们从全国各地聘请有真才实学的名医，让院里中青年医生拜师当徒弟，后来又让徒弟带学生，形成了一个学习中医的梯队，现在，该院的中医氛围已经很浓厚了，而且在临床上尝到了运用中医药治病的甜头。当然这个模式不易推广，完全靠几十位老中医带徒，不能满足全国的需要。怎么办？可以采取自我温课、自我提高的办法。

说中医药是个宝库，宝在何处？一是汗牛充栋的古今文献，二是真正的名中医的活经验，三是群众中有一技之长的验方秘技。我们可以从这几个方面着手，文献是最大的宝库，所以：

第一要大温课，也可以说是补课。重温四大经典，四大经典培养了中医的辨证思维。中医如果衰亡，首先亡于失却中医的思维。发热的病人来了，有的青年中医首先考虑是什么细菌感染，用什么抗生素，却不去考虑中医如何辨证，这样下去，百年之后还有中医吗？四大经典里，伤寒、温病，都是治疗外感热病的良师，并未过时啊！没有对中医的信心，就会自我从属于西医。至于温课如何组织？可以用20世纪50年代江苏省中医进修学校的办法，当时全国各地医生来学习，主要是自己教自己，组织起来温课，一些人温温病，另一些人温伤寒等，然后互相讲课，每期积累下资料，下一期接着搞，这样几年下来，教材就这样编成了，人才也培养出来了。据说著名中医院士董建华，院士程莘农，都是这个学校培养出来的。建议医院组织年资高、有水平的医生作导师。带领中低级医生温课，培养年青一代。四大经典我认为可以从近到远，先从温病开始，较容易入门和上手，尝到甜头，更有信心，当然也可以根据当地的条件，设计温课方式方法。

第二是向全国名医学习。不可能都去请名医来当老师，但是名医的著作很多，现在出了好几套名医经验专辑，中医院可大量买进，提倡青年医生购读。我看现在医院医生办公室的书架上，没有几本中医书，光读《实用内科学》之类西医书，提高不了中医的临床水平。应该以全国的名中医为师，搞什么科的就学那一方面的名医，学习他们的临床经验，当私塾弟子，山东出版的《名老中医之路》是一套好书，读后使人信心倍增。

第三要形成讲中医的学术风气。要多搞学术活动，老师不一定到外面请，可以自己讲，由高年资医生来讲自己的学术经验，内容要以中医为主，不一定局限于某一科，各个科互相听，互相启发。病房里病历讨论也要讲中医，当然不反对有西医内容，因为我们要双重诊断，西医诊断越准确越好，但应该主要讨论中医，这样才能提高。还有，中医院不要一味送青年医生去进修西医，中医书没读好，去进修西医是舍本逐末。

象以上这样搞下去，会搞出成绩来的。你一个病搞好了，搞出特色，全世界都会往你这儿来。我治肌肉疾病，最近还有俄罗斯、法国的病人不远千里来看。关键是用中医的辨治摸出路子，能解决问题，这就是世界最先进的。

上面讲了继承，还想谈谈如何创新。首先，只有在继承的基础上才能创新。这样讲好象很绝对，但对于中医来说是有道理的。中医宝库里有许多宝，现在挖掘出来就是新的，老跟着西医走，以自己的条件能创新吗？其次，要对准当前的问题去创新，当前的问题是什么？是医药费用越来越高，抗生素等药源性疾病越来越多，病人受不了。我们发挥中医药优势，可以不用或少用抗生素等药，可以简、验、便、廉。还有新的疾病发生，用了中医的思维，辨证论治也可以研究解决。再次，要强调热爱中医药的敬业精神和职业道德，中医是中华文化的一部分，我们要有发扬中华文化的责任感，这是创新的动力，没有这个就什么也谈不上。

此外，中医院一定要解决好抓药与煎药的问题。煎药的火候、质量，夜间和急救用药的煎取，一定要有保障，不然中医的疗效靠什么体现？中药是我们的武器。当然我们还有针灸、按摩，以及心理治疗等多种武器，中医院应重视综合应用这些疗法，这也是中医药的优势之一。总之，广大人民需要中医中药以解决保健养生等问题，而作为中医院，有责任以高质量的服务，高水平的中医药技术为人民服务得好上加好。不断提高中医院医生的中医药水平，是中医院生存的根本，是光明正大之前途，不可等闲视之也。

(2002 年 1 月 25 日)

（六）万里云天万里路

有人说中国科学自 15 世纪以后便开始衰落，若就中医学而言，此言不确。中医药学在 20 世纪上半页受到摧残与压迫，但 20 世纪 80 年代却开始走向世界。其所以然者，因为中医学"是一个伟大的宝库"（毛泽东语），有人称之为中国第五大发明。

一

早在春秋战国时期，诸子蜂起，百家争鸣，医药卫生已有四大学派：

"医经"、"经方"、"神仙"、"房中"。后两派由道家继承。《汉书·艺文志》列经方十一家，医经七家，后存《神农本草经》与《黄帝内经》。东汉三国名医有外科鼻祖华佗，可惜失传。幸有医圣张仲景，用"医经"家的理论整理"经方"家的方药，为中医的临床医学奠定坚实的基础。晋代的《脉经》，隋代的《诸病源候论》，使中医学的诊断与病理学进入新的高度。公元443年，政府已有初步的医学教育，有太医博士、太医助教等医官设置。公元624年唐代的医学教育已发展至比较完善的程度。其所设立的太医署，主要是培养医学人才，既是教育机构也是医疗单位，由行政、教学、医疗、药工四部分人组成，有医科、针科、按摩科、咒禁科等。医科包括：体疗、少小、疮肿、耳目口齿、角法，按摩科包括伤科。先习基础课：《素问》、《神农本草经》、《脉经》、《甲乙经》等，然后再分科学习，月、季、年都有考试，学习九年仍不及格者，即令退学。中医之医学教育比之意大利九世纪成立之 Salerno 医学校早二百余年。而且分科比较详细，除中央之外地方也有医学校与家传及师徒之教育并列。

唐代已有官颁药典——《新修本草》。宋代有官颁方典——《太平圣惠方》（成书于公元982～992年，全书共1670门，载方16834首）。1046年经何希彭选其精要，辑为《圣惠选方》，作为当时的教科书。宋代医学教育有较大的发展，太医局设九科，学生名额达300人，元代继之分为13科。

医学发展，医著日多，时间久远，历代传抄，讹误甚多，加上宋代印刷术已有较高之水平，政府特设校正医书局，校正历代医学著作。这一工作，用今天的话来说是一项艰巨的系统工程，其功甚伟。医学从此更易普及，为金元时代的医学争鸣打下基础。金元时代有刘、张、李、朱四大家。《四库全书提要》说："儒之门户分于宋，医之门户分于金元。"金元之后，各家学说纷呈，明清医学大为发展，特别是传染病学上的成就可谓前无古人，20世纪上半页仍然走在世界之前列。

鸦片战争以后，西学东渐，中医学自发进行改革，产生了"中西汇通派"，虽然没有什么成效，但足以说明中医并不排外，并不保守，但当时西医的水平不高，中西医学是两个不同的学术体系，当时的学者的确无法汇通。

1929 年国民党政府通过了余云岫的"废除旧医以扫除医药卫生之障碍案",虽然遭国人反对,未能执行,但中医从此便处于被轻视、歧视、排斥的地位。解放前中医药事业已奄奄一息,解放初期又来了个王斌(卫生部副部长)继承余云岫的衣钵,企图改造中医,中医又受到严重的打击,幸得毛泽东、周恩来等老一辈革命家及时觉察,给王斌以公开批判,并撤职,但中医仍未逃脱"从属地位",直至 1986 年 12 月国家中医药管理局成立之后,有一个组织专门管中医药的事业与发展,中医药事业才真正开始摆脱"从属地位"。十多年来中医之发展,使世界瞩目,并于 20 世纪 80年代走向世界。这就说明中医作为一门科学,推而不倒,受压近百年而不衰,直到今天科学发展一日千里之际,仍能屹立于世界科学之林,充分证明中医药学的确是一个伟大的宝库,人类不能没有中医。

二

中医近多年历尽劫难而不倒,是历史事实,但在时代对比之下,如何认识这古老而又新颖的中医药学实在不容易,有人说中医有经验而无理论,有人说中医能治好病,没有实验研究,不能算是科学,又有说中医是哲学而不是医学科学。这些都是以西方医学观,西方的文化观作为衡量标准的结果。

中医学是中华文化的瑰宝之一,具有中华文化的特色。吸收中华文化的天人合一观,形成天人相应的医学观,而世界医学的模式最先是生物模式,把人放在生物低层次之中,最近进了一步发展至生物、心理、社会模式。中医是把人放在天地之间对人进行研究了几千年,从理论层次看高了几层。

中医学不是哲学,而是医学与哲学相结合、与多学科相结合的产物,就因为在一个正确的哲学观指导下而不断不展的。例如中医辨证的"八纲"寒与热、表与里、虚与实、阴与阳,不就是矛盾的四个方面吗?但每一纲所讲的是证候而不是哲学。八纲的充实与提高,其间用了近二千年的时间,靠这八纲及其他辨证方法,中医可以面对全新疾病谱,从中找到诊治的方法。比如我研究"重症肌无力的辨证论治",靠的是中医的系统理论而不是动物实验。

西医走的是微观的道路。中医走的是宏观的，以人为实验对象的路。中医过去也曾有过动物实验，但主要是通过在系统理论指导下的对人及病人的保健养生诊治活动长期的大量的观察与总结得来的，是无数信息构成的。而不是从狗、兔、鼠实验得来。相传神农尝百草而有医药，《本草经》的药效其始正是以自己为实验动物得来的。

20世纪60年代中医界曾讨论什么是中医的理论核心。大多数认为是——阴阳、五行、藏象、经络。一切防病、治病、养生、康复的理论，都由此而派生。若用现代的系统论、控制论、信息论以审视中医学，就会豁然开朗，知道中医精要之所在与合乎科学之理了。"经络"就是中医学的信息网络系统，形态学上未能找到不等于它不存在。世界科学界必须重新认识中医，我国学人更要正确认识中医。

邓小平强调"检验真理的唯一标准是实践"，请让我提出一些实践的例子。

中医没有微生物学，但直到今天，治疗病毒性传染病，疗效远高于西医。20世纪50年代治乙脑，20世纪90年代治流行性出血热，南京与江西共治疗1000多例，设中西医对照组，两地的疗效都明显高于西医组。治疗肝炎，大陆大多数传染病院现在是用中药为主的。在澳大利亚我的学生杨伊凡用中药治丙肝，经过严格的科学研究，其疗效在该国医院已得到证实。我认为艾滋病的治疗也将由中医药去攻克。抗生素退不了的高热，我曾用补中益气汤之类补药退了。有人说中医治不了急症，五六十年代西医学习中医的中西结合研究，不少急腹症不用开刀，急性胰腺炎用中药治疗疗效使人满意。我们学校张景述教授，用稀饭加骨炭末再加蓖麻油外加中药一剂治一例10个月男婴误吞一个六角形螺丝钉（钉长约3cm），会诊时已是第三天，患婴高热、惊叫、抽搐，药后十小时螺丝钉粘满骨炭粉自肛门排出。至于慢性病，查不出病名的患者，中医治疗有时却得心应手。心理治疗中医医案所记应有一千几百年历史，七情为病早已在二千年前便明确提出来了。又如中医认为肺有非呼吸功能，脾有免疫功能，都比西医早了近二千年。

西医认为肝硬化是不可逆的，但我也治好过一些这样的病人。例如香港的薛先生、黎先生。过去不能讲治愈，讲人家也不相信，现在有微观检查为证，就可以讲能治愈。

中西医是两种不同的医学，各有短长，功能互补，不能偏废。但从理论高度来看，西医的基本观点是在逐步向中医靠拢中。西医讲微观，中医讲宏观，微观取得科学上的飞跃发展，宏观同样取得了不起的发展。不能说只有微观才科学，宏观不科学。试举例言之，我是从宏观角度研究重症肌无力（myasthenia gravies，MG）的。全世界西医治疗该病办法是一致的：吡啶斯的明＋激素或胸腺摘除。西医实验证明该病是神经肌肉接头传递功能障碍的自身免疫性疾病。一切治疗方法都用"攻法"，但效果并不理想。我们中医从宏观方法研究此病，我的结论：本病是"脾胃虚损，五脏相关"之证，治法以大补脾胃，兼补五脏为主。我用的是补法，我们的研究获 1991 年国家中医药管理局科技进步一等奖，1992 年国家科委科技进步二等奖。我临床研究该病数十多，组织人才进行"七五"攻关研究取得成果。

西医自 1895 年 Jolly 根据本病之症状特点命名以来，世界上进行了许多研究，直至 20 世纪 60 年代，随着免疫学说研究的不断深入，重症肌无力的病因病理诊断治疗取得新的进展。论确诊西医长于中医，论辨证治疗，我敢说中医暂时领先于西医。就此病而言，西医千方百计研究"病"之所在，忽视所以发病的更高层次的脏腑阴阳气血之失调，未能从整体掌握，故对此病无法根治。我们的研究详见《邓铁涛医集》第 62 页。

总之中西医各有所长，可以互补其不足。

展　望

人类对健康的要求，展望未来，应该是：

（1）人类将摆脱化学药与创伤性的检查、治疗所带来的痛苦、副作用与后遗症，医学要讲人道主义。

（2）"上工治未病"，医学将以养生、保健为中心，使人人生活过得更愉快、舒适、潇洒。医学将以"保健园"的形式取代医院的主要地位，医院将成为辅助机构。

（3）医药学除了是科学范畴之外，将融入文化、美学与艺术，使医学从人体的健康要求上升到精神世界的美好境界。气功、武功、文学、美术、音乐、歌舞、美食、药膳、模拟的环境，梦幻世界成为"保健园"的重要组成部分。接受维护健康是快乐的事而不是苦事。

（4）21世纪，几十亿第三世界人民短期（数十年）内仍未能摆脱贫病的折磨。要解决人人有卫生保健的民主权利，要求医药必须"简、验、便、廉"，而不是天文数字的医药费开支。

（5）艾滋病、癌症、疟疾、心脑血管病——攻克，要靠回归自然，要靠绿色医学革命的发展。

按展望的要求，在21世纪，中医药学是大有作为的。中医不仅是现代化社会所必须，而且将是后现代医学的重要组成部分。

中医之路，"路漫漫其修远兮"，值得大家去上下而求索，以造福于人类。

（2001.3.25 于广州）

（七）中西医结合的方向

——北京香山科学会议第253次学术讨论会中心议题报告

一

医学是为人类健康服务的，但在资本主义社会，医学又是为一系列产业服务的。以美国为例，2000年医疗卫生支出1.3万亿美元，占GDP的13%，占全球医疗卫生支出总额的43%。即使如此，美国仍有15%的人口享受不到基本医疗卫生保障。尽管花了那么多钱，医疗事故却成为美国人的第三杀手（《参考消息》2004年7月29日转载美国《波士顿环球报》7月27日报道）。美国是西医学的最先进国家，其为人民健康服务的结果如此，这是一道世界难题，如果走美国医学之路，前途是不堪设想的。

解决这一世界难题，最好的办法是世界医学引入有五千年光辉历史的中医药学。我认为这就是中西医结合的大方向，因为中医的优势在于简、验、便、廉。

2003年治疗SARS，广州没有大量购入人工呼吸机，而广州的SARS病死率（4%）远低于香港的（17%）。广州中医药大学附一院急诊科收治确诊SARS患者48人，无一例需用呼吸机，而取得零死亡、医护人员零感染的成果。对新的疾病来讲，中医是一支可靠的力量。

由于针麻的成功，再加上我国神经科学家研究其机理，认为针刺之所以能止痛，与产生"脑啡肽"有关，于是 20 世纪 80 年代以后中医之针刺术在欧美受到重视。正如《广州日报》2002 年 4 月 17 日报道《中医惠及120 个国家》认为，全球接受中医针灸治病人数占总人口 1/3。

又如"青蒿素"之研究成功，特别是我校热带病研究所研制的第二代复方青蒿素，由 7 天疗程，提至 3 天疗法；第三代为 48 小时疗法。他们防治疟疾的路已从中国到越南，目前正在柬埔寨进行中，他们的目标是在全世界消灭疟疾。

艾滋病，继何大一鸡尾酒疗法之后，我国近年中医药介入治疗，已初见成效。其优点是既有一定效果，又无毒副作用，前途十分光明。

中西医结合的最大方向，是造福于全人类。要达到这个目的，首要的任务是挖掘中医药学之精华。正如毛主席所说的："中医药学是一个伟大的宝库，应当努力发掘，加以提高。"

二

中西医结合的提出，已有半个世纪，各家看法不一。如《中国中医药报》2005 年 3 月 28 日文章《中医发展应走中西医结合之路》，文章指出中医三大痼疾：复古、信老、抱残守缺。因而提出"中医西化"是实现生存的必然选择。最后认定"中西医结合是中医振兴和发展的一条重要出路"。

该文肯定中西医结合就是中医西化，中医应走被改造之路，这是中西医结合的又一种方向，从百家争鸣的角度论此文之出发点无可厚非。但如果把中西医结合看成是为了中医的生存，这个方向未免太渺小了！把学术发展看作为行业宗派求生存就错了。

回顾中医的发展史，的确易使人误解，因为中医药和中华文化一样已有五千年的历史，二千年前已奠定理论基础，历史悠久但其内涵则博大精深。19 世纪以来先经过自我反省，产生了中西汇通派。20 世纪前半叶中医几乎被国民党所抛弃。解放后深受王斌思想所影响。有幸得到党中央、国务院和人民的重视，发展传统医学被写入宪法。差不多全国各省、市、自治区都有中医学院。这是正确对待传统文化的英明措施，由于历史和种种原因，中医药的受重视程度与西医相比还有差距，至今并未达到"并重"的地步。

中西医结合，必须站在平等的地位之上。

三

从辩证唯物史观来看，21世纪中华文化必将复兴，中医药学是中华文化的瑰宝，也必将振兴。而中医药学二千多年来随着时代的要求，在明清时代都有较大的发展，如果从临床医学角度看，当时是走在世界的最前列的。由于近百年中医受煎熬，对比西方医学的突飞猛进，的确存在学术危机。中医药学21世纪要求有飞跃的发展，的确需要来一次凤凰涅槃。中西医相结合的确是办法之一。过去50年中西医结合出了不少成果，如针麻、急腹症非手术治疗、青蒿素……等等，成果不少，但这一切并不能引起中医理论的质变，主要是在基础理论上未有重大的成果。我认为主要原因是客观原因多于主观努力。余云岫、王斌之流的思想影响，在卫生部门，影响很大而深远，使针麻与急腹症的研究没有得到推广与提高。如果20世纪50年代中医治疗乙型脑炎，受到卫生领导部门的重视而不是排斥，花大力气研究中医为什么没有微生物学说，却能治疗病毒性传染病其疗效还远远高于世界医学。若研究至今50年一定能为医学作出大贡献，中医药学真正得到扶持是1986年12月国家中医药管理局成立之后才开始，至今未到20年，中医中药一直处于从属之地位！

现在政府对中医越来越重视，是中医药学大有作为的时候。中医药学不是中医人群的，中医药是中华文化的瑰宝，发扬瑰宝是全体炎黄子孙的责任。论卫生队伍，人数最多的是西医，但这支2000年已达到157万的庞大队伍，却95%以上与中西医结合无缘。当然追逐西方之成就是重要的，但追赶何时了。正如最近凌锋教授等专家在广东省中医院脑血管病中心成立时表示：跟在外国之后超越西方不容易，打个平手已很难了，若与中医药学相结合，超越西方便有可能了。可见毛泽东发动西医学中医是对的。但半个世纪了，合起来人数几何！中西结合，搞好搞大，必需发动西医专家把目光投向中医，西医高等教育必需大量增加中医药学的课时，为今后的中西医结合打好百年基础。

中医队伍，解放几十年，仍然和解放初期的 30 万人差不多。这支队伍是个弱势群体，但要保存中医药学的精髓，并加以发展，他们的责任最大。但可惜近 40 多年中医教育走弯路，以为多学点西医以便发展中医，但其结果是整体中医的临床水平在下降。个别中医博士甚至不懂得用中医药技术为人治病。而中医是中国的特有医学，如果中国的中医不能在中医药方面不断前进，而西医学则世界各国都在不断提高。可以想见一个胳膊不断强大。一个胳膊不断萎缩，那么中西医结合之路还能走多远呢？当然，中医之外，还有西学中的同志，他们人数不多，为中西医结合做出不少的成绩。但西学中的同志也必须在临床中尽量运用中医的理、法、方、药，才能有所发现，有所发明。根据其专长，或药或医，必须深入钻研中医这个伟大宝库，才能把宝不断地挖出来并加以整理提高。千万不能以西医的思维去改造中医，中医和西医是两个不同理论体系的医学，千万不要先入为主，不要认定凡与西医不符的就不科学。要虚心学习中医，要"求异存同"去进行中医药之研究，而不是"研究中医"批判中医。

四

为了中西医学结合得更好，在人才策略上应该做到以下几点：

（1）希望西医学院的高等教育，大力增加中医学时，以便参与中西医结合工作，这是一支不可忽视的力量。

（2）中医教育必须深化改革，培养出一大批在临床上过得硬的铁杆中医。培养百万铁杆中医是振兴中医的基础。

（3）西学中是一支精干的队伍，应以研究为主，但不可脱离用中医药为主的临床工作，因为中医之理论来源于临床，中医学可以说是"信息医学"，是通过几千年的临床和养生保健的信息组成的。

中医药的历史证明，中医药学的发展是靠多学科相结合而不断发展，例如宋代哲学上的争鸣，和"五运六气"的深入研究，引发了金元时代的医学争鸣，对中医学的基础理论的发展起到推动的作用。《四库全书总目提要》总结曰："儒之门户分于宋，医之门户分于金元。"印刷术的进步，带来宋代医学普及，引发点校医书这一系统工程，为中医学之传承与创新立下了功勋。为了中西医结合得更好，到了 21 世纪，我们的医学应与多学科相结合，中医亦不例外。比如西医与光学结合出了不少成果，为人类造福不少。因此刘颂豪院士和我及我们的学生尝试让中医与光子相结合，进行建设"光子中医学"学科的尝试。我认为学科交叉将使既古老又青春的中医药学更能发出 21 世纪的光辉。

应该说多学科交叉是中西医结合的发展方向！

（2005 年 5 月 10 日）

（八）中药发展之思考

中药如何才能发展？

有人认为：中药必须现代化，中药的现代化就是要研究中药的有效成分，搞植物的提取物，要与国际接轨，争取得到美国 FDA 的认可；植物药向化学药发展，是中药新产品发展一大趋势；重点支持一批符合国际质量标准、疗效确切的现代中药新品种；培育出 20 个左右符合国际质量标准的现代中成药，争取 2～3 个中成药正式进入国际药品主流市场；中药要走向世界必须与国际接轨。

上述各点加起来，成为发展中药的策略与蓝图。站在以西方医药标准，以西方医药思想为指导，很自然地认为这就是我国当前正确的方针。

上述观点对吗？我认为可以让一部分人，先作试点式的进行，让实践去下结论。如果把国家财力物力大量投放到这些计划中去，那是舍本逐末，太危险了。试略言之，以就正于同道。

1. 什么是中药

神农尝百草是中药的开始，中药是我们的祖先用身体实验出来的，在几千年的医疗实践中和中医理论紧密结合而成为中药学。离开了中医、中医理论的就不叫中药，只能叫草药或天然药物。

中药从单味药发展到"方剂"是一次飞跃的发展。何大一的鸡尾酒疗法，不就是伊尹作汤液的复方的初级阶段吗？中医的方剂不是多味药的凑合，而是在中医理论指导下有主、辅、助、使之分，有升降浮沉药物归经之理。现在药学界有识之士，正朝向复方之研究前进，这才是走自己的路，发展中药学的正确之途。

若只追求有效成分，而舍弃几千年中医药复方治病之精华，是倒退还是前进？现在药监部门，尽量提倡一类新药、二类新药的发展，我不反对，但中药的精华在复方不在单体。关键问题是我们要有志气，创造中药科研方法，取得突破成就，让世界向我们接轨，才是中药发展的远大目标。一代人不成，二代三代干下去，务必让世界认识中医中药的伟大。当然，路途是遥远的，但一定能达到。

当然单味药有些也值得深入研究，如韩国之研究高丽参，从种药到加工到流通，都以科研作基础。一些贵重药材，有特出药效的品种，保健药品，值得单味药的深入研究。

2. 发展中药为了谁

我们发展中医中药，不是为了和世界接轨，也不是培育二三个符合国际质量标准的中成药，不是只争取二三十个中成药进入国际市场为目标。我们不是西方的附庸，不是从属欧美的科研机构。中药之研究，必须把13亿中华儿女的健康长寿放在心上。中药研究与发展为了国富民强，而不是去从属于西方世界。近年来传媒报导，我国因病致贫、因病返贫的情况使人担心，高效价廉之药乃扶贫之道也。

从市场经济来看，世界最大的药物市场在中国不在美国，何必以有几种中成药能进入美国为荣呢？我们研制中成药应首先为13亿人民着想，研制一些便宜高效的中成药为13亿人民服务，为第三世界人民服务。欧美国家，他们的西方文化霸权主义，不可一世，虽然你按照他们的游戏规则千方百计制成新药，不惜钱财通过他们苛刻的审查，就能轻易进入他们的壁垒吗？

请看一看青蒿素的故事吧：

青蒿素已诞生30年了，是我国药学家与临床学家的一大成就。它至今能占世界抗疟药销售份额的几何呢？世界抗疟药全年销售额共15亿美元，青蒿素的份额为5000万～6000万美元，仅占总销售额的5%，而这个5%，大部分落入法国、瑞士等药商的腰包里。他们买我们的产品（或仿制）加上他们的包装与品牌，高价出售。因为售价高，用青蒿素治疗一例疟疾病人，要6～8美元。而公立医院的要求，治一例病人，不能超过1～1.2美元。因不能进入公立医院大量使用，就只能占5%的份额了。药虽好，利益不在中国，也不能使第三世界人民受益，值得我们深思。

中药的发展研究，必须把重点放在解决13亿人民的保健事业之上，而不是从属于西方的亦步亦趋上。

我国进入 WTO 后，在与世界接轨和崇洋的思想影响下，大量西药将涌进我国，我国西医无论医生人数，医院病床数，都占绝对优势，如何使中成药进入中国西医院这个市场，比之要打入欧美市场，更有现实意义。希望政府有关部门，重视这一问题，不但在科研上，还要在政策上予以支持。减少西药的进口，增加国内中成药的用量，比之中成药打入国际市场更容易一些，能少花外汇又用上更有效更便宜的药，对13亿人民更有利一些，这才是上策。

3. 论创新先从创新研究方法入手

中药学是中医理论体系的重要组成部分。它已在中医理论指导下延续与发展历数千年，其中精华非现代药学理论所能取代。不能从形式上认定中药是药，西药是药，西药比中药先进，只有用西药的模式改造中药，才能发展中药，这种认识必须改变。中西医药是两个学术体系，两者优势互补。中药有数千年学术积淀，不能采取轻视歧视态度。若否定多于肯定，破坏多于建设，则所谓创新难矣。

比如关木通的问题，日本小柴胡汤的问题，是药物有害还是用药不当！药审对凡含有重金属的药一律都不予考虑。良药如紫金锭，只准外用，不准内服，我的老师刘赤选抢救钩端出血病人成功，主药就是紫金锭内服。至于有重金属的安宫牛黄丸的疗效，已是世人皆知。我们必须摆脱西方文化霸权主义的统治，走自己的路，不要离开中医理论去盲目筛选。青蒿素研制，最后不是学习了晋代葛洪的《肘后方》，才成功的吗？

我们既采用21世纪最先进的科技手段，又与中医药理论紧密结合，摸索出一套先进的中国式的科研方法与科学规范来，争取科学上的突破，让欧美和我们接轨，这绝不是说梦话，关键在我们有没有志气。砷剂治癌，不就是在中医以毒攻毒的理论指导下继承前人经验研究成功的吗？关键之关键在于安全有效再加上价廉、方便，自然能赢得世界人民的喜爱。

4. 中药走向世界，中医要先行

我的学生杨伊凡，他在澳洲受雇于澳洲药商，替他们办理中成药进入澳大利亚，一共成功申请了一百多种。中国制造的中药用他们的商标在澳洲发行，这些药除了澳洲的中医使用之外，老板派杨伊凡去指导当地西医用中成药，他们的生意越做越好，这种形式，值得研究与推广。现在澳洲已承认中医的合法地位，中药的推销就比较顺畅了。

5. 中药发展之路，从剂型改革入手

中药的精髓在复方，但目前大量使用的是汤剂，形式落后，又不方便，不符合目前双职工为主的社会需要。比起西药的娇小甜美的确落后。而我们的有效之名方甚多，除了现在已实行的单味药提炼之外，应进一步搞一些名方提炼，例如四物汤、四君子汤之类，你要用八珍汤便两者合用，须要加药再加单味提炼药，但这不能以为可以简单行事。比如现在提制的浓缩六味地黄丸，本是养肾阴的药，但不少病人反映服后口干上火，这就不能算是成功之作，过去蜜丸的六味地黄丸则无此弊端。中药之研制必须和中医理论相结合，才算成功。

以上浅见希望得到专家指正。

（2003 年 8 月 11 日）

二、铁杆中医之路

（一）怎样正确认识中医

怎样认识中医？中医是一个伟大宝库，但是，它就象古代的和氏璧一样，懂得的才知道它是宝，不然你就会认为它是石头。《韩非子》说：和氏在山中得一玉璞，拿去献给楚厉王，王使玉工鉴定，说是石头，结果厉王砍掉了和氏的左足。武王继位，和氏又去献玉，经鉴定又以欺君之罪断其右足。及文王即位，和氏抱玉痛哭三日三夜，问知不是为断足，而是为宝玉被误认为是石头，文王使人剖璞得宝玉，就是和氏璧。我形容在近代的中医就象和氏，不断献宝不断遭磨难。当然现在情况好了，国家制定了中西医并重的国策，认为中医是一个伟大宝库。

为了更好认识中医，我们先简要回顾中医药学的发展历史。讲到中医的源头当然是《黄帝内经》，里面讲阴阳五行、脏腑经络，是中医理论的核心。其中的五行学说我认为现在可以用五脏相关来取代。汉代张仲景用医经家的理论整理众多经方家的方药，提倡杂病用脏腑辨证，伤寒用六经辨证，使中医临床医学有了一个学术体系。《伤寒杂病论》里面的东西我们至今还没有研究完。宋代政府组织中医古籍点校的系统工程，这是医学史上的大事，有了古籍点校，有了医学普及，才带来了后来金元时代的医学争鸣，产生了金元四大家。到了满清，到了叶天士，叶天士是温病学派的祖师（张仲景是伤寒学派的祖师），另外还有吴鞠通，这些都是温病派的大师。从伤寒到温病，中医对于传染病方面已经有了很高的水平。而西医对细菌性疾病的治疗方法是第二次世界大战才发展的，在二十世纪三、四十年代以前，治疗这些传染性流行性疾病，西医跟中医是没办法比的，只能等它自己好。当然在抗生素发明以后，西医对细菌性疾病的治疗来了一个飞跃，因此认为很多感染性疾病能解决了。但是今天来说，仍然有很多未能解决。所以我们看看我们的历史，从张仲景到吴又可、叶天士、吴鞠通到今天，中医治疗流行性、传染性、发热性疾病的理论与实践，仍然是光辉灿烂的。如果不经过实践的检验，有人以为中医连细菌都不懂，怎么能治疗细菌、病毒、钩端螺旋体之类的病呢？西医在几万、几十万倍的电镜下，病毒、细菌无所遁形，都看得很清楚，因此你就会产生疑问，感到中医的理论落后、不科学。其实中医是从宏观上掌握，二者不一样，中医治疗传染性、流行性病，有中医的理论。看一看国家"七五"攻关课题——南京中医药大学周仲瑛和江西中医学院万友生"中西医治疗流行性出血热的疗效对比"（下面再详细介绍），他们的疗效远远超过了对照组西医药的疗效。当然，如果要对流行性出血热进行确诊，要靠西医那一套，然后用中医的理论来指导治疗。这就是中西医的结合，因此取得了辉煌的成果，说明了中西医优势互补，也就是中西医结合的必要性和可能性。

上面讲的微生物的感染性疾病，自从抗生素发明之后，很多人认为非用抗生素不可，但是抗生素的滥用，使细菌产生了抗药性，因此产生了一些新的更难对付的细菌，没办法对付它，所以现在医学界都在忧虑这个问题，但是我们中医不忧虑这个问题。前年香港出现了禽流感，害怕得不得了，把香港所有的鸡都杀光（笑），流感死了 5 个人，如果找中医看，不会死那么多。抗生素跟着细菌的抗药性不断更新换代，售价也越来越高，有的还不能解决问题。今年我在某大医院会诊了一个感染性疾病，发高热总退不下来，每天都在 38～39℃ 之间，西医形容用药上飞机大炮什么都用上去了，他们说连导弹也出动了（笑），我会诊后用了补中益气汤，黄芪、当归、党参……，结果体温慢慢下来了，西医也不得不承认是中药的疗效，后来病人痊愈出院，大概花了 30 多万元，因为那些导弹很贵的嘛！（笑）我的中药大概一剂十来块钱。有人问，你中医治疗传染病的理论有什么科学的依据吗？那就看看我们祖宗是怎么认识这个问题的：

清·吴鞠通病原说：

①岁气、年时（气候与环境）

②藏精（正气内存）

③厉气、腐气（致病物质）

这就是吴鞠通《温病条辨》的病原说，专门谈论病原的，如果把他那三点用现代汉语翻译一下：

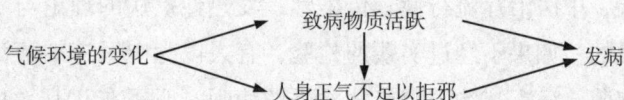

```
                        致病物质活跃
气候环境的变化                              发病
                      人身正气不足以拒邪
```

第一个就是讲气候环境的变化；第二个是气候环境变化引起的致病物质活跃、繁殖，流行性疾病的流行都有一个气候条件作依据；第三个是正气不足以抗邪，所以发病。可以认为，这个病原讲三方面：自然气候环境、致病物质、个体因素，其中强调"正气存内，邪不可干"，就三个方面来说，人是处于主要方面的，而这正是西医所不注意的。我跟香港卫生署负责人一起吃饭，谈到治病、治人的问题，我说西医是治病的，她说："不是，现在的医生啊，是治化验单的。"（大笑）只看化验单，连视、触、叩、听都不会了。中医认为人是很重要的，而西医的医学模式一开始是生物模式，最近才发展到生物——心理——社会医学模式。够了没有？我说还不够，还不如中医。中医这个病原理论，是很高明的。比如一家人有人得了乙型肝炎，并不是个个都传染上，按理说夫妻生活会传染的，但是我有一个病人，丈夫患乙肝去世了，夫人去检查没感染，但人家不相信，影响她再婚，她说我化验单给他看了他还不相信，不过最后她还是结婚了，生了一个小孩。这个例子说明，人是主要的方面，所以说现代医学重视病，一定要找到最根本的形态学的东西，而我们是从宏观、从人的角度来认识，"正气存内，邪不可干"这个理论对现代医学的康复、保健、养生都有极为重要的指导意义。最近有人（可能是年轻中医）说不对，说应该是"抗体内存，邪不可干"，这不是胡闹吗？怎么能有可比性呢？抗体是注射疫苗后或得病后产生的，我们讲的"正气存内，邪不可干"有一套的理论，如温病伤阴了，"留人治病"，先把人留下来才能谈到治病。这是扶持正气，虽然西医有支持疗法，但不形成一种理论体系。匆匆忙忙引用西医的东西来批评中医，非常浅薄。

下面举个例子证明中医是不是能治疗传染病？我刚才讲到，"七五"攻关项目——"流行性出血热的中医辨证论治"课题，原南京中医药大学校长周仲瑛氏和江西的万友生教授分别进行研究。周氏总结1127例，其中中医组812例，病死率为1.11%，对照组用西医方法处理315例，病死率是5.08%，统计学处理 $P < 0.01$；万氏总结413例，中医组273例，病死率3.7%，对照组140例，病死率10.07%，$P < 0.01$。我翻了一下《实用内科学》，上面讲的病死率也就是5%～10%，和他们的报道差不多，可见西医组不如中医组。那么这两个中医药组治疗方法是不是一样呢？不一样。论病虽然都是同一个流行性出血热（按西医的方法确诊的，研究组中也有西医），周仲瑛用的是清气凉营为主治疗，万友生以治湿毒法为主，治法不一样，假如掉转来治，病死率就要高于西药组了，可见中医是要讲究辨证论治的。辨证从哪里来？从宏观里来，寒热虚实表里阴阳，中医是以人为本的，人与天地相应，因而诊治疾病讲究时间、地点和人。现代医学有时间医学才多久？才几十年。美国的哈尔贝格说是"时间医学之父"，后来他知道祖父在中国（大笑）。因为他读了成都中医学院一位助教翻译的《内经》有关时间医学的内容投稿到他的杂志上去，他要到中国寻找祖父来了。过去有人对个案是瞧不起的，所以现在我们有些中医杂志的编辑，个案报道他是不理你的。现代医学又回到重视个案、重视个体，重视个性化了，所以西医理论总的趋势是向我们靠的，越进步就越往这里来。李约瑟说世界医学走的路将来要走到中医那里去，从大的方向来看是这样的。

上个星期我参加了一个会，加拿大一位儿科医生叫谢华真，他回来做了很多好事，跟我们二院（省中医院）合作，是二院的名誉院长，那天晚上他做了一个报告，叫做HQ，不是有IQ吗？他就是讲健康的数值，他里面很多就是借用了中医的东西。他现在出一本书（已经在加拿大印了），书商很感兴趣，因为他提出一个新问题。健康不仅仅是实验室检查、什么X线啦、CT、B超、彩超、MRI化验等都正常这就叫健康，不是的，还要生活得愉快、生活得潇洒（笑）。讲到人的精神的问题，精神的健康还没有个标尺，而我们中医过去一讲就讲一个人要有精、气、神。"望而知之谓之神"，的确有些病人，一看，就知道其危重的程度。所以说世界的文化慢慢要和中国的文化融合，这就会产生新的东西，因此你们千万不能丢掉自己的东西。党中央和国务院曾经发布了关于中医工作的指示，在前面就讲："中医不能丢。"但现在我们丢的东西太多了，我们中医学有很多走在世界前头的东西，要你们去发掘它、发扬它。

因为西医的模式是生物模式，所以很多要做动物实验、动物研究，这是好的，对西医的发展起了很大的作用，应该肯定这一点。但是不能认为这已经到底了，还是有不足的。而现在我们中国审查药品，也要老鼠点头这个药才能通过（笑），人点头了还不行。我给这个药物监管局写信提意见，说你们审查中药的方法完全借用西医那一套，是不对的。你们这是请了乒乓球的裁判员去做羽毛球的裁判，这怎么能行呢？应该按中医的规律去办事。中医是讲究整体观的，讲究动态观的，讲究阴阳平调观的，所以对一些慢性病、疑难病、现代医学没法解决的病，中医慢慢摸下去都会有办法的。我说过，将来艾滋病要攻克的话，缺少了中医就不行，可能是中医药先拿到成果。举个例子，我校有一位老医生在美国治疗一个女艾滋病人，一直控制得很好，他在那里住了将近一年。他要离开，那个女的就哭了，她的保镖没有了嘛！

世界上一些需要开刀的急腹症，我们中医就不用了，可以非手术治疗。不过，现在我们有的中医生也很喜欢开刀了，可能感觉很新鲜，把人家肚皮打开觉得很妙吧（笑），其实不打开才是最好的，是不是？

以上所说那么多中医的长处，我并非要贬低西医、踩低西医、抬高中医，不是这个意思，千万不要误会。我主要想推荐中医的长处，启发大家在二十一世纪去挖掘中医之所长，用现代的新科技包括西医的新技术作为工具，去发扬中医，为中医学的质的飞跃，作出贡献。我已讲过，中西医各有所长，互补性很大，但是不能拿西医的理论去改造中医，我认为可以拿中医的理论来指导西医。现在我们中医界也有人对西药分其寒、热、温、凉、平，他说抗生素多数是寒性的，有人问我这样研究行不行？我说可以嘛，你去研究吧。

下面谈一谈大家的责任。中西医结合的目标是什么？首先要回答这个问题，我认为主要是为了发展中医药学，使中医药学造福人类，更好地为中国人民和世界人民的健康服务，应该是这样。而不是象 1998 年 5 月份有篇文章（载《上海中医药杂志》）中所说的"中医变亦变，不变亦变"，变到哪里去呢？他说要好好地学习西医！这怎能不说他数典忘祖？因为中医是我们中国的，你要丢掉中医，要学习西医去改进中医，这不是违背了世界人民对你的希望吗？关于中西医结合问题，不是中医＋西医，也不是中药＋西药，而是要在理论上有所突破。要达到理论上的突破，光靠中医和西医两门科学还不够，还要与最新的科学技术相结合，和自然辩证法相结合，这就是我们能够做出贡献的关键。必须要和新科技相结合，新科技与中医相结合之后，也促进了新科技的发展。山东大学张颖清教授的"全息生物学"，是世界上其他地方所没有的学科，是新创造出来的学科。全息生物学现在已经得到世界上日本、瑞典等国家的承认，它不仅对人，对动物、植物、园艺都有作用。全息生物学来源于全息照相，然后从针灸经络学说派生出来，他是和山东中医学院合作，发现中指第二指节，可以反映全身的情况。一个部分可以反映全身，经过研究就产生了新的学科。所以，研究中医不仅为了发现中医，而是也有可能发展世界的科学。你不研究中医你就得不到。你不研究中医不如到美国去学习，它是现代西医的前沿。中医的前沿是我们中国，所以你用新科技去研究它，反过头来又促进了新科技的发展，我们就要有这样的雄心壮志。但是这个雄心壮志离开了中医就不存在，就不是中医学，你研究的可能是别的。最近华南师范大学一位光学家，院士，他要用光学来研究中医学，研究中医的经络。有五十个人考他的博士后流动站，他只要了一个原来我们这里针灸学院的博士生，他们用微光来研究中医，最近写了一份标书，要我也参加，其实我不懂光学。我们最欢迎的是其他的边缘学科参加到我们这个学科来进行研究，就会在世界上创造奇迹。

我刚才讲中医一直在量变，当它质变起来就不得了了，所以眼光要扩大，但是作为我们中医院校的学生，作为中医，你必须要参加临床，必须在临床上下功夫。无论你将来搞基础研究、搞其他科研也好，都必须参加临床。那位博士后现在也在跟我临床。为什么要临床？中医的理论从哪里来？过去说中医不懂解剖，没有实验研究，只有阴阳五行，寒热表里，说了人家都听不懂，居然也能治好人，真是使人费解。但有了现代科学就明白了。现代科学有一个控制论，其中有个黑箱学说，黑箱里面是什么东西不知道，输入信息，信息反馈，不断地进行，然后慢慢就清楚了。中医理论的来源就是靠黑箱的方法。一个咳嗽病人来了，用解表法治好，知道是"表咳"；另一个病人来了，用陈夏六君子汤治好，就知道还有虚证。所以最后得出结论是"五脏六腑皆能令人咳"，就是在临床这样治那样治慢慢找到了规律。这就是科研成果。中医的理论就是从人身上实验出来的，它是很可贵的。中医的诊疗尽量不损伤病人。当然中医过去也有开刀，但中医还是尽量走不开刀这条路。比如阑尾炎，解放前还是一个大手术，因为抗感染还不过关，也容易死人。那时我们治疗，就是用张仲景的大黄牡丹皮汤，三几付药就好了。后来又发现了阑尾穴，现在治疗是针阑尾穴加上吃大黄牡丹皮汤，一般都不用开刀。即使穿孔，只要排到腹腔里面的东西不超过 500ml，可以不开刀。我常说病人不仅是我们治病的对象，还是我们的老师，我们当医生的千万要记住这句话，好好为病人服务。因为中医的理论是多少前辈，绞了多少脑汁形成的。你不要看这么简单的一个理论"气有余便是火"，这么简单的一句话，是经过了多少人的实践才总结出来的。中国文化的理论跟外国不一样。就拿辩证法来说，解放前我就接触辩证法，苏联的书这么厚，但毛泽东就是两卷，一个《实践论》，一个《矛盾论》，所以你们如果没读过这两本书，赶紧去读，对你学中医很有好处。有天我请教了一个搞物理学的教授，我问科学的头在哪里，是数学，还是物理学？他说，这两个都重要。我问，这两者讲不讲哲学？他说讲，哲学很重要。这个科学家是个很高水平的人，我以为他不讲哲学。有个故事说，日本一个原子物理学家见毛泽东，毛泽东说原子还可不可分？根据辩证法是可分的。毛泽东不懂原子物理学，但他能够看到深层。的确，原子下面还有电子、中子、质子等，还可分。

上面讲了那么多，那怎样才能达到我们的要求呢？原则上，中医课西医课都要学好，但是重点一定要把中医学好。因为中西结合不是目的，中西结合是手段，是方法。其目的在于振兴中医，既然要振兴中医，如果重点不放在中医，那你干什么？所以好多学生从兴趣出发，从意气出发，感觉西医好学，忽视了中医。其实，你在这里学完了出去，即使你中医学得很好，水平还是偏低的。因为中医深涵辩证法，很高深，我们有两千年来文化精华的沉淀，那么多的古典著作，你那几本教科书，能包括得了么？现在我们的教材其中有些越编越差，缘于他们的中医水平不够。我正想给中医药管理局提意见，干脆废除统一教材算了，让各个学校自选教材，自编教材，自己去讲，有多高水平的老师就有多高水平的学生，让它竞争去吧，所以必须要把中医学好。乒乓球不是有海外兵团，几乎把我们自己人打败了？现在我们中医的国外兵团很多，1992年我到美国加州，我帮他们成立了广州中医学院校友会，能够成立校友会，说明出去的人很多。他们出去不能用西药，只能用中药、按摩、针灸，他们老这么下去中医水平就会高，别以为我们一定就行，我们在澳洲的人也不少，外国兵团他们只能用中医看病，北京中医药大学在德国开了一个中医院，可以开化验单，就是不能开刀用西药，但现在病人已排队排到几个月后，当然是慢性病、疑难病。现在世界上最头痛的还就是慢性病、疑难病，现在世界医学的危机不在于急症，而在于慢性病。中医是不是急症就不行？中医急症也行的，下面我举个病例。二十世纪六七十年代，空军医院有一个十个月大的婴儿，吞了一个螺丝钉，钉头2.5cm×2.5cm×0.8cm，人太小不敢开刀，第三天惊厥高热，到我院请外科教研室张景述老师去会诊。按你们看这个病中医有没有办法？X线下看得很清楚，螺丝钉在胃壁上摇摆，病儿痛得厉害。张景述老师让人拿稀饭、骨碳来，调和喂小孩吃。最初他不肯吃，但吃着吃着他愿意吃了，因为没那么痛了。过了半小时张老师让人拿蓖麻油来，给小孩灌服3茶匙，小孩发热，又给他开了几剂清热解毒中药就走了，病儿症状大有缓解。你说这个治法妙不妙？很妙！因为胃要把螺丝钉排走，但一蠕动钉子便打在胃壁上，痛得更厉害，越痛幽门越收缩，钉子卡在那里，灌了稀饭进去，就缓冲了，保护了胃黏膜，再加上骨炭粉。第二天病儿排出钉子，骨炭粉把钉子仿佛电镀似地镀了一层，有了这一层，它就光滑了，容易拉出来了。这个方法哪里来的呢？是在《验方新编》里面找到的一个方法。原方是用木炭粉、麻油，张老师因地制宜改了，病儿就过了这一关。这就是我所讲的我们文化的沉淀。文献里面有很多宝，问题是你能不能、愿不愿拿宝，这是个很具体的例子。毛泽东说中国医药学是个伟大宝库，国务院说中医不能丢。丢不丢，你们这一代责任重大。我们这一代没有丢，教出了很多学生。

最后再强调一句，学中医要根据中医的方法，中医有些东西很强调要背诵，背熟了你一生都受用。所以不要以为背书就落后，背书是很先进的。过去我看我们的前辈学英语都是在背，所以他们都不是哑巴，背得多讲起来就流利。我看最近十来二十年的学生只会看，是个哑巴，就是缺乏背。据说有个物理学的教授，他让他的学生背《老子》，是很正确的。中医更要这样。我们学校去年党委作了三个决定，一个教学的，一个科研的，一个医疗的，都要往中医这个康庄大路上走，不要走歪，不要被五花八门的东西牵着走，还是要老老实实地从中医的路上走。一个要读书，一个要临床，临床也要以中医的方法为主，迫不得已才用上西医西药方法，要以中医为主，以西医为辅，这样才能够发扬中医。如果反过来以西医为主，以中医为辅，作为一种研究学问，也未尝不可，但是你所做的不是发扬中医，是发扬西医，就差这么一点。所以中医有些人不安分，也很聪明，他们在美国考西医比西医还西医，成绩很高，但是那不是我们要培养的。因为世界上只有中国有中医，中国那么多西医院校，就只有不到30所的中医院校，去年还合并了两所中医学院。全世界几十亿人口，就那么一点中医，满足不了世界的要求。所以我在明年《新中医》第二期有一篇医话，叫《人类不能没有中医》，请你们到时看一看，以补充我今天讲得不够的地方。我讲错的请大家指正，我的讲话到这里，谢谢！

（1999年12月对广州中医药大学98、99级中西医结合七年制硕士班同学的讲话，发表于《上海中医药杂志》2002年第1期）

（二）读书杂谈

今年4月应我校杏林书协之邀为同学们谈谈有关读书问题。兹将谈话简要整理如下，供青年中医参考。

2000年4月7日是一代名中医岳美中先生诞辰100周年。《中国中医药报》、《光明日报》、《科技潮》杂志都有纪念岳先生的文章。尤其《科技潮》（2000年第4期）3篇文章详细介绍了岳美中教授从乡村教师到中医泰斗的成才之路，给人以深刻的教育和启发。从岳先生的光辉业绩可以看出，一代宗师的成就，是善读书、勤读书、勇于实践而得来的。他先读的是师范，而且是县师范讲习所，1年毕业。后随同乡举人学习古诗文及《二十四史》。1925年在教乡小学时，因自己染上肺病，听朋友之劝开始自学中医。先读《药性赋》、《汤头歌诀》、《医学衷中参西录》，3年的时间里，岳先生读完宋元以来许多医家的名著，没有老师指导，他就反复诵读揣摩，并治好了自己的病。为了体察药性，他还攒钱买药品尝，甚至像巴豆、大戟等有毒的药物他都尝过（注：见《科技潮》2000年4期104页）。他白天教书，晚上读书，还热心地以自学的医术为乡亲解除疾苦。1928年春天，一木匠发疯，登高而歌，弃衣而走，病已1个多月，乡亲们请岳美中为其治疗。他细察病情，辨证认为病人是"阳狂"兼瘀，用调胃承气汤加赭石、桃仁，1剂而愈。后一妇女患血崩，亦为之治愈，从此开展了他的行医生涯。1935年他参加陆渊雷举办的函授学校，认真研读《伤寒论》、《金匮要略》、《千金方》、《外台秘要》等书，精心研读，学术上大有提高。新中国成立后，岳美中先生在唐山市任华北中医实验所医务主任等职，1955年奉调北京任中医研究院内科主任，后任中华全国中医学会副会长、第五届人民代表大会常务委员等要职，先后9次奉命出国为欧亚国家领导人治病，取得显著成绩。其中最为著名的是为印尼领袖苏加诺总统治泌尿系结石合并左肾功能消失症。欧美医学专家都认为应手术治疗，岳美中用中药加针灸治愈，苏加诺授岳美方中以勋章。岳先生既为外交事业做出贡献，又宣扬了中医。他没有学习过西医课程，但凭读中医典籍与临床实践，成为了国际知名的中医泰斗，靠的是有文、史、哲的深厚功底，通读、熟读中医重要典籍，勤奋读书，不断地临证实践以达到国宝级的中医水平。他成长的道路，值得我们学习与深思。

他勤奋读书的动力，源于对中医的热爱。他特别重视培养后辈，他争取中央拨款在中医研究院建研究生楼，有史以来第一个开展中医研究生的教育。他病重期间，我去探望他，见他病床上放着一台录音机，以便于他精神好时，口述学术经验，可见他如何热爱中医事业，念念不忘培养接班人。

关于读书，我赞成我校前任领导刘汝琛院长的八字诀："泛览、熟读、深思、勤练"。"泛览"就是知识面要宽，现代提倡学科交叉，多学科结合，泛览群书使视野广阔，胸怀博大，思想活跃。"熟读"就是钻研要深，所谓"读书百遍，其义自见"。特别是中医学一些基本理论、经典著作、诊断心法、药物方剂，均宜熟读背诵才能更好地掌握运用。"深思"就是要深入思考，理解深透，举一反三。"勤练"很重要，"勤练"就是勤于实践，包括实习、实验与临证，而实践之中临证是最重要的。临证是中医理论的源泉，中医理论不同于西医学来源于实验研究，所以中医实验课目前处于摸索阶段。例如脉诊，用模型教学不如直接接触病人，甚至摸自己的脉搏，或同学互摸，更加符合实际。当然中医学要发展，将要走实验的道路，但必须根据中医特色走自己的路，创造中医的实验医学，估计若干年之后，才会有比较成熟的中医实验课。中医药学是应用科学，读书为了应用，通过应用以验证"书"之真确与否，"勤练"是读书不可缺少部分。这也就是辩证唯物论主张认识世界的方法论：认识——实践——再认识，螺旋上升。

为了让同学们深刻体会古人如何读书，试以《增补评注温病条辨》为例。

《温病条辨》是清代温病学大家吴鞠通之名著。为了创立一门与《伤寒论》相羽翼之作，花10年时间才完成。他仿《伤寒论》的写法，列出条文，然后自己加以注解，其原意怕人误解。但出乎吴氏意外的是后来出版了《增补评注温病条辨》，既评且注，而且有些批评非常尖锐，通过此书，我们可以充分体会古代名医是如何读书的。列举如下：

1. 《温病条辨》卷一·上焦篇

[二] 凡病温者，始于上焦，在手太阴。

[雄按]"凡病温者，始于上焦，在手太阴"。嘻，岂其未读《内经》耶？伏气为病，自内而发，惟冬春风温、夏日暍、秋燥皆始于上焦，若此等界限不清，而强欲划界以限病，未免动手即错矣。

2. 《温病条辨》卷首·原病篇

[三] 金匮真言论曰：夫精者，身之本也。故藏于精者，春不病温。

不藏精三字，须活看，不专主房劳说。一切人事之能摇动其精者皆是。即冬日天气应寒，而阳不潜藏，如春日之发泄，甚至桃李反花之类亦是。

[霖按] 右第三节，译经义明白晓畅，"不藏精三字须活看"，尤有卓见。

3.《温病条辨》卷二·中焦篇

喻嘉言于阴黄一证，竟谓仲景方论亡失，恍若无所循从，惟罗谦甫具有卓识，力辨阴阳，遵仲景寒湿之旨，出茵陈四逆汤之治。瑭于阴黄一证，究心有年，悉用罗氏之法而化裁之，无不应手取效。间有始即寒湿，从太阳寒水之化，继因其人阳气尚未十分衰败，得燥热药数帖，阳明转燥金之化，而为阳证者，即从阳黄例治之。

[霖按] 论黄疸证治，全从临证指南蒋式玉论中窃来，并不将阴黄阳黄、在腑在脏、形证病因辨明，而自诩究心有年，用罗天益法化裁之，无不应手取效。欺世盗名，莫为此极。

叶霖这一批评毫不客气。我查对《临证指南医案·疸》蒋式玉所论，的确如叶霖所言。如此不客气的批评不是一条两条，而是甚多，指出从临证指南某某案窃来。

叶霖的读书精神，值得我们学习。从吴氏跟踪至叶天士，读得很仔细。如果他不精读叶天士、吴鞠通的书，是写不出这样的按语的。但叶霖的批评，我认为无损于吴鞠通对中医学之贡献。吴鞠通《温病条辨·凡例》说："晋唐以来诸名家，其识见学问工夫，未易窥测。瑭岂敢轻率毁谤乎？奈温病一证，诸贤悉未能透过此关，多所弥缝补救，皆未得其本真。……惟叶天士持论平和，立法精细。然叶氏吴人，所治多南方证，又立论甚简，但有医案，散见于杂证之中，人多忽之而不深究。瑭故历取诸贤精妙，考之内经，参以心得，为是编之作。诸贤如木工钻眼，已至九分，瑭特透此一分，作圆满会耳，非敢谓高过前贤也。至于驳证处，不得不下直言，恐误来学。礼云：事师无犯无隐，瑭谨遵之。"这是吴鞠通引用前人著作的总的声明，无可怪责，但在这方面他不及李时珍。李时珍《本草纲目》除一些引文都有出处外，还在第一卷序例中开出历代诸家本草，又列出《引据古今医家书目》、《引据古今经史百家书目》。李氏的做法更接近于现代对引用文献的处理方法，叶霖的批评值得我们注意警惕。

吴鞠通能从精读叶天士医案，经过自己的吸收消化和临床验证，综合历代名家理论，经过 10 年的研究，于 1798 年写成《温病条辨》，是书的确可以羽翼《伤寒论》，"温病学说"由此独树一帜，并经得起时间的考验，成为公认的名著，其功不可没也。

吴鞠通的读书与著书，从中可见继承与创新的紧密关系。吴氏精读前人著作，抓住叶天士的《临证指南医案》，通过精读与临床验证，到写成《温病条辨》，是传统科研的成功典范，这一典范给我们以深刻的教育。

读书不是目的，读书是为了更好地为人民服务，为振兴中华文化，为振兴中医，这才是我们的目的。

（2000 年 4 月 28 日）

（三）读什么书

自 1999 年《新中医》第九期发表《回归中医以振兴中医》一文以来，读者来信问该读些什么书？为此谈谈有关读书的问题，以作总的答复。

自从 1956 年中医学院成立以来，卫生部副部长郭子化狠抓中医学院的教材建设。特别是第二版中医学院统一教材的出版之后，中医学院有了一套系统的教材，为培养新的中医，收到良好的效果。但作为源远流长、历经数千年发展的中医学，与这些教材相比较，显然中医大学教材只是为中医学的学习打基础，不能认为以掌握这些教材的内容为满足。如果有人以为中医学就是那么些内容，那就错了。何况有些人认为最近的教材，其中的某些学科中医的原汁原味在变淡，实在值得警惕，值得研究。毕业以后不断提高中医的水平，是不能忽视的问题。下面谈谈一些不成熟的意见，供年青中医同志参考。

在谈具体问题之前，先回顾近 20 年来的一些情况。

（1）20 世纪 80 年代国家中医药管理局把点校医书纳入研究范围，组织全国有关专家分工点校古代医著，为今后的学者准备好一整套经过整理的、可靠的、可读的历代名著，为 21 世纪的中医留下一笔文献资源。这笔资源其重要性比宋代政府之点校医书掀起金元时代医学学术的争鸣与发展更加重要。因为时间更长，数量更大，中医又处于飞跃发展的前夕。希望青年中医不要忽视这笔宝贵的丰富资源，这是伟大宝库的重要部分。

（2）20世纪90年代，国家中医药管理局组织全国500名老中医带徒，已带出700多位学术继承人，这是兴废继绝的英明措施。为国家保存了中医之元气，种下了下一世纪的专才，厥功甚伟。至于这批学术继承人是否被重视和被正确的使用，那是另一个问题，是各级领导干部头脑中是否有从属思想的问题。由于带徒要求学生较全面地总结老师的学术理论与实践经验，从而总结出代表20世纪中医药水平的一大批学术理论与实践经验的文章。这是中医药学术伟大宝库的又一组成部分，一些出版界已陆续出版了这一方面的著作，全国中医药杂志这方面的文章也不少。

（3）全国中医药（中西医结合）杂志、学报等，乃中医医、教、研的成果及学术讨论的一大阵地，是伟大宝库的又一个组成部分。

学海无涯，我们面前有这三大洋，如何去研读呢？我的建议如下：

（1）泛览杂志及一般读物。选择一些较好的杂志，作泛览式的阅读，常备文摘卡，把有用的资料摘录下来，以便必要时之用。诊治上遇到的问题，应到图书馆查阅有关杂志与其他文献。这应成为工作规律的一部分。

（2）选读精读现代名中医的总结性的著作。把认为精彩部分写读书笔记或按语，通过大脑之消化，变成自己的东西。应把这方面的学习，看作自己在向全国名老中医跟师学习。这些名老中医的经验中，一定有不少值得进一步研究的素材，从中可以寻找到临床研究的课题。

（3）由近及远选读名家著作。名家著作指近代到古代的医学家名著。也可以看作是《各家学说》的继续学习。中医学源远流长，不断发展，不断在量变之中。名著甚多，从何入手？我认为宜由近及远，从流引源逆向学习较为容易。因为民国及晚清的著作比较易读，比较接近现代，容易吸收。这类著作，择其要者反复精读，深刻领会。名著的选择，也可以通过阅读现代名老中医著作中得到启发。现代的名老中医之学术亦必有所本，一定会有渊源。寻源选读，亦是一法。

（4）经典著作择要背诵。中医学之发展已数千年，但仍处于量变而未到质变之阶段。因此万万不能忽视经典著作的反复温习。经过数年临床之后，再读经典著作，往往有新的体会，这是很多学者的经验。四大经典原指《内经》、《神农本草经》、《伤寒论》、《金匮要略》。解放后以温病取代

《神农本草经》。温病之经典应为《温病条辨》及《温热经纬》。本来温病学家的著作不少，但《温热经纬》已包括叶天士、薛雪及余师愚等名家著述之主要内容，故精读此二书足矣。

四大经典减去《神农本草经》并不是不重视中药学，中药歌诀及方剂歌诀为学习中医时不可缺少之背诵课目。如果这方面在读医时未能熟练掌握，必须补课。至于中医与方剂水平的提高及新知的采纳，可列入泛览阅读之范围。

最后介绍如下几本著作：

《中医近代史》　广东高等教育出版社出版

《名老中医之路》　山东科学技术出版社出版

《全国著名老中医临床经验丛书》　中国医药科技出版社出版

《中国名老中医药专家学术经验集》　贵州科技出版社出版

《中华名中医治病囊秘》　文汇出版社出版

《碥石集》　吉林科学技术出版社等

《中医读书指南》　广东科技出版社出版

限于篇幅，不一一作说明了，请读者自己体会。

（2000 年 1 月 17 日）

（四）中医成才之道

现在世界上最大的竞争是人才的竞争，中医药学的发展需要大批栋梁之才。

人才的培养，一靠国家与社会，但更重要的是靠自己。辩证法告诉我们：内因是事物发展的关键，外因是发展的条件。命运由自己掌握，成才也由自己掌握。这里所谓中医成才之路，内容虽然只限于中医人才的成才道路，而不是广泛的成才问题。但中医成才之道既有其特殊性，也具有一般成材的普遍性。例如：成才为了什么？这是首先要弄清楚的。是为了光宗耀祖？为了报答父母养育之恩？这是人生观的问题，必须首先认识和解决——人为什么而活着？这便是普遍性的问题。有各种各样的人生观，作为新中国的青年，都应当树立共产主义的人生观——解放全人类，发展生产力，建设人类幸福的共产主义世界。在现阶段，我们中国正要建设有中国特色的社会主义国家，我们每一个人都为这个信念和理想进行奋斗。我们的成才也必须走在这个轨道上。中医是中华文化最有特色的优秀传统之一，我们必须努力奋斗，使之发扬光大，这就是特殊性寓于普遍性之中。

社会科学著名学者田森先生说："中国有五大发明，而不是四大发明，中医就是第五大发明，而且还在20世纪80年代开始走向世界。"我认为这个论点是一个历史学上的发明。历史上，晋代王叔和的脉学传到阿拉伯；世界化学起源于中医的炼丹术；明代李时珍被世界公认为伟大的药物学家，《本草纲目》被译成美、法、德、日、俄等多国文字在流传；英国琴那发明的牛痘接种预防天花，是受到中医人痘接种术的启发的，免疫学说的老祖宗是中医；世界公认的时间医学之父哈尔格贝在美国，但哈尔贝格本人承认时间医学的祖宗在中国——在《内经》；欧美国家在中国留学的人数除了中文学科之外，便是中医学科最多了。这些均佐证田森先生的论点之正确。

但可惜的是许多人没有田森先生的慧眼，错把中医看成是保守落后的、不够科学的经验医学。中医太深奥了，名词术语太古老了，与现代化好象格格不入。所以不少同学带着很大热情报考我们大学，但一接触中医学科，心里便凉了一大截，什么阴阳、五行、脏腑、经络，不易接受。再一接触西医学科，看得见、摸得着，不由你不信服，中西医反差便开始了！因此，有的同学毕业后继续追求的是西医学识而不是中医学问，在病房里用西药多于中医药，如是10多年过去了，发觉有些病用西医方法无效，有回到中医方面来，慢慢尝到了甜头，这样过了10多年，才逐步成才，成中医之才，这时已经60岁了。所以我去年发明了一个新词："中医60岁成才"，但年到60又该退休了！

中医成才真的那么难吗？不，主要是走了弯路，是重西轻中思想障碍所造成的。

中医要成才必须树立对中医学的信心，有了信心还不够，必须热爱她。因为中医学是中华民族的智慧换来的，不热爱她，又怎样去为之奋斗终身？没有奋斗终身的决心，又如何能成才？

摆在我们面前的中医学，因为来源古远，很不容易接受，我常说中医学犹如和氏之璧。《韩非子·和氏》载：楚人和氏山中得玉璞，献给厉王，王使玉工鉴定，说是石头，以和为诳，断其左足。武王即位，和氏又献玉，经鉴定又以欺君罪断其右足。及文王即位，和氏抱玉哭于楚山下三日三夜，泪尽而继之以血。文王派人问他，他说不是为断足而哭，"悲夫宝玉而题之以石，贞士而名之以诳"，文王使人剖璞得玉，命名为"和氏之璧"。中医的命运与和氏之断足太相像了，特别是鸦片战争以后，西学东渐，国人失去对中华文化的信心。三座大山压迫下，产生民族虚无主义，国民党要消灭中医。解放后王斌要"改造"中医，"改造"中医的思潮甚至已深入中医队伍之中。这就象和氏一样，身怀宝玉却不被认识。伟大的思想家鲁迅唯一的错误就是反对中医药学。但历经一百多年的轻视、歧视与排斥，现代中医于20世纪80年代开始走向世界了，宝玉已经呈现在世界人民的面前。

中医成才之道，过第一道门槛就是要慧眼识中医。第二道门槛是专心学好四大经典著作。四大经典是中医学的源头，必须学好。它能使你掌握好中医学的辩证思维方法，辨证论治的精华也出于四大经典。四大经典有些内容要背诵，关于背诵，同学们可能会产生抗拒心理。其实这是很科学的，看书和背诵效果是不一样的，背诵时大脑左右两半球都运用上了，因此记得特别牢。还有中药与方剂，都要通过背诵才能记牢才能运用得好。今年广州中医药大学中医急症学专业招博士生，导师面试时出了10个方剂题，要求很简单，只要把方中药味写出来，但有位考生就是答不上来，笔试理论题答得不错，但只能落选。方剂学是中医精华之一，是治病的武器，没有武器的战士，能冲锋陷阵吗？

《光明日报》2000年3月26日A3版有一条新闻：70万青少年参加"古文诵读"工程。报道说中央教育科学研究所、中国青少年发展基金会等单位举行素质教育与"古文诵读"工程研讨会，旨在通过"直面经典"、熟读背诵的方式，"使孩子们从小就获得古诗文经典的基本修养和传统文化的熏陶，让融汇在古诗文经典中的中华民族的智慧、风骨、胸怀以及健康的道德准则和积极的人生信念，潜移默化地植根于孩子们的心里，成为21世纪成长起来的新一代中国人的人生理念基础。目前参加这一活动的青少年已近70万人，覆盖全国29个省市自治区"，从这一举措来看中华民族的复兴有望了。中医的振兴也就看你们这一代了，盼望你们少走弯路，早日成才。

要掌握好辨证论治的理论与技术。要学好中医，光读临床各科教科书是不够的。自从1956年中医学院成立以来，特别是第二版中医学院统一教材的出版之后，中医学院有了一套系统的教材，为培养新的中医，收到良好的效果。但作为源远流长、历经数千年发展的中医学，与这些教材相比较，显然中医大学教材只是为中医学的学习打基础，不能认为以掌握这些教材的内容为满足。如果有人以为中医学就是那么些内容，那就错了。在教材之外，还要深入去读名家医案，读各家学说、名家著作。中医学源远流长，不断发展，不断在量变之中，因此历史名著甚多。另外现代的名老中医之学术成就，也是中医学精华部分，近年这类书出版不少，也要向他们学习。学习之外，更重要的是临证，中医的理论大多源于临床，不是来自实验。学中医要多临证，早接触临床，也就是：读书——临证——读书——临证，这是符合哲学《实践论》螺旋上升式认识世界的方法的。

作为现代中医，我们还要学习西医，学习外语。熟悉西医的诊断、检验可以帮助中医临床辨病。不过请注意，西医书学好基础就可以了，不宜投入太多精力，更不要让西医知识冲击了你的中医思维。西医比中医易学，只要有了一定基础，以后应用中需要什么可随时查阅参考书。而且西医变化很快，你学的东西很快就过时了，到时还是要随时查书。精力要重点放在中医上。外语也要学好，以便向世界传播中医。自20世纪70年代尼克松来华，随从的医生见到了针麻，很惊讶，此后美国对针灸热了起来，并席卷全世界。20世纪80年代中医药全面走向世界，有的地方已在立法，使针灸、中医合法化，形势很好。现在来我国学中医的外国留学生很多，来请求中医医疗支援的国家和地区也不少。中医要走出去传播，外语不学好不行。

注意新科技、新成就，走学科交叉发展的路。这一条比学西医更重要，因为西医也是依靠新科技发展起来的。我们直接学习新科技、新成就，直接用中医与新学科进行交叉，更能促进中医的发展。新技术、新理论能帮助人们认识中医。以前有人说中医的脏腑学说不科学，后来有了系统论、信息论和控制论，就知道中医脏腑学说其实是先进的。中医与新学科交叉，还能产生尖端的成就。以经络为例，用解剖学的方法研究了几十年，依然无法突破，前些年用生理学方法研究针麻，得出了神经与体液、脑啡呔等学说，已经是不小的成绩，但距离经络系统之实质研究仍然甚远。经络的存在是毫无疑问的，将来要靠原子物理学、声、光……等多学科才能揭其奥秘，经络学的发展将带来世界医学的革命。事实上中医理论在古代就来自多学科，是哲学与医疗实践相结合的产物。当然在学习各种新科技时仍须建立在正确认识中医的基础上，中医人才必须经历相当时间的临床实践，才能对中医理论有较深刻的理解与体会，才谈得上结合、交叉。

上述成才只讲了知识的一面。作为素质教育，现在提倡德、智、体、美、劳，德排第一位，是人才的最重要的组成部分，有才无德不是社会需要的人才。

最后，让我用 1986 年给我校 82 级全体同学的信，作为本文的小结：

"历尽劫难的中医学，20 世纪 80 年代已重新站在腾飞的起点上，正需要一大批真才实学的青年中医作振兴中医的先锋。这些先锋对中医学有执着的爱，掌握中医的系统理论，能用中医药为人民解除疾苦，有科学头脑，有广博之知识，决心利用新技术以发展中医学，并在发展中医学中又反过来发展新技术。这并不是高不可攀的，就怕决心不大，骨头不硬，方向不明，对祖国、对社会主义，对几千年岐黄之术没有炽热的爱。"

（2000 年 6 月 10 日）

（五）非医攻博的教育问题

[2004 年 5 月 10～11 日在广州中医药大学参加全国非医学专业本科毕业生攻读中医学研究生（简称"非医攻博"）培养工作研讨会的报告]

1. 启示录

（1）启示之一　2004 年 4 月 5 日，我们的学生梁丽芳从美国回来看望我。送给我她写的一本书《Acupuncture & IVF》（中译名《针灸与试管婴儿》）。并说是美国的一本畅销书，现已发行到欧洲，这个礼物使我兴奋了一夜！

试管婴儿，可说是 20 世纪西医学的一个尖端技术成果。不过这个成果的成功率只有 20%。梁丽芳在美国三藩市，运用针灸与中药，把试管婴儿的成功率提高到 40%～60%。因此她现在在美国很忙，请 10 多个学生（她在美国办中医学院）帮她工作。病人的来源绝大多数是进行试管婴儿医师介绍给她的。但也有个别医师不敢再介绍病人给她，因为施行试管婴儿之前用她的针灸与中药已经怀孕了，二万美元的手术费便落空了。

21 世纪不育不孕的创纪录是中医药而不是技术高超，费用昂贵的"试管婴儿"。

梁丽芳的成功，说明中医可以帮助西医尖端科技前进一大步。但在我们国家几十年来流行一种观点——中医药如果没有西医学的帮忙，不能发展，中医学的医、教、研都带上这一个紧箍咒。从中医教育来看，中西医课程的比例，最先是中 8∶西 2；接着是 7∶3～6∶4（而实际是 5∶5）。前卫生部长崔月犁早已指出我们培养的高级中医人才是两个中专的水平，但作为卫生部长，他也未能改变这一弊端！

（2）启示之二　蒲辅周先生是杰出的中医学家，他的学术水平举国公认之，被遵奉为一代宗师。他十五岁随父亲学医，三年独立应诊是一位纯中医。1957 年救治乙型脑炎，疗效卓著，但因不是一个药方统治，未被重视。

岳美中先生是自学成才的典范，他不但没有学过西医，也不是中医院校毕业，只短期读过陆渊雷的中医函授，但他也是 20 世纪的一代宗师。周总理派他多次出国为国外领导人会诊，其中最著名的是为印尼苏加诺总统治疗肾脏病，陪同他一起去的是名西医吴阶平。几位欧美世界名医主张肾脏切除，岳老用中药和针灸把苏加诺的肾保住了，病也好了。

研究流行性出血热取得卓越成绩的南京名医周仲瑛和江西名医万友生，据我所知他俩也没有学过多少西医课。

双桥老太太不识字，但她的拨正疗法使世界医学解决不了的腰腿痛因一次手法而愈，军医冯天有学得后，震动一时，立成名医，但只学得罗老太太一招耳。冯氏后来根据解剖学加以形态学的解释，出过一本书，但罗老太太还有其他绝招，未被推广。不知在文献、在民间中医药绝招有多少已被遗忘，被轻视，被歧视？现在的医师法，就是一把看不见的双刃刀！

上面的例子举不胜举，当今的名老中医有几个是学贯中西的呢？正因为他们西医知识不多，逼着他们面对什么疑难急危重症都从中医宝库中去发掘去继承去创新，出成果。

反观近几十年中医医院，对刚分配来院的年青中医，首先考虑送去西医医院进修。几十年过去，如此一代一代到西医院进修，全国中医院中医水平不就是这样一代一代淡化下去了吗?!

中医所以经历一百多年的摧残而不倒，主要靠中医的疗效。在疗效已变成不中不西，西医成分重于中医的时候，岂能企望在现代科学的帮助下发展中医呢？中医高层教育，现在是硕士研究生要达到细胞水平，博士研究生要达到分子水平。试问中医药对这样的要求，能做到吗？难怪有人问，这样要求写出来的论文作假的成分占多少呢？又由于指向这样的方向，他们有些被训练成为中医药学的掘墓人，这就不足为怪了。一个对中医认识不深，毫无临证经验但能掌握分子研究水平的人，还会相信阴阳、五行、脏腑经络吗？还能相信中医的系统理论吗？

（3）启示之三　21世纪瘟疫SARS，横行无忌地危害人类。中医在抗击SARS之战斗中，显示了震惊世界的威力。充分说明，中医面对新的疾病谱，不是束手无策，而是有战而胜之的能力。靠什么战胜SARS？靠中医的系统理论，靠有几千年与瘟疫作斗争的丰富研究成果。中医旺盛的生命力在于临床，临床是中医理论的源泉。论中医的临床水平由于教育的失误，整体水平在下降。全国不少中医医院有生存危机，只能拼命西化求生存，如是恶性循环。青年中医对中医药失去信心，长此下去，能企望用实验研究手段，就能救中医吗？

非医攻博的学生都是高起点、高水平的学生，首先把他们培养成临床医家，成为铁杆中医，在这一基础上再进入科学研究阶段。欲速则不达，不能要求急功近利。

21世纪中医要腾飞需要十万、百万的铁杆中医。千万不能满足于以科研型为模式，不能以西医发展之模式去套中医。

2. 教育必须改革

（1）教学内涵改革

①重点学好经典著作：历经2000多年几乎所有有建树的医学家都对中医经典著作有深厚的基础，金元时代四大家之一的朱丹溪，未入医门，已研习《内经》十年。

解放以后，确立《内经》、《伤寒》、《金匮要略》、《温病学说》这四门为经典课程，必须教好、学好、用好。

其次是，《中药学》、《方剂学》、《诊断学》亦必须学好，记牢，《各家学说》也很重要。

②西医课：设置：《解剖》、《生理》、《病理》、《微生物》、《诊断学基础》、《内科学基础》、《外科学基础》，中西之比控制在 8:2 之范围。

③老三论与新技术革命：信息论、控制论、系统论可列为必选的选修课。

新技术革命与科技新进展，可用学术讲座形式，请名家作报告。

④中华文化素养课：《中国医学史》、《中国哲学简史》、《易经》、《道德经》、《孙子兵法》等，可设系列讲座。

中医学与中华文化血脉相连，而从小学到中学教育没有这方面的文化基础，对祖宗知之甚少！

（2）教育方法改革

①教学应划分为三大块：课堂教学；自学；实践。

过去课堂教学课时太多，满堂灌的教学必须痛改。可按过去的计划删去一半，有些课可以删去三分之二；把删掉的课时加入自学课时之内。

实践包括临床实习、见习、实验、做义工等等；其中应以临床实习、见习为主。学生必须早接触临床，多参与临床。临床实习时间应分配一年半，临床各科教学同步进行。设计一套硬指标，以实际中医临床能力为毕业论文的重要部分。

所谓早接触临床，第一学年下半年至迟第二学年便到门诊跟师见习。亲身体验中医药能治好病，才能树立为中医药之发展而奋斗终身的大志。

为了能培养真正的中医人才，必须改革我们的附属医院那种以西医为主导，一壶中药可有可无的错误倾向。如果不能改变，怎样能培养出振兴中医的人才。

②早跟师：师带徒是中华文化传统的教育方法，现代的教育与传统的跟师教育相结合，这是早出人才的一个好方法。宜于第二学年便开始拜师以便随时问道解惑。

3. 目的与要求

根据上述，可能以为我偏离了办非医攻博的宗旨。

学五年中医便能进行实验研究并要求取得突破性的成果，我认为是不可能的。中西医结合自1958年到现在，到底出现了几位高明的理论家呢？只有把中医药学夯实了，先成为铁杆中医，他日才能作飞跃式的发展。中医有中医的成长与发展的规律，与西医是不同的。如果不能走自己的路，只套用西医之模式，则所培养的是中医的功臣还是中医药学的掘墓人，未可知也。

有人怀疑文、史、哲的学子搞不好自然科学的研究，认为只有学数、理、化的才能搞好科研，这也是片面的看法。中医药学几千年来并未与西方的自然科学结缘，却独树一帜于世界医学之林。今天在文、史、哲……等基础上，再与新科技相结合，多学科交叉，才是超世界水平的发展方向。

我们学校的李国桥教授的成就可以为证。他是广东中医药专科学校（本校的前身）最后一届（1955年）毕业生。现在是世界第一流的疟疾专家。他的科研成果——恶性疟疾有两个发热高峰期，查皮内血象以确定治脑型疟的时机，被选编入英国牛津大学的教科书。

培养科研型人才，不是总目标。总目标是振兴中医，培养能为13亿人民奉献优良服务的人才，实现有中国特色的能保证人人有卫生保健的权利的骨干人才。

先把非医攻博的博士生，培养成当代名老中医的学术继承人，使中医不致断代，比什么都重要，比什么都重要。

以上意见，不一定对，请指正。

（2004年5月8日）

（六）培养一批"铁杆中医"——邓铁涛教授谈中医教育

（原载《中国中医药报》总第2202期　记者　周颖　厉秀昀）

编者按　中医教育是中医药事业发展的基础，而师承教育是解决中医队伍后继乏人的有效途径。本报从今天起与广东省中医院合作推出"杏林传薪"系列报道，读者可以从我们的报道中体会到德艺双馨的名老中医们对中医药事业的厚爱及忧思，也可以看到年轻一代的中医怎样在老中医的培养下成长。

1. 愿中医药事业薪火相传，不断壮大发展

"鲁迅曾写《彷徨》与《呐喊》两本书，描绘了当时的社会状况和国民心态。如今中医院校的很多学子也同样处于困惑彷徨阶段，而我要尽自己的力量，为中医的振兴摇旗呐喊。"广州中医药大学教授邓铁涛的这番话，既反映了中医教育面临的一个不容回避的现实，又表达了一代中医巨擘为之拼搏的雄心壮志。这位耄耋老人的一声声"呐喊"，呼唤有识之士都来关注中医教育，从而振兴中医药事业。

2. 只有树立对中医的信心才能够学好中医

如何引导学子树立对中医的牢固信心，是中医教育的根本任务，也是衡量中医教育成败的标准。几十年的现代中医教育培养的中医人才，为什么有人改弦易辙，有人半途而废，有人身为中医却在行西医之道？就是因为缺乏信心。因此，信心是中医入门的一个标志，只有树立了信心，才能够学好中医。邓老说，很多出身于中医的人就是对中医缺乏信心，一学了西医，就用西医化思维方式考虑问题，把中医的理论和方法抛掉了。

信心是靠疗效建立的。邓铁涛说，广东省中医院邀请全国15位具有丰富临床经验的名老中医带徒，通过这些老中医的实际治疗效果，给学生鼓劲，让学生信服，从而增强学生的自信心。一个脑挫伤的头疼病人，只能靠打杜冷丁维持。上海的名老中医颜德馨开了两剂药，说是一剂药就能治好。开始学生还不相信，结果一剂药吃下去，患者头疼就好了。在这样神奇的效果面前，谁还能不心悦诚服？通过这些名师的带动，可以扭转青年骨干的思想认识。

李国桥教授是广东中医药专科学校（广州中医药大学前身）最后一届毕业生，现在是世界一流的疟疾专家。他关于恶性疟疾的科研成果被选入英国牛津大学医学院的教科书。试管婴儿可以说是20世纪西医学的一项尖端技术成果，成功率一般只有20%。邓铁涛的学生梁丽芳在美国三藩市运用针灸与中药，把试管婴儿的成功率提高到40%～60%。她用英文写的《针灸与试管婴儿》已成为美国当前的畅销书。李国桥和梁丽芳的成功，说明中医同样可以站在世界医学的前沿。

3. 要深化中医教育改革培养一批"铁杆中医"

一位急诊科主任招博士研究生，要求写出 10 个方剂，考生居然写不出来，可见中医的基础知识非常不牢固。有些中医院表示不要中医院校的研究生，而要西医院校的本科生。究其原因，是现代的中医教育把中医挤在一旁。中医学院的课程设置中，中医基本知识没有被放在突出位置，而是被其他的一些课程挤压，中西医课程的比例，最先是 8:2；接着是 7:3 或 6:4，中医成了可有可无的附属品。实践不够也是一个重要原因。中医教学和临床脱离，搞基础就单纯钻典籍，搞临床就去做动物实验，这样是不能培养出中医人才的。中医教育中出现的种种问题，令邓铁涛十分担忧。

要深化中医教育改革，培养一批"铁杆中医"是邓铁涛反复强调的观点。他设计了一套方案：首先在课程设置上要加强基础理论知识的比重，基本功扎实是学好中医的前提。要重点学好经典著作，《内经》、《伤寒论》、《金匮要略》、《温病》是中医的"根"，其次是仲景之后的各家学说以及《中药学》、《方剂学》、《诊断学》等。在教育方法改革方面，要分课堂教学、自学、实践三大块。过去课堂教学课时太多，满堂灌的教学必须痛改。可按过去的计划删去一半，有些课可以删去三分之二，把删掉的课时加入自学课时之内。实践包括临床实习、见习、实验、做义工等等，其中应以临床实习、见习为主。学生必须早临床，多临床，临床实习时间应分配一年半，临床各科教学同步进行。

师带徒是中华文化传统的教育方法，现代的教育与传统的跟师教育相结合，这是早出人才的一个好方法，宜于第二学年便开始拜师以便随时问道解惑。对高起点、高水平的学生，首先把他们培养成临床医家，成为"铁杆中医"，在这一基础上再进入科学研究阶段。邓铁涛感到欣慰的是，广东省中医院实行的师带徒做法已经取得了很好的效果。15 位名老中医带30 多个骨干，骨干再带 70 多个研究生，把现代教育和师带徒的教育充分结合起来，形成了一种合理的教学梯队。他带的吴焕林、邹旭两徒弟已成为该院的学术骨干。因此，他呼吁，21 世纪中医要腾飞，需要十万、百万的"铁杆中医"，老一辈中医工作者必须努力。

4. 教师需要不断温课

邓铁涛告诉记者，中医的很多绝招已经失传，真正有本事、有能力的中医太少了。打个比方，要有高质量的鸡蛋，先要有一个高质量的母鸡，病鸡怎么能生一个健康的鸡蛋呢？中医教育就是这个"母鸡"，如今不中不西，怎么能培养出纯正的中医接班人呢？我们部分中医教师对中医的看法也不正确，认为没有了西医，中医就不行了。原因就是他自身没有学好、用好中医，临床能力欠火候，致使真正掌握中医高深技术的人越来越少了，中医疗效也就越来越差，所以人们就认为中医本身退化了。

中医关键要看疗效，而疗效是在临床的实践中不断积累体悟才能得以提高的。中医学走的是一条靠临床信息反馈而不断提炼成为理论的道路，离开了临床，中医就失去了发展的源泉和动力。因此，教中医的老师需要重新温课，重新学习，要全部进入临床实践。邓铁涛给他们拟订的温课计划是：工作之余每周定期温课，风雨不改；有条件的可选定研究课题，根据课题需要阅读文献或拜访名师，有博有约地不断学习，必有收获。

中医兴亡，匹夫有责。邓铁涛告诫年轻学子，必须端正对中医的认识，拜真正高水平的中医为师，走临证－读书－思考－临证－总结提高（或实验研究）的路子。因为中医教育的成功是看学生对中医的四诊八纲和辨证论治是否掌握到位，要看中医院校的毕业生在临床中能不能真正运用中医武器战胜疾病，包括一些西医难以解决的疑难病症。

5. 要吸收一切科技成果为我所用

从不排斥西医的邓铁涛认为，西医是微观医学，它在静止的、局部的、细微的方面下功夫；中医是宏观医学，从动态出发，讲究人体的整体性、系统性、协调性。如治疗糖尿病脚，西医往往采取截肢办法，运用中医方法则不截肢就能治好病。治疗蛔虫团肠梗阻的患者，西医必须开刀，中医先让患者喝一羹匙油，过几分钟再喝一羹匙醋，然后针刺8个手指节（针四缝），患者的病就能治好。

学西医时，要在中医理论思想指导下，吸收西医以及现代科学所有的先进技术和成果为我所用。邓铁涛主持的"七五"攻关课题"重症肌无力的辨证论治及实验研究"，是按照西医手段确诊和分型，采用数学统计方法总结的，但是在李东垣脾胃学说指导下进行研究的。邓铁涛认为"脾胃虚损，五脏相关"是其病机，实验也证明该病符合"脾虚"之诊断。20多年的临床显示，他采用中医药根治的这类病人不少，抢救有呼吸危象患者的成功率也较为满意。因此，该研究足以证明用中医的宏观理论是能够指导临床和科研的，并且可以攻克世界医学难题的。

一向主张用中西医两法进行诊治的邓铁涛说，中医是未来医学。中医有自己的发展规律，要结合学科特点进行具体分析。邓铁涛说，如果按照西方药理学的方法进行研究，"白虎汤"是没有退热作用的，但是从张仲景到现在我们一直用它退热，效果很好。至于脏象、经络、运气学说等就更难用目前西医的实验手段去证明。中西医的相互学习是必要的，但要把学习的立足点放在中华五千年文化的精华之上，而不是拿现代的西医来取舍中医，拿西医的坐标来衡量中医。如果改造中医的观念不改变，是永远达不到振兴中医之目的的。

中医振兴，教育先行。中国人民需要中医药，世界人民亦不能没有中医药。88 岁高龄的邓铁涛希望，培养出千千万万高水平的中医人才，把中华文化的瑰宝——中医药学贡献于世界。

（七）广州中医药大学 2009 年第四批全国老中医药专家学术经验继承工作继承人攻读临床医学（中医师承）专业学位开班仪式上的录像讲话

广州中医药大学

各位领导、各位导师、各位同学、各位同志：

上午好！

我有幸在会外参加这次开班仪式讲话，感到十分的高兴！因为这是在国家中管局领导下对中医教育改革迈出了正确而重要的一步！我为此致以热烈的祝贺！

20 世纪 30 年代，余云岫之流想消灭中医，遭到全国人民的反对，国民党无法实行消灭中医。解放了，王斌、贺诚要改造中医，被毛泽东主席撤了他们部长之职。但王斌思想这一阴魂深入卫生界，甚至走到中医的队伍中来，如果让他继续深入发展，中医就会成为泡沫中医！

古语说：皮之不存，毛将焉附！国家中医药管理局现在迈出的这一步，是要将中医的命根留住啊！如果命都没有还谈什么发展呢?！

纵观世界，西方医学是世界的主流医学，是工业革命的产物，近百年来发展很快。但西方医学的问题不少，以美国之富有与进步，每年医疗费是天文数字，难以承担。有报道药源性与医源性疾病为美国第三杀手，仅次于心脑血管病与癌病，所以主流医学不等于是主导未来的医学。主导未来医学的是中医学，精确地说是经过 21 世纪大发展的中国医学。广大的西医是我们的战友，是发展中国医学的重要力量。现在是信息时代，而中医是以五脏信息为中心的经络为网络的信息医学。

我们回顾一下 SARS 之战，广州之死亡率最低，为什么？中医之介入治疗最早故也。不然为什么香港要请广东省中医院（广州中医药大学第二附属医院）派两位青年中医去帮助抢救病人，最后并得到香港特首董建华先生颁发之金质奖章。我们的第一附属医院收治数十例 SARS 病者无一例死亡、无一例转院、无一例有后遗症、医务人员无一感染。

又例如航天事业，俄、美早我们发展已四、五十年，但凭他们的医学解决不了发病率为 50% 的航天运动病，而北京中医药大学的王绵之老先生、老教授，以治未病理论指导用中医药调理，使我国三批航天员，无一例发病。

中医学是以人为本之医学，西方医学为生物医学，虽然后来西方医学模式有所改变和进步，但仍然是生物医学，以动物实验为师，故对人体疾病之难治者则摘除之，置换之，我称这种治法是"治末病"（末尾的"末"）。中医自神农尝百草开始，以自身做试验，中医学是以无数患者的身体与无数医者的智慧得来的文化精华。如果我们的医学宝库跟 21 世纪的新科技相结合，就会引领世界医学新潮流。

根据"易"学和辩证法的观测，世界无时不在变动中，"物极必反"。中医与中华民族同呼吸共命运，中国之复兴就在眼前，中医之振兴已不远矣。世界人民呼唤中国有铁杆中医雄师百万，以帮助解决世界几十亿的人民能人人享受有医疗保健之权利。"治未病"对"治末病"是一场医学革命。

同志们努力吧！你们的责任很重啊！让我们中西医团结起来走中国社会主义特色的医学道路，以引领世界的医学未来。谢谢。

（2009 年 3 月 3 日）

三、医理医术漫谈

（一）论辨证论治

近年来，"辨证论治"成为讨论的一个亮点。有人认为无证可辨，如何辨证论治？有一位老中医居然怀疑辨证论治之价值！有人认为辨证论治应改为辨病论治。本人对此问题有如骨鲠在喉，不吐不快。

辨证论治之精神，来源古远，但加以提倡宣扬，是在解放之后、中医学院成立之初，第二版中医学院教材编写之时。卫生部副部长郭子化在庐山教材会议上提出把辨证施治之精神写入教材之中。后来经时间之推移，大多数学者同意定名为"辨证论治"，这是名称提倡之由来。

辨证论治是什么？它是中医药学中临床医学的灵魂，是总的指导思想，而不仅仅是一个简单的方法问题，千万别把其应有的地位降低了。辨证论治的思想孕育于《内经》，发挥于《伤寒杂病论》，《伤寒论》提倡"六经辨证"，《金匮要略》提倡"脏腑经络先后病"。"辨证论治"的内涵由此奠定基础。其最主要的内容是无论"外感"与"杂病"的病证，都不能凝固地、一成不变地看待疾病，疾病的全过程是一个变动的过程。这一主导精神与《易经》一脉相承——"易"者变易也。这一观点又与中医另一个精髓论点"整体观"相结合，外感病之变化概括于"六经"整体之中，"杂病"之变化概括于"脏腑经络"之中。"传变"之论，中医学并不禁锢于仲景时代，到了清代温病学说的长成，发明了"三焦辨证"、"卫气营血辨证"等论，从而对发热性流行性传染病的认识与治疗从 19 世纪到 20 世纪的前半叶达到世界的最高峰，在抗生素发明之前西医治发热性疾病，与中医之疗效相去甚远也。

实践是检验真理的唯一标准。谁掌握好辨证论治之精髓谁的疗效就好。疾病谱正在日新月异，有深厚的辨证论治理论基础，又有实践经验的中医学者可以通过辨证论治的途径去研究新的疾病并进而治愈之。

有人说无症可辨怎么辨证？这是要贬低辨证论治者最喜欢说的道理。其实所谓无证可辨引用最多的就是人无症状，小便检查有蛋白、红细胞或白细胞之类。这类病西医能检查出来，但目前似乎仍无办法治愈。我不会进行检查，病人拿来化验单我只作参考，我运用辨证之法，却治好一些顽固之蛋白尿患者及尿有红白细胞之患者。靠的是什么？靠的是症，脉，舌等四诊合参加以辨证。

从未听说有人问——无病可辨的病人怎么治？我几十年来也治疗过一些这类病人，即生化检查一切正常，体征正常的病者。例如在 20 世纪 70 年代某人民医院请我会诊中山大学一教授，经过多种检查，不能确诊是什么病。乃名之曰"厌食症"。病人一切检查正常，就是不想吃饭，吃不下饭与其他食品，乃日渐消瘦，卧床不起，声音低微。经过辨证，我认为他脾胃虚衰，宜大补脾胃，用大剂健脾益气养胃之剂治之，半月许已能行走，不到一月出院矣，到家嘱家人放鞭炮一串，以庆生还。又如我院一女职工，症见头晕，时止时作，发作晕甚，经各种检查不能确诊，我以甘麦大枣汤加减治愈。

西医诊断不明的病多矣，为什么不曰无病可辨如何辨?!

最近有文章拟将辨证论治改为辨病论治。我认为不妥，且无此必要。因为这个问题，早在高校二版教材——《中医诊断学》中已阐述清楚。辨证论治包括辨病，不排斥辨病，但比辨病高一筹。试阅第五版《中医诊断学》教材 142 页"辨证要点"中提出：①四诊详细而准确，是辨证的基础；②围绕主要症状进行辨证；③从病变发展过程中辨证；④个别的症状，有时是辨证的关键；⑤辨证与辨病的关系。

辨证与辨病的关系中，详细论述了"病"与"证"的关系，并指出：如果说辨证是既包括四诊检查所得，又包括内外致病因素与病变，全面而又具体地判断疾病在这个阶段的特殊性质和主要矛盾的话，那么，辨病不同之点是：按照辨证所得，与多种相类似的疾病进行鉴别比较，把各种类似的疾病的特征都加以考虑，因而对病人的证候进行——查对，查对的过程中，便进一步指导了辨证，看看有没有这种或那种疾病的特征，再把类似的疾病——排除掉，而得出最后的结论。在得出结论之后，对该病今后病机的演变，心中已有梗概，在这个基础上进一步辨证，便能预料其顺逆吉凶；而更重要的是经过辨病之后，使辨证与辨病与治疗原则与方药结合得更加紧密，以达到提高治疗效果，少走弯路之目的。

从辨证——辨病——辨证，是一个诊断疾病不断深化的过程。

大学生读的教材对辨证与辨病已论述很清楚，现在要改名辨病论治以取代辨证论治,有什么意义呢?辨证——辨病——辨证这一诊断过程,足以说明:辨证论治可以概括辨病论治,辨病论治不能概括辨证论治。"辨病论治"论者,可能是想引进西医之说以改进中医,因为西医对疾病的诊断至关重要,不知如此一来便把中医之精华丢掉了。

我曾经在某专区人民医院带教,适遇该医院一胎死腹中之患者,妇产科曾用非手术治疗十多日不效,再行手术又怕过不了感染关,邀余会诊。经辨证属实证实脉,乃按常法予平胃散加玄明粉、枳实,1剂,是夜完整排出死胎。医院以为偶中,后数日又入院一患者,邀会诊,经辨证属体虚病实之证,初用养津活血行气润下之法未效,改用脱花煎亦不效,再予平胃散加芒硝2剂亦不见效。考虑辨证不误,用药不力,后用王清任的加味开骨散1剂,重用黄芪120g,当归30g,

川芎15g,血余炭9g,龟甲24g(缺药),1剂,下午3时服药,6时开始宫缩,再于8时加艾灸足三里、针刺中极,是夜11时产下一脐带缠颈之死胎。

上述2例经西医诊断同为过期流产,诊断无误,但中医之辨证论治则一攻一补,天壤之别也。

又如曾会诊一车祸青年,颅脑损伤,合并脑出血,经西医方法处理,昏迷不醒已3天,我按中医辨证为血瘀内闭。患者不能口服中药,以上病下取之法用桃仁承气汤加味灌肠,得泻下,翌日开始苏醒,共灌肠4天,第5天改为口服,仍以桃仁承气汤加减并服安宫牛黄丸,后痊愈出院,多年追踪,未见后遗症。又如我院一位科主任亦遇车祸,未见昏迷,但头晕呕吐,闭目不愿开眼。邀会诊,我辨证为痰瘀内阻,治以除痰益气活血,用温胆汤加黄芪、桃仁、红花之属,后治愈无后遗症。

上述2例经CT与MR之诊断,均属脑挫伤脑出血,只有轻重及部位之不同,按辨病则2例所用西药相同,但根据辨证用中药则大不相同也。

我是内科医生,对妇产科及骨伤科本属外行,既然被邀,只得按中医之辨证论治提出治法与方药。所治得效功在辨证论治之学习也。

或说这些个别病例,说明不了问题。且看看国家七五攻关科研项目——流行性出血热之研究成果:南京周仲瑛组治疗1127例,其结果为:中医药组治疗812例,病死率为1.11%,西医药对照组治疗315例,病死率为 5.08%（$P < 0.01$），明显优于对照组。江西万友生研究组治疗 413 例，其结果为：中医药组治疗 273 例，病死率为 3.7%，西医药对照组为 140 例，病死率为 10.7%（$P < 0.01$），疗效优于对照组。由于时、地、人等有关条件不同，西医辨病为同一种病，但周氏、万氏的辨证论治截然不同。周氏治疗以清气凉营为主，万氏则以治湿祛毒法为主。辨证论治比辨病论治的西医药组效果明显为优。

周氏、万氏的研究足以说明，时至今日，中医之辨证论治，并非封闭式的。他们把西医之辨病容纳于中医之辨证论治之中，便产生超世界水平的成果。反之，如果以"辨病"取代中医之辨证学说，则中医药学将会倒退，不可等闲视之也。

（1999 年 1 月 12 日）

（二）再谈辨证论治

有人以为用专方专药治病就不是辨证论治，这是误会。专方专药用在辨证之后，治疗用药有大方、小方、奇方、偶方、复方，专方专药是论治上的取舍。如张锡纯倡用鸦胆子以治痢疾。《医学衷中参西录》卷三曰："沧州友人滕玉可，壬寅之岁，设教乡村，于中秋下赤痢，且多鲜血。医治两旬不愈。适愚他出新归，过访之，求为诊治。其脉象洪实，知其纯系热痢。遂谓之曰：此易治。买苦参子百余粒，去皮，分两次服下即愈矣。翌日愚复他出，二十余日始归。又访之，言曾遍问近处药坊，皆无苦参子。后病益剧，遣人至敝州取来，如法服之，两次果愈。功效何其神哉。愚曰：前因粗心言之未详，苦参子即鸭蛋子，各药坊皆有。"先父读其书，不知鸭蛋子为何物，乃去函烦为代购，始知就是鸦胆子。试用之治痢疾多验。方法单用鸦胆子一味，去壳选其子粒饱满完好者（破烂者不取），以滑石粉为衣，治疗痢疾每用 20~50 粒，开水送吞服，疗效甚佳。我于 30 年代曾患痢疾，服 20 粒，3 次而愈，未再复发。粪便中发现有成粒鸦胆子排出。后之研究者，认为鸦胆子对阿米巴痢疾有特效。鸦胆子治痢，价廉效高，应予推广。辨证论治进入微观，应是一种进步，不能因此推翻辨证论治。

有人认为要经常转换方药才是辨证论治，这也是一种误解。证变则方亦随之变，证不变则效不更方。当然若对慢性病，服药时间较长，根据患者的证情，加减一二味，亦每每有好处，但治疗之大原则未变。

最近参加一次学术报告会。我校热带病研究所报告其研究成果之后，有人提问用青蒿素治疗疟疾，算不算辨证论治？大概提问者认为疟疾是一种病，治疗用一种药，便与辨证论治无涉。其实不然，热带病研究所研究人员以中医为主体，他们用的是以中医的理论为指导，深入到微观世界进行辨证论治，就算有西医的内容也纳入中医辨证论治的理论体系之中。面对一个疟疾病人，首先辨别是间日疟、三日疟、恶性疟，恶性疟还要辨是不是脑型疟等等。

李国桥教授还对脑型疟的患者进一步辨证，抽取病人皮内之血，以有无发现原虫来断定病人的昏迷之轻重，预后之良恶。该成果已被载入英国牛津大学医学院的教科书之中，这是中医发现的辨证方法。至于治疗，他们还有论治之成就。如早期用青蒿素治疗疟疾，复发率很高，最后经研究，7天疗程，便不复发。这一成果为国际卫生组织所肯定，维护了青蒿素的疗效。后来为了缩短疗程，运用中医复方的理论，制成青蒿素复方治疗疟疾的3日疗法，此法已在越南推广应用。据说最近他们又在这一基础上，改进复方，成为1天疗法，即用药1天即愈。这种治法思维源于中医之方剂学理论。又如他们对脑型疟患者原虫发育26～32小时，大滋养体期之昏迷，与原虫发育38～48小时，裂殖体破裂期昏迷之病人，治法不同。这不就是辨证论治的深化与发展吗？

我校脾胃研究所，多年来应用唾液淀粉酶活性负荷试验及木糖吸收试验，作为脾虚证的客观检查指标，并得到同行的肯定与采用。我们20世纪80年代承担国家"七五"攻关研究课题——重症肌无力的临床和实验研究。西医认为重症肌无力是神经内科病。我通过辨证理论认为本病乃脾胃虚损之证。除了根据重症肌无力患者233例的系统观察，对58个中医证候做了频率分析以证明此病属脾胃虚损之外，又采用唾液淀粉酶及木糖吸收试验，以30例患者与20例正常人进行2项试验同步观察，结果表明患者比值明显低于正常组，经治疗后患者2项指标又明显上升。运用这样的检测试验，证明我的论断不误。

中国中医研究院原院长唐由之教授，以中医的针拨套出术为毛主席治疗白内障，效果良好，受到称赞。他现在研究非手术治疗白内障，需要有一个对白内障病程进退的检测仪器，于是参考地质学检测岩石灰色度的仪器，根据眼科检测的需要制成晶体图像灰度计，这一仪器为白内障的辨证论治添砖加瓦。

中医辨证论治理论与实践将随着时代的发展借助于新科技而不断深入不断提高。千万不能因为有所提高，即拿过来否定中医的理论。把中医学禁锢在一百年前的模样。中医与西医一样，正朝着现代化的道路前进。但中医药学必须走自己的道路，走按照自身发展规律的道路。不能走拿西医理论改造中医、以现代化之名去化掉中医之路，否则将成为中华宝贵文化的败家子，成为炎黄子孙的千古罪人！

（三）灯火醮疗法

灯火醮，多流行于乡村民间，医院用者甚少，其实灯火醮可以治病，而且可以治难病大病。其法选用一根灯芯，醮食油后在纸上轻轻一搓，使含油适量，点燃之后，对准某穴位一窒，灯火爆开，发出"啪"的响声而火灭，便是一醮。方法简单，有验、便、廉之效应，值得提倡。

我用此法治疗痄腮（腮腺炎），效果满意。治痄腮用内服药兼外敷或外搽药，虽然可愈，但时日较长，疼痛减轻不够理想。若用此法，宜及时早用。当一侧初起，即于患侧之角孙穴用灯火一醮，只一醮便够（亦可加服中药，不用其他外治法），往往另一侧便不发病，而且疼痛减轻较快。若两侧齐发，则每侧角孙穴各一醮，加服中药，亦易治愈。由于疗效快，故继发睾丸炎者极少，我用此法多年，未见失败之病例。

角孙穴，平耳尖，直上入发际处。取穴时可将耳廓按垂直方向为轴线向前屈招，上耳尖平对的颞颥部入发际处便是该穴。为了火醮方便，可将该穴位上的头发剪剃干净，作上记号，用灯火一醮即可。我的学术继承人邓中光亦屡用此法取效。1980年间，他单位邻近的幼儿园老师因知其在前一年用此法治愈了几个该院的学童，便一下子拖了七八个患痄腮的小孩前去就医，他亦用此法治之，迅速控制了病情的蔓延。此后，这成了他治疗此病的首选疗法，并对其机理做了探讨，认为：痄腮一病，由风温热毒所致，病邪从口鼻而入，壅阻少阳经脉，郁而不散，结于腮部，致使耳上腮颊漫肿实硬作痛。角孙穴之功效能清热散风，清肿化瘀。此穴不但在手少阳三焦经上，而且为足少阳胆经的交会穴，此二少阳经一者绕耳背而过耳下，一者走耳前而达腮颊；其名"角孙"是指该穴位在头角，有一孙脉从穴分出屈行下颊，故名"角孙"。在该穴施治，则能同时振奋两经，经脉流通，气血畅旺，郁结之邪得以驱散，腮部漫肿疼痛得以清除。此外，角孙穴又是少阳三焦与阳明大肠经之交会穴，虽说此病为温毒之邪从口鼻而入，壅阻少阳，郁结于腮部而成，但"温邪上受，首先犯肺"，所以肺卫亦同时受病，大肠与肺相表里，今阳明大肠经气振奋，则腑气能通，肺能清肃，气机通调。"肺朝百脉"之功能得以保障，从而调动起全身正气以抗邪。可见，选用角孙穴，既能针对病位，又顾及整体，是针对性较强的穴位。灯心醮之，一者有"火者散也"之意，用火攻，能散肌表郁结之邪；二者，醮火虽在瞬息之间，但作用时间长，疗效确切。

如果说"痄腮"不算大病，那么"脐风"（新生儿破伤风）算得上凶险之证，《幼科铁镜》有十三醮火治疗脐风之法，中医学院编之儿科教材第二版介绍了这一疗法，可惜第三版之后就删去此法。我们于1965年下乡巡回医疗时曾治疗一例，接诊时，病儿之母将孩子放下便扭头走掉了，大概她认为患儿是无法救治的了。当时患儿正在撮口抽搐，面色紫黑，急取灯芯按十三醮法，一醮囟门，一声哭叫，撮口即开，面色转好，接着眉心、人中、承浆、少商（双）、脐中各一醮，脐外周边六醮，共十三醮火，抽搐缓解。另处下方：蝉蜕49只，全蝎9g，僵蚕9g，煎服1剂。三天后又有轻微抽搐，再用十三醮火一次，经后来追踪，病已痊愈。我所经手者，只此一例，未能说明此法是否真正有效。广州著名儿科医家杨鹤龄，清末在有住院病床之育婴堂当医生，能全面观察患儿治疗之经过，积累了丰富而可靠的宝贵经验，后由门生为他总结，写成《杨氏儿科经验述要》一书，他治脐风用灯芯火八醮，即眉心、人中、承浆、脐正中及离开肚脐约半寸之上下左右各一醮。他说："余经手治疗此证颇多，深知此证必须施用灯芯火，始有转机，不可轻视也。"从《幼科铁镜》（1695年）到杨氏历经两百多年，一脉相承，都云有效，足以说明这仅仅一例，可作为有一定效果之旁证。

此外，灯火醮在民间还多用来治疗缠腰火丹（带状疱疹）、火疗疮等，这足以说明灯火醮治法简单而有奇效。从上述病种来看，多为急性感染性疾病，特别是病毒感染性疾病，虽说新生儿破伤风，可能由于新法接生而绝迹，但值得我们对其他疾病用灯火蘸作进一步之研究。

（1986 年 10 月）

（四）点舌

（一）

解放以前，中医利用家庭病床之形式以治疗急危重症。解放以后西医医院发展很快，加上公费医疗，危重病人便多由西医处理，因为中医院既少又小，于是中医便失去治疗急危重症的机会。二三十年来中医治疗急危重症技术得不到发展，并有失传之危险。发掘、总结以提高治疗危重症之水平，实为当务之急。

有人认为治急症，没有剂型改革不行，把注意力放在等候注射中药的发明上。改革剂型不是不重要，这是振兴中医必不可少的工作之一。但不能等待剂型改革才去治疗急症，相反，应以治疗急症的成果促进剂型改革。治急症要注意中医的综合治疗，即针灸、按摩、刮痧、挑治、外洗、外贴、灌肠……等治疗手段都应加以运用，另外还可以灵活使用传统之方药。

我对于吞咽困难反射消失的病人，往往采用点舌之法救治，有时收到较理想之效果。所谓"点舌"之法，就是用紫雪丹、至宝丹、安宫牛黄丸、苏合香丸或含有冰片、麝香、牛黄的丸散点方舌上，从舌上吸收，能达到醒脑恢复吞咽之作用，为口服中药治疗打开大门，当然，这些丸散也是治疗之重要药物。

几年前我们附属医院收治一例心肌梗死合并心律紊乱、心衰、感染的患者，病人已昏迷，吞咽反射消失，我诊断为真心痛合并暑入心包之证，急用至宝丹一枚水溶用棉签蘸点舌上，不停地点，当丸药厚铺舌面，则用开水点化之，化薄后继续点药。约半小时，病人已有吞咽反射，取得口服中药之可能。口服处方：①高丽参炖服；②清暑热兼活血之剂。第二天病人清醒但突然腹胀甚，经用冬青油外擦及置放肛管排气等处理无效，急用大黄煎水灌肠而解，证明患者既有心脏之本病又有暑热食滞之标证，其后连用四五枚至宝丹，曾用生脉散注射液一次及西医治心肌梗死之常法，结果抢救成功，步行出院。

1985年9月我院附属医院急诊室收治一例严重昏迷（一氧化碳中毒）之患者，经用西医常规方法抢救一日一夜，病情继续恶化，高热神昏，痰涎涌盛，四肢抽搐，戴眼反折（瞳仁瞧下瞧内，仅见瞳仁之边沿），面目及全身浮肿，呼吸喘促，张口，口臭难闻，二便不通，舌瘀黯、苔厚浊，脉洪大而数。急用安宫牛黄丸一枚，冷开水10ml化开不停点舌上。另用大黄、崩大碗各30g，苏叶15g，煎水取汁再溶化紫金锭三片，保留灌肠一日二次。三天内共用安宫牛黄丸五枚，再加上前后六次灌肠之后，病者体温降至37.5℃，痰涎明显减少，解除心电监护。病者由深昏迷转为浅昏迷，改用牛黄粉一克点舌，灌肠同前。尿常规发现真菌，灌肠药改为：①千金苇茎汤加红花、丹参煎汁保留灌肠；②用生大黄、崩大碗、车前草如法灌肠；二方上下午分用。自9月17日开始用上法治疗至23日患者已有吞咽反射，开始用下方鼻饲：陈皮、枳壳、菖蒲、远志各6g，法半夏、竹茹、郁金各10g，胆星、桃仁各12g，羚羊角骨25g（先煎），每天一剂，灌肠法同前。前后共治疗9天，患者体温降至正常，并从昏迷中苏醒过来。1985年11月又用安宫牛黄丸点舌法加灌肠法抢救一例脑出血较危重之患者，渡过了危关，从死亡线上抢救过来。

（二）

我对于出现昏迷、吞咽反射消失的危重病人，往往采用点舌之法救治。点舌之法，就是用紫雪丹、安宫牛黄丸、苏合香丸或含有冰片、麝香、牛黄的丸散点放舌上，从舌上吸收，对于重症昏迷、吞咽反射消失的病人，有时能起到醒脑、恢复吞咽之作用。用时将药丸水溶后用棉签蘸点舌上，不停地点。当丸药厚铺舌面，则用开水点化之，化薄后继续点药。

点舌法是以"心主神明"、"舌为心之苗窍"的理论作指导的，这是中医的脏象学说，过去认为十分不科学，有了控制论、信息论，中医的理论体系，中医的脏象学说才逐步被理解。心为君主之官，神明出焉，肺为相辅之官，治节出焉，用过去的解剖生理学是不能揭示其奥秘的，也就被认为是不科学的，但新近的研究知道肺还有不少非呼吸功能，肺的内分泌素的确能助心调整血压及其他作用。我早就认为心不单单是个血泵的作用，20世纪70年代我就认为心脏一定有内分泌素足以调节大脑的作用。虽然至今未得证实，但心脏有内分泌素已于1984年得到证实，据报道，黎巴嫩学者娜莫尔博士（女）发现心脏分泌一种直接进入血液的激素，能减轻动脉血管压力，并命名此激素为ANF。我国20世纪80年代也有人发现心脏分泌一种能影响消化功能的内分泌素。1983年3月24日外电报道，第1个植入人工心脏的患者于3月23日死亡。外电引述为克拉克植入人工心脏外科医生德夫里斯的话说："虽然塑料心脏不断泵血，但克拉克的血管变得松弛无力，发生膨胀，他的循环系统不能保持把带氧的血推向全身器官所需要的压力。他的结肠功能丧失了，接着他的肾功能丧失了，然后大脑功能丧失了。"我估计心脏被置换之后，"心激素"的分泌停止了，当肺脏代替心的部分功能维持超过了一定的限度，"心激素"在体内的储存用尽之时，生命便终止了。我初步认为，当人工心脏广泛应用之后，将会发现其影响大脑及其他内脏的内分泌素，从而证实与提高"心主神明论"，而且只有到了那时人工心脏的置换才能真正成功。

我曾经将点舌法写成文章发表在《新中医》1986年第3期的"耕耘医话"里，引起了同行的共鸣，广西靖西解放军54261部队医院周永辉医生也撰文说"点舌"抢救危症确有良效。现录其病例以兹佐证。

农某，男，76岁，农民。1978年9月16日晚饭后洗脚时，突然神志昏迷、坠地，左侧上下肢随即僵硬，呼之不应，其家人邀余诊治。查：舌绛、苔黄、脉弦清。血压240/200mmHg，诊为中风。遂以"点舌"法施治，即取麝香、冰片少许，开水溶化，不断以棉签蘸药点于舌上。30分钟后，患者左侧上下肢变软，神志略清，血压亦降至200/180mmHg，同时投入人参、生半夏、沙参、地龙各10g，生南星6g，生附子5g煎服调理，次日下午病人能坐起进食，神志清楚，5天后竟能外出放牛而告愈。

（五）止 血

出血，特别是大出血，如不及时止血，将有生命危险。急则治其标，治标有时处于相当重要的地位。个人常用之止血法，有以下几种。

1. 吐血咯血

①用五岁以下之健康男孩之中段尿，送服止血散（血余炭、煅花蕊石、白及末、炒三七末，等分共为极细末）1~3g。

②用梅花针叩击人迎穴，以人迎穴为中心，叩击圆周直径一寸至寸半（同身寸许），从中心开始圆周扩大，左右各叩击 1～3 分钟，每天 1～3 次。

③辨证用药以治其本。

笔者曾用上法救治过肺病大咯血及胃病大吐血之患者均效。童便能引火归原，引浊气下行，气火得下则血归其位。三七末能走能守，炒至深黄色后则守多欲走，故止血宜炒用。若三七末临时单味独用，须注意"去火气"，去火气之法，可将炒过之三七末放置冰箱24小时即可用。笔者曾用单味三七末治疗鼻衄多日反复发作不止及胃溃疡潜出血久不止之患者均效。

2. 血崩

①单味血余炭 3～9g，1 日 3 次冲服。曾治一严重血崩患者，每次月经来潮，经水大至，甚至晕倒，久治不效，但用此味，每次发病即用，前后用药约120g而愈。愈后未再复发。

②艾灸，直接灸右侧隐白左侧大敦，一至三壮。曾治一妇，月经暴至量甚多，手头无艾，乃借用香烟代艾直接灸之，中午施灸，下午止，喜甚说："中医也能救急"月经来潮量多于平常几倍者，亦可艾灸，服胶艾四物汤亦效。不少妇女因月经量多或月经时间过长，引致头晕、心跳、精神不振等多种证候，可于月经来后第二或第三日即服上方，月经止后再服一二剂停服，下次月经来潮又再照方服，如此行之三四月便愈。

笔者曾用上法治一产后大出血并休克之患者，先用艾灸隐白与大敦，然后用悬灸法灸两侧足三里及百会穴，悬灸至四十分钟，血压回升稳定。再与养血凉血止血之汤剂以治其本而愈。

（六）碎石、排石与溶石

自从碎石机应用于临床之后，有些人以为中医治疗结石病失去优势。其实不然，有些中医院利用碎石机以击碎肾石，继之以排石方药帮助排石，或先服排石方药然后碎石，进行碎石之后再服中药排石，其疗效胜于单纯用"体外碎石术"。而且体外碎石术并非所有患者都适用，对冠心病、高心病、心功能不全者要慎用，对不能纠正的出血性疾病、孕妇仍属禁忌。此外体外碎石还有使结石周围组织细胞损伤出血等副作用。冲击波还能影响肾小球和肾小管的功能，对碎石机的作用不能评价过高。因此对于肾石病的治疗我认为中医药仍然有明显的验、便、廉之优势。

当年印尼总统苏加诺患肾石病，请世界上好几个国家之名医会诊，都认定非手术取石不能治疗。后求医于中国，周总理派岳美中和吴阶平同志会诊。岳美中认为不必开刀，各国来的专家自愿留下来等看中国医生出丑。但经岳美中诊治，先服中药后加针刺，竟然把肾里的石头排出来了，外国专家悄悄离去不知岳美中的门人有没有把这个个案记录下来，如果没有实属可惜。我在多年前看过一病人，他说患的肾结石是岳老治好的，我索其存方看看，是八正散加味，但做成散剂，服后结石不知不觉消失了，可惜我没有把药方抄下来。我于 20 世纪 70 年代曾治愈一例肾盂结石患者。我用金钱草等药方以排石，另用沙牛研成细末每服 3g 药汁冲服，嘱每日排小便时用瓷杯接，以察看有无沙石排出，数日后开始发觉尿中不沙，沙金黄色，十分漂亮。连排数日，最后沉淀者非沙而是微黑之黏稠物，计其前后排出之沙石共约数克，经 X 线照片石已消失。当时科研意识不强，造影时石之大小，排出物之多少均无记录，亦未立项对比进行研究。现在等将来希望有心人进行研究。沙牛一物又名倒退牛，生活于沙中，曾用大碗装沙，置沙牛于碗中，沙牛会造一漏斗形的小窝，由此推论其体中必有能溶沙石之物，值得研究。

排石，我喜用导赤散加味，一般喜加金钱草、海金沙。导赤散为《小儿药证直诀》方，功能清心火利小便。治心经热盛，症见口渴面赤，心胸烦热，渴欲冷饮；或心移热于小肠，口舌生疮，小便短赤，尿道刺痛等证。近人验证本方对急性泌尿系感染之属热者有效。

导赤散方中生地清热凉血养阴，木通、竹叶清心降火利水，能引热下行从小便以出，甘草清热泻火调和各药，是一张经典之名方。但此方缺少排石之力，故必重用金钱草以为排石之主药。至于海金沙，《本草纲目》："治湿热肿满，小便热淋、膏淋、血淋、石淋、茎痛，解热毒气。"《本草经疏》："小便不利及诸淋由于肾水真阴不足者勿服。"五十年代我去农村曾治一妇患癃闭，已准备去专区医院急诊，我就近小药店取海金沙三钱嘱即冲服，小便得解而愈。对此药之功效印象深刻，故排石亦多用之。但注意此药掺有黄泥者不能用，能燃烧者真。

肾石之证，多与心火湿热有关，故一般治疗多采用清热利水排石之剂，日久用药其体渐虚，或用药剂量过大，患者体质属虚者，往往清热利水越重剂，石愈不下。对此类患者必需辨证论治，随其体质处方再加入排石之药始有效。例如我治一重症肌无力肾石患者，并未加排石之药，只重用黄芪，气行则石行，连续数日排出大于芝麻之小粒尿石达20多粒。凡石淋日久，舌质胖嫩者我每于辨证排石方中加入黄芪30g以助药力。气行则血行，气行亦能使水行也。

肾石病往往发生肾绞痛，用止痛针往往止后又痛，未能根治。我曾治此患者不少，效果比较满意。其法用拔火罐，根据左右，痛点高者对正痛点拔其背面，痛点下者下者正对痛点拔其腹。在病房治疗，往往火罐尚未脱落而病人已入睡了，是因痛夜不能眠之故。其痛的位置往往是输尿管的三个狭窄点部位，上中两点火罐放背面，近膀胱之点则拔其腹。曾一患者，上、中、下三次绞痛，两日之间连拔三次，再为之排石出院。

排石之后应注意其复发之可能，故应根据其体质处方，每月服数剂或十剂八剂以调其阴阳虚实并通利水道，以竟全功。

（七）论剂型

中医治病，汤药、针灸、按摩、刮痧、外贴、外熏、外洗、浸渍、灌肠、药栓等等，手段众多，今天反而范围缩窄，绝大多数只用汤剂，部分用针灸，少数用按摩。本来许多疗法在病房适用，而病房却多采用注射、输液，把许多验便廉之治法遗忘了，这是值得考虑的问题，会不会把宝丢了？汤剂饮片是每天大量应用的治病手段，可以说约占95%以上，而饮片汤剂之质量，大大不如以前，其质量低下，已到了不能容忍的程度了。一方面中药药物常短缺，一方面由于中药加工粗劣，医生不能不加大剂量，更加速中药之短缺。中药品种不齐，甚至以伪乱真，老药工之技术又未好好继承，药工抓药以手代秤。中药处方既无法保"质"，亦无法保"量"，医生绞尽脑汁之处方，常受药物质量的影响，使人痛心。

中药如不加强管理，将足以消灭中医。中医之所以历尽劫难而仍能保存者，全靠能治好病人，照此下去，疗效日降，中医中药便不能继续生存了！为了使中药保质保量，除了加强药品管理之外，加速中药剂型改革，才有出路，才能促进中医药之发展。剂型改革，不要只想到针剂之类。当然进行针剂之研究也是需要的，但不应是唯一的。中药复方制成符合标准的注射液，不是三几年可以成功，大量发展恐怕要数十年，远水救不了近火，该怎么办？五十年代广东星群制药厂曾搞单味中药水剂，由于多种原因被一棍子打下去了，当时"维新联合诊所"用星群制剂用了三四年，疗效是肯定的，如果让其不断改进，今天已有可观之成就了。这是行政干预科学研究的惨痛之教训。我认为剂型改革第一步可向日本人学习，日本以冷冻干燥法把一、二百个方剂制成不含糖的冲服剂。因为提制合理，既减少了用药分量，又保证了疗效，方便了患者，我们何乐而不为呢？

辨证论治的精神，不必每方都加减。我个人的经验，凡用仲景方不加不减效果更佳。因为那些方都是经过多少人、多少年的筛选才定下来的经验方。当然，成方应包括从汉代以至本世纪初，为历代医家所公认的有效药方。历代验方甚多，各个地区可由一些中药厂与广大中医合作，选出最常用的若干方加以提制，是一个可行的措施。另外，还可以单位药提制，代替饮片配方。加温冲溶的过程，也是化合作用的过程，或略加煎煮，煮沸即服，岂不是好？

古方中有不少是膏丹丸散，过去往往改为汤剂，若仍制成膏丹丸散则用之甚便。如我们在七十年代到顺德陈村巡回医疗，用平胃散散剂，每次只用 1.5～3g，一日二三次服，治疗胃肠病，疗效显著，比汤剂好得多。止血散、止痛散、三黄散等都是散剂胜于汤剂。笔者曾用三黄散内服治疗胃肠湿热腹痛如刀绞之患者，用乌梅丸 3g（一天二次）溶化加蜂蜜冲服治疗一个五岁小孩反胃（幽门痉挛）久治不愈之患者。山西一老中医用大黄䗪虫丸治愈一例已经反复开刀六次之肠粘连患者。因此，在剂型改革之同时应恢复原有之丸散膏丹等有效治剂型。

（八）对抗生素的思考

自抗生素发明之前，中医治疗发热性、传染性、感染性疾病，疗效非西医药所能及。自抗生素发明之后，治细菌感染性疾病，疗效的确较中医药为优，但对病毒性传染病，中医药仍遥遥领先。有人认为青霉素发明之后，治肺炎用中药已过时了，我认为此话值得商榷。从理论上看，致病菌的确是肺炎的致病物质，抗生素的目标是消灭致病之细菌，除去致病之罪魁。但疾病发生在人身上，人有抗病能力，中医称之为正气，正气足以祛邪。而抗生素既可以杀菌也可以伤害人身正气，这是抗生素的缺点，这种缺点甚者称之为毒副反应。所以西医对老年人的肺炎认为比较难治，疗效往往不理想的原因在于年老体弱之故。西医有支持疗法，但没有一套扶正祛邪的理论指导。有些小孩发热一次，用抗生素一次，热退了，但身体却一次比一次虚弱下去，身体素质每况愈下。抗生素已造成数目不少的聋哑儿童，引起其他并发症和后遗症的不知还有多少。由于细菌有抗药性，抗生素越来越新，抗菌力越来越大，对人体正气的压制也越来越强，不能不使人担忧。高明的西医一再大声疾呼，切勿滥用抗生素。1999 年 8 月 22日《羊城晚报》第三版报道：美国中西部发现了多种的葡萄球菌，能够对抗常用的抗生素，并已导致四名小童死亡。美国医生及联邦卫生部门官员忧虑，人类滥用抗生素或会造成"超级病菌"涌现。目前我国多数医院的作风，以选用最新最昂贵的进口抗生素为时尚、为有水平！外国药商拍手称快，实在使人痛心！是不是进口的最新最贵的抗生素就一定能解决细菌感染的问题呢？我最近在我校附二院会诊一病人，中年患者，心瓣膜病变，准备手术治疗，但患者先是发热，继之出现偏瘫，按常规用最新的抗生素已多日，发热不减，病人体质却越来越差，家属曾拟放弃治疗。我以口服益气活血之中药以治其脑，用紫金锭二片溶化，冷冻保留灌肠以治其热，抗生素治法未变，但患者体温日降，灌肠六次而体温接近正常。半月后再诊，患者热退，偏瘫亦除，精神面貌前后判若两人。上月（7 月）在某大医院会诊一高热患者。患者符某某，女，72 岁，双膝关节骨性关节炎表面置换术后发热 38～39.4℃之间，已持续不退十六天，用抗生素、抗真菌药等治疗后仍高热不退。西医同志形容用抗生素，最新最贵的，好比飞机、大炮、导弹都用上了，就是无法使体温降至 38℃以下。用清暑湿药二天不应，舌淡红苔黄黑（染苔）脉浮数右紧，重按无力，无汗畏寒肢冷，高热 39.1℃。考虑此因抗生素未能抑菌却抑制了正气，正虚邪伏故高热不已，7 月 9 日晚乃予甘温除热法，选用补中益气汤：黄芪 15g，白术 12g，太子参 30g，柴胡 10g，升麻 10g，当归 10g，陈皮 5g，甘草 6g。水煎分二次服，服药后汗出津津，翌日凌晨 4 点热渐退至 37.8℃，疲倦乏力。7 月10 日仍予补中益气汤：黄芪 15g，白术 12g，太子参 30g，柴胡 10g，升麻10g，当归 10g，陈皮 5g，甘草 6g，一天两剂，分上下午服。热渐退，持续在 37～38℃之间。7 月 11 日脉搏第一次减至 85 次/分（手术之后脉搏一直在每分钟 110~120 次左右），精神转佳。继予黄芪 30g，白术 12g，太子参 30g，柴胡 10g，升麻 10g，当归 10g，陈皮 5g，甘草 6g，五爪龙 30g，上下午各一剂。服药后体温明显好转，一天内体温波动在 37~37.4℃ 之间，精神转佳，咳嗽减少，脉虚时结，胃纳渐佳。病人至此还未痊愈，因其双膝关节仍然红、肿、热、痛，继续中西医随证用药将月才愈。从上述来看，如果不大力补其中气，必将因高热不退，加上西药抑制元气，体力尽耗而亡，可为预卜也。此例中医中药的疗效，得到主诊西医之承认。

我并不反对在必要时，用中药的同时，借助于抗生素。应按能中不西，先中后西之原则去采用西药，在用西药的同时仍应以中医之理论为指导，千万不要以西医理论指导用中药。什么叫以西医理论指导用中药？试举例言之。最近会诊一颜面神经麻痹、左侧面瘫之中年患者。主诊医生用了牵正散，但又用了大量鱼腥草等凉药，推论其意，须要"消炎"之故，治之近十日不效。殊不知寒则凝滞，经络更不畅通，岂能收效？邀诊，我仍用牵正散加减，其中易白附子，重用黄芪等益气药，服药一周而歪者得正。此例足以证明，知其方而弗视中医之理，未能灵活变通，故收效亦难，虽有效亦不理想也。

讲到理论问题，对于治疗发热性、流行性、感染性疾病，伤寒与温病学说，往往是我们的指路明灯。

叶天士说："或透风于热外，或渗湿于热下，不与热相搏，势必孤矣。"这是至理明言，是西医细菌学说所缺乏的。叶天士所说的"热"是致病的主因（可以看成是细菌之类的致病物质），叶氏不仅重视清热，还重视"透风"，所谓透风就是解表类药，风与寒这种物理因素往往为西医所忽视，一心在杀菌以消炎，不知解表使邪有出路的重要性。同样，"渗湿"也就是使由细菌引起的毒素，从小便而去。上则透风，下则渗湿使病邪孤立，没有一个便于生存的环境，而病人的正气则更易于恢复。为什么用抗生素退了热之后，即使无明显副作用，病人会精神不振，倦怠乏力，胃纳欠佳？而中药随着身热退减，精神日复？就是这个道理。

中医师学了西医的"发炎"理论，往往忘记了治发热性病，还有伤寒论学说。每一遇发热病，首先考虑的是抗生素，岂知"桂枝汤证"、"麻黄汤证"决非抗生素所能除。为什么外国那么害怕流感？就因为他们只有抗生素及未有成熟的抗病毒药之故。特别是"小柴胡汤证"用西医方法治之甚难，往往小柴胡汤三剂便可收功。我曾会诊此等证，常常使西医同志觉得惊讶。前月一位老朋友因肺部感染住院，症见发热喘咳，用最新最贵之抗生素治之多日，发热退而咳喘甚。友人多病，常找我诊治，这次太辛苦了，便给我来电话，通过问诊，口授方药——用桂枝汤合三子养亲汤。友人素体虚寒，估计各种抗生素，抑制正气之力大，表邪不能外解，故用桂枝汤；喘甚亦由于寒痰，故选用三子养亲汤。药服八剂，每剂价值六元多，共药费50多元，而出院总结账共一万一千多元。患者有苦难言！而该院西医师执该方问："这能行吗？这就能成吗?!"大惑不解也。

在中医院，作为发扬中医的基地，千万不能丢掉中医，不要以为有了抗生素，便照用可也。由于细菌的抗药性，抗生素越出越新，价钱越来越贵，一天用药千元以上，非我国一般人经济所能负担，何况还有明显的副反应。在此时候，正是发挥中医中药优势之时，执起《伤寒》与《温病学》等武器，大胆细心地去实践，用中药取代抗生素，既能减少病人的负担，又能减少药后的副作用。这是一种挑战，更是中医的发展机遇。最近有"双黄连"注射液，据说效果不错。只要努力于临床研究与剂型改革，使治疗细菌感染性疾病，重新领先于世界医林，相信是可以做得到的。

（1999 年 9 月 1 日）

（九）不孕

不孕的原因比较复杂，除了先天性生殖系统发育不全及畸形等难以治效者外，辨证论治有时能收到效果，下面谈谈我的体会。

1. 祛瘀法 凡月经不调，或并无症状而舌脉有瘀征者，我每用王清任之少腹逐瘀汤治疗，有一定的效果。王氏说：此方治少腹积块疼痛，或疼痛而无积块，或少腹胀满，或经血见时，先腰酸少腹胀，或经血一月见三、五次，接连不断，断而又来，其色紫或黑或块，或崩漏兼少腹疼痛，或粉红兼白带，皆能治之……更出奇者，此方种子（即能怀胎）如神，每经初见之日吃起，一连五付，不过四月必成胎。

《医林改错》还举了一个六十老翁之妄服此方得子之病例。少腹逐瘀汤处方为：小茴香7粒（炒），干姜0.6g（炒），延胡3g，没药6g（炒），当归9g，川芎6g，肉桂心3g，赤芍6g，蒲黄9g，五灵脂6g（炒），水煎服。王氏此方不能说百分之百有效，只适宜于有瘀证之不孕。友人何氏其妹在天津某学院任教，结婚六年未孕，身体健康尚可，月经时有不调，问治于予。考虑可能瘀血为患，乃书王氏少腹逐瘀汤予之，小茴香用2g，炒干姜用3g，另加生地9g。为什么加生地，因未见患者，不知其属寒属热，故加生地养血活血并制肉桂之温燥。用少腹逐瘀汤凡舌上少苔、舌质偏红者，我常用生地以易肉桂心。患者服药十剂后得孕。本方对痛经、慢性盆腔炎有效，习惯性流产之属瘀者、少腹肿块（良性肿瘤）等亦有一定的效果。

2. 补虚法 辨五脏之不足，用补法以治不孕，亦是常用方法，也是一般医者习用之方法。我曾治一李姓患者，先是阴道有隔膜，经手术治疗，发现双子宫，手术者告诉患者，隔膜虽除不易受孕。来诊时已婚十年未孕，诊其面色白、唇淡，舌嫩苔白，脉虚迟弱，拟补脾肾为治。处方：党参12g，黄精15g，巴戟9g，枸杞子9g，淮山药15g，云茯苓12g，羊藿叶6g，仙茅6g，黄芪12g，甘草6g。隔日一剂，共服六剂，受孕，约七个半月早产一女婴，重1.7kg，住温箱40天，后发育如常，聪慧可人。

3. 温经活血法 用《金匮要略》之温经汤，为温经散寒养血祛瘀，调经种子之名方。曹颖甫认为："此为调经总治之方，凡久不受胎，经来先期后期，或经行腹痛，或见紫黑，或淡如黄浊之水，施治无不愈者。曾记寓华庆坊时，治浦东十余年不孕之妇，服此得子者六七家。"二十世纪六十年代解放军157医院将本方制成丸剂，治月经病及不孕症，收到较好的效果。

（1988年11月）

（十）小儿

（一）

最近门诊一患儿，男，两岁，五官端正，面色如常，指纹、脉诊均正常。问诊知其于半岁时因发热用庆大霉素治疗耳聋。我对此药源性之耳聋未有经验，无能为力。接触此病之患者已非首次，仍然使我感触很大。

在一次中医的学术会议上，有人提出青霉素发明之后，中医治疗肺炎之类感染性疾病的优势便不明显了。我发言说：当抗生素副作用越来越大，细菌抗药性越来越强之时，将依赖中医药以解决问题。据上海医科大学附属医院眼耳鼻喉科医院报告：三年来，他们对73例应用庆大霉素的患儿（均无中耳炎）做电测听检查。其中最小的是10个月，最大的为8岁，用药时间，少则两天，多则33天，结果发现都有不同程度的听力损害，而发生重度耳聋者竟高达41例，尤以两岁者为甚，而成年人用该药发生耳中毒反应者亦不少见。除庆大霉素之外，链霉素所致之耳聋亦不少。此外卡那霉素、新霉素都有引起耳鸣耳聋的毒副作用。小儿耳聋随之而来的便是哑，如果来一次聋哑患儿的成因调查，药源性聋哑的比例肯定会使人吃惊的。我这里丝毫没有贬低抗生素的作用之意，抗生素的发明造福于人类，其功甚伟，但事物的发展有利有弊，对抗生素也要两分法。特别是作为中医，我们有责任为人类贡献出超过抗生素的药物，以今天的条件经过努力，是可以做得到的。问题是有些同志，没有从中医中药中谋发展，而美其名曰拿来主义，懒于为中医药之发展动脑筋，因而滥用抗生素及其他西药，这种作法实在可悲！忘记了我们是姓"中"的，我们必须努力在"中"字上做文章。我赞成这样一个口号——"能中不西，先中后西"。发扬中医药为人类健康事业作出贡献。

1988年春节前，某学生带一患儿找我，症见咳嗽、哮喘，原已用过多种抗生素无效，请我院一高年资教师诊治，开了一张中药方又开张抗生素注射剂方。患儿之母不想用抗生素，问计于予。我察看患儿后，主张用那位教师的中药处方，不用其西药方，结果三剂见效。

有人认为小儿喂药难，不如打针方便。据我所知河南中医学院附属医院儿科，运用自制之多种散剂及其他中成药，治疗儿科常见病，很受欢迎，连西医学院的教职工子女有病，都喜欢到该科就诊。

我曾经劝说两个学生，要敢于对自己的孩子发高热时坚持中医中药治疗，此后他们的子女即使40℃高热，仍以中药处理，必要时1天2~3剂，顺利地一次又一次地取得治疗效果。他们边钻研边实践，对中医中药的信心增强了，这是更大的收获。

其实小儿高热，不一定是细菌感染，对病毒感染西医还没有特效药。对病毒性疾病滥用抗生素而名曰"预防感染"，其实是鞭打无辜，抑制了患儿的正气，使免疫功能下降。

我不是儿科医生，近年所见，一些感冒连连，每月三、五次外感发热的患儿为数不少，这些小孩抵抗力越来越差，医者又越依赖抗生素，如是恶性循环，影响其发育与成长，实在可怜！我的方法是：嘱其父母于无发热时即来就医，治之以健脾扶正之剂，用四君子汤加味或四君子汤合玉屏风散，有寄生虫者四君子汤加使君子、榧子、乌梅、苦楝根白皮以打虫。到感冒发热咳嗽发作时，则辨证论治，热退嗽止，又予健脾扶正。如是坚持数月，患儿胃纳增加，身体抵抗力增强，由瘦弱转为健壮。还有一些小儿患肺炎经抗生素治疗之后，喉中有痰声，时咳，胃纳欠佳，精神不振，我常用陈夏六君子汤加减为治，若仍有内热者去陈夏加黄芩、贝母、浮海石之类，兼食滞者加化滞之品，多能奏效。

（二）

随着时间的推移，世界事物的变迁，人的疾病谱亦在起变化，儿科亦然。如天花已被消灭，而药源性耳聋之类疾病又在发生。我们面对这些变迁不能失去信心，目前正有人对药源性耳聋用针灸等疗法进行临床研究，已取得一些进展。现在人民生活水平提高，实行计划生育只生一个孩子，由于父母偏爱，娇儿偏食，从而出现小儿厌食症。对于此症，我没有研究，但我相信亦疳积病之类耳，我愿意向儿科同道推荐捏脊疗法。捏脊疗法对小儿多种疾病有效，尤其是消化系统疾病有良效，儿科医生不可不知。此法20世纪50年代发掘于北京之捏积世家——捏积冯。此法专治疳积故名捏积，冯姓合家世代都以此为业，故称控积冯。他们除了捏脊之外，还给患者药散一包。后经中医研究院派人从旁研究，始知其作用全靠捏脊，故更其名为捏脊法。20世纪60年代我院与解放军157医院共同进行脾胃学说之研究，用捏脊法以治疗婴幼儿营养不良（疳积），取得很好的疗效，捏脊后多数患儿的精神、食欲、低热、大便均有好转（腹泻者止泻，便秘者通便），体重增加，发现治疗后多数病儿胃排空时间缩短，胃液酸度与酶活性均提高，又能使白细胞偏低者提高，其偏高者降低，分类以中性粒细胞增加为明显，其对金黄色葡萄球菌的吞噬率增加0.5～1.5倍，吞噬指数提高0.5～16.7倍。此法还可以治疗腹痛，查葛洪《肘后备急方·治卒腹痛第九》已有此法："拈取其脊骨皮，深取痛引之，从龟尾至项乃止。"这是捏脊疗法最早的叙述。捏积冯家的方法是："使患儿俯卧于其母腿膝之上，露儿脊背，医者两手食指相对，曲按于尾骶部，以脊突为中线，一边往上推，一边用两拇指向后捏起其脊上之皮，两拇指轮番按向脊椎棘突并捏起皮肤一步一步向颈椎方向捏行，至大椎穴止，如是反复共控三次；从第四次起，拇指每捏前两步拇食四指捏紧脊皮用力上提（上提时或有响声，是好现象不是坏事），如是两步一提直至大椎穴止，反复捏提共三次；最后以两拇指按于左右肾俞穴处向外分抹三次，全部捏脊过程便已完毕。每天一次，连做六天为一个疗程，一个月只做一个疗程（因继续有效）。捏脊法所捏过之处，包括督脉及其左右之足太阳膀胱经，功能调五脏六腑而补脾胃，脾胃为气血之海，生化之源，捏脊能使患儿之脾胃健旺，饮食增加，运化正常，当然能补气血，安五脏，估计对目前小儿多见之贫血当属有效。捏脊法如普遍推广，教会幼儿园保育员，定时为入托之幼儿捏脊，对幼儿的疾病预防有一定的作用。张仲景说："四季脾旺不受邪。"这是近二三十年来已被脾胃学说研究者所证实了的道理，中医儿科之值得继续研究发掘者岂此一端？伟大宝库正等候有心人之发掘也。

论发掘，不能限于一方一法之发掘。儿科理论的发掘与研究更为重要。对这一问题杨权生同志"读《岭南儿科双璧》的临床体会"一文，确有较深刻之体会。一例用青霉素及桑菊饮治疗三天未效，反见气促痰鸣小儿支气管肺炎患儿，经杨医生用药两剂后热退，再三剂而痊愈。但为什么能治愈，不知其所以然，后读程康圃之《儿科秘要》之"平肝泻心补脾"六字治法，知"治以泻心，则心火不能克肺金，平以肝木，则脾土不受困，清生痰之源"。乃茅塞顿开，认为尽管儿科常见病证随社会发展而有所变迁，但按中医对儿科疾病治疗原则来说，只要灵活掌握了程康圃"平肝泻心补脾"六字法则，儿科临床可以应付自如。读杨鹤龄之《儿科经验述要》乃知"治病有隔一隔二之治法"，他深切体会到"学医需读教材，而临床医生则需加读古籍原著"，诚有得之言也。

（十一）咳　嗽

咳嗽是最常见的、比较易治有时又极不易治的一种病证。说它易治，如感冒咳嗽，按四时感冒辨证论治不难治愈。说它难治，除了如肺结核、肺癌……等难治之病有咳嗽之外，有时外感咳嗽治疗失当，或不注意忌口（如咳嗽初起饮了鸡汤、猪肉汤之类），往往20多天以至一二月不愈。还有些医者过早使用收敛止咳之药，致患者咳嗽不畅，痰更难出，迁延难愈。对于饮食腻滞之久咳，除了根据辨证论治处方用药之外，我喜加用芒果核（10g）或莱菔子（10g）予以消导治其标，标本兼治咳嗽可愈。

"形寒饮冷则伤肺"，故咳嗽禁忌过食生冷，虽或肺有风热者亦不宜饮冰、食冷藏之食物，过食生冷之咳嗽，治应兼予藿香、生姜、苏叶之类温化之品。我还发现有些肺虚或寒以及平素体弱的咳嗽患者，贪凉而睡卧竹席，致肺部受凉而引起哮喘，应即告知改睡草席，辨证用药之外兼予艾灸肺俞、足三里治之。

有些难治之咳嗽，由于不注意天时与地理，亦难得辨证之要领。如暑热天之咳嗽，应加清暑之药（莲叶、扁豆花、西瓜皮之属），秋天咳嗽，要加润燥之品（桑叶、沙参、玉竹之类），燥有凉燥与温燥之别，应向《温病学》中吸取治法。广东人于秋冬季节到北京等北方地带，往往住上七八天之后，不论有无外感，初则喉干、继而咳嗽，对于这种咳嗽非润肺燥不行。南方卑湿，北方干燥，再加上暖气设备使空气更加干燥，肺津易伤，故非加润燥之品不可。凡治咳嗽，只知消炎而不分天时，不知地理者，难治此等咳嗽。我近几年凡到北京而时在深秋以后，停留时间超过六七天者，必服六味地黄丸（每天9g），能收到预防喉干引致咳嗽之作用。

肺气肿之患者，咳嗽屡作，有些病例除痰而痰不减，止嗽而嗽不已，颇为棘手。我认为肺气肿者其肺必虚，绝大多数患者舌质嫩而有齿印，或脉大而无力，乃肺脾两虚所致。我治此病，喜用四君子汤加五爪龙，培土生金以治其本，合三子养亲汤顺气除痰以治标，若气喘者重加鹅管石以降逆气，再根据寒热兼挟加减用药，久治有效。五爪龙即五指毛桃根，有南芪之称，此药性味和平，益气而不提气，扶正而不碍邪，虽有外邪亦不忌。肺气肿病人，交秋之后于病情平稳之时，每周或半月炖服人参10g，以增强体质，如此行之数年，可望根治。

古人说："五脏六腑皆能令人咳"，四十年前余云岫之流，用以嘲笑中医不明咳嗽之病位在肺，岂知咳嗽不仅是肺的毛病，它与全身脏腑疾病有关，这正是中医高明之处。人类疾病层出不穷，能根据中医系统的理论，多加观察、思考与实践，自有所得。

（1986 年 11 月）

（十二）咽 喉

解放以来，中医只发展大内科，其他分科如眼科、喉科之类，得不到重视，发展受到影响，甚至有凋谢之危险！据 20 世纪 80 年代初的统计，全国中医喉科主治医师以上的人才，只剩下十多人了。中央指示："中医不能丢"！我们应从各方面去加以检查纠正。中医各种专科是有生命力的，应努力发掘、整理、提高。

先父（邓梦觉）曾患骨槽风（此病起于齿槽，初则硬肿难消，溃后疮口难合，多致不救），我父不能自医，求治于同行冼分家先生，冼氏给药散一包，遵嘱撒于患处不十日而愈。冼分家不是他的原名，因治愈一骨槽风之危重患者，分了一半家产给他，因改此名。这一宝贵的经验未闻有传人，很可惜！

先父之友名冼栈，急从香港来穗，用笔自诉上午九时喉痛甚，乘车至我家时，喉间阻塞，已不能言。父亲诊断为"缠喉风"，除辨证处汤方外，即用郑梅涧氏《重楼玉钥》之"金锁匙"散方，命我去药店求制成药散，约一小时药散制备，我为之用纸管吹喉，约 20 分钟一次，吹后出痰涎甚多。下午一时服汤药，经上述治疗，下午三时已能发声，至晚上喉痛大减，语言顺利。翌日返港继续吹喉，（隔一小时一次）服药二剂而愈。这是 20 世纪 30 年代的医案。

金锁匙方为：焰硝（又名火硝）45g，硼砂 15g，冰片 1g，雄黄 6g，白僵蚕 3g，各另研细末，再和匀收固，每吹少许入患处，痰涎即出。

举上述病案，意欲说明中医临时制药亦可以治急症，若是喉科医生，药早制备，效当更速。

白喉是急性传染病，郑梅涧治白喉用养明清肺汤，疗效为中医所公认。20 世纪 60 年代天津传染病医院一位西学中院长曾以此方治白喉取得疗效，后进行科学研究，筛选其中数味药制成口服液，计治愈一例白喉只花一元多钱，真是验、便、廉。又曾以此药防治某地区之白喉病流行，取得显著之效果。他说如果采用白喉血清防治，要全国各地支援供应才够用，而且中药防治无血清之副反应云云。惜未闻推广！

郑梅涧之《重楼玉钥》不愧为清代喉科之杰出著作。其理论与经验值得珍贵与发扬。我治一慢性扁桃体炎兼咽部白斑之患者，亦采用梅涧氏之

"吹药方"加味而愈。患者鲍氏，女性，34岁，先患化脓性扁桃体炎，以后变为滤泡增生性、慢性扁桃体炎并上生角化白斑多年。患者为西医师，顾虑角化白斑为癌前病坐，忧心不已。患者1974年10月26日经市医院五官科诊查：常有咽喉痛，两侧扁桃体（＋），有黄白色棱状物突起，间接喉镜见右侧舌根部亦有波及。同年11月7日检查：扁桃体两侧角化症棱状物仍较明显，右侧舌根部同前。1974年12月2日来诊。患者除喉痛外兼患慢性肝炎，人瘦、面色少华，心情抑郁，舌嫩苔薄，脉弦细，除用舒肝健脾药以治其肝外，选用《重楼玉钥》治喉间发白之"吹药方"加硼砂治其喉。"吹药方"为：西藏青果（原方用青果炭）6g，黄柏3g，川贝母3g，儿茶3g，冰片1.5g，凤凰衣（即鸡蛋壳内之白衣）1.5g，硼砂6g，共研细末吹喉，每日三次未愈再制。共吹药三月，喉痛已止白斑消失。1975年7月，因其他病住省人民医院治疗，五官科会诊检查已无咽喉白斑。追踪至1988年，慢性肝炎与喉病均未复发。

急性扁桃体炎是小孩常见病，一发作便高热不已，我常用下方治疗：黄芩、甘草、马勃、菊花各6g，薄荷叶（后下）、山豆根各3g，大青叶、牛子各9g，连翘15g，往往见效。药味与分量可根据年龄辨证增减。

小孩之扁桃体肿大不消，如无症状时最宜于晚上临睡前会其用盐水嗽口，可以防止发作，坚持下去不一定要行扁桃体摘除手术。如能研制一种吹喉药使之消散就更加理想，希望中青年喉科医生进行这方面之研究。

（十三）血　证

血证的辨证论治，名著有唐容川的《血证论》。该书从血证的病因病机到辨证论治，都有独到的见解，有可以重复的临床经验，已近百年的古籍，至今仍然值得我们学习研究。记得20世纪80年代，曾参加一次有关血证的学术会议。有论文认为生大黄对吐血患者，不论体质虚实都有效，因而提出对"辨证论治"的怀疑。不知唐氏对此早有论述，《血证论·吐血》说："仲景治血以治冲为要，冲脉丽于阳明，治阳明即治冲也。阳明之气，下行为顺，今乃逆吐，失其下行之令，急调其胃，使气顺吐止，则血不致奔脱矣。此时血之原委，不暇救治，惟以止血为第一要法。血止之后，其离经而未吐出者，乃为瘀血。既与好血不相合，反与好血不相能，……故以消瘀为第二法。止吐消瘀之后，又恐血再潮动，则须用药安之，故以宁血为第三法。邪之所凑，其正必虚，去血既多，阴无有不虚者矣。阴者阳之守，阴虚则阳无所附，久且阳随而亡，故以补虚为收功之法。四者乃通治血证之大纲，而纲领之中又有条目……。"又说："然其血积在胃，亦实象也。故必疶夺其实，釜底抽薪，然后能降气止逆，仲景泻心汤主之。"

唐氏所论正与该次学术会议中多篇论文用大黄以止血之实践疗效相符。足证进行研究创新必须注意继承，以掌握前人之信息，可以少走弯路。因见用大黄收效便否定"辨证论治"的科学性，便错了。

至于无症可辨，微观有恙之辨治问题，则应由今天的中医去研究发展以充实"辨证论治"的内涵了。兹略举本人诊治所得，略述于下。

1. 大便潜血

潜血出于下，病人初不自觉，稍有时日乃觉疲乏无力，精神不振，面色萎黄，查知大便潜血。潜血之病机与吐血不同，但止血仍是第一要法。由于病多见于虚证，故选用既能止血又能养血之品。我多用下方，效果比较满意。处方：阿胶（烊化）10～30g，炒三七末（冲）3～6g。每日服1～2次。炒三七末，即将三七末干炒至老黄色为度。最好炒后放冰箱内2～3小时去火气。预先制备放病房中随时应用最好。三七末炒黄能使止血之力增强。

2. 尿血（包括小便有红细胞久不愈者）

尿血除了辨证用药之外，止血之药以草药——三叶人字草较理想。

三叶人字草，又名鸡眼草、孩儿草。药性甘、淡，微寒。功能清热解毒，活血，利尿，止泻。曾治一危重血液病患者，尿似酱油，需频频输血，在辨证论治方中加入此药30g，服3剂尿转清。后又再次尿血，再加用三叶人字草而止。又治一肾病患者，尿有红细胞，辨治用六味地黄汤加太子参、益母草、三叶人字草治疗2年余而安。

三叶人字草能治血尿是湖南欧阳琦教授告诉我的。他说对膀胱癌之血尿亦有效云云。查文献，该药有通淋之记载，但无治尿血或血淋之明文，新发现也。

陈修园对血证亦颇有经验，对于尿血之辨证，认为血尿以六味汤加血余炭一两，煎好入生藕杵汁服，亦有气虚者，当归补血汤为主，夹热者加淡竹叶、栀子主之，夹寒者加附子主之，亦是经验之谈，特别是陈氏对血证脉诊的经验值得重视。陈氏《医学从众录·血证》："失血脉芤，或兼涩象，转紧转危，渐缓渐愈，虚微细小，元气不支，数大浮洪，真阴不足，双弦紧疾，死期可决。"在今天而言，对大出血之症，急则治其标，还可采用输血之法，对于脉见双弦紧疾之证，或可得救。但输血并非万能，有些患者，屡经输血，并未痊愈，则又应辨证论治，才能根治，能不输血总比输血要好。此外，对于尿血之症，也应运用现代的检查诊断之法，如查泌尿系统有无结石、肿瘤之类，以补我们宏观诊断之不足，以创造新的治法，也是必要的，继承与创新并举是我一贯的主张。

（十四）说 汗

中医对"汗"的观察与治疗有优良的传统，但自从中医医院设立病房，处理病人采纳不少西医的方法，对汗的认识与治疗有倒退的现象。例如西医处理高热，治标有二法：一是发汗，一是物理降温。20世纪70年代我会诊儿科病房一高热不退之患儿，四诊所见患儿的体质及病情尚好。为什么高热八九日不退？查病历知患儿正采用上述两法，虽然亦服中药，但不愈。辨证按卫气同病处方用药，并嘱不得用冰袋及发汗之西药。服上方约一小时后患儿微微汗出，在汗出之前体温上升，汗出之后体温逐步下降，服药二天热退出院。

早在《伤寒论》桂枝汤方后已说得很清楚："温覆令一时许，遍身漐漐微似有汗者益佳，不可令如水流漓，病必不除。"汉代医家已知大发汗能短暂的退热，而"病必不除"。反之当中药解表使之微似有汗出之前，又因热升而用冰敷，使外邪不得汗解，岂能得愈？令人往往重视抗生素消炎退热，不知温病家所说："或透风于热外，或渗湿于热下，不与热相博，热必孤矣"之法亦能退热消炎。何况病毒性疾病的发热决非抗菌消炎所能解决。

曾治一80岁老人，近几年来，每年发热二三次，每次非二三十天不能止。因此体力日差，气短易喘。某年冬因宴请亲朋，心情高兴，多吃了点，又吃了海南早出的冷藏西瓜，半夜腹泻，继而发热。保健医生已照其一贯之治疗常规用西药治疗。患者之夫人建议邀我会诊。诊其面色稍浮红、唇亮、舌淡、苔白厚，脉浮缓。辨证为外感兼食滞生冷所致，治拟化滞浊兼解表，药用藿香、佩兰、苡仁、内金、扁豆、神曲之属。下午四时服药，六时开始微似有汗出，体温逐步下降，泻随止。保健医生认为明天当复热，这是一向的规律。第二天早上再邀会诊，改用银花连翘桑菊之属治疗，前后经 24 小时，体温从 38℃（老人平常体温只 36℃）降至正常。保健医生（西医学中医主治医生）问我为什么温度高时用芳香化浊之药，热已下降反用辛凉清热药？我说病起于食滞，食滞之成因，与西瓜之寒冷有碍于气机有关，更兼腹泻半夜起床着凉而发热，不用芳香化浊之剂，则不能透邪外出；肠胃之郁滞容易化热，翌日舌苔转薄转黄，已有化热之象，脉虽未数，亦宜予辛凉之剂继续清其余邪，故愈。按他们的理解，是内有炎症，应抗菌治疗，不知但予抗菌药而滞浊不化，热亦难退，若但用抗生素而不用中药化滞浊以透邪，恐伯此证又当二三十天才能退热了。此老人一向容易感冒发热，据当时预测明年将会有世界性的流感流行，有人建议用进口预防流感疫苗预防。我认为不可，进口疫苗流弊甚多，建议用扶正固本，用野山人参小量（3g）炖服，半月 1 次，前后 3 次，翌年竟全年未有发热。

汗证有两名方，治自汗用玉屏风散，盗汗用当归六黄汤。这两方用之对证的确效如桴鼓。根据我的经验，玉屏风散不仅能治自汗，也能治盗汗，因为盗汗亦多脾肺气虚之证。正如阴虚亦有自汗者，不可不知，均应四诊合参以辨证为准。脾肺气虚之盗汗则非当归六黄汤所宜。玉屏风散用药的分量很重要，我习惯的用法是——黄芪12g，防风3g，白术15g。若兼阴虚者可加糯稻根 30g，或加生龙骨、生牡蛎与浮小麦。白术绝对不能用苍术代替，白术性守而苍术性走也。对于小儿之自汗、盗汗（因病发热经抗生素治疗后自汗盗汗不已），这类患儿往往阴阳俱虚，我常用下方收效：黄芪、五味子各 10g，浮小麦 30g，生牡蛎（先煎）、生龙骨（先煎）各 15g，防风、甘草各 3g。

玉屏风散，制成散剂，可以增强表虚易患感冒之成人与小儿之体质，起预防感冒之作用，药量之比例如上述。成人每日服 2～3 次，每次 3g，小儿减半（亦可加蜂蜜冲服）。此方曾介绍给某中医院广泛使用，结果疗效满意。此散比之用丙种球蛋白为优，可免感染其他血源性之疾病。

（十五）尿 闭

有人说中医过去没有导尿法，这种说法不确。据说以前小太监做完手术后小便困难就有用麦秆导尿的方法。当然导尿法西医方面是比较先进的，但中医之治尿闭，有中医之法，有时且能治本是其优势，试举几例以说明之：

20 世纪 30 年代，我的堂侄当时才十岁，因患尿闭，先父为之诊治，认为系下焦虚寒所致。用肉桂心五分焗服而解决问题。当时惯用正安桂（即越南产之肉桂）去粗皮后，用手指甲一掐便油光发亮。现在多用国产之肉桂，疗效难及安桂矣。

20 世纪 60 年代，157 医院曾邀我会诊一病人，当时西医诊断为"脊髓空洞症"，病人排尿困难，尿量很少，我认为此为肾气不足，初用大量黄芪行气利尿未效，后来改用济生肾气丸汤剂服用 5、6 剂后逐渐好转而出院。

另有一青年军人患尿闭，每天靠导尿解决，会诊时见其脉缓，苔白如霜，辨证为水湿内停，肾不化气，故用五苓散治之，服一剂后不用导尿，而自行排尿了，病者自述服药约二小时后自行小解，先排出一些气，接着便有尿液排出，继服三剂便痊愈出院。这个病例舌白如霜给我的印象很深，过去舌诊的文献很少提到这个问题，我认为此系水湿内停之故。后来我又诊治一病人，是海军医院请我会诊的，病者因患眩晕症屡治不效，我用除痰湿的办法治疗亦不见效，后来细为诊察发现其苔白如霜，始忆起上一病例苔亦如此，即改用五苓散治疗，十剂而瘥。

还有一个例子，一位中央首长，曾患尿潴留，西医会诊主张导尿，但首长夫人不同意，恐长期导尿会引起后遗症，于是请按摩专家杜自明大夫按摩治疗，专家们对此持怀疑态度，姑且同意一试，杜大夫为首长按摩，当手法行将结束时，叫助手拿来一壶水，在离患者不远的地方把壶里的水斟入一个金属的盆里，发出漏漏声响，手法完毕，病者小便自行而解，不用导尿，这是一个很出色的例子。除了按摩手法起作用之外，心理诱导更是高明之处，心理疗法渗透于中医学各分科之中，这是一个例子。

当然，尿闭在许多情况下是由于慢性肾炎所引起，不仅是尿潴留，多为肾功能衰竭所致。有人讲自从西医有了"速尿"以后，中医的利尿方剂就已经落伍了。真是这样吗？20世纪70年代，我在广州军区总医院会诊一水肿女患者，约40岁，这位病人肿得出奇，身体几乎胀成一个啤酒桶般，病人已经几个月不能卧床，而特制了一张有活孔的坐椅，吃、睡、拉都在这张椅子上，带此椅来住院。医院连用速尿，但始终尿量只有200～300ml。后请我会诊，我开了真武汤原方，不增不减，茯苓改用茯苓皮，第二天尿量便增加到600～700ml，以后守方加减，服了半月左右，水肿一天天消退，再也不用生活在那张特制的椅子上了。出院前再会诊一次，见面时竟认不出她来，身体肥瘦已判若两人。

20世纪80年代，我曾会诊省农垦医院一慢性肾炎的患者，约50岁，滴尿不通已达三、四月，全靠人工肾维持生命，病人不见浮肿反而消瘦，面色望黑无华，唇暗，舌淡胖嫩、苔白润，脉沉细。我认为肾气亏虚，肾阳不振，用真武汤加肉桂、丹参，黄芪重用30g，连服一周后便有尿液排出，从20～30ml开始慢慢增至60～70ml，在继续人工肾治疗的基础上，先后治疗约1个月后，每天约有200～300ml尿排出。后来因患者出现高血压，用真武汤加减未能降压便中断了治疗。本例患者西医诊断两肾已经萎缩，由此可见如果对这些慢肾晚期的病人，用中西医结合的办法估计可以增加一线生机。至于慢肾尿毒症的治疗在我早年的文章中已有介绍，不赘。

（十六）尿　频

尿频牵涉范围比较广。根据《中医症状鉴别诊断学》（人民卫生出版社出版）小便频数之常见证候有：①膀胱湿热尿频：小便频数，尿急尿痛，尿道灼热感，小便短黄浑浊，口干而黏，小腹胀满，大便秘结，或见发热恶寒，舌红、苔黄腻，脉滑数。②肾阴亏虚尿频：尿频而短黄，伴眩晕耳鸣，咽干口燥，颧红唇赤，虚烦不寐，腰膝酸软，骨蒸劳热，五心烦热，盗汗，大便硬结，舌红苔少，脉细数。③肾气不固尿频：尿频而清长，或兼遗尿失禁，伴面色㿠白，头晕耳鸣，气短喘逆，腰膝无力，四肢不温，舌质淡胖、苔薄白、脉沉细弱。④肺脾气虚尿频：尿频清长，或伴遗尿失禁，兼见唇淡口和，咳唾涎沫，头眩气短，形寒神疲，纳减便溏，舌淡苔白，脉虚弱。膀胱湿热尿频治宜清利湿热，方选八正散；肾阴亏虚尿频治以滋阴降火，方选知柏地黄丸加减；肾气不固尿频治以温补肾阳，方选右归九；肺脾气虚尿频治宜温肺健脾，方以温肺汤合补中益气汤化裁（见该书第302页）。

《中医症状鉴别诊断学》是《中医鉴别诊断学》的一个组成部分，其后还应有《中医证候鉴别诊断学》和《中医疾病鉴别诊断学》，这是中医规范化的工程之一，这是前人没有做过的工作，因此这是一本好书，值得向大家推荐。

所谓规范就是给我们在症状鉴别时有一个规距准绳，并不是教我们去对号入座，因为疾病千变万化，好比木匠手中有了规距绳墨，便能做出高超的工艺，当然还要靠匠心独运，巧手精施，试举例言之。

我曾治一蔡氏女，17岁，小便频数，几乎每分钟都要小便，而尿量甚少，苦不堪言。先求于市人民医院，住院按泌尿系感染治疗一月余无效，转某军医大学附属医院，亦按泌感治疗并进行膀胱冲洗。住院二月亦无效。来诊时病已三年，面包萎黄，唇淡黯，脉弦细涩，舌边左右各有淡墨色如带状约0.5cm从舌根至舌尖，翘舌之底面亦有带状墨色与舌面之墨带相连，好象在舌边镶了一条墨边。按张景岳的理论所谓"独处藏奸"，再追查其起因，由于学骑自行车为车座猛撞了下阴部。病已多年，体质已虚，但体虚而病实，治疗原则应以消补兼施，先补多于消，使其体质日复，疾病可愈。处方以四君子汤健脾益气以固其后天之本，兼予祛瘀。药用：党参、云茯苓、白术、五爪龙、蒲黄、五灵脂为基本方，或用乳香、没药易蒲黄、五灵脂。后期增加活血祛瘀药，同时更加黄芪以行气，偶或用轻量小叶凤尾草或珍珠草或琥珀末为引。病情稍有好转，坚持治疗，约半年舌边之淡墨长斑逐步变窄变淡，共治疗两年始愈。追踪十多年未有复发，数年前结婚生子矣。

附院收发员小胡，患尿频，每三五分钟便要小便一次，尿量不多，人不胖，个子中等而小腹隆起如球，年廿岁未婚。经医院外科诊断为处女膜缴，因而施手术治疗。术后病不见好转，来诊时已术后数月，主要症状仍为尿频，无其他不适。诊其面色稍黄，唇如常，舌胖嫩齿印、苔白厚润，两手脉虚。来诊之前除了手术治疗之外，服中药亦未稍停，其中有补有消，或攻补兼施多作中医之淋证治疗，终未见效。根据证脉分析，下焦湿因故面黄而苔白厚润，但前医屡用去湿之法而湿不去；两手脉虚是体质已虚，结合舌胖嫩齿印，非尺脉独虚，则其虚在肺脾为主，当然肾司二便，与肾虚亦有关。其所以湿困不解主要是肺气不足脾不运化，故膀胱气化无力，小便次数多而量不多，尿液积蓄故小腹如球。治疗原则不治其肾而重在肺脾。处方用四君子汤加黄芪、五爪龙各30g，并加枳壳6g以为反佐。初服七剂效果不明显，但精神稍佳胃纳稍佳，舌脉同前，促其继续服药，仍宗上法随证加减，治约半年病有好转，小便时间延长，尿量稍多，但小腹虽不如球仍松大于同龄少女。除继续用上方加减之外，另加食疗，用黄芪30g，枳壳6g煮（猪）膀胱，每周二三次。治约年余，小便大为改善，但仍稍多于常人。后结婚生子，疾愈至今数年未发。纵观此证，疗效较慢，若不根据辨证坚持治疗，病人没有信心不予配合，恐难治愈。

（十七）肝硬化腹水

肝硬化晚期出现腹水，症见腹胀大而四肢消瘦，饮食不振，怠倦乏力，面色苍黄少华，甚或黧黑而无华，舌胖嫩有齿印或舌边有瘀斑瘀点，脉虚细或涩，四肢消瘦、饮食不振、怠倦乏力，是一派脾虚之象，而腹大青筋，舌有瘀斑瘀点，或二便欠通则属实证。多数病例单靠补脾疏肝益肾，无奈腹水何。腹胀病人饮食减少，更兼运化失职，越食少，营养越不足，腹越胀，如此恶性循环，实者愈实而虚者更虚，治疗原则必先攻逐，寓补于攻，俟其腹水渐退，然后再予攻补兼施，辨证论治。攻水之法，多源于仲景的十枣汤而各有擅用，总不离甘遂、芫花、大戟、黑白丑之类。我喜用甘草制甘遂，其法为用等量之甘草煎浓汁浸泡已打碎之甘遂，共泡3天3夜。去甘草汁，将甘遂晒干为细末，每服1~2g。可先从1g开始，用肠溶胶囊装吞，于清晨用米粥送服。服后1天之内泻下数次至十数次，甚者可泻水几千毫升。翌日即用健脾益气之剂，或独参汤补之，但有些病人，服参汤或补益之剂，又再泻水，这又寓攻于补了。过1~2日服调补之剂便不再泻，可能过些时候腹水又起，又再用甘遂攻之，攻后又加辨证论治，有得愈者。有人认为今天由于腹水机的应用，可把腹水抽出脱水除钠再把蛋白输回病人。故腹水的治疗，已可不必再用下法。我则认为不然，肝硬化腹水，肝硬化是因，腹水是果，若只靠机械去除腹水，病将不治。而中药攻逐，能够治愈，必有其现在尚未知之的机理，故腹水机与攻逐之剂未可同日而语也。我用甘草水浸甘遂，此方实从民间来。广州市原工人医院治一肝硬化腹水之患者，无法治疗。劝其出院，半年后主管医生路遇病者，健康如常人，十分惊讶。问知乃服一专治臌胀之老太婆的药散泻水而愈。我院张景述老师多方寻访，从其就近之药店得知其专买甘草与甘遂而得之。当然，逐水不一定都能彻底治愈，但能有愈者则其机理不止于去腹水那么简单了。西药利尿剂种类不少，速尿等利尿之作用甚强，为什么对于肝硬化腹水患者取不到理想的效果呢？我认为治腹水而只知利尿，不但无益反而有害。因为利尿多伤阴，一再损害肝肾之阴，容易引发肝昏迷或大出血。土壅木郁，攻逐运化，攻补兼施，肝阴不伤，脾得健运，腹水不再起，则以健脾补肝肾，稍加活血之品，可望带病延年，少数或可治愈。

攻逐之法，会不会引起大出血？根据近10多年来的文献报道及个人之经验，不会引起大出血，因逐水减轻门静脉高压。肝硬化腹水患者往往舌下静脉曲张，经泻水以后，舌下静脉曲张之程度往往减轻，足以为证。中国中医研究院西苑医院，亦曾研究治疗肝硬化腹水，我向他们请教，他们也主张攻逐法治腹水，治疗100多例，未见因攻逐而大出血者。他们喜用黑白丑末调粥服以攻逐腹水。当然，攻逐治腹水只是比较常用之法，若体质过虚，强用攻伐必死。我曾治1例肝吸虫性肝硬化腹水患者，病已重危，家人已为其准备后事。诊其面色苍白无华，气逆痰多，说话有气无力，纳呆。腹大如鼓，静脉怒张，肝区疼痛夜甚，四肢消瘦，足背微肿，唇淡舌嫩苔白厚、脉细弱。此脾虚不运，水湿停留所致，人虚至此，不宜攻逐，治疗以健脾为主，兼予养肝驱虫。处方：①方：高丽参9g、陈皮1.5g（炖服），以健运脾阳；②方：太子参12g、云苓9g、白术12g、首乌15g、菟丝子12g、丹参12g、楮实子9g、谷芽24g、芜荑9g、雷丸12g、甘草5g。两方同日先后服，第2天精神转佳，尿量增多，能起床少坐。照此治则加减用药，20剂后腹水消失，能步行来诊。数月后能骑自行车从顺德到广州。可见健运脾胃以化湿亦治肝腹水之一法也，可攻不可攻在于辨证。

肝硬化腹水并发上消化道出血时，宜急用止血法，可用白及粉、三七粉各3g顿服，日4次，或用云南白药每日8g分服。若出血过猛，采用西医之三腔二囊管压迫法，或手术结扎胃底和食管曲张静脉等处理为宜。

并发肝昏迷宜用安宫牛黄丸，半粒开水溶化点舌；半粒灌服或鼻饲，再随证治之。

（十八）肺结核之治

上一期医话介绍岳美中先生因患严重肺病，不得不停止教学，在友人的启发下，自学中医。他买来《医学衷中参西录》、《药性赋》、《汤头歌诀》等书，一边学习一边试着吃药。经过一年多的休息与治疗，肺病竟慢慢地好了。估计岳先生患的肺病就是肺结核。在旧社会肺结核是多发病常见病。他读的《医学衷中参西录》书中介绍了不少治肺结核的理论与经验。如《医学衷中参西录》前三期合编第一卷第一页，治阴虚劳热方的"资生汤"：治劳瘵羸弱已甚，饮食减少，喘促咳嗽，身热脉虚数者，药用：淮山、玄参、于术、生鸡内金、牛蒡子，热甚者加生地黄。第二条方是"十全育真汤"：治虚劳脉弦、数、细、微，肌肤甲错，形体羸瘦……，药用野台参、生黄芪、生山药、知母、玄参、生龙骨、生牡蛎、丹参、三棱、莪术。第三方醴泉饮，第四方一味薯蓣饮，第五方参麦汤，第六方珠玉二宝粥，第七方沃雪汤。这些方对肺结核的治疗都有很好的参考价值。解放以前我治肺结核病多采用张锡纯先生的这些经验方及其理论，取得较好的效果。因此可以推断岳美中先生一定是学习和运用《医学衷中参西录》把自己的严重肺病治好了。中医中药可以治好肺结核，这是可以肯定的。

当然，在今天，抗结核药的疗效比之中医中药已更胜一筹了，我接诊肺结核病人，也主张用抗痨药，但同时服用中药，则疗效更佳，又可以减少抗痨药的毒副作用。

随着雷米封、链霉素等药的问世，有效地控制了结核在全球的危害，其功甚大，但近年来由于结核杆菌出现耐药性，结核病有死灰复燃之势。虽然抗痨药不断翻新，仍有 5% 以上的结核病患者对抗痨药并不敏感或无效。即使痊愈也有 5% 的复发，还有部分患者，难以承受抗痨药的毒副反应而不能坚持治疗。自 20 世纪 80 年代中期至 90 年代，全球结核病疫情急剧恶化，据世界卫生组织统计，全球现有 19 亿人感染结核，每年有 300 万人死于结核病。因此不要以为中医药可以退出这一领域的战斗，特别是空洞型肺结核，中医药更能发挥其优势，不可不知。

风、痨、臌、膈，古称四大证。对于肺痨，虽然前人已知为痨虫传染病，但无细菌学说，对致病物质，只有模糊之认识，远不如西医清楚。中医缺乏有效之祛邪药物，更多的是着重于扶正以祛邪。张锡纯之"十全育真汤"于补药剂中加三棱、莪术以通活气血，他说："窃师仲景之大黄䗪虫、百劳丸之意也。"张氏认为王清任"立活血逐瘀诸方，按上中下部位，分消瘀血，统治百病，谓瘀血去而诸病自愈，其立言不无偏处，然其大旨则确有主见，是以用其方者亦多效验。"活血祛瘀对肺结核之治疗的确有效。

中医治疗痨瘵，从单纯调补阴阳气血，到张锡纯的攻补兼施，是一种进步。但从抗结核杆菌方面，抗痨药的确疗效显著，远胜于中药之治。但抗痨药未能全部解决结核病的一切问题。从中医角度看，必须把中医的"正与邪"之观点指导实践才能完满解决。

20世纪60年代，我校沈炎南教授，曾应邀到广州市结核病院，会诊西药久治不效的空洞型肺结核十多例，取得较好的效果。沈教授本身曾患肺结核，自用中药治愈，所以派他去会诊。现在手头没有沈炎南的会诊总结，无从详细介绍，但他的中医治则我记忆犹新，就是——培土以生金。抗痨药照用，再加用健脾为主的中药，帮助肺空洞的愈合。"培土以生金"数字便能体会中医理论之精华。

刚刚收到成都中医药大学学生主办的《中医学与辩证法》2000年第1期，第一篇文章是江秀成先生的《托毒固金汤加减治疗51例顽固性肺结核临床报导》。该文指出：将抗痨药与中药有机地结合，分别展示出中、西医治疗之长，不仅减轻了抗痨药的毒副作用，同时提高了抑菌、杀菌之效力，促进病灶吸收和损害组织的修复。为顽固性肺结核的治疗探索出新途径。这一报导共观察病例51例，空洞型肺结核共16例（其中厚壁空洞10例）。该文评述一典型病例，西医认定患者没有完全康复的可能，即使康复其空洞，不可能闭合。但经18个月的抗痨与中药托毒固金汤加减联合治疗，厚壁空洞奇迹般愈合。三年追踪，陈旧病灶未见任何异常。原四川医学院教授、全国著名结核病专家段荫乔教授评价此病例说："结核病的控制是西药的效应，使抗痨药能穿透厚壁和提高机体的免疫力，促进空洞闭合应归功于中药的治疗。"作者认为培土生金法是提高临床疗效的有力保证；软坚托里透毒为厚壁空洞的治疗开辟了新的途径；止血固脱是修补空洞的又一基础。他们的托毒固金汤组方为：生地 20g，黄芪 50 - 100g，大枣 20 - 30g，粉丹皮 20g，当归 20g，川芎 20g，白术 15g，云苓 30g，淮山 30g，枣皮 20g，麦冬 30g。可据证加以化裁，一月为一疗程。

之所以写此文，意在说明西医最显效之处，仍有中医药的一线天，并说明不可忽视中医之理论也。何况我们有责任进行中药抗结核药之研究，也有可能发现新的疗效确切的新药，正如发明青蒿素之抗疟药新药一样。

（2000 年 6 月 11 日）

（十九）岭南医学

岭南地处五岭之南，又名岭表、岭外。岭南之名始于唐贞观时十道之一，其所辖范围约当今之广东、海南及广西大部和越南北部。

"岭南派"一词，《辞海》指现代画派之一，而不及其他行业。另有"岭南三家"一词则指清初之屈大均、梁佩兰、陈恭尹三大诗家。"岭南医学"这一名词近代以前似未见诸文字，但唐代有李暄《岭南脚气论》，元代有《岭南卫生方》，则医学与"岭南"挂钩，为时已有千余年了。

广州名医吴粤昌编著《岭南医徵略》记述的时限"岭南医学"从晋代开始，我赞成这一划分法。吴先生说："历史时限起于晋代，但不能据此认为晋代以后岭南始有医家……只由于地域以及文化发展方面的关系，造成岭南医学史料阙如，以致无文献可资征引。"估计晋代以前民间医药，蕴藏亦必丰富。我赞成吴氏的看法。当然，从中国文化发源来看，中国文化的主流，相比之下，古代岭南文化应落后于中原。以晋代岭南名医而论，《岭南医徵略》提出四人：支法存、葛洪、鲍姑、仰道人。支法存，新疆人，长在广州；葛洪，江苏人，公元 326 年到广东研究炼丹与医药，罗浮山有葛洪炼丹灶及洗药池遗址；鲍姑原籍有三说，也不是广东人，但她一生的医疗活动在广东；"仰道人，岭表僧也"，则是道地的广东人。不论四人出生地是否广东，但他们都在广东进行医疗活动，便有了岭南地域的特色。此时岭南医学的特色有二：①研究脚弱病（脚气病、维生素 B 缺乏症）成果突出。唐《备急千金要方·卷七》论风毒状第一："论曰，考诸经方往往有脚弱之论，而古人少有此疾，自永嘉南渡（公元 313 年），衣缨仕人多有遭者，岭表江东有支法存、仰道人等，并留意经方，偏善斯术，晋朝仕望多获全济，莫不由此二公。"可见岭南医学善于创新。②从《备急千金要方》、《外台秘要》、《肘后备急方》等书还可见支法存等对蛊毒、沙虱（恙虫病）、疟疾、丝虫、姜片虫等传染病的治疗方药。所谓岭南多瘴、疟的特点，岭南医学对传染病的研究成就亦较为突出。这些成就不可能由中原带来，是吸取民间医药，加以总结得之。如鲍姑善用灸法，取材于越秀山野生的红脚艾。《肘后备急方》治疟用青蒿，治急腹症用捏脊按摩及诸多治急症的方与法，应该是采集于当地民间的结果。特别使人惊讶的是《肘后备急方》治卒腹痛第九这一节有："又方，使病人伏卧，一人跨上，两手抄举其腹，令病人自纵重，轻举抄之，令去床三尺许，便放之，如此二七度止。拈取其脊骨皮，深取痛引之，从龟尾至项乃止。未愈更为之。"近来急腹症之研究，用颠簸疗法治疗肠扭转是非手术治疗急腹症的方法之一，效果良好，其所用手法与《肘后备急方》前一段记载手法完全相同，后半所述即今之捏脊疗法。捏脊可以治急腹痛，临床用之的确有效。捏脊法不仅可治腹痛、疳积，还可治小儿外感发热，这种疗法，就是中医的特色，应该予以推广。

青蒿素治疗疟疾，是近二十多年来一大成果。但最初提纯之青蒿素，并无治疟效果，后来研究人员从《肘后备急方》找到了出路。《肘后备急方》治寒热诸疟方第十六："第二方，又方青篙一握，以水二升渍，绞取计，尽服之。"原来青蒿不用煎煮才有效，于是改变了提取工艺才产生有疗效的青蒿素。

唐代岭南医学发展缓慢，名医不多。宋代开始人才辈出，先有陈昭遇，开宝初年至京师为医官。陈与王怀隐等人，历时11年编成《太平圣惠方》。又与刘翰、马志等9人编成《开宝新详定本草》20卷。绍兴年间（公元1137年）潮阳人刘昉著《幼幼新书》，为岭南儿科的发展奠定了良好的基础。至元代，释继洪撰《岭南卫地方》，说明具有岭南特色的方药学已初步形成。至明代各地方志所记名医日益增多。尤其是浙江人王伦所著《明医杂著》，是在广东布政司任内完成的。张景岳的《景岳全书》一再印行传世，均在粤地。这些著作对岭南医学的影响很大。

清代岭南医学是一个大发展的时期。如对全国有较大影响的医家何梦瑶，被誉为"南海明珠"。何氏《医碥》批判了受景岳学说影响治病过用温补之弊。该书二百年来多次翻刻印行，足见其影响之大。清末，西洋医学传入我国，岭南首当其冲，因而出现朱沛文等主张中西汇通之医家。朱沛文对华、洋医学的看法："各有是非，不能偏主"。他主张：①以临床验证为准则；②综合汇说，不必强通；③实事求是，纠正《医林改错》。《医林改错》有关临床部分，对岭南医家影响深远，直至现在，朱氏纠正的是解剖部分耳。

19世纪，政治变革波及医界，或者说医者参与政治活动。比较突出的人物有太平天国的洪仁轩，他对太平天国的卫生工作，采取许多进步措施，如办医院、疗养院，重视环境卫生（扫街、灭鼠、灭臭虫），禁烟，禁酒，禁娟，禁缠足，禁溺婴等。主张变法的康有为，不仅是文学家、政治家，同时也是医学家。他熟谙岐黄之学，刘海粟几次生病，康有为亲自为之开中药方治愈。梁启超研究《内经》的成书年代，认为非一时一人之作、成书于汉代之论点，为清代以后医家所接受。医学考据学受康、梁二氏之影响不小。

岭南医学的小儿科，自刘昉《幼幼新书》开其端，公元1750年又刊行了罗浮山人陈复正的《幼幼集成》，该书除了采集文献资料之外，采入不少民间验方和外治法，重视指纹诊察，对天花的叙述较详，对后世的影响颇大。儿科学由博返约更具特色者首推程康圃，他著述《儿科秘要》，该书把儿科证候概括为八门（风热、急惊风、慢惊风、慢脾风、脾虚、疳积、咳嗽、燥火），治法约以六字（平肝、补脾、泻心）。程氏学说掌握了小儿科诊治之精要，举一反三，给人以极大的启发。民国时期儿科名医杨鹤龄，继承程氏学说，著《儿科经验述要》。杨氏在育婴堂从17岁独立主诊病婴，积累了丰富的治疗危重病儿的经验。育婴堂停办，自己开业，日诊二三百人。西医张公让曾不断观察其诊证，不能不佩服其医术之精也！

南药的研究与推广更是岭南医学一大特色。这方面有何克谏的《生草药性备要》、《增补食物本草备考》，肖步丹的《岭南采药录》。

从上述可见岭南医学至清代挟其岭南之特色，已达相当高的水平，但岭南医学之发展达到高峰则在民国时期后，具体说是开始于光绪末年（公元1906年）医学求益社成立之后。医学求益社，相当于今天的医学会。该社于1913年解体，但有继承者——广州医学卫生社，举办一如医学求益社，及至1924年，改为教育机构，创办广东光汉中医学校。

广东医学教育，始于1913年。广州医药界人士认为振兴中医药，必须兴办中医教育。于是公推卢乃潼先生为主席筹办中医药专门学校，1916年设立广东中医药专门学校筹办处，至1924年9月15日开学，前后费时十多年。培养学子，遍及两广与东南亚各国。自1909年广东创办《医学卫生报》以后，中医期刊前后出版20种之多，对岭南医学的繁荣起到重要作用。

　　回顾岭南医学发展的脉络，晋代中原移民带来先进的学术与岭南地区医药相结合，宋代以后，长江流域的医药学术被带入岭南，又促进岭南医学的发展，岭南医学成为有浓郁岭南特色的医药学派。随着广东的改革开放之先，全国各地之人才流向岭南，估计在不久的将来，岭南医学将会有一个飞跃的发展。

（1999年5月）

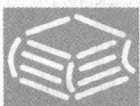

年 谱

1916年农历10月11日，出生广东省开平县钱岗乡石蛟村。

1932年9月至1937年8月，就读于广东中医药专门学校，为第九届毕业生。

1938年至1941年，在香港办南国新中医学院（夜校），并于九龙芝兰堂药任店坐堂医师。

1941年至1949年，辗转于广州、香港、武汉等地行医。

1950年1月，受聘于广东中医药专科学校。

1950年5月，在《广东中医药》创刊号上发表文章，批评上海余云岫等炮制的所谓"改造中医方案"。

1950年7月，任广东中医药专科学校教务主任。

1950年8月，在《广东中医药》季刊第二期上发表文章"新中国需要新中医"，反对"勿需培养新中医"错误观点。

1953年8月，任广东省中医进修学校教务主任。

1954年，编写广东省中医进修学校《中国医学史》教材。

1956年1月，获广东省卫生厅授予"先进工作者"奖励，获奖章一枚。

1956年3月，编写《中医内科学》教材。

1956年9月，参加广州中医学院教学医疗科研工作。

1957年1月，与罗元恺合编《常用的中药》、《中医妇科常见病》，由广东人民出版社出。

1957年7月，在广东省科学馆进行学术讲座"宋代以后祖国传染病学的成就"。

1958年8月，获广州市人民委员会授予"先进生产工作者"奖励，获奖章一枚。

1958 年 12 月，参加向秀丽抢救治疗小组任中医组组长。

1959 年 12 月，光荣加入中国共产党。

1959 年，开始对中医脾胃学说进行探讨，带领五九届高研西中班学员到解放军 157 医院进行脾胃学说的临床研究。

1961 年 7 月，主编《脾旺不易受病》，参加广东省中西医结合经验交流会议。

1962 年 1 月至 1964 年，历任《广东中医》、《广东医学》杂志副主编。

1962 年 5 月，编写《中医学简明教程》，由广东人民出版社出版。

1962 年 9 月，出席"广东省名老中医"座谈会，为第一批由省政府授予的名老中医，并接受广州中医学院第一届毕业生劳绍贤为徒。

1962 年 11 月 16 日，在《光明日报》上发表文章"中医五行学说的辨证法因素"。

1963 年 3 月，参加"什么是祖国医学理论的核心"问题讨论，发言稿载《广东中医》第三期。

1963 年 5 月，参加全国中医二版教材编写会议，承担《中医诊断学》主编工作，并参与《内科学》、《各家学说》、《中国医学史》编写讨论。

1964 年 8 月，主编《中医诊断学讲义》由上海科技出版社出版。

1966 年 5 月"文化大革命"开始，经常下乡巡回医疗。

1971 年 6 月，参加主编的《中医学新编》由上海人民出版社出版。

1971 年 10 月，参加主编的《中医学基础》被广州中医学院作为教材使用。

1972 年 7 月，参加主编的《新编中医学概要》由人民卫生出版社出版。

1973 年 9 月，任广州中医学院教务处副处长。

1974 年 1 月，开始对冠心病进行临床研究。

1977 年，在《中华内科杂志》第一期上发表论文"冠心病的辨证论治"，同年 11 月日本《汉方研究》第十一期将该文翻译。

1977 年 11 月，任中国人民政治协商会议广东省第四届委员会委员，连任至 1988 年第五届委员会委员。

1978 年，被国家教委批准为首批有权授予中医硕士学位研究生导师，同年 5 月招收研究生。

1978 年，参加主编《新编中医学概要》获全国科学大会奖。

1978 年 12 月，被广东省人民政府授予"广东省名老中医"称号；评定为"广州中医学院教授"。分别颁发广东省名老中医嘉奖证书及广东省高等院校教师职称任命书。

1979 年，任中华全国中医学会常务理事，中华医史学会委员。

1979 年，主编的《中医学新编》获 1979 年广东省科学大会奖。

1979 年 4 月至 1984 年 6 月，任广州中医学院副院长。

1979 年 5 月，参加主编《简明中医辞典》由人民卫生出版社出版。

1979 年 6 月，应香港新华中医中药促进会邀请，出访香港澳门作学术交流。

1980 年，任中华全国中医学会中医理论整理委员会副主任委员。

1980 年 12 月，参加主编《简明中医辞典》获广东省高教局科技成果二等奖。

1981 年 11 月，应日本中医学会邀请，出访日本参加第十四届汉方学术交流会。

1981 年 12 月，论著《学说探讨与临症》由广东科技出版社出版，收集自 1955 年至 1981 年学术论文 54 篇共 26 万字。获 1983 年广东省卫生厅、高教局科技成果三等奖。

1982 年 3 月，任广州市科学技术委员会顾问。

1982 年，在《山东中医杂志》第六期上发表自传体文章"万里云天万里路"。

1982 年 10 月，参加张仲景医圣祠修复落成典礼，并在南阳召开的中华全国中医学会仲景学说研讨会上作"《伤寒论》叙例辩"的大会发言。

1982 年 12 月，任广州中医学院学位评定委员会委员。

1982 年 2 月，写信给中华全国中医学会，提出"不同意用中西医结合来代替中医"等六点意见。

1984 年 3 月 18 日，以一个"中共党员中医"的名义写信给徐向前元帅，反映中医药工作的意见。3 月 24 日，中央领导同志作了"要认真解决好中医问题"的批示,邓铁涛教授的信与中央领导同志的批示作为《中央政治局会议参阅文件(1984)5号》印发。

1984年6月,应邀写信给北京中医研究院领导,就关于《近代中医论争史》一文发表自己看法,使分歧意见达成共识。

1984年8月,五灵止痛散通过广州卫生局主持技术鉴定,获1985年广州市科技进步四等奖。

1985年至1989年,任中国中西医结合研究会第二、三届理事会名誉理事。

1985年2月,在北京发起成立振兴中医基金委员会筹委会,并把研制五灵止痛散技术转让费五万元全部捐献给该委员会。

1985年4月,任中华人民共和国卫生部药品评审委员会委员;广东省卫生厅药品评审委员会副主任委员。

1985年6月,参与主编《实用中医内科学》由上海科技出版社出版。

1985年,在《新中医》第十期上发表论文"新技术革命与中医",认为中医之振兴,有赖于新技术革命;中医之飞跃发展,又将推动世界新技术革命。

1985年11月,写信给广东省委、省政府领导同志,呼吁加强对中医工作的领导及管理,并在广东省振兴中医工作会议上发言,提出五点建议。

1986年1月,开始撰写"耕耘医话",谈几十年之医学见解及临床心得,在《新中医》第一期起连续刊登至1990年第十二期,共计发表医话46篇。

1986年6月,任中华医学会广东分会医史学会主任委员。

1986年7月28日,应邀出席在吉隆坡举行的"第二届亚细亚中医药学术大会",在大会上作专题报告《冠心病的辩证论治》。在大会上发表专题演讲《祛瘀法及其应用》。这是邓老在新加坡的第一次演讲。

1986年9月,应邀出席在日本举行的"东洋医学研究会第四次日中中医学研究会学术会议"。

1986年9月,经国务院学位评定委员会批准,为中医内科学博士研究生导师。

1986 年 10 月，开始进行重症肌无力临床研究与实验研究的科研工作。

1987 年，任中国中医研究院客座教授和辽宁中医学院荣誉教授。

1987 年 5 月，点校中医古籍《岭南儿科双璧》由广东高教出版社出版。

1987 年 12 月，主编全国中医院校五版教材《中医诊断学》，由上海科技出版社出版；主编高等医学院校教学参考丛书《中医诊断学》由人民卫生出版社出版。

1988 年 1 月，承担卫生部课题《中国医学通史》编写工作，任编审委员会副主任兼近代史分卷主编。

1988 年 6 月，主编《实用中医诊断学》由上海科技出版社出版。

1988 年，在《广州中医学院学报》第二期上发表论文"略论五脏相关取代五行学说"。

1988 年 5 月，著作《耕耘集》由上海中医学院出版社出版。该书收集自 1981 年至 1988 年间撰写的 25 篇论文，共计 13 万字。

1989 年 1 月，被英国剑桥世界名人中心收载入"世界名人录"。

1989 年 9 月，应邀出席泰国曼谷第三届亚细亚中医药学术大会，在大会作专题报告《高血压的辨证论治》。

1990 年，主编《中医证候规范》由广东科技出版社出版。

1990 年 1 月，任《中国大百科全书·中国传统医学卷》编辑委员会副主任委员，《治则治法》分卷主编，该书于 1992 年 9 月由人民卫生出版社出版。

1990 年 7 月，致信国家中医药管理局领导，就中医药的科学技术、成果推广、人才培养、剂型改革等问题，提出见解和建议，国家局将来信全文载于《中医药工作通讯》并加编者按。

1990 年 8 月 3 日，在吉林省与八位名老中医联名致信江泽民主席。同年 10 月 9 日，中共中央办公厅、国务院办公厅信访局回函答复，同意加强国家中医药管理局管理全国中医药工作职能等意见。12 月 1 日国家局将来信全文载于《中医药工作通讯》并加编者按。

1990 年 10 月，在北京人民大会堂全国继承老中医药专家学术经验拜师大会上，代表全国五百名老中医药专家讲话，提出"学我者必超我"的口号。

1990年12月，国家教育委员会为表彰邓铁涛教授对中医教育事业的贡献，颁发荣誉证书。

1991年5月，著作《邓铁涛医话集》由广东高教出版社出版，收集自1986年至1991年撰写的论文医案医话56篇，共计12万字。

1991年9月，应邀出席上海"全国中医基础学科建设及课程设置优化方案研讨会"，在会上就中医教育问题发表重要讲话。

1991年11月23日，中华人民共和国国务院颁发邓铁涛教授政府特殊津贴证书，为国务院批准的第一批享受政府特殊津贴的专家。

1991年12月，主持《脾虚型重症肌无力的临床研究和实验研究》获国家中医药管理局科技成果一等奖，后又获1992年国家科委科技进步二等奖。

1992年，在《中华医史杂志》第2期上发表论文"对近代中国医学史研究的几点意见"。

1992年4月，应美国加洲大学医学院邀请作学术交流与临床会诊。

1992年10月，在广州中医学院设立"邓铁涛奖学金"，1992年12月进行首次颁奖。

1993年1月，参与国家中医药管理局八五期间科研项目投标中标，开始进行《新药（中药）强肌健力胶囊治疗痿证的开发研究》，1997年结题完成。

1993年1月17日，广东省科学技术委员会颁发邓铁涛为广东省科技发展专家顾问委员会第一届委员聘书。

1993年5月，邓铁涛教授出席广东省科学技术奖励大会。

1993年6月，在广东省佛山市成立"邓铁涛中医药开发研究所"。

1993年9月8日，受中共广东省委高校工委、广东省高等教育局、广东省教育厅、广东省人事局、广东省教育基金会等五个部门联合表彰，首次授予"南粤杰出教师"称号，荣获特等奖，奖金五万元。

1994年2月，点校中医古籍清代何梦瑶《医碥》由人民卫生出版社出版。

1994年5月，赴马来西亚为广州中医学院与马来西亚中医学院合办之

"内科专科班"讲课，为期一个月。

1994年11月2日，中华人民共和国人事部、中华人民共和国卫生部、国家中医药管理局颁发邓铁涛教授全国继承老中医药专家学术经验指导老师荣誉证书。

1994年11月4日《解放日报》"连续八个月寄药方爱心飞过千山万水——上海患者幸遇广州'华佗'"报道邓老无偿送医送药治疗上海工人戴福海。

1994年12月，点校中医古籍金代张从正《子和医集》由人民卫生出版社出版。

1995年3月，应国际传统医学与保健学术大会邀请，前往新加坡参加专题演讲。

1995年12月，著作《邓铁涛医集》由人民卫生出版社出版。

1996年8月，任国家中医药管理局中医药工作专家咨询委员会委员。

1997年11月26日《广州日报》第二版"四年无偿寄秘方　穗医治好沪病人"报道邓铁涛邓中光父子连续四年无偿治疗寄中药方，治愈上海重症肌无力患者戴福海。

1997年11月，授予"广州中医药大学首批终身教授"光荣称号。

《邓铁涛中医诊疗经验及学术思想整理研究》获1997年度国家中医药管理局基础研究二等奖。参加主编《中医大辞典》也获二等奖。

1998年1月，著作《邓铁涛临床经验辑要》（18万字）由中国中医药出版社出版。

1998年8月11日，亲笔起草并联名任继学等全国八位老中医写信给朱镕基总理，反映中医药的情况，认为对待中西医的改革，决不能"抓大放小"。11月2日国家局办公室回函——朱总理做了批示：请张文康（注：卫生部长）同志研办，并请郑筱萸（注：国家药品监督管理局局长）阅。八老上书，对现代中医药学术事业的发展起深远影响。

1999年1月，开始撰写"铁涛医话"。在《新中医》杂志99年第1期开始，至2001年3月第3期，共撰写"铁涛医话"24篇。

1999年4月7日至4月8日，应国家药品监督管理局邀请，前往北京参加名老中医药专家座谈会，该次座谈会主要参加者是写信给朱镕基总理的八位老中医，卫生部及国家中医药管理局的领导也到会听取邓铁涛等老中医药专家的意见。

1999 年 8 月，主编《中医近代史》（37 万字）由广东高教出版社出版。

1999 年 8 月经邓铁涛、任继学教授的倡议，并得到其他 8 位全国名老中医的响应，国家中医药管理局主办，吉林中医药管理局，长春中医学院承办在长春举行"第一期全国名老中医临床经验高级学习班"。

1999 年 11 月 18 日，广州中医药大学第一附属医院为邓铁涛教授举行从医从教 63 周年纪念大会。

1999 年，邓铁涛教授主编的《实用中医诊断学》（"Practical Diagnosis in Traditional Chinese Medicine"），由 Marnae Ergil 及 Yi Sumei 翻译为英文，Churchill Livingstone 出版社出版。

2000 年 1 月，主编《中国医学通史近代卷》（124 万字）由人民卫生出版社出版。

2000 年 5 月 1 日至 6 日，在泰国曼谷出席第六届亚细亚地区中医药学术会议。

2000 年 8 月，出访法国里昂 P4 安全实验室、巴黎血液病研究所。

2000 年 11 月 20 日与任继学共 10 名老中医上书李岚清副总理，表达对中医药现状的担忧：建议对 40 多年来的中医教育的效果包括中医院校的硕士博士进行调查总结，彻底纠正中医教育不以中医药学为中心的偏差。

2001 年 1 月至 8 月，在《新中医》杂志上开辟"铁涛医案"专栏。

2001 年 4 月 20 日，在邓铁涛等名老中医的倡议下，广东省中医院举行第一届拜师活动，由邓铁涛等 15 位全国名老中医在医院授徒，同时于 2002 年 5 月实施由医院中青年骨干医师带广州中医药大学第二临床医学院七年制的硕士班学生制度。以"集体带，带集体"的方式进行授徒，开创了中医继承工作的全新模式。

2001 年 10 月 28 日~29 日，中国中医药学会、广州中医药大学在北京人民大会堂联合举办"全国著名老中医邓铁涛教授学术思想研讨会"。

2001 年 10 月，在国家中医药管理局北京举行"第二期全国名老中医临床经验高级学习班"，为《碥石集》第二集作序。

2001 年 12 月 4 日，香港浸会大学授予邓铁涛名誉理学博士学位，由香港特别行政区长官董建华（校监）颁发名誉学位证书。

2001年12月，起在香港《明报月刊》"新医疗保健"专栏发表文章。前后4年共发表文章18篇。

2002年10月12日~13日，参加香港大学举办《第二届庞鼎元国际中医药研讨会》，香港大学授予邓铁涛名誉教授称号。

2002年10月21日~26日，应上海市卫生局邀请，参加全国第三期名老中医临床经验高级讲习班讲授《祛瘀法的临床应用》。为《碥石集》第三集作序。

2003年2月14日，就中医药抗击非典问题对广州日报记者发表讲话，认为广东非典属于春温病伏湿，针对本次发病医务人员感染较多的特点，认为医务人员接连加班加点，救治病人，自身免疫力下降，研制"邓老凉茶"，供广东地区群众防治"非典型肺炎"。

2003年3月18日，研制强肌健力口服液获国家药品监督管理局药物临床研究批件。

2003年4月26日，写信给胡锦涛总书记："您亲临广州指挥非典型肺炎之战，爱民亲民的形象永远留在广州人民和全国人民心中。您对吕玉波说：'中医是我们祖国的伟大宝库，应该在非典型肺炎的治疗中发挥作用。'我是一个中医今年87岁了，我有责任出点力，……因此附上拙作三篇，希望总书记在日理万机之余，费神赐阅是为万幸。"

2003年5月1日，撰写重要学术论著《论中医诊治非典》公开发表，提出战胜非典我们有个武器库。该文被全国多个媒体予以转载。

2003年5月5日，国家中医药管理局任命邓铁涛为专家顾问组组长。

2003年7月15日，中华中医药学会授予"中医药抗击非典特殊贡献奖"荣誉证书。

2003年7月18日，《中国中医药报》头版《邓铁涛强调　多培养中医临床"铁杆"中医》

2003年9月1日，香港浸会大学授予邓铁涛教授香港浸会大学中医药学院荣誉教授。

2003年9月22日，中华中医药学会向邓铁涛教授等58位中医药专家颁发成就奖。

2003 年 9 月 23 日~28 日，在陕西西安参加国家中医药管理局、陕西中医药管理局共同承办的《第四届全国名老中医临床经验高级讲习班》，为《碥石集》第四集作序。

2003 年 10 月 16 日，获 2003 国际中医药学论坛"大会最高荣誉奖"（获奖者 2 位，另一位是钟南山院士）

2003 年 11 月 8 日，广州中医药大学邓铁涛研究所成立。

2003 年 11 月 8~14 日，受国家中医药管理局委托，由省中医药管理局和广东省中医院主办，在广州举行的"第五届全国名老中医专家临床经验高级讲习班"，为《碥石集》第五集作"寄语 21 世纪青年中医（代序）"。

2003 年 11 月 19 日，国家科技部 219 次北京香山科学会议执行主席，作主题评述报告《为中医药之发展架设高速公路》。

2003 年 12 月 5 日，担任国家中医药管理局中医药继续教育委员会"优秀中医临床人才研修项目专家指导委员会"主任委员。

2003 年 12 月，获广州中医药大学授予"科技突出贡献奖"

2004 年 1 月 1 日，被《中国中医药报》评选为 2003 年度中国中医药界新闻人物。

2004 年 1 月 1 日，被家乡广东省开平市月山镇人民政府评为 2003 年度优秀人物，表彰邓老"扶困助学热心公益"。

2004 年 1 月，中华中医药学会颁发给邓老 2003 年度中华中医药学会科学技术一等奖。获奖项目名称："中国医学通史的研究与编撰"。

2004 年 3 月 21~27 日，在香港理工大学出席《第六届全国名老中医临床经验和学术思想高级讲习班》开幕式并发表"21 世纪中医药腾飞"讲话，首场讲课《新技术革命与中医》。为《碥石集》第六集作序。

2004 年 4 月，受聘广西中医学院名誉教授。

2004 年 7 月，受聘中华中医药学会终身理事。

2004 年 8 月 8 日，担任广东省中医药学会疑难专业委员会第一届委员会主任委员。

2004 年 9 月 1 日，受聘为香港浸会大学中医药学院学术顾问。

2004 年 9 月 10 日，被全国科技名词审定委员会，中国中医研究院聘为第二届中医药学名词审定委员会顾问。

2004 年 10 月 19 日，国家中医药管理局在杭州举办"第七期全国著名中医学家临床经验高级讲习班"，作首场报告《论中医诊治传染病》。会议期间 2004 年 10 月 20 日在浙江省中医院"全国名中医专家学术经验继承教学"大会上，与浙江省中医院呼吸生理研究中心主任骆仙芳建立师徒关系。

2004 年 10 月，受聘为浙江中医学院附属医院学术顾问。

2004 年 11 月 17 日，广东省中医药学会终身理事

2004 年 11 月 17 日，广东省中医药学会特别贡献奖

2004 年 11 月 18 ~ 19 日，在广州召开"邓铁涛学术思想国际研讨会"。指导单位是：国家中医药管理局、中华中医药学会，主办单位是：广州中医药大学、广东省中医药局、广东省中医药学会。邓老在大会作特别演讲《中医与未来医学》。到会 300 余人，其中境外嘉宾 80 余人，到会的国宝级中医学家任继学、朱良春、路志正、吉良晨、何炎燊、张学文等，并由任继学代表名老中医在大会发言。配合研讨会出版邓老学术专著、传记等共 8 部：《实用中医诊断学》、《邓铁涛学术思想研究Ⅱ》、《邓铁涛寄语青年中医》、《邓铁涛医案与研究》、《心脾相关论与心血管疾病》、《Analects of International Symposium on Deng Tietao´s Academic Thoughts》、《八段锦——邓铁涛健康长寿之道》、《国医大师邓铁涛》。

2004 年 12 月 2 日，出席广东省中医院全国名老中医拜师大会，发起到会名老中医 7 人联名上书温家宝总理。建议组织课题研究组调查 50 年来中医药的情况，以便深化改革。并亲书墨宝"我以我血荐歧黄"广邀名老中医签署。

2004 年 12 月 11 日，出席香港中药学会第二届理事会就职典礼暨《中药发展之思考》研讨会。作专题报告《中药发展之思考》。受聘为该会荣誉顾问。

2005 年 4 月 8 日，出席广东省中医院脑血管病中心成立典礼暨"脑血管病外科治疗新进展"学习班讲课，并为刘海若会诊。

2005 年 4 月 17 ~ 18 日，在北京出席中国科学技术信息研究所承办的"新时期中医药发展战略与政策论坛"，作大会报告《中医药发展战略——

中医是什么医学》。全文以《继往开来，开创中医学发展新局面》刊登于《中国软科学》2005 年第 5 期总第 173 期。

2005 年 4 月 27 日，在人民大会堂邓老献出秘方"加味珍凤汤"。获国家中医药管理局颁发证书"无偿捐献秘方支持中医药事业"。

2005 年 5 月 10～12 日，在北京香山科学会议第 253 次学术讨论会任执行主席，会议主题"生物医学科学与中西医结合的前沿交叉"。邓老作中心议题报告《中西医结合的方向》。还有《中医与未来医学》和《再论中医药必须深化改革》共 3 篇收入论文汇编。

2005 年 7 月 1 日，被聘为国家重点基础研究发展计划（973 计划）"中医基础理论整理与创新研究"项目首席科学家。7 月 15 日再次在北京颁发聘书聘请邓铁涛为 973 计划中医理论基础研究专项专家组组长。

2005 年 7 月 15 日，国家科技部在北京召开"973 计划中医理论研究专项 2005 年项目启动会"，首席科学家邓铁涛以专项专家组组长主持"中医基础理论整理与创新研究"汇报并讨论项目实施有关事宜。

2005 年 7 月 22 日，广东省委书记张德江会见邓老，共商建立广东中医药强省大计。

2005 年 11 月 2 日，在广州中医药大学大学城校区召开〔国家"973 计划"中医基础理论研究专项《中医五脏相关理论继承与创新研究》课题实施启动会。国家科技部程津培副部长，国家中医药管理局于文明副局长到会讲话，邓铁涛教授讲话题为《中医五脏相关理论继承与创新研究》指出"时已 21 世纪，中医理论应开始向'质'的变化发展，此其时矣，但工作的艰巨是难以估计的。凡事必有一个开始，我们愿作先行的卒子，我们想以'五行'作为切入点，保留其合理的内涵，除去古老的外衣及其不合理的部分，使之更加符合客观规律并加以创新发展，为中医理论的革新走试行的一步。"

2005 年 11 月 11 日，国家中医药管理局委派科教司苏司长到广州来邀请邓老担任"国家中医药管理局中医药防治人禽流感研究特别专项课题"负责人。课题编号：国中医药科流感专项 01 号。

2006 年 1 月 10 日，写信给广东省委书记张德江，信中说广东省建设中医药强省大会必将载入中医现代史。张德江书记批示转发省卫生厅。1

月 22 日张德江书记派甘秘书长前往探望邓老，感谢邓老建言献策。

1 月，中医诊断学（修订版）（普通高等教育"十一五"国家级规划教材），由上海科学技术出版社出版。

2006 年 5 月 29 日，凉茶被批准公布为国家级非物质文化遗产，邓老凉茶秘方（清热解毒）为支撑配方之一。

2006 年 6 月 13 日，全国政协副主席霍英东先生从香港捐赠 500 万港币给广东省中医院邓铁涛中医药人才培养基金。

2006 年 11 月，主编《中国防疫史》，由广西科学技术出版社出版。2008 年获第二届中华优秀出版物奖。中华优秀出版物奖是与"五个一工程"奖、"中国出版政府奖"并列的出版界三大奖项之一，两年评选一次，每次获奖图书 50 部。

2006 年 12 月 20 日，荣获"中华中医药学会首届中医药传承特别贡献奖"。

2006 年 12 月 20 日，出席第二届"著名中医药学家学术传承高层论坛"并讲话，接受中央电视台《中华医药》采访。

2006 年 12 月 21 日，由中国文化书院和广州中医药大学邓铁涛研究所合作拍摄的邓铁涛中医药专辑在广东大厦正式开机，此片是二十集科学文化电视片——《苍生大医世纪苦旅》的重要部分，独立成篇。参加开机仪式的有国家科技部程津培副部长，刘爱琴（原国家主席刘少奇之女），左太北（抗日名将、八路军副参谋长左权之女），胡木英（原中央政治局委员胡乔木之女），雷于蓝副省长等。

2007 年 6 月 5 日，经国家文化部确定，邓铁涛、周仲瑛为中医诊法代表性传承人，列入第一批国家级非物质文化遗产项目 226 名代表性传承人名单。

2007 年 9 月 22 日，出席第三届世界中西医结合大会开幕式。接受美国电视台采访，内容：口述历史——中国第一代中西医结合专家访谈。此为美国东西方医学中心许家杰教授研究课题。

2007 年 11 月 27 日，在广州大学城出席国家"首届中医药传承高徒奖"颁奖典礼，发表带徒感言。

2008 年 1 月，主编《高等中医药院校教学参考丛书——中医诊断学

（二版）》由人民卫生出版社出版。

2008 年 4 月 15 日，获世界中医药学会联合会王定一杯中医药国际贡献奖。

2008 年 9 月，主编《中医五脏相关学说研究——从五行到五脏相关》由广东科技出版社出版。

2009 年 4 月，国家科技部聘请邓铁涛为国家重点基础研究发展计划（973 计划）中医理论专项第二届专家组顾问，任期三年。

2009 年 6 月，获中华中医药学会终身成就奖。

2009 年 6 月 19 日，国家人力资源和社会保障部、卫生部和国家中医药管理局在京联合举办首届"国医大师"表彰暨座谈会。包括邓铁涛在内的 30 位从事中医临床工作（包括民族医药）的老专家获得了"国医大师"荣誉称号。这是新中国成立以来，我国政府部门第一次在全国范围内评选国家级中医大师。7 月 1 日，卫生部副部长王国强亲临广州为邓铁涛颁发"国医大师"证书。

2009 年 7 月，邓铁涛主持的科研成果"中医五脏相关理论基础与应用"获广东省人民政府"广东省科学技术一等奖"。

2009 年 10 月，《邓铁涛审定中医简便廉验治法》（邓中光主编）由人民卫生出版社出版。